·执业医师资格考试通关系列·

中西医结合执业助理医师资格考试拿分考典

（医学综合）

吴春虎 主编

阿虎医考研究组 组织编写

全国百佳图书出版单位
中国中医药出版社
·北京·

图书在版编目（CIP）数据

中西医结合执业助理医师资格考试拿分考典/吴春虎主编 . —北京：中国中医药出版社，2023.1
执业医师资格考试通关系列
ISBN 978－7－5132－7787－7

Ⅰ. ①中… Ⅱ. ①吴… Ⅲ. ①中西医结合－资格考试－自学参考资料 Ⅳ. ①R2－031

中国版本图书馆 CIP 数据核字（2022）第 160853 号

中国中医药出版社出版
北京经济技术开发区科创十三街 31 号院二区 8 号楼
邮政编码　100176
传真　010－64405721
三河市同力彩印有限公司印刷
各地新华书店经销

开本 787×1092　1/16　印张 29　字数 811 千字
2023 年 1 月第 1 版　2023 年 1 月第 1 次印刷
书号　ISBN 978－7－5132－7787－7

定价　139.00 元
网址　www.cptcm.com

服 务 热 线　010－64405510
购 书 热 线　010－89535836
维 权 打 假　010－64405753

微信服务号　zgzyycbs
微商城网址　https://kdt.im/LIdUGr
官 方 微 博　http://e.weibo.com/cptcm
天猫旗舰店网址　https://zgzyycbs.tmall.com

如有印装质量问题请与本社出版部联系(010－64405510)
版权专有　侵权必究

编写说明

国家执业医师资格考试是评价申请医师资格者是否具备从事医师工作所必需的专业知识与技能的行业准入考试。考试分为两级四类，即执业医师和执业助理医师两级，每级分为临床、中医、口腔、公共卫生四类。中医类包括中医、民族医和中西医结合。

执业医师资格考试分为实践技能考试和医学综合笔试两部分。实践技能考试一般在每年的6月举行，医学综合笔试于8月下旬举行，具体时间以国家卫生健康委员会医师资格考试委员会公告时间为准。执业医师考试时间为2天，分4个单元；执业助理医师考试时间为1天，分2个单元。笔试全部采用选择题形式，共有A1、A2、A3、B1四种题型。执业医师资格考试总题量为600题，执业助理医师资格考试总题量为300题。

自2013版《医师资格考试大纲》实施以来，考试加强了对临床题的考核，加强考察考生动手操作能力和综合运用所学知识解决问题的能力。根据国家中医药管理局中医师资格认证中心最新统计数据，2015~2022年全国中医类别执业医师资格考试的通过率不足40%，考试难度逐渐加大。2018年考试加入了A3型题，增加了对临床综合诊疗能力的考察力度和试题难度。2020年，新版大纲颁布，增加了对中医经典的考核，考试难度进一步加大。2021~2022年，大纲又对考点的诸多细节进行了修订，卫生法规部分变动较大。

本书由中国中医药出版社组织权威专家，在系统梳理历年真题3000道，精心研究考试命题规律及特点，并充分收集往届考生的实战经验，全面分析总结高频考点的基础上，精心编写而成，是复习应考的必备辅导书。

本书用星号（☆）标示出历年高频考题出现的单元。重点提示概要分析该单元在历年考试中是否为重要内容，用于把握复习的大方向。并按照大纲的最新要求，加入新考点，将细目全面展开，重点突出，对常考及今后较可能考的知识点详细叙述。用彩色标出该考点在既往考试中曾经出现的年份，同时用彩色标出重要知识点，便于考生进行*应试型复习*，有的放矢，事半功倍，在有限的复习时间里冲刺最好的成绩。

阿虎医考研究组

目 录

中医学基础

第一篇 中医基础理论 ... 3
- 第一单元 中医学理论体系 ... 3
- 第二单元 精气学说 ... 4
- 第三单元 阴阳学说 ... 4
- 第四单元 五行学说 ... 6
- 第五单元 藏象学说 ... 7
- 第六单元 五脏 ... 8
- 第七单元 六腑 ... 10
- 第八单元 奇恒之腑 ... 12
- 第九单元 精、气、血、津液、神 ... 12
- 第十单元 经络 ... 15
- 第十一单元 体质 ... 17
- 第十二单元 病因 ... 17
- 第十三单元 发病 ... 19
- 第十四单元 病机 ... 20
- 第十五单元 防治原则 ... 22
- 第十六单元 养生与寿夭 ... 23

第二篇 中医诊断学 ... 25
- 第一单元 绪论 ... 25
- 第二单元 望诊 ... 25
- 第三单元 望舌 ... 32
- 第四单元 闻诊 ... 36
- 第五单元 问诊 ... 38
- 第六单元 脉诊 ... 45
- 第七单元 按诊 ... 47
- 第八单元 八纲辨证 ... 48
- 第九单元 气血津液辨证 ... 51
- 第十单元 脏腑辨证 ... 53

第三篇 中药学 ... 61
- 第一单元 中药的性能 ... 61
- 第二单元 中药的配伍 ... 62
- 第三单元 中药的用药禁忌 ... 63
- 第四单元 中药的剂量与用法 ... 63

第五单元　解表药	64
第六单元　清热药	68
第七单元　泻下药	73
第八单元　祛风湿药	75
第九单元　化湿药	77
第十单元　利水渗湿药	78
第十一单元　温里药	80
第十二单元　理气药	81
第十三单元　消食药	82
第十四单元　驱虫药	83
第十五单元　止血药	84
第十六单元　活血化瘀药	86
第十七单元　化痰止咳平喘药	88
第十八单元　安神药	91
第十九单元　平肝息风药	92
第二十单元　开窍药	94
第二十一单元　补虚药	95
第二十二单元　收涩药	101
第二十三单元　攻毒杀虫止痒药	102

第四篇　方剂学 　103

第一单元　总论	103
第二单元　解表剂	104
第三单元　泻下剂	106
第四单元　和解剂	107
第五单元　清热剂	108
第六单元　祛暑剂	110
第七单元　温里剂	111
第八单元　表里双解剂	112
第九单元　补益剂	113
第十单元　固涩剂	115
第十一单元　安神剂	117
第十二单元　开窍剂	118
第十三单元　理气剂	118
第十四单元　理血剂	119
第十五单元　治风剂	121
第十六单元　治燥剂	123
第十七单元　祛湿剂	124
第十八单元　祛痰剂	127
第十九单元　消食剂	128
第二十单元　驱虫剂	129
第二十一单元　治痈疡剂	130

中西医结合临床

第五篇 中西医结合内科学 133
    第一单元 呼吸系统疾病 133
    第二单元 循环系统疾病 143
    第三单元 消化系统疾病 159
    第四单元 泌尿系统疾病 168
    第五单元 血液及造血系统疾病 174
    第六单元 内分泌与代谢疾病 181
    第七单元 风湿性疾病 187
    第八单元 神经系统疾病 190
    第九单元 理化因素所致疾病 196
    第十单元 内科常见危重症 197
    第十一单元 肺系病证 199
    第十二单元 心系病证 200
    第十三单元 脾系病证 201
    第十四单元 肝胆病证 205
    第十五单元 肾系病证 208
    第十六单元 气血津液病证 209
    第十七单元 肢体经络病证 215

第六篇 中西医结合外科学 217
    第一单元 中医外科证治概要 217
    第二单元 无菌术 218
    第三单元 麻醉 219
    第四单元 体液与营养代谢 220
    第五单元 输血 221
    第六单元 围术期处理 222
    第七单元 疼痛与治疗 223
    第八单元 外科感染 224
    第九单元 损伤 227
    第十单元 常见体表肿物 230
    第十一单元 甲状腺疾病 230
    第十二单元 胸部疾病 232
    第十三单元 乳房疾病 233
    第十四单元 胃与十二指肠疾病 234
    第十五单元 原发性肝癌 236
    第十六单元 门静脉高压症 237
    第十七单元 急腹症 237
    第十八单元 腹外疝 240
    第十九单元 肛肠疾病 241
    第二十单元 泌尿与男性生殖系统疾病 242

第二十一单元　周围血管疾病 ································· 244
　　第二十二单元　皮肤及性传播疾病 ····························· 246

第七篇　中西医结合妇产科学 ··· 250
　　第一单元　女性生殖系统解剖 ································· 250
　　第二单元　女性生殖系统生理 ································· 250
　　第三单元　妊娠生理 ··· 251
　　第四单元　产前保健 ··· 252
　　第五单元　正常分娩 ··· 253
　　第六单元　正常产褥 ··· 254
　　第七单元　妇产科疾病的病因与发病机制 ····················· 254
　　第八单元　妇产科疾病的中医诊断与辨证要点 ··············· 255
　　第九单元　治法概要 ··· 255
　　第十单元　妊娠病 ··· 256
　　第十一单元　胎膜早破 ··· 260
　　第十二单元　分娩期并发症 ···································· 261
　　第十三单元　产后病 ·· 262
　　第十四单元　外阴色素减退性疾病 ····························· 264
　　第十五单元　女性生殖系统炎症 ································ 265
　　第十六单元　月经病 ·· 268
　　第十七单元　女性生殖器官肿瘤 ································ 273
　　第十八单元　妊娠滋养细胞疾病 ································ 275
　　第十九单元　子宫内膜异位症及子宫腺肌病 ·················· 275
　　第二十单元　子宫脱垂 ··· 276
　　第二十一单元　不孕症 ··· 277
　　第二十二单元　计划生育 ······································· 278

第八篇　中西医结合儿科学 ··· 280
　　第一单元　儿科学基础 ··· 280
　　第二单元　新生儿疾病 ··· 284
　　第三单元　呼吸系统疾病 ······································ 285
　　第四单元　循环系统疾病 ······································ 288
　　第五单元　消化系统疾病 ······································ 289
　　第六单元　泌尿系统疾病 ······································ 292
　　第七单元　神经系统疾病 ······································ 294
　　第八单元　小儿常见心理障碍 ································· 295
　　第九单元　造血系统疾病 ······································ 296
　　第十单元　内分泌疾病 ··· 297
　　第十一单元　免疫系统疾病 ···································· 298
　　第十二单元　营养性疾病 ······································ 299
　　第十三单元　感染性疾病 ······································ 300
　　第十四单元　寄生虫病 ··· 306
　　第十五单元　小儿危重症的处理 ································ 307

- 第十六单元　中医相关病证 308

第九篇　针灸学 313
- 第一单元　经络系统 313
- 第二单元　经络学说的临床应用 314
- 第三单元　腧穴的分类 314
- 第四单元　腧穴的主治特点和规律 315
- 第五单元　特定穴 315
- 第六单元　腧穴的定位方法 316
- 第七单元　手太阴肺经、腧穴 316
- 第八单元　手阳明大肠经、腧穴 317
- 第九单元　足阳明胃经、腧穴 318
- 第十单元　足太阴脾经、腧穴 320
- 第十一单元　手少阴心经、腧穴 321
- 第十二单元　手太阳小肠经、腧穴 321
- 第十三单元　足太阳膀胱经、腧穴 322
- 第十四单元　足少阴肾经、腧穴 324
- 第十五单元　手厥阴心包经、腧穴 325
- 第十六单元　手少阳三焦经、腧穴 326
- 第十七单元　足少阳胆经、腧穴 327
- 第十八单元　足厥阴肝经、腧穴 328
- 第十九单元　督脉、腧穴 328
- 第二十单元　任脉、腧穴 330
- 第二十一单元　奇穴 331
- 第二十二单元　毫针刺法 332
- 第二十三单元　灸法 334
- 第二十四单元　拔罐法 335
- 第二十五单元　针灸治疗总论 335
- 第二十六单元　内科病证的针灸治疗 335
- 第二十七单元　妇儿科病证的针灸治疗 338
- 第二十八单元　皮外伤科病证的针灸治疗 339
- 第二十九单元　五官科病证的针灸治疗 339

西医综合

第十篇　诊断学基础 343
- 第一单元　症状学 343
- 第二单元　问诊 349
- 第三单元　检体诊断 349
- 第四单元　实验室诊断 365
- 第五单元　心电图诊断 375
- 第六单元　影像诊断 377
- 第七单元　病历与诊断方法 381

第十一篇 药理学 ... 382
- 第一单元 药物作用的基本规律 ... 382
- 第二单元 拟胆碱药 ... 383
- 第三单元 有机磷酸酯类中毒与胆碱酯酶复活药 ... 384
- 第四单元 抗胆碱药 ... 384
- 第五单元 拟肾上腺素药 ... 385
- 第六单元 抗肾上腺素药 ... 386
- 第七单元 镇静催眠药 ... 387
- 第八单元 抗癫痫药 ... 388
- 第九单元 抗精神失常药 ... 388
- 第十单元 抗帕金森病药 ... 389
- 第十一单元 镇痛药 ... 390
- 第十二单元 解热镇痛药 ... 391
- 第十三单元 抗组胺药 ... 392
- 第十四单元 利尿药、脱水药 ... 393
- 第十五单元 抗高血压药 ... 394
- 第十六单元 抗心律失常药 ... 395
- 第十七单元 抗慢性心功能不全药 ... 396
- 第十八单元 抗心绞痛药 ... 397
- 第十九单元 血液系统药 ... 398
- 第二十单元 消化系统药 ... 400
- 第二十一单元 呼吸系统药 ... 400
- 第二十二单元 糖皮质激素 ... 401
- 第二十三单元 抗甲状腺药 ... 402
- 第二十四单元 降血糖药 ... 403
- 第二十五单元 合成抗菌药 ... 404
- 第二十六单元 抗生素 ... 405
- 第二十七单元 抗真菌药与抗病毒药 ... 408
- 第二十八单元 抗菌药物的耐药性 ... 409
- 第二十九单元 抗结核病药 ... 409
- 第三十单元 抗恶性肿瘤药 ... 410

第十二篇 传染病学 ... 412
- 第一单元 传染病学总论 ... 412
- 第二单元 病毒感染 ... 413
- 第三单元 细菌感染 ... 426
- 第四单元 消毒与隔离 ... 436

医学人文

第十三篇 医学伦理学 ... 441
- 第一单元 医学伦理学与医学目的、医学模式 ... 441
- 第二单元 中国医学的道德传统 ... 442

第三单元　医学伦理学的理论基础 …………………………………………………… 442
　　第四单元　医学道德的规范体系 ………………………………………………………… 443
　　第五单元　处理与患者关系的道德要求 ………………………………………………… 444
　　第六单元　处理医务人员之间关系的道德要求 ………………………………………… 445
　　第七单元　临床诊疗的道德要求 ………………………………………………………… 445
　　第八单元　医学研究的道德要求 ………………………………………………………… 446
　　第九单元　医学道德的评价与良好医德的养成 ………………………………………… 447
　　第十单元　医学伦理学文献 ……………………………………………………………… 447
第十四篇　卫生法规 …………………………………………………………………………… 448

中医学基础

第一篇　中医基础理论

第一单元　中医学理论体系

> **重点提示**
>
> 　　本单元主要讲述了中医学理论体系的主要特点，即整体观和辨证论治，整体观是关于人体自身以及人与环境之间的统一性、完整性和联系性的认识，它贯穿于中医生理、病理、诊法、辨证、治疗等整个理论体系之中，具有重要的指导意义。而辨证论治之中，对于症、证、病的概念及对同病异治和异病同治的理解运用，也是考试的常考点，考生需对这几个概念有深刻理解。

一、中医学概念与学科属性
1. 概念　研究人体生理、病理，以及疾病的诊断、预防和治疗为主的学科。
2. 学科属性　属医学科学，是世界医学科学的组成部分。

二、中医学理论体系的主要特点
1. 整体观 2005
（1）人体是一个有机的整体：五脏一体观、形神一体观。
（2）人与自然环境的统一性。
（3）人与社会环境的统一性。
2. 辨证论治
（1）病、证、症的概念 2001
①病：即疾病，是致病邪气作用于人体引起一系列变化的一个完整异常生命过程。
②证：即证候，是疾病过程中某一阶段或某一类型的病理概括。证是病机的外在反映；病机是证的内在本质。
③症：即症状和体征，是疾病过程中表现出的个别、孤立的现象。
（2）辨证论治的概念 2004
①辨证：望、闻、问、切收集信息→中医理论分析、综合→概括判断疾病发生发展的过程。
②论治：根据辨证结果，确定相对应的治疗方法。
（3）同病异治和异病同治（围绕"证"）
①同病异治——证异治异 2006：同一种病由于发病时间、地域、疾病阶段、体质有异而证候不同，治法不同。
②异病同治——证同治同 2004：几种不同的疾病，其发展变化过程中出现了大致相同的病机及证，治法相同。

第二单元 精气学说

> **重点提示**
> 本单元内容虽然为中医基础理论中一个重要的组成部分,但是历年考试涉及较少。

一、概念

1. 精的概念 一种充塞于宇宙之中的无形而运动不息的极细微物质,是构成宇宙万物的本原 2016。源于"水地说"。

2. 气的概念 存在于宇宙之中的不断运动且无形可见的极细微物质,是宇宙万物的共同构成本原。源于"云气说"。

3. 精气的概念 精气,又称为"精"。精,首见于《老子》一书。指一切细微、精粹的物质,亦是生成宇宙万物的原始物质。

二、精气学说的基本内容

1. 精气的运动变化
（1）运动:即气机,具有普遍性,其基本形式是升、降、聚、散。
（2）变化:即气化,指由气的运动产生变化的过程。

2. 天地精气化生为人 人是由天地精气结合而成,天地精气是构成人体的本原物质,人的生死过程即气的聚散过程。

第三单元 阴阳学说

> **重点提示**
> 阴阳学说是历年考试的必考内容。特别是对于阴阳各种关系,应熟练掌握。对于对立制约、互根互用、相互转化等关系的运用,要着重于对概念的理解。

一、阴阳的概念

1. 阴阳的含义 阴阳,是对自然界相互关联的某些事物或现象对立双方属性的概括。凡是运动的、外向的、上升的、弥散的、温热的、明亮的、兴奋的都属于阳；相对静止的、内守的、下降的、凝聚的、寒冷的、晦暗的、抑制的都属于阴。

2. 事物阴阳属性的绝对性和相对性
（1）绝对性:属阴或属阳的不可变性。
（2）相对性:阴阳属性互相转化、阴阳之中复有阴阳、可随比较对象改变。

昼夜阴阳属性：上午属阳中之阳,下午属阳中之阴,前半夜属阴中之阴,后半夜属阴中之阳。

四季阴阳属性：夏天属太阳（阳中之阳）,秋天属少阴（阳中之阴）,冬天属太阴（阴中之阴）,春天属少阳（阴中之阳）。

二、阴阳学说的主要内容 2002 2003 2004 2005 2006 2007 2008 2022

阴阳关系	简要释义	举例
对立制约	互相斗争、互相制约、互相排斥	动极者镇之以静，阴亢者胜之以阳
互根互用	相互依存，互为根本	独阴不生，独阳不长；阴阳离决，精气乃绝
	相互资生、促进和助长	阴在内，阳之守也，阳在外，阴之使也；昼不精，夜不瞑
交感互藏	双方在运动中相互感应而交合，相互发生作用，并且都包含对方	天地氤氲，万物化醇；男女构精，万物化生
消长	对立双方增减、盛衰、进退的运动变化，互为消长、皆消皆长	阴长阳消、阳长阴消、阴消阳长、阳消阴长
转化	在一定条件下向其相反的方向转化	物极必反；寒极生热，热极生寒

三、阴阳学说在中医学中的应用

1. 在组织结构和生理功能方面的应用

（1）脏腑形体

①上下表里：上部为阳，下部为阴；体表属阳，体内属阴。

②腹背四肢：背为阳，腹为阴；四肢外侧为阳，四肢内侧为阴。

③脏腑：五脏属里为阴、六腑属表为阳。

④表里组织：体表属阳，然皮肉为阳中之阳，筋骨为阳中之阴；再分则皮肤为阳中之阳，肌肉为阳中之阴；筋为阴中之阳，骨为阴中之阴。

⑤五脏：心属阳中之阳，肺属阳中之阴，肝属阴中之阳，肾属阴中之阴，脾属阴中之至阴。

（2）经络系统

①十二正经：手足阳明、少阳、太阳经；手足太阴、厥阴、少阴经（阳少太，太厥少）。

②奇经八脉：督脉为阳脉之海，任脉为阴脉之海；行于身之内侧为阴跷、阴维；行于身之外侧为阳跷、阳维。

2. 在病理方面的应用

（1）六淫之中，风邪、暑邪、火（热）邪属阳，寒邪、湿邪属阴（燥邪不分）。

（2）阴阳失调是疾病的基本病机之一。主要表现形式："阳胜则热，阴胜则寒""阳胜则阴病，阴胜则阳病""阳虚则寒，阴虚则热"。

3. 在疾病诊断方面的应用

（1）四诊分阴阳：①色泽鲜明为阳，色泽晦暗为阴。②语声高亢洪亮、多言而躁动者，多属实、热，为阳；语声低微无力、少言而沉静者，多属虚、寒，为阴。

（2）辨证分阴阳：表证、热证、实证属阳；里证、寒证、虚证属阴。

4. 在疾病治疗方面的应用

（1）指导养生："法于阴阳""春夏养阳，秋冬养阴"。

（2）确定治疗原则：什么虚治什么（阴虚，阳病治阴）；什么虚求什么（阳虚，阴中求阳）。

证候表现	治疗原则	
阴阳偏盛	实则泻之（损其有余），即实热证热者寒之，实寒证寒者热之	
阴阳偏衰	虚则补之（补其不足）	阴偏衰："阴虚则热"，当滋阴制阳，即"阳病治阴"
		阳偏衰："阳虚则寒"，当扶阳抑阴，即"阴病治阳"

续表

证候表现	治疗原则
阴阳互损	阳损及阴：以阳虚为主的阴阳两虚证，当补阳为主，兼以补阴
	阴损及阳：以阴虚为主的阴阳两虚证，当补阴为主，兼以补阳

(3) 分析和归纳药物的性能：①四气——寒凉属阴，温热属阳。②五味——辛、甘、淡属阳，酸、苦、咸属阴。③升降浮沉——升浮属阳，沉降属阴。

第四单元　五行学说

重点提示

五行学说为每年考试的必考内容。五行的特性、五行归类及五行学说的基本内容，是考试的常考点。应尤为注意五行之间的相生相克、制化胜复、相乘相侮及母子相及关系的应用。但因考查方式和考点都较为局限，虽为重点却也易于掌握。

一、五行学说的概念

1. 五行的概念　木、火、土、金、水五种物质及其运动变化。
2. 五行的特性和事物与现象的五行归类

(1) 特性：木曰曲直；火曰炎上 2003；土爰稼穑 2018；金曰从革；水曰润下 2016。

(2) 分类 2006

自然界						五行	人体					
五音	五味	五色	五化	五气	方位	五季		五脏	六腑	五官	形体	情志	五声	变动
角	酸	青	生	风	东	春	木	肝	胆	目	筋	怒	呼	握
徵	苦	赤	长	暑	南	夏	火	心	小肠	舌	脉	喜	笑	忧
宫	甘	黄	化	湿	中	长夏	土	脾	胃	口	肉	思	歌	哕
商	辛	白	收	燥	西	秋	金	肺	大肠	鼻	皮毛	悲	哭	咳
羽	咸	黑	藏	寒	北	冬	水	肾	膀胱	耳	骨	恐	呻	栗

(3) 事物五行属性的归类依据和方法：取象比类法（直接归类）、推演络绎法（间接推演）。

二、五行学说的基本内容

1. 五行相生与相克

(1) 相生："生我"者为母，"我生"者为子。木→火→土→金→水→木 2002 2003 2006。

(2) 相克："克我"者为"所不胜"，"我克"者为"所胜"。木→土→水→火→金→木 2002 2003 2004。

2. 五行制化　相生中有克制，在克制中求发展 2004 2006 2007 2008。

3. 五行相乘与相侮

(1) 相乘：与相克的次序相同。相克太过，超过正常的制约程度（太过、不及）。木乘土，土乘水，水乘火，火乘金，金乘木 2004 2005 2006 2009。

(2) 相侮：反向制约和克制（太过、不及）。木侮金，金侮火，火侮水，水侮土，土侮木 2003 2007。

4. 五行的母子相及
(1) 母病及子：母行虚弱，引起子行亦不足，终致母子两行皆不足。
(2) 子病及母：子病犯母（子母皆亢盛）；子虚致母不足，子母俱不足；子盗母气（子盛母衰）。

三、五行学说在中医学中的应用

1. 在生理方面的应用
(1) 说明五脏的生理特点。
(2) 构建天人一体的五脏系统。
(3) 说明五脏之间的生理联系。
2. 在病理方面的应用
(1) 相生关系：母病及子（脾病及肺）、子病及母（肾病及肺）。
(2) 相克关系：相乘（肝病及脾）2022、相侮（肝病及肺）。
3. 在疾病诊断方面的应用　判定病位、判断传变趋势、推测预后，即"视其外应，以知其内脏"。
4. 在疾病治疗方面的应用
(1) 指导脏腑用药：见事物属性的五行归类表。
(2) 控制疾病的传变："见肝之病，知肝传脾，当先实脾"。
(3) 确定治则治法：①运用五行相生规律来治疗疾病，其基本治疗原则是补母和泻子，即"虚则补其母，实则泻其子"。常用滋水涵木法、益火补土法、培土生金法和金水相生法。②运用五行相克规律来治疗疾病，其基本治疗原则是抑强扶弱。常用抑木扶土法、培土制水法、佐金平木法和泻南补北法。
(4) 指导针灸取穴。
(5) 指导情志疾病的治疗：怒伤肝，悲胜怒；喜伤心，恐胜喜；思伤脾，怒胜思；忧伤肺，喜胜忧；恐伤肾，思胜恐。

第五单元　藏象学说

重点提示

本单元内容为五脏、六腑、奇恒之腑的提要，为中医学最基础的理论部分。出题不多，了解即可。

1. 概念与特点　藏象是指藏于体内的内脏及其表现于外的生理病理征象。藏象学说的主要特点是以五脏为中心的整体观。
2. 五脏、六腑、奇恒之腑的分类

脏腑	具体器官	生理特点及临床意义
五脏	肝、心、脾、肺、肾	化生和贮藏精气；藏精气而不泻，满而不能实；脏病多虚，五脏宜补
六腑	胆、胃、小肠、大肠、膀胱、三焦	受纳和传化水谷；传化物而不藏，实而不能满；腑病多实，六腑宜泻
奇恒之腑	脑、髓、骨、脉、胆、女子胞	形态似六腑、功能似五脏

第六单元　五　脏

> **重点提示**
>
> 本单元为中医基础理论的重点内容，五脏的生理功能与特性及五脏之间的关系为考生必须掌握的内容。五脏的关系之中，心肾、脾肺、肺肾、肝脾和肝肾的内容复习时应着重把握。另外，五脏与五体、五官九窍、五志、五液和季节的关系应予注意。

一、五脏的生理功能与特性

（一）心

"心者，君主之官也，神明出焉""心者，生之本，神之变也"。

1. 生理功能

（1）主血脉 2001 2004：主血体现于生血和行血两个方面；主脉体现于心气推动血液在脉中运行 2002 2008 2016。

（2）藏神，主神志 2003 2007 2020：主宰人的精神、意识、思维活动。

2. 生理特性　心为阳脏主神明；心气下降。

（二）肺

"肺者，相傅之官，治节出焉"。

1. 生理功能

（1）主气、司呼吸 2001 2004 2020：主呼吸之气（宣发、肃降）；主一身之气（宗气的生成、调节全身气机）。

（2）主行水：肺为水之上源 2010 2018 2020。

（3）朝百脉：①全身血液通过肺的呼吸完成气体交换。②助心行血，宗气有贯心脉以推动气血运行的作用。

（4）主治节：调节呼吸运动、全身气机、血液运行、津液代谢。

2. 生理特性　肺为华盖；肺为娇脏，不耐寒热，非轻不举；肺气宣降（宣发：呼出浊气、向上布散精微、宣发卫气；肃降：吸入清气、向下布散精微、肃清呼吸道废物）。

（三）脾

"脾者，谏议之官，知周出焉""四季脾旺不受邪；脾主四时"。

1. 生理功能

（1）主运化 2002 2003 2005 2006 2017：运化食物（消化、吸收、转输水谷精微）；运化水液（对水液代谢起调节作用）。脾为"后天之本"。

（2）主统血：统摄血液在脉内运行 2008 2010。

2. 生理特性　脾气主升；升清与升举内脏；喜燥恶湿 2008；脾为孤脏。

（四）肝

"肝者，将军之官，谋虑出焉""罢极之本""肝为血海"。

1. 生理功能

（1）主疏泄 2002：促进血液与津液的运行输布、促进脾胃运化和胆汁的分泌排泄、调畅情志、促进男子排精与女子排卵行经。肝气郁结，疏泄失职；肝气亢逆，疏泄太过；肝气虚弱，疏泄不及（肝气虚则恐）。

(2) 主藏血 2003：涵养肝气、调节血量 2010 2016、濡养肝及筋目、化生和濡养魂，维持正常神志及睡眠、为经血之源、防止出血。

2. 生理特性　肝为刚脏 2001；肝气升发。

(五) 肾

"肾者，作强之官，伎巧出焉""肾者主蛰，封藏之本，精之处也"。

1. 生理功能

(1) 藏精，主生长发育生殖与脏腑气化：贮存、封藏精，包括先天之精和后天之精；促进人体生长发育和生殖功能；调节脏腑气化。

(2) 主水 2003：主司和调节全身水液代谢。主要体现在：①肾气对参与水液代谢脏腑的促进作用；②肾气的生尿和排尿作用。

(3) 主纳气 2001 2003 2005 2009 2020：摄纳肺吸入的清气，保持呼吸深度，防止呼吸表浅。肺为气之主，肾为气之根。

2. 生理特性

(1) 主蛰守位

①肾的藏精、主纳气、主生殖、主二便等功能，都是肾主蛰藏生理特性的具体体现。
②守位：生理状态下，各脏腑的阳气称"少火"；病理状态下，各脏腑的亢盛之火称"壮火"。相火以其所在脏腑的不同而有不同的称谓，肝之相火为"雷火"，肾之相火为"龙火"。

(2) 肾气上升（并非肾主升）：肾阳鼓动肾阴，与心水火既济。

二、五脏之间的关系

1. 心与肺的关系　宗气是连接心之搏动与肺之呼吸的中心环节。

(1) 肺气助心行血。

(2) 心血布散肺气。

2. 心与脾的关系

(1) 血的生成：脾主运化，为气血生化之源；心阳温运脾土，且心主神志，调节脾的运化。

(2) 血液运行：心行血；脾统血。

3. 心与肝的关系 2018

(1) 血液：心主血而行血；肝藏血。

(2) 精神情志：心主神明而主宰精神活动；肝主疏泄而调节精神情志。

4. 心与肾的关系 2002 2005 2009 2017

(1) 水火既济：肾水上济心阴，使心火不亢；心火下济肾水，使肾水不寒。

(2) 精神互用：心主神，神全可以益精；肾藏精，积精可以全神。

(3) 君相安位：心为君火，肾为相火（命火）。君火相火各安其位，则心肾上下交济。

5. 肺与脾的关系

(1) 气的生成：肺主呼吸而纳入清气；脾主运化而生谷气。

(2) 水液代谢：肺主通调水道而布散水精；脾主运化水液而转输水精。

6. 肺与肝的关系　气机升降：肺在膈上，其气肃降；肝在膈下，其气升发（气的调节是肝肺、枢纽是脾胃）。

7. 肺与肾的关系 2000 2002 2004 2005 2008 2018

(1) 呼吸运动：肺为气之主，主呼吸而为体内外气体交换的场所；肾为气之根，主纳气，吸引摄纳，使气归根。

(2) 水液代谢：肺为水之上源，肺气宣降，行水于全身，下肃于肾；肾为主水之脏，肾阳气化，升清降浊，输于膀胱。

(3) 阴阳互资：肺阴充足，输精于肾，使肾阴充盈；肾阴充足，上润于肺，使肺脏清宁。

8. 肝与脾的关系

(1) 饮食物消化：肝主疏泄，促进消化；脾主运化，散精于肝。

(2) 血液：肝藏血，调节血量，供应脾运；脾生血、统血，使肝血充足。

9. 肝与肾的关系 2003 2007 2015 2017

(1) 精血同源（肝肾同源、乙癸同源）：肝藏血，肾藏精，精能生血，血能化精。

(2) 藏泄互用：肝气疏泄，防精气过度壅塞；肾气封藏，防精气过度亡失。

(3) 阴阳互资互制：不仅肝血与肾精之间存在着同源互化的关系，而且肝肾阴阳之间也存在着相互资养和相互制约的联系。

10. 脾与肾的关系

(1) 先后天相互资生：先天温养后天，后天补充先天。

(2) 水液代谢：脾主运化水湿，脾阳健运则土能制水；肾为主水之脏，肾阳气化则开合有度。

三、五脏与五体、五官九窍、五志五神、五液和季节的关系 2005 2007 2011 2013 2014 2015 2017

	心	肺	脾	肝	肾
五体	脉	皮	肉	筋	骨
五官九窍	舌	鼻	口	目	耳及二阴
五志	喜	悲（忧）	思	怒	恐
五神	神	魄	意	魂	志
五液	汗	涕	涎	泪	唾
外华	面	毛	唇	爪	发
季节	夏	秋	长夏	春	冬

第七单元 六 腑

☆**重点提示**

本单元的重点内容有六腑的生理功能及六腑与五脏之间的关系。其中，六腑的生理功能必须掌握，特别是胃、大肠及小肠，此点在历年考题之中经常出现。另外，六腑与五脏的关系中，应着重注意脾胃之间的关系。胃的一些别称，像太仓、水谷之海，也应顺带记忆。

一、六腑的生理功能

1. 胆的生理功能 "胆者，中正之官，决断出焉" "中精之府、中清之府、清净之府" "奇恒之腑"。

(1) 贮藏和排泄胆汁：参与饮食物的消化。

(2) 主决断：与人体情志活动密切相关。

2. 胃的生理功能和生理特性 "五脏六腑之海" "脾主为胃行其津液者也" "胃为五脏之本"。

(1) 生理功能 2006 2009 2010：主受纳水谷（太仓、水谷之海）、腐熟水谷（水谷气血之海、五脏六腑之海）。

(2) 生理特性：胃气下降；喜润恶燥 2006。

3. 小肠的生理功能　"小肠者，受盛之官，化物出焉"。

(1) 受盛化物 2000 2007 2016 2017：接受由胃初步消化的饮食物→食物进一步消化。

(2) 泌别清浊：清者→小肠吸收经脾气→全身；浊者→胃和小肠之气的作用→大肠。

(3) 小肠主液 2004 2017 2022："利小便以实大便"来治疗泄泻。

4. 大肠的生理功能　"大肠者，传导之官，变化出焉"。

(1) 主传导糟粕 2001 2003 2006 2017。

(2) 大肠主津 2002 2007 2017：津液不得吸收，与糟粕俱下→肠鸣、腹痛、泄泻；大肠津亏→大便秘结。

5. 膀胱的生理功能　"膀胱者，州都之官，津液藏焉""津液之府"。

(1) 汇聚水液。

(2) 贮存和排泄尿液 2002 2004 2005：膀胱不利为癃，不约为遗尿。

6. 三焦的概念和生理功能　"三焦者，决渎之官，水道出焉""中渎之府""孤府"。

(1) 六腑三焦：疏通水道，运行津液。

(2) 部位三焦：上中下三焦部位的划分，以横膈、脐为界限。"上焦如雾""中焦如沤""下焦如渎"。

①通行诸气："三焦者，原（元）气之别使也"。元气根于肾，通过三焦而运行于全身。

②运行津液 2001 2003 2017："三焦气化""上焦不治则水泛高原，中焦不治则水留中脘，下焦不治则水乱二便"。

(3) 辨证三焦：温病发生发展过程中由浅及深的三个不同病理阶段。

二、五脏与六腑之间的关系

1. 心与小肠的关系

(1) 经络互相络属，构成表里关系。

(2) 生理：①心主血，心火下降小肠，保证小肠化物。②小肠化物，清者上输心、肺化赤为血，保证心血充足。

2. 肺与大肠的关系

(1) 经络互相络属，构成表里关系。

(2) 生理：①肺司呼吸主行水，有赖于大肠通畅。②大肠主传导、主津，有赖于肺气肃降。

3. 脾与胃的关系

(1) 经络互相络属，构成表里关系。

(2) 生理 2008：①纳运相成（脾主运化，胃主受纳）。②升降相因（脾气主升，胃气主降）。③燥湿相济（脾喜燥恶湿，胃喜润恶燥）。

4. 肝与胆的关系

(1) 经络互相络属，构成表里关系。

(2) 生理：①同司疏泄（肝主疏泄，分泌胆汁；胆则贮藏胆汁）。②共主勇怯（肝主疏泄，调畅情志；胆主决断，肝胆相互为用）。

5. 肾与膀胱的关系

(1) 经络互相络属，构成表里关系。

(2) 生理：①肾主水，司开合，控制膀胱开合。②膀胱为水府，开合有度则贮尿、排尿正常。

第八单元　奇恒之腑

> **重点提示**
> 本单元主要是脑和女子胞两部分，内容较少。主要应熟悉各自生理功能和与脏腑的关系，另注意女子胞与经脉之间的关系，只需把几个基础知识点记忆即可。

一、脑
"脑为髓之海""诸髓者，皆属于脑"。
1. 生理功能 2016　①主宰生命活动，"脑为元神之府"。②主司感觉运动。③主司精神活动。
2. 与脏腑精气的关系　"心藏神，肺藏魄，肝藏魂，脾藏意，肾藏志"。

二、女子胞
1. 女子胞的生理功能　①主持月经；②孕育胎儿。
2. 女子胞与脏腑经脉的关系
（1）与脏腑及天癸的关系：肾中精气充盈产生天癸，促进女性生殖器官的发育并维持其生殖功能。月经的排泄，胎儿的孕育，均有赖于血液，而心主血，肝藏血，脾统血而为气血生化之源 2001。
（2）与经脉的关系：与冲脉和任脉联系最紧密。冲为血海，调节十二经气血；任为阴脉之海，任主胞胎。

第九单元　精、气、血、津液、神

> ☆**重点提示**
> 本单元的重点在于气的功能、分类，气血、精血之间的关系。尤其是元气、宗气及气血之间的关系，在历年之中经常考查。另外，血和津液的一些基本内容也需要掌握，神的部分考试涉及较少，了解即可。

一、精
"夫精者，生之本也"。
1. 人体之精的概念　由禀受于父母的生命物质与后天水谷精微相融合而形成的一种精华物质，是人体生命的本源，是构成人体和维持人体生命活动的最基本物质。
2. 人体之精的生成　先天之精，禀受于父母，藏于肾；后天之精，来源于饮食水谷，由脾胃运化的水谷精微产生，是人出生后赖以维持生命活动的精微物质。
3. 人体之精的功能　①繁衍生命；②濡养作用；③化血作用；④化气作用；⑤化神作用。
4. 人体之精的分类　①先天之精（与生俱来，禀受于父母，为生命的基础）；②后天之精（来源于水谷精微，由脾化生并灌输于五脏六腑）；③脏腑之精；④生殖之精。

二、气
"精化为气"。
1. 人体之气的概念　构成人体和维持生命活动的基本物质之一。

2. 人体之气的生成
(1) 生成之源：①先天之精气。②水谷之精所化生的水谷之气。③自然界的清气。
(2) 与气生成的相关脏腑：肾为生气之根、脾胃为生气之源、肺为生气之主。
3. 人体之气的功能　推动与调控作用 2003　2005、温煦与凉润作用 2008、防御作用 2001　2004　2007、固摄作用 2004　2009　2010、中介作用。
4. 人体之气的分类
(1) 人身之气：是活力很强、运行于全身的极细微物质，与邪气相对而言，称为正气。
(2) 元气 2000　2002　2004　2009：又称原气，是人体最根本、最重要的气，人体生命活动的原动力，为一身阴阳之根，由肾精化生，根于命门，通过三焦循行全身。
(3) 宗气：由谷气与自然界清气相结合而积聚于胸中（气海、膻中）的气；其生理功能有走息道以行呼吸、贯心脉以行血气和下蓄丹田以资先天 2020，与人体的视听言动等机能相关。
(4) 营气：行于脉中而具有营养作用的气 2010　2016　2021，由水谷精微中的精华部分化生 2011　2019，又称营阴，有化生血液和营养全身的作用。
(5) 卫气：行于脉外而具有保卫作用的气 2016　2021，由水谷精微中的剽悍滑利部分化生 2019，又称卫阳，有防御外邪、温养全身、调节腠理（卫气和，则分肉解利，皮肤润柔，腠理致密矣）的作用。
(6) 脏腑之气：脏腑之精化生，是一身之气分布到各脏腑的部分。
(7) 经络之气：一身之气运行于经络系统的极细微物质。
5. 人体之气的气化
(1) 气的运动（升、降、出、入）为气机。气的运动而产生的各种变化为气化。
(2) 脏腑之气的运动规律：心肺在上宜降；肝肾在下宜升；脾胃居中为升降之枢纽；六腑气机是降中寓升。

三、血
"血脉和利，精神乃居"。
1. 血的基本概念　血是流行于脉管之中的红色液体，是构成人体和维持人体生命活动的基本物质之一。
2. 血的生成
(1) 血液化生之源：①水谷之精化血。②肾精化血。
(2) 与血生成相关的脏腑：脾胃（气血的化生之源）、心肺（奉心化赤）、肾（精血同源、肾精化血）。
3. 血的运行　血液循行于脉管中，周而复始，如环无端。
(1) 影响因素：①气的推动与宁静、温煦与凉润、固摄等功能。②脉道通畅无阻。③血液的清浊与黏稠。④血液的寒热。⑤病邪的影响。
(2) 相关脏腑 2001　2003 功能：①心气推动血液在脉中运行，为基本动力。②肺气宣发肃降，调节气机，助心行血。③肝主疏泄并主藏血，调节血液循环与血液量的平衡。④脾主统血而使血在脉内运行，防止其溢出脉外。
4. 血的功能　濡养作用（营养和滋润全身）、化神作用（为机体精神活动的主要物质基础）。

四、津液
"腠理发泄，汗出溱溱，是谓津""谷入气满，淖泽注于骨，骨属屈伸，泄泽补益脑髓，皮肤润泽，是谓液"。

1. 概念 机体一切正常水液的总称，包括各脏腑形体官窍的内在体液及其正常的分泌物。
  （1）津：质地较清稀，流动性较大，布散于体表皮肤、肌肉和孔窍，并能渗入血脉，起滋润作用。
  （2）液：质地较浓稠，流动性较小，灌注于骨节、脏腑、脑、髓等，起濡养作用。
2. 津液的生成输布与排泄
  （1）生成 2020：脾胃的运化；小肠泌别清浊；大肠主津。
  （2）输布：①肺气宣降以行水。②脾气输布散津液。③肾气蒸腾气化水液。④肝气疏泄促水行。⑤三焦决渎利水道。
  （3）排泄：①以汗液和呼气的形式在肺之宣发和呼吸的作用下排出体外。②以尿液的形式在肾气作用下排出体外。③以粪便的形式在大肠作用下排出体外。
3. 津液的功能
  （1）滋润、濡养：可以滋润皮毛、肌肤、眼、鼻、口腔，濡养内脏、骨髓及脑髓。
  （2）充养血脉：是组成血液的主要成分。
  （3）代谢：有助于体温的恒定及体内废物的排出。

五、神

1. 人体之神的基本概念 生命活动的主宰及其外在表现的总称。
狭义：精神、情志、思维活动。广义：人体生命活动的主宰及其外在表现。
2. 人体之神的生成 以精、气、血、津液为化源，是脏腑精气对外界环境的应答。
3. 人体之神的分类
  （1）五神：心藏神，肺藏魄，肝藏魂，脾藏意，肾藏志。
  （2）情志：肝在志为怒、心在志为喜、脾在志为思、肺在志为忧、肾在志为恐。
  （3）思维：任物者谓之心，心有所忆谓之意，意之所存变谓之志，因志而存变谓之思，因思而远慕谓之虑，因虑而处物谓之智。
4. 人体之神的功能 ①调节精、气、血、津液的代谢。②调节脏腑的生理功能。③主宰人体的生命活动。

六、精、气、血、津液之间的关系

1. 气与血的关系
  （1）气能生血 2006 2010：血的化生过程离不开气化。
  （2）气能行血 2004 2009：血液在脉中的循行有赖于气的推动，即所谓"气行则血行，气滞则血瘀"。
  （3）气能摄血：气对血液具有统摄作用，使之循行于脉中，而不致外溢。气的统摄作用主要是由脾气来实现的 2001。
  （4）血能养气：血液对气的濡养作用，血足则气旺。
  （5）血能载气：气存于血中，依附于血而不致散失，赖血之运载而运行全身。大失血的病人，气亦随之发生大量丧失，称为"气随血脱"。
2. 气与津液的关系
  （1）气能生津：津液来源于摄入的饮食物，而饮食物化生津液则依赖于脾胃之气。可以说，气是津液化生的动力。
  （2）气能行津：津液在体内的输布和排泄依赖于气的升降出入，通过肺、脾、肾、三焦等脏腑共同的气化作用，可以实现气对津液的行津、化水功能。
  （3）气能摄津：气对津液具有固摄作用。
  （4）津能载气：大汗、大吐、大泻等津液大量丢失时，气亦随之大量外脱，称为气随津脱。

(5) 津能生气：津液在输布过程中受到各脏腑阳气的蒸腾温化，可以化生为气。

3. 精、血、津液之间的关系

(1) 精血同源：精和血都是由水谷精气化生和充养，化源相同。

(2) 津血同源：血和津液都是由水谷精气所化生而来的，全身组织中的津液渗于脉中即成为血液的组成部分，而血液如渗出脉外，则成为津液。

4. 精、气、神之间的关系 ①气能生精、摄精；②精能化气；③精与气化神；④神驭精气。

第十单元 经 络

重点提示

本单元的出题点主要集中在经络的概念、组成，十二经脉的走向、交接、分布规律，奇经八脉等。应重点注意手足三阴、三阳的走向、交接及流注次序。对于督脉、任脉、冲脉、带脉也应掌握。

一、经络学说概述

1. 经络的基本概念 经络，是经脉和络脉的总称，是运行全身气血，联络脏腑形体官窍，沟通上下内外，感应传导信息的通路系统，是人体结构的重要组成部分。经脉是经络系统中的主干，是气血运行和信息传导的主要通道；络脉是经脉的分支，网络全身。

2. 经络系统的组成

(1) 经脉：十二正经、奇经八脉、十二经别。

(2) 络脉：十五别络、孙络、浮络。

(3) 连属部分：经筋、皮部。

二、十二经脉

1. 十二经脉的走向规律 2006 2008 2021 手之三阴经从胸走手，在手指末端交手三阳经；手之三阳经从手走头，在头面部交足三阳经；足之三阳经从头走足，在足趾末端交足三阴经；足之三阴经从足走腹，在胸中交手三阴经。

2. 十二经脉的交接规律

(1) 相表里的阴经和阳经在四肢末端交接。

(2) 同名手足阳经在头面部交接 2017。

(3) 手足阴经在胸部交接。

3. 十二经脉的分布规律 2002 2003 2004 2005 2006 2007 2009 2018

(1) 四肢部分：阴经分布于四肢内侧面，阳经分布于四肢外侧面。

(2) 头面部分：阳明经主要行于面部，其中足阳明经行于额部；少阳经主要行于侧头部；手太阳经主要行于面颊部，足太阳经行于头顶和头后部。

(3) 躯干部分：手三阴经均从胸部行于腋下；手三阳经行于肩胛部；足三阳经则阳明经行于前（胸腹面），太阳经行于后（背面），少阳经行于侧面；足三阴经均行于腹胸面（自内向外依次为足少阴肾经、足阳明胃经、足太阴脾经和足厥阴肝经）。

4. 十二经脉的表里关系 2004 2016 足太阳与足少阴为表里，足少阳与足厥阴为表里，足阳明与足太阴为表里，手太阳与手少阴为表里，手少阳与手厥阴为表里，手阳明与手太阴为表里。

5. 十二经脉的流注次序 2003　记忆歌诀：肺大（肠）胃脾心小肠，膀肾胞焦胆肝肺。

三、奇经八脉

1. 奇经八脉的含义及其循行和功能特点

（1）含义：奇经八脉，是督脉、任脉、冲脉、带脉、阴跷脉、阳跷脉、阴维脉、阳维脉的总称。

（2）循行和功能：①密切十二经脉的联系。②调节十二经脉气血。③与某些脏腑关系密切。

2. 任脉、督脉、冲脉、带脉、跷脉和维脉的循行特点和基本功能

（1）任脉：行于腹面正中线，其脉多次与手足三阴及阴维脉交会，能总任一身之阴经，故称"阴脉之海" 2000 2001 2006 2009。任脉起于胞中，与女子妊娠有关，故有"任主胞胎"之说。

（2）督脉：行于背部正中，其脉多次与手足三阳经及阳维脉交会，能总督一身之阳经，故称为"阳脉之海" 2005 2010。督脉行于脊里，上行入脑，并从脊里分出属肾，它与脑、脊髓、肾又有密切联系。

（3）冲脉：上至于头，下至于足，贯穿全身，成为气血的要冲，能调节十二经气血，故称"十二经脉之海" 2000 2002 2007 2017 2020"或"五脏六腑之海"，又称"血海" 2006 2010。同妇女的月经及孕育机能有关。

（4）带脉：起于季胁，斜向下行到带脉穴，绕身一周，如腰带，能约束纵行的诸脉。固护胞胎。主司带下。

（5）阴跷脉、阳跷脉：跷，有轻健跷捷之意。有司眼睑开合和下肢运动的功能。

（6）阴维脉、阳维脉：维，有维系之意。阴维脉的功能是"维络诸阴"；阳维脉的功能是"维络诸阳"。

四、经别、别络、经筋、皮部

1. 经别的概念、特点和生理功能

（1）概念：从十二经别行分出，深入躯体深部，循行于胸腹及头部的重要支脉。

（2）特点：离、入、出、合。

（3）生理功能：①加强十二经脉中相表里的两经在体内的联系；②加强体表与体内、四肢与躯干的向心性联系；③加强十二经脉与头面的联系；④加强足三阴、三阳经与心脏的联系；⑤扩大十二经脉的主治范围。

2. 别络的概念、特点和生理功能

（1）概念：是经脉的分支，多分布于体表。

"十五别络"：十二经脉和任督两脉各别出一络，加上脾之大络，共十五条，称为"十五别络"。

"十六别络"："十五别络"加上胃之大络。

（2）特点

四肢部：从肘、膝关节下分出，各经络脉分别走向与其相表里经脉的阴经或阳经。

躯干部：任脉之络散于腹部；督脉之络行于背，散于头上并别于足太阳经；脾之大络布于胸胁。

（3）生理功能：①加强十二经中相表里经脉在体表的联系；②加强人体前、后、侧面统一联系，统率其他络脉；③渗灌气血以营养全身。

3. 经筋的概念、特点和生理功能
（1）概念：是十二经脉之气濡养和支持筋肉骨节的体系，是十二经脉的附属部分。
（2）特点：一般都在浅部，从四肢末端走向头身，多结聚于关节和骨骼附近，进入胸腹腔而不络属脏腑。
（3）生理功能：附于骨和关节，具有约束骨骼、主司关节运动的作用。
4. 皮部的概念、应用
（1）概念：十二经脉及其所属络脉在体表的分区。
（2）应用：①抗御外邪，护卫肌表。②传导病变，反映内在变化。

五、经络的生理功能和经络学说的应用
1. 经络的生理功能　①沟通联络；②运输气血，灌溉全身；③感应传导；④调节平衡。
2. 经络学说的应用　①阐释病理变化及其传变；②指导临床诊断；③指导疾病治疗。

第十一单元　体　质

重点提示

此单元内容是中医学较为基础的内容，了解即可。

1. 体质的概念和构成
（1）体质的概念：体质是指人体生命过程中，在先天禀赋和后天获得的基础上所形成的形态结构、生理功能和心理状态方面综合的相对稳定的固有特质。
（2）体质的构成：体质由形态结构、生理功能和心理状态三个方面的差异性构成。
（3）体质的特点：①先天遗传性；②差异多样性；③形神一体性；④群类趋同性；⑤相对稳定性；⑥动态可变性；⑦连续可测性；⑧后天可调性。
2. 体质学说的应用
（1）体质与病因病机：①说明个体对某些病因的易感性；②阐释病变的从化和传变，即病情随体质而发生的变化。
（2）体质与诊治：①指导辨证；②指导治疗——立法、针药宜忌、善后调理。
（3）体质与养生：调摄时要根据各自不同的体质特征，选择相应的措施和方法。

第十二单元　病　因

☆**重点提示**

本单元为重点内容。其中，六淫的概念及致病特点、七情内伤致病的特点、痰饮的致病特点均为常考知识点。关于六淫的考题几乎每年都有出现，特别是寒邪、湿邪的致病特点，考生应着重把握。另外，五味偏嗜、瘀血、劳逸失度等内容也应掌握。

一、六淫
1. 六淫的概念　六淫，即风、寒、暑、湿、燥、火的统称。
2. 六淫的共同致病特点
（1）外感性：六淫为病，多从肌表或口鼻而入。
（2）季节性：如春季多风病，夏季多暑病。

（3）地域性：与生活工作的区域环境密切相关。

（4）相兼性：可单独致病，也可相兼致病。如风热感冒、暑湿感冒。

3. 风邪的性质及致病特点　①风性轻扬开泄，易袭阳位；②风邪善行数变；③风为百病之长，"风者，百病之始也"；④风性主动 2020。

4. 寒邪的性质及致病特点　①寒为阴邪，易伤阳气；②寒性凝滞；③寒性收引 2022。

5. 暑邪的性质及致病特点　①暑为阳邪，其性炎热；②暑性升散，易扰心神，伤津耗气；③暑多夹湿 2022。

6. 湿邪的性质及致病特点　①湿性重浊 2015；②湿性黏滞，易阻气机；③湿为阴邪，损伤阳气 2010。

7. 燥邪的性质及致病特点　①燥性干涩，易伤津液；②燥易伤肺 2020。

8. 火（热）邪的性质及致病特点 2005　①火热为阳邪，其性燔灼趋上；②火热易扰心神；③火热易伤津耗气 2013；④火热易生风动血；⑤火邪易致疮痈。

二、疠气

1. 概念　疠气，即疫疠之气，是一类具有强烈传染性的病邪 2002。在中医文献中，又有"瘟疫""疫毒""戾气""异气""毒气""乖戾之气"等名称。

2. 致病特点　①发病急骤，病情危笃；②传染性强，易于流行；③一气一病，症状相似。

三、七情内伤

1. 基本概念　七情，即喜、怒、忧、思、悲、恐、惊七种情志变化，是机体的精神状态。七情是人体对客观事物的不同反应，在正常的情况下，一般不会使人致病。

2. 七情与脏腑精气的关系　情志活动以五脏精气作为物质基础；情志过激会伤五脏精气。其与五脏对应关系：心"在志为喜"，肝"在志为怒"，脾"在志为思"，肺"在志为忧"，肾"在志为恐"。

3. 七情内伤致病的特点　①直接伤及内脏。②影响脏腑气机；怒则气上，喜则气缓，恐则气下，惊则气乱，悲则气消，忧则气聚，思则气结 2006 2021。③多发为情志病。④影响病情变化。

四、饮食失宜

1. 饮食不节 2001 2003　过饥则营养不良（气血亏虚、正气不足）；过饱则损伤肠胃（"宿食"内停，脾胃大伤）。

2. 饮食偏嗜　指饮食有所偏颇，或惯食过冷过热之饮食物。

（1）寒热偏嗜。

（2）五味偏嗜 2003 2004：多食咸，则脉凝泣而变色；多食苦，则皮槁而毛拔；多食辛，则筋急而爪枯；多食酸，则肉胝䐢而唇揭；多食甘，则骨痛而发落。

（3）食类偏嗜。

3. 饮食不洁　进食不洁净的食物而导致疾病的发生。病变以肠胃病为主。

五、劳逸失度

1. 过度劳累　包括劳力过度、劳神过度、房劳过度三方面。劳力过度伤气，劳神过度伤心脾，房劳过度伤肾精 2003 2007。久视伤血，伤卧伤气，久坐伤肉，久立伤骨，久行伤筋。

2. 过度安逸　过逸则易致气机不畅，阳气不振，神气衰弱。

六、痰饮

1. 痰饮的概念　痰饮是人体水液代谢障碍所形成的病理产物。一般较稠浊者为痰，清稀者为饮。

2. 痰饮的形成　外邪侵犯肺、脾、肾、肝等脏，使水液敷布、排泄失常，或致三焦水道失畅，影响水液的正常代谢，乃至水湿停聚，酿成痰饮。

3. 痰饮的致病特点 2001　①阻滞气血运行；②影响水液代谢；③易于蒙蔽心神；④致病广泛，变幻多端。

七、瘀血

1. 瘀血的概念　瘀血是体内因血行滞缓或血液停积而形成的病理产物。血瘀是指血液运行不畅或血液瘀滞不通的病理状态。

2. 瘀血的形成 2002　气为血之帅，气行则血行。气虚则血行无力，无力则血易停滞，从而产生瘀血；气滞则血凝，凝则成瘀；血寒则气涩，血液乃不畅，不畅则血易凝滞成瘀；外伤则血溢于经，离经之血停聚而成瘀。

3. 瘀血的致病特点　①易于阻滞气机；②影响血脉运行；③影响新血生成；④病位固定 2015，症状多样。

4. 瘀血致病的症状特点 2017　①疼痛；②肿块；③出血；④色紫暗；⑤可出现肌肤甲错，脉涩或脉结代等。

第十三单元　发　病

重点提示

本单元的内容主要是发病基本原理及影响发病的主要因素。对于正气、邪气应有本质上的了解，各种发病类型的概念也应注意。

一、发病基本原理

1. 正气与邪气的概念
（1）正气：是指人体内具有抗病、驱邪、调节、修复等作用的一类细微物质。
（2）邪气：泛指各种致病因素，包括由外而入或人体内产生的种种具有致病作用的因素。

2. 正气不足是发病的基础 2018　"正气存内，邪不可干""邪之所凑，其气必虚"。
（1）正虚感邪而发病：正气不足，抗邪无力，邪气乘虚而入，因而发病。
（2）正虚生邪而发病：如内生五邪，气虚生痰等。
（3）正气强弱可决定发病的证候性质：邪盛正盛——实证；正衰邪不盛——虚证或虚实夹杂证；邪盛而正不抗邪——危证。

3. 邪气是发病的重要条件 2017　一般没有邪气侵袭，人体不发病；邪气影响病性、类型、特点、病情和病位等；某些情况下主导疾病的发生。

4. 邪正相搏的胜负与发病　正胜邪退则不发病、邪胜正负则发病。

二、影响发病的主要因素

1. 环境与发病 2002　①气候因素；②地域因素；③生活工作环境；④社会环境。

2. 体质与发病　体质决定对某种病邪的易感性、发病倾向及证候类型。

3. 精神状态与发病　精神状态好，情志舒畅，气机通畅，气血调和，脏腑机能协调，则正气强盛，邪气难以入侵，或虽受邪也易祛除 2004。

三、发病类型

1. 感邪即发　指感邪后立即发病、发病迅速。多见于新感外邪较盛、情志剧变、毒物所伤及外伤等。

2. **徐发** 感邪后缓慢发病，多见于内伤邪气致病。

3. **伏而后发** 感受邪气后，病邪在机体内潜伏一段时间，或在诱因的作用下，过时发病 2011 2016 。多见于外感性疾病及某些外伤。

4. **继发** 在原发疾病的基础上，继而发生新的疾病。

5. **合病与并病** 合病指两经或两个部位以上同时受邪所出现的病证。并病指一经病证未罢又出现另一经病证的发病特点，也可指具体疾病的病后增病。

6. **复发** 疾病初愈或疾病的缓解阶段，在某些诱因的作用下，引起疾病再度发作或反复发作的一种发病形式。

第十四单元 病 机

☆**重点提示**

本单元为中医学基础理论的重点内容，每年考试都会涉及，其中邪正盛衰、阴阳失调是常考点，特别是阴阳格拒的内容极易混淆。另外，对于内生五邪、精气血失常的内容也应掌握。

一、邪正盛衰

1. 邪正盛衰与虚实变化

（1）虚实病机：邪气盛则实，精气夺则虚 2001 。

（2）虚实变化：①虚实错杂（虚中夹实、实中夹虚）；②虚实真假（真实假虚——大实有羸状、真虚假实——至虚有盛候） 2004 2007 。

2. 邪正盛衰与疾病转归

（1）正胜邪退：病势趋于好转或痊愈。

（2）邪胜正衰：病势趋于恶化或危险。

（3）邪正相持：病势处于迁延状态 2005 。

（4）邪去正虚：重病的恢复期，最终的转归是趋向好转、痊愈。

（5）正虚邪恋：病势缠绵难愈。

二、阴阳失调

1. 阴阳偏胜

（1）阳偏胜——实热证——壮热、面赤、烦躁、口渴、脉数等。

（2）阴偏胜——实寒证——形寒、肢冷、蜷卧脉迟等。

2. 阴阳偏衰

（1）阳偏衰（阳虚）——虚寒证——畏寒肢冷、脘腹冷痛、喜静蜷卧、脉微细等 2006 2010 。

（2）阴偏衰（阴虚）——虚热证——低热、五心烦热、骨蒸潮热、盗汗、脉细数等 2006 。

3. 阴阳互损 2010 在阴或阳任何一方虚损的前提下，病变发展损及另一方，形成阴阳两虚。包括阴损及阳、阳损及阴 2000 。

4. 阴阳格拒

（1）阴盛格阳——真寒假热 2001 2003 2004 2005 ——原有面色苍白、四肢逆冷、精神萎靡等寒盛于内的表现，后出现面红、烦热、口渴、脉大无根等假热表现。

（2）阳盛格阴——**真热假寒** 2008——原有壮热、面红、气粗、烦躁、脉数大有力等热盛于内的表现，后出现四肢厥冷、脉象沉伏等假寒表现。

5. 阴阳亡失

（1）亡阳：阳气突然大量脱失，多见冷汗淋漓、面色苍白、四肢逆冷、精神萎靡、脉微欲绝等。

（2）亡阴：阴气发生突然大量消耗或丢失，多见手足虽温而大汗不止、烦躁不安、心悸气喘、体倦无力、脉数疾躁动等。

6. 阴阳转化　阴阳转化是指事物或现象的阴阳属性，在一定的条件下，当阴阳两方面的消长运动发展到一定的阶段，其消长变化达到一定的阈值，就可能导致阴阳属性的转化，即阴可以转化为阳，阳也可以转化为阴。

三、精、气、血失常

1. 精的失常

（1）精虚：肾精（先天之精）不足、水谷之精不足。

（2）精的施泄失常：失精、精瘀。

2. 气的失常

（1）气虚：一身之气不足及其功能低下。

（2）**气机失调** 2006 2007

1）**气滞**：气的流通不畅，或郁滞不通，主要表现为闷、胀、痛。

2）**气逆**：气升之太过，或降之不及，脏腑之气逆上。肺气上逆则咳逆上气；胃气上逆则恶心、呕吐、嗳气、呃逆；肝气上逆则头痛头胀、面红目赤、易怒等。

3）**气陷**：气的上升不足或下降太过，以气虚升举无力而下陷为特征。上气不足则头晕、目眩、耳鸣等；中气下陷则胃下垂、子宫脱垂、脱肛等。

4）**气闭**：气机闭阻，失于外达，甚至清窍闭塞，出现昏厥。

5）**气脱**：气虚至极，不能内守而大量脱失，以致生命机能突然衰竭。可见面色苍白、汗出不止、目闭口开、全身瘫软、二便失禁等。

3. 血的失常　主要表现在两个方面：一为血的生化不足或耗伤太过，或血的濡养功能减退，从而形成血虚的病理状态；二为血的运行失常，或为血行迟缓，或为血行逆乱，从而导致血瘀、血热，以及出血等病理变化。

4. 精、气、血关系失调

（1）精与气血关系的失调：精气两虚、精血不足、气滞精瘀和血瘀精阻。

（2）**气与血关系的失调**：气滞血瘀、气虚血瘀、气不摄血、气随血脱、气血两虚 2005。

四、津液代谢失常

1. 津液不足　津液受劫所致的病变证候，多因大汗、出血、吐泻、多尿及燥热灼伤津液等所致。

2. 津液输布、排泄障碍　①**湿浊困阻**；②痰饮凝聚；③水液潴留。

3. 津液与气血关系失调　①水停气阻；②气随津脱；③津枯血燥；④津亏血瘀；⑤血瘀水停。

五、内生"五邪"

1. 内生"五邪"的概念　内生"五邪"，指在疾病过程中，机体自身由于脏腑功能异常而导致化风、化火、化寒、化燥、化湿的病理变化。分别称为"内风""内寒""内湿""内燥"和"内火"，统称为内生"五邪"。内生"五邪"并不是致病因素，而是由于脏腑经络及精、气、血、津液的功能失调所引起的综合性病机变化。其与外感六淫有一定区别：内生"五邪"

属内伤病的病机；外感六淫属外感病的病因。

2. 风气内动
（1）热极生风：邪热炽盛，煎灼津液，热极生风，可见高热痉厥、神昏谵语等。
（2）肝阳化风：阴虚阳亢，肝阳亢而化风，形成风气内动，可见筋惕肉瞤、肢麻震颤等。
（3）阴虚风动：热病后期，阴液枯竭，无以濡养筋脉，可见手足蠕动、午后潮热等。
（4）血虚生风：肝血不足，筋脉失养，或血不荣络，可见麻木不仁、筋肉跳动等。
（5）血燥生风：津枯血少，肌肤失养，血燥动而生风，可见肌肤甲错、皮肤瘙痒等。

3. 寒从中生　机体阳气虚衰，温煦气化功能减退，虚寒内生 2003 ，或阴寒之邪弥漫的病理状态。内寒病机多见于心、脾、肾 2016 。

4. 湿浊内生　由于脾的运化功能和输布津液的功能障碍，引起水湿痰浊蓄积停滞的病理状态。

5. 津伤化燥　津液不足，人体各组织器官和孔窍失其濡润，出现干燥枯竭的病理状态。

6. 火热内生　①实火：阳气过盛化火；外感六淫郁而化火；病理代谢产物和食积、虫积等邪郁化火；情志刺激，气机郁结，气郁日久化火。②虚火：阴气亏虚，不能制阳，阳气相对亢盛而化热化火。

六、疾病传变
1. 疾病传变的形式　①病位变化；②外感病传变；③内伤病传变。
2. 病性转化　①寒热转化；②虚实转化。

第十五单元　防治原则

> ☆重点提示
>
> 本单元的重点内容为正治与反治、调整阴阳、三因制宜，每年考试必考。未病先防与既病防变亦应掌握，出题趋势逐年上升，其余内容了解即可。

一、预防
1. 治未病的概念　预防，就是采取一定的措施，防止疾病的发生与发展，传统称为"治未病"。《备急千金要方》中提出："古人善为医者，上医医未病之病，中医医欲病之病，下医医已病之病"，将疾病分为未病、欲病、已病三类，这是中医学最早的三级预防概念。治未病，包括未病先防和既病防变两个方面。

2. 未病先防 2011　养生以增强正气、防止病邪侵害（虚邪贼风，避之有时）。

3. 既病防变　早期诊治、防止疾病的传变（阻截病传途径、先安未受邪之地）。

二、治则
1. 治则、治法的基本概念　①治则：治疗的基本原则，如扶正祛邪、调整阴阳、正治反治等。②治法：在治则的指导下制订的方法和措施，如汗、吐、下、和、清、温、补、消法等。

2. 正治与反治
（1）正治（逆治）：疾病的征象与其本质相一致，采用与疾病的证候性质相反的方药以治疗的一种原则。包括寒者热之、热者寒之、虚者补之、实者泻之 2003 2005 2007 。
（2）反治（从治） 2004 2005 2008 2010 2011 2017 ：疾病的征象与其本质不相符，顺从病证的外在假象而治的一种治疗原则。

反治法	释义	适用证
热因热用	以热治热，用热药治假热病证	阴盛格阳的真寒假热证
寒因寒用	以寒治寒，用寒药治假寒病证	阳盛格阴的真热假寒证
塞因塞用	以补开塞；因虚而无力运行之塞	治疗"至虚有盛候"的真虚假实证
通因通用	以通治通；因实而阻碍正常生理	治疗"大实有羸状"的真实假虚证

3. 治标与治本 2001 "标"与"本"是中医治疗疾病时用以分析各种病证的矛盾，分清主次，解决主要矛盾的治疗理论。包括急则治标，缓则治本，标本兼治。

4. 扶正与祛邪 2016

（1）扶正：扶助正气以提高机体的抗病能力，适用于各种虚性病变，即"虚则补之" 2001。

（2）祛邪：祛除邪气以安正气，适用于各种实性病变，即"实则泻之"。

5. 调整阴阳

（1）损其有余：即"实则泻之"。"阳胜则热"的实热则"热者寒之"；"阴胜则寒"的实寒则"寒者热之"。

（2）补其不足：即"虚则补之"。"阴虚则热"的虚热应"壮水之主，以制阳光"；"阳虚则寒"的虚寒应"益火之源，以消阴翳"。

6. 调理精、气、血、津液 ①调理气与血的关系。②调理气与津液的关系。③调理气与精的关系。④调理精血津液的关系。

7. 三因制宜

（1）因时制宜：根据时令气候特点，考虑用药的治则。如"用寒远寒，用凉远凉，用温远温，用热远热，食宜同法"。

（2）因地制宜：根据不同地域环境特点，考虑用药的治则。

（3）因人制宜：根据病人的年龄、性别、体质等不同特点，考虑用药的治则。

第十六单元　养生与寿夭

重点提示

本单元涉及重点内容不多，主要掌握《黄帝内经》中关于生命寿夭的描述，其余内容通读即可。

一、养生

1. 养生的基本概念　采取各种方法以保养身体，增强体质，预防疾病，延缓衰老。

2. 养生的原则与方法

（1）养生的原则：①顺应自然。②形神兼养。③调养脾肾。④因人而异。

（2）养生的方法：①适应自然，避其邪气。②调摄精神，内养真气。③饮食有节，谨和五味。④劳逸结合，不可过劳。⑤和于术数，适当调补。

二、生命的寿夭

1. 生命的寿夭规律

女子七岁，肾气盛，齿更，发长；二七而天癸至，任脉通，太冲脉盛，月事以时下，故有子；三七，肾气平均，故真牙生而长极；四七，筋骨坚，发长极，身体盛壮；五七，阳明脉衰，面始焦，发始堕；六七，三阳脉衰于上，面皆焦，发始白；七七，任脉虚，太冲脉衰少，天癸竭，地道不通，故形坏而无子也。

丈夫八岁，肾气实，发长齿更；**二八，肾气盛，天癸至，精气溢泻，阴阳和，故能有子**；三八，肾气平均，筋骨劲强，故真牙生而长极；四八，筋骨隆盛，肌肉满壮；五八，肾气衰，发堕齿槁；六八，阳气衰竭于上，面焦，发鬓颁白；七八，肝气衰，筋不能动，天癸竭，精少，肾脏衰，形体皆极；八八，则齿发去。

2. 决定寿夭的基本因素　脏腑功能协调者寿、肾精精气充盛者寿、与天地融为一体顺应自然者寿。

第二篇　中医诊断学

第一单元　绪　论

> **重点提示**
>
> 本单元熟悉即可。

一、中医诊断的基本原理
司外揣内、见微知著、以常衡变。

二、中医诊断的基本原则
整体审查、四诊合参、病证结合。

第二单元　望　诊

> ☆**重点提示**
>
> 本单元中望神、望面色是考试重点，如得神、失神、假神的常见临床表现及意义，常色和病色的区别，五色主病的临床表现等应着重复习。另外，望涕、痰、呕吐物的临床意义，望小儿食指络脉的方法和其病理变化的临床意义也是考点之一。对于形态、头面五官、躯体四肢、皮肤等内容的望诊，熟悉即可。

一、望神

1. 得神、失神、少神、假神的常见临床表现及意义　2005　2009　2016

	常见表现	临床意义
得神	神志清楚，语言清晰，面色荣润（心的精气充足）； 两目精彩，反应灵敏，动作自如（肝肾精气充足）； 呼吸平稳，肌肉不削（脾肺精气充足）	正气充足，精气充盛（健康）； 正气未伤，精气未衰（病轻）
失神	精亏神衰而失神：精神萎靡，甚或神识不清，面色无华，语言错乱（心之精气亏虚）；两目晦暗，反应迟钝，动作艰难（肝肾之精气亏虚）。 邪盛神乱而失神：神昏谵语，循衣摸床，撮空理线，猝然昏倒，两手握固，牙关紧急	正气大伤，精气亏虚，机体功能严重衰减，常见于久病、重病。 邪气亢盛，热扰神明，邪陷心包；肝风夹痰蒙蔽清窍，闭阻经络，多见于急重病人
少神	精神不振，两目乏神，面色少华，肌肉松软，倦怠乏力，少气懒言，动作迟缓等	正气不足，精气轻度损伤，脏腑功能减弱，常见于虚证患者或病后恢复期病人
假神	精神转佳，目光转亮； 言语不休，想见亲人； 欲进饮食，两颧泛红如妆	精气衰竭已极，阴不敛阳，虚阳外越。古人称之为"回光返照"或"残灯复明"

2. 神乱的常见临床表现及意义　常见于脏躁、癫、狂、痴、痫等。

(1) 焦虑恐惧（脏躁）：时时恐惧，焦虑不安，心悸气促，不敢独处——心胆气虚，心神失养。

(2) 狂躁不安（狂）：狂躁妄动，胡言乱语，少寐多梦，甚或打人毁物，不避亲疏——气郁化火，痰火扰心神。

(3) 淡漠痴呆（癫病、痴呆）：精神抑郁，表情淡漠，神识痴呆，喃喃自语，哭笑无常，悲观失望——痰气郁结，蒙蔽心神，或先天禀赋不足。

(4) 猝然昏倒：突然昏倒，不省人事，口吐白沫，目睛上视，四肢抽搐，醒后如常——脏气失调，肝风夹痰上逆，蒙蔽清窍。

二、望面色

(一) 常色与病色的分类、临床表现及其意义

1. 常色

(1) 含义：健康人面部皮肤的色泽。

(2) 特点：红黄隐隐，明润含蓄。是有神气、有胃气的表现。

(3) 分类：①**主色**（正色）：人之种族皮肤的正常色泽，属个体素质，一生基本不变。②**客色**：因外界因素（如季节、昼夜、阴晴、气候等）的不同，或生活条件的差别，而微有相应变化的正常肤色（特别是面色），称为客色。

2. 病色

(1) 含义：人体在疾病状态时面部显示的色泽。

(2) 特点：晦暗、暴露。①晦暗：皮肤枯槁发暗而缺少光泽（脏腑精气已衰，胃气不能上荣）。②暴露：某种面色异常明显地显露（病色外现或真脏色外露）。

(3) 分类：①**善色**：病人面色虽有异常，但尚有光泽，为"气至"，说明胃气尚存，是新病、轻病、阳证，预后较好。②**恶色**：指病人面色异常，且枯槁晦暗，说明胃气不能上荣于面，为"气不至"，是久病、重病、阴证，预后较差。

(二) 五色主病的临床表现及其意义　2003　2004　2015　2017　2020

	所主病证	具体表现
赤色	热证或戴阳证	满面通红——外感发热；脏腑火热炽盛的实热证 两颧潮红——虚热证，阴虚阳亢 久病重病面色苍白，但颧颊部嫩红如妆，游移不定——戴阳证
白色	虚证（血虚、气虚、阳虚）、寒证、失血	淡白无华，唇舌色淡——气血不足 㿠白——阳虚证 突然发生面色苍白——亡阳证，气血暴脱；实寒证，寒凝血滞；大失血
黄色	虚证、湿证	萎黄（淡黄、枯槁无光）——脾胃气虚、气血不足者 黄胖（面黄虚浮）——脾虚湿蕴 黄疸（面目一身俱黄） 鲜明如橘子色——阳黄（湿热熏蒸） 晦暗如烟熏——阴黄（寒湿郁阻）
青色	寒证、气滞、血瘀、疼痛、惊风	面色青黑——实寒证；痛剧 久病面色青灰，口唇青紫——心阳虚衰，心血瘀阻，或肺气壅塞 突然面色青灰，口唇青紫，肢冷脉微——心阳暴脱，心血瘀阻 面色青黄（苍黄）——肝脾不调 小儿眉间、鼻柱、唇周色青者——惊风或惊风先兆
黑色	肾虚、寒证、水饮、瘀血、疼痛	面黑暗淡或黧黑——肾阳虚 面黑干焦——肾阴精亏 面色黧黑，肌肤甲错——血瘀日久 眼眶周围发黑——肾虚水饮或寒湿带下

三、望形态

（一）形体强弱胖瘦的临床表现及意义

1. 形体强弱

（1）强壮：胸廓宽厚，骨骼粗大，皮肤润泽，肌肉丰满。表明内脏坚实，气血旺盛，抗病能力强。

（2）羸弱：胸廓狭窄，骨骼细小，皮肤枯槁，肌肉消瘦。表明内脏脆弱，气血不足，抗病能力弱。

2. 形体胖瘦　"肥人湿多""肥人多痰""瘦人多火"。

（1）体胖：体重超过正常标准的20%者。

体胖能食，肌肉坚实，神旺有力——形气有余。

体胖食少，肉松皮缓，神疲乏力——形盛气虚。

（2）消瘦：体重明显下降，较标准体重减少10%以上者。

体瘦食多——中焦有火。

体瘦食少，舌淡便溏——中气虚弱。

（二）姿态异常（动静姿态、异常动作）的临床表现及意义

1. 动静姿态

（1）坐形

坐而喜仰，但坐不得卧，卧则气逆——肺实气逆；坐而喜俯，少气懒言——体弱气虚。

但卧不得坐，坐则神疲或昏眩——气血俱虚，或夺气脱血，或肝阳化风。

坐时常以手抱头，头倾不能昂，凝神熟视——精神衰败。

（2）卧式

卧时常向外，躁动不安，身轻能自转侧——阳证、热证、实证；卧时喜向内，喜静懒动，身重不能转侧——阴证、寒证、虚证。

仰卧伸足，掀去衣被——实热证；蜷卧缩足，喜加衣被——虚寒证。

咳逆倚息不得卧，卧则气逆——肺气壅滞，或心阳不足，或肺有伏饮。

（3）立姿

站立不稳，伴见眩晕——肝风内动，或脑有病变。不耐久站，站立时欲倚靠他物——气虚血衰。

（4）行态

以手护腰，弯腰曲背，行动艰难——腰腿痛；行走时突然止步不前，以手护心——脘腹痛或心痛；行走时身体震动不定——肝风内动。

2. 异常动作

唇、睑、指、趾颤动——外感热病，动风先兆或气血不足，筋脉失养。

颈项强直，四肢抽搐，角弓反张——小儿惊风、破伤风、痫病、子痫、马钱子中毒。

猝然跌倒，不省人事，口眼㖞斜，半身不遂——中风。

猝倒神昏，口吐涎沫，四肢抽搐，醒后如常——痫病。

恶寒战栗——见于疟疾、伤寒、温病邪正剧争欲作汗之时。

肢体软弱，行动不灵——痿证。

关节拘挛，屈伸不利——痹证。

儿童手足伸屈扭转，挤眉弄眼，状似舞蹈，不能自制——气血不足，风湿内侵。

四、望头面五官

(一)望头发的主要内容及临床意义

1. 发黄

发黄干枯，稀疏易落——精血不足（慢性虚损病人或大病之后）。

小儿发黄稀疏，生长迟缓——先天不足，肾精亏损。

小儿发结如穗，枯黄无泽——疳积。

2. 发白

伴耳鸣、腰酸——肾虚。

伴失眠、健忘——劳神伤血。

3. 脱发

片状脱发（斑秃）——血虚受风。

青壮年脱发伴腰酸、健忘、眩晕——肾虚。

有头皮发痒、多屑、多脂——血热化燥。

(二)面肿、腮肿及口眼㖞斜的临床表现及意义

1. 面肿 面部浮肿，按之凹陷者，为水肿病，属全身水肿的一部分。

发病迅速——阳水（外感风邪，肺失宣降）。

兼见面色㿠白，发病缓慢——阴水（脾肾阳虚，水湿泛滥）。

兼见面唇青紫，心悸气喘，不能平卧——心肾阳虚，血行瘀滞，水气凌心所致。

2. 腮肿

（1）痄腮：一侧或两侧腮部以耳垂为中心肿起，边缘不清，局部灼热疼痛或触痛。因外感温毒所致。多见于儿童，属传染病。

（2）发颐：颧骨之下，腮颌之上，耳前一寸三分，发红肿起，伴有寒热、疼痛。因阳明热毒上攻所致。

3. 口眼㖞斜 单见口眼㖞斜，肌肤不仁，面部肌肉患侧偏缓、健侧紧急，患侧目不能合，口不能闭，不能皱眉鼓腮，饮食言语皆不利——风邪中络所致。兼半身不遂——中风。

(三)目的脏腑分属，望目色、目形、目态的主要内容及临床意义

1. 目的脏腑分属 眼胞为肉轮，属于脾脏；两眦为血轮，属于心脏；白睛为气轮，属于肺脏；黑睛为风轮，属于肝脏；瞳仁为水轮，属于肾脏（2000）。

2. 望目色

（1）目赤肿痛：多属实热证。

白睛色红——肺火；外感风热。两眦赤痛——心火上炎。

睑缘赤烂——脾有湿热。全目赤肿——肝经风热上攻。

（2）白睛发黄：多为黄疸病。多因湿热或寒湿内蕴，肝胆疏泄失常，胆汁外溢所致。

（3）目眦淡白：属血虚、失血，血液亏虚不能上荣于目所致。

（4）目胞色黑晦暗：多属肾虚。

（5）黑睛灰白混浊：为目生翳。多因邪毒侵袭，或肝胆实火上攻，或湿热熏蒸，或阴虚火旺等，使黑睛受伤而致。

3. 望目形

（1）目胞浮肿——水肿病。

（2）眼窠凹陷——吐泻伤津，或气血虚衰。若久病重病眼球深陷，伴形瘦如柴，为脏腑精气竭绝，属病危。

（3）眼球突出，伴喘者为肺胀；伴颈前肿块，急躁易怒，为瘿病。

(4) 胞睑红肿：胞睑边缘肿起结节如麦粒，红肿较轻者——针眼；胞睑漫肿，红肿较重——眼丹。皆因风热邪毒或脾胃蕴热上攻于目所致。

4. 望目态

(1) 瞳孔缩小：可见于川乌、草乌、毒蕈、有机磷类农药及吗啡、氯丙嗪等药物中毒等。

(2) 瞳孔散大：可见于颅脑损伤、出血中风病等，提示病情危重；若两侧瞳孔完全散大，对光反射消失则是临床死亡的指征之一，也可见于青风内障或颠茄类药物中毒等。

(3) 目睛凝视：指两眼固定，不能转动。

固定上视（戴眼反折）、固定前视（瞪目直视）、固定侧视（横目斜视）——肝风内动 2005。

(4) 睡眠露睛：多属脾气虚弱，气血不足，胞睑失养所致。常见于吐泻伤津和慢脾风的患儿。

(5) 眼睑下垂：又称睑废，指胞睑张开无力而上睑下垂者。

双睑下垂者——先天不足，脾肾亏虚。

单睑下垂者——多见于外伤。

(四) 望口、唇、齿、龈的主要内容及临床意义

1. 望口

(1) 口之形色

口角流涎——小儿见之多属脾虚湿盛；成人见之多为中风。

口疮——多由心脾二经积热上熏所致。

口糜——多由湿热内郁，上蒸口腔而成。

鹅口疮——多因感受邪毒，心脾积热，上熏口舌所致。

(2) 口之动态

口张——口开而不闭，属虚证。若状如鱼口，但出不入，为肺气将绝。

口噤——口闭而难开，牙关紧急，属实证——中风、痫病、惊风、破伤风。

口撮——上下口唇紧聚，不能吸吮——小儿脐风。

口歪——见于风邪中络，或中风病的中经络。

口振——多为阳虚寒盛或邪正剧争所致——温病、伤寒欲作汗时，或疟疾发作时。

口动——胃气虚弱；若口角掣动不止，是热极生风或脾虚生风之象。

2. 察唇

(1) 色泽：红润为正常，说明胃气充足，气血调匀。

深红——热盛。红肿而干——热极。青紫——血瘀。青黑——寒盛、痛极。樱桃红——煤气中毒。淡白——血虚或失血 2002 2007。

(2) 形态

唇干而裂——津液已伤。嘴唇糜烂——脾胃积热上蒸。

唇内溃烂，色淡红——虚火上炎。唇边生疮，红肿疼痛——心脾积热。

唇角生疔，麻木痒痛——锁口疔。人中部生疔——人中疔。

人中满唇反——脾气将绝。

3. 察牙齿

(1) 牙齿色泽

牙齿干燥——胃阴已伤。牙齿枯黄脱落——久病，多为骨绝。

光燥如石——阳明热盛，津液大伤。燥如枯骨——肾阴枯涸，精不上荣，见于温热病的晚期 2003。

齿焦有垢——胃肾热盛，但气液未竭。齿焦无垢——胃肾热盛，气液已竭。
（2）牙齿动态
牙关紧急——风痰阻络或热极动风。
咬牙龂齿——热盛动风。睡中龂齿——胃热、虫积或常人。
4. 望牙龈
（1）色泽
淡红而润泽——胃气充足，气血调匀。淡白——血虚或失血；红肿疼痛——胃火亢盛。
（2）形态
齿衄：痛而红肿——胃热伤络；不痛不红微肿——气虚或肾火伤络。
牙宣：龈肉萎缩，牙根暴露，牙齿松动——肾虚或胃阴不足。
牙痈：牙龈溃烂、流腐臭血水——外感疫疠之邪，积毒上攻。
（五）望咽喉的主要内容及临床意义
1. 咽喉色泽
深红，肿痛明显——实热，肺胃热毒壅盛。娇嫩，肿痛不甚——阴虚，肾水亏少、阴虚火旺。
淡红漫肿——为痰湿凝聚。
2. 咽喉形态
（1）乳蛾：喉核红肿肥大——肺胃热盛，或虚火上炎。
（2）喉痈：咽喉红肿高突，吞咽困难——脏腑蕴热，复感外邪。
（3）咽喉腐烂：溃烂成片或凹陷——肺胃热毒壅盛；腐烂分散浅表——肺胃之热尚轻；溃腐日久，周围淡红或苍白——多属虚证。
（4）伪膜：伪膜松厚，易拭去者——肺胃热浊之邪上壅于咽。不易拭去，重剥出血，剥去随即复生——重证。多为白喉，肺胃热毒伤阴而成，属烈性传染病。
（5）成脓：局部红肿有波动感，压之柔软多已成脓；压之坚硬则尚未成脓。

五、望皮肤
（一）望皮肤色泽的内容及其临床意义
1. 皮肤发赤　皮肤突然色红成片，如染脂涂丹，焮热肿胀，边界清楚——丹毒（血分火毒）。发于头面——抱头火丹（风热化火）。发于小腿足部——流火（湿热化火；外伤染毒）2016。发于全身，游走不定——赤游丹（心火偏旺，风热乘袭）。
2. 皮肤发黄　皮肤、面、目、爪甲皆黄——黄疸。
黄色鲜明如橘——阳黄（湿热蕴蒸）。
黄色晦暗如烟熏——阴黄（寒湿阻遏）。
3. 皮肤白斑　局部皮肤出现点、片状白色改变，大小不等，边界清楚——白癜风或白驳风（风湿侵袭，气血不荣）。
4. 皮肤紫黑　弥漫性棕黑色改变者，多为黑疸，由劳损伤肾所致；周身皮肤发黑亦可见于肾阳虚衰的患者。

（二）望斑疹的内容及临床意义
1. 斑　指皮肤出现深红色或青紫色片状斑块，平摊于皮肤，摸之不应手，压之不褪色。可由外感温热邪毒，热毒窜络，内迫营血，或脾虚血失统摄，或阳衰寒凝血瘀2002，或外伤血溢肌肤所致。
2. 疹　皮肤出现红色或紫红色粟粒状疹点，高出皮肤，抚之碍手，压之褪色的症状。
（1）麻疹：疹色桃红，形似麻粒，先于耳后发际，渐延及颜面、躯干和四肢。因外感时邪所致，属儿科常见传染病。

(2) 风疹：疹色淡红，细小稀疏，瘙痒不已，时发时止，为外感风热时邪所致。

(3) 瘾疹：瘙痒，搔抓之后融合成片，高出皮肤，发无定处，时隐时现，为外感风邪或过敏所致。

六、望排出物

望痰、涕的内容及临床意义

(1) 望痰

痰白清稀量多——寒痰（寒伤阳气，气不化津，聚而为痰） 2001 。

痰黄稠有块——热痰（热邪煎熬津液）。

痰少而黏，难于咯出——燥痰（燥邪伤肺或肺阴亏损）。

白滑量多，易咯出——湿痰（脾虚湿蕴，聚而为痰） 2005 。

痰中带血，色鲜红——热伤肺络（肺阴亏虚；肝火犯肺；痰热壅肺）。

咳吐脓血腥臭痰——肺痈（热毒壅肺，腐败酿脓）。

(2) 望涕

新病鼻塞流清涕——外感风寒；鼻流浊涕——外感风热。

阵发性清涕，量多如注，伴喷嚏频作——鼻鼽（风寒束于肺卫）。

久流浊涕，质稠、量多、气腥臭者——鼻渊（湿热蕴阻） 2006 。

七、望小儿食指络脉

1. 望小儿食指络脉的方法及正常表现

(1) 方法：向光，医生用左手拇指和食指固定小儿食指，以右手拇指从小儿食指指尖向指根部以轻柔适中的力度推擦几次，观察络脉的形色变化。

(2) 正常表现：正常食指络脉在食指掌侧（桡侧）前缘，浅红隐隐或略带紫色，隐现于掌指横纹附近，形态为单支，粗细适中。

2. 小儿食指络脉病理变化的临床表现及意义

(1) 三关测轻重

小儿食指按指节分为三关。

食指络脉达于风关——邪气入络，邪浅病轻。

食指络脉达于气关——邪气入经，邪深病重。

食指络脉显于命关——邪入脏腑，病情严重 2006 。

食指络脉直达指端（透关射甲）——病情凶险，预后不良 2006 。

(2) 浮沉分表里

食指络脉浮而显露——病邪在表，见于外感表证；指纹沉隐不显——病邪在里，见于内伤里证。

(3) 红紫辨寒热

食指络脉鲜红——外感表证。食指络脉紫红——里热证。

食指络脉青色——疼痛、惊风。食指络脉紫黑——血络郁闭，危重。

食指络脉淡白——脾虚、疳积。

食指络脉深浓而暗滞——实邪亢盛；食指络脉浅淡而枯槁不泽——正气虚衰。

(4) 淡滞定虚实

食指络脉浅淡而纤细——虚证。

食指络脉浓滞而增粗——实证。

第三单元 望 舌

> ☆**重点提示**
> 本单元是历年考试的重中之重。舌诊的内容在临床各科都会用到，所以考生在复习时应对各种常见舌质、舌苔全面掌握。对于淡白舌、绛舌、齿痕舌、苔黄腻等临床意义应重点复习。个别病证出现的特殊舌苔也应熟悉了解。舌态变化考查较少，对颤动舌熟悉即可。

一、舌诊原理与方法

舌与脏腑、经络、气血的关系

心——心开窍于舌，可反映心脏和心神的情况。

脾——足太阴脾经连舌本、散舌下，脾开窍于口。

肝——藏血，主津，足厥阴肝经络舌本。

肾——足少阴肾经夹舌本。

二、正常舌象的特点及临床意义

正常舌象："淡红舌、薄白苔"。即舌体柔软灵活，色淡红而润；舌苔薄白均匀，苔质干湿适中。说明胃气旺盛，气血津液充盈，脏腑功能正常。

三、望舌质

1. 舌色变化（淡白、淡红、红、绛、青、紫）的特征与临床意义

（1）淡白舌

舌象特征：舌色较正常人的淡红色浅淡，白色偏多红色偏少。全无血色者，称为枯白舌。

临床意义：气血两亏或阳虚。枯白舌主脱血夺气。

淡白湿润，而舌体胖嫩——阳虚水泛。淡白光莹瘦薄——气血两虚 2003 2004。

（2）淡红舌

舌象特征：舌色淡红润泽的表现。

临床意义：为气血调和的征象，多见于健康人，或病之轻者；为心血充足，胃气旺盛的生理状态；若外感病初起，病情轻浅，尚未伤及气血及内脏，舌色仍可保持淡红。

（3）红舌

舌象特征：舌色较淡红色为深，甚至呈鲜红色。

临床意义：实热、阴虚。

舌色稍红，或舌边尖略红——外感风热表证初期。舌色鲜红，舌体不小，或兼黄苔——实热证。舌尖红——心火上炎。舌两边红——肝经有热。

若鲜红而少苔，或有裂纹或光红无苔——虚热证 2001 2007 2008。

（4）绛舌

舌象特征：较红舌更深的红色，或略带暗红色。

临床意义：主里热亢盛、阴虚火旺。

舌绛有苔，有红点、芒刺——温病热入营血，或脏腑内热炽盛。舌绛少苔或无苔，或有裂纹——阴虚火旺或热病伤阴 2002。

（5）青紫舌

舌象特征：全舌呈均匀青色或紫色，或局部现青紫斑点。

淡紫舌——舌淡而泛现青紫。紫红舌——舌红而泛现紫色。

绛紫——舌绛而泛现紫色。

斑点舌——舌体局部出现青紫色斑点。

临床意义：紫舌，主血行不畅。舌淡紫而湿润——阴寒内盛，或阳气虚衰所致寒凝血瘀 2016。舌紫红或绛紫而干枯少津——为热盛伤津，气血瘀滞。全舌青紫——全身性血行瘀滞。舌有紫色斑点——瘀血阻滞于某局部。淡红中泛现青紫——肺气壅滞或肝郁血瘀，亦可见于先天性心脏病，或某些药物、食物中毒。

2. 舌形变化（老嫩、胖瘦、点刺、裂纹、齿痕）的特征与临床意义

（1）老、嫩舌

舌象特征：老舌舌质粗糙皱缩，不柔软，舌色暗；嫩舌舌质细腻，浮胖娇嫩，舌色浅淡。

临床意义：老舌属实证，嫩舌属虚证。

（2）胖、瘦舌

舌象特征：舌体比正常舌大而厚，伸舌满口，为胖大舌。舌体肿大满嘴，甚至不能闭口，为肿胀舌。舌体比正常舌瘦小而薄，为瘦薄舌。

临床意义：胖大舌多主水湿痰饮内停、痰湿热毒上泛。瘦薄舌多主气血两虚，阴虚火旺。舌淡胖大——脾肾阳虚，水湿、痰饮内停；舌红胖大——脾胃湿热；痰热内蕴。

舌红绛肿胀——心脾热盛，热毒上壅；青紫肿胀——先天性舌血管瘤。

舌体瘦薄而色淡——气血两虚；舌体瘦薄而色红绛干燥——阴虚火旺，津液耗伤。

（3）点、刺舌

舌象特征：点，指突出于舌面的红色或紫红色星点。大者为星，称红星舌；小者为点，称红点舌。刺，是指舌乳头突起如刺，摸之棘手的红色或黄黑色点刺，称为芒刺舌。点刺多见于舌尖部。

临床意义：脏腑热极，血分热盛之故。

（4）裂纹舌

舌象特征：舌面上有多少不等、深浅不一、各种形态的裂沟，称裂纹舌。

临床意义：阴血亏损，不能荣润舌面。

红绛而有裂纹——热盛伤津，或阴虚液涸。淡白而有裂纹——血虚不润 2017。

淡白胖嫩，边有齿痕而又有裂纹——脾虚湿侵。

（5）齿痕舌

舌象特征：舌体边缘见牙齿的痕迹，称为齿痕舌或称齿印舌。常与胖大舌同见。

临床意义：主脾虚，水湿内盛 2002 2007。

淡白胖大润而有齿痕——寒湿壅盛或阳虚水湿内停。淡红而有齿痕——脾虚或气虚。

舌红而肿胀满口，边有齿痕——湿热痰浊壅滞。

3. 舌态变化（痿软、强硬、歪斜、颤动、吐弄、短缩）的特征与临床意义

（1）痿软舌

舌象特征：舌体软弱无力，不能随意伸缩回旋。

临床意义：伤阴或气血俱虚。

久病舌淡白而痿——气血俱虚。新病舌干红而痿——热灼津伤 2020。久病舌绛少苔或无苔而痿软——外感病后期，热极伤阴，或内伤杂病，阴虚火旺。

（2）强硬舌

舌象特征：舌体运动不灵活，板硬强直。

临床意义：热入心包，高热伤津，风痰阻络。

舌红绛少津而强硬——邪热炽盛。舌胖大，苔厚腻而强硬——风痰阻络。

舌强语謇，伴肢体麻木、眩晕——中风先兆。

（3）歪斜舌

舌象特征：舌体偏于一侧，称"歪斜舌"2010。

临床意义：主中风或中风先兆、暗痱。

（4）颤动舌

舌象特征：舌体震颤抖动，不能自主，称为"颤动舌"。

临床意义：肝风内动。

久病舌淡白而颤动——血虚动风2001。新病舌绛而颤动——热极生风2002。

舌红少津而颤动——阴虚动风。舌体颤动——酒毒内蕴。

（5）吐弄舌

舌象特征：舌伸出口外不即回缩者为"吐舌"；舌反复吐而即回，或舌舐口唇四周，掉动不停，称"弄舌"2007。

临床意义：两者皆因心、脾二经有热所致。

吐舌：疫毒攻心或正气已绝。

弄舌：热甚动风先兆。

吐弄舌：可见于小儿智能发育不全。

（6）短缩舌

舌象特征：舌体卷短、紧缩、不能伸长，称为"短缩舌"。

临床意义：属危重证候2000。

舌短缩，色淡白或青紫而湿润——寒凝筋脉。舌短缩，体胖而苔滑腻——痰浊内蕴。

舌短缩，色红绛而干——热盛伤津。舌短缩，色淡白胖嫩——气血俱虚。

四、望舌苔

1. 苔质变化（厚薄、润燥、腐腻、剥落、真假）的特征与临床意义

（1）薄、厚苔

舌象特征：苔质的厚薄，以"见底"和"不见底"为标准，即透过舌苔能隐隐见到舌体的为"薄苔"，不能见到舌体者则为"厚苔"。

临床意义：主要反映邪正的盛衰和邪气的深浅。

薄苔主外感表证，或内伤轻病或正常人。厚苔主邪盛入里，或内有痰湿、食积等2003。

厚薄变化：由薄转厚为病进、表邪入里、由厚转薄为邪退、内邪外达；如果薄苔突然增厚，提示邪气极盛，迅速入里；舌苔骤然消退，舌上无新生舌苔，为正不胜邪，或胃气暴绝。

（2）润、燥苔

舌象特征：舌面润泽有津，干湿适中为润苔。若水分过多，伸舌欲滴，扪之湿滑，此为"滑苔"。舌苔干燥，扪之无津，甚则干裂，此为"燥苔"。苔质粗糙如砂石，扪之碍手，称为"糙苔"。

临床意义：主要反映体内津液的盈亏和输布情况。

润苔——正常舌苔或津液未伤。滑苔——寒证、湿证、痰饮。

燥苔——津液已伤。糙苔——热盛伤津之重症。

（3）腻、腐苔

舌象特征：舌质颗粒细小、质地致密、紧贴舌面，揩之不去，刮之不易脱落，此为"腻苔"。苔质颗粒疏松，粗大而厚，形如豆腐渣堆积舌面，揩之可去，此为"腐苔"。

苔薄腻，或腻不板滞——食积或脾虚湿困。苔白腻而滑——痰浊、寒湿内阻。

苔黏腻而厚，口中发甜——脾胃湿热。苔黄厚腻——痰热、湿热、暑湿、食热积滞2002。

㉂㉂ 2007 2017。

腐苔——阳热有余，蒸腾胃中腐浊邪气上升，聚于舌面，食积胃肠或痰浊内蕴。

脓腐苔——内痈或邪毒内结，是邪盛病重的表现。

病中腐苔渐退，续生薄白新苔——正气胜邪，病邪消散。

病中腐苔脱落，不能续生新苔——病久胃气衰败，属于无根苔。

（4）剥落苔

舌苔全部退去，以致舌面光洁如镜，称为"光剥舌"，又叫镜面舌。

若舌苔多处剥脱，剥脱处光滑无苔，舌面仅斑驳残存少量舌苔者，称为"花剥苔"。

若不规则地大片脱落，边缘突起界限清楚，形似地图，称"地图舌"。

若剥脱处并不光滑，似有新生苔质颗粒叫"类剥苔"。

临床意义：可测胃气、胃阴之存亡。

舌红，剥苔——阴虚。舌淡，剥苔或类剥——气血两虚或血虚。

镜面舌红绛——胃阴枯涸 2010。舌色白如镜，无血色——营血大虚，阳气虚衰。

舌苔部分脱落，未剥处仍有腻苔——正气亏虚，痰浊未化。

舌苔从全到剥——胃的气阴不足，正气衰败；剥脱后复生薄白苔——邪去正胜，胃气渐复。

（5）真、假苔：以有根无根作为标准。

舌苔紧贴舌面，乃胃气所生——真苔。舌苔浮涂舌上，不像从舌上长出来者——假苔。

病之初、中期，舌见真苔且厚——胃气壅实，病较深重。

久病见真苔——胃气尚存。久病出现假苔——胃气匮乏，病情危重。

新病出现假苔——邪浊渐聚，病情较轻。

2. 苔色变化（白、黄、灰黑）的特征与临床意义

（1）白苔

苔薄白而润——正常人，表证初起，里证病轻，阳虚内寒。

苔薄白而滑——外感寒湿或脾肾阳虚，水湿内停 2015 2016。

苔薄白而干——外感风热。

苔白厚腻——湿浊内停，痰饮，食积。

苔白厚而干——痰浊湿热内蕴 2015。

积粉苔（苔白如积粉，扪之不燥）——内痈、瘟疫。

苔白而燥裂，粗糙如砂石——内热暴起，燥热伤津。

（2）黄苔

薄黄苔——外感风热表证或风寒化热。苔黄而干燥，甚至干裂——邪热伤津，燥结腑实。

苔黄而腻——湿热、痰热内蕴、食积化腐 2005。

苔淡黄而滑润多津（黄滑苔）——阳虚寒湿之体，痰饮聚久化热；气血亏虚，复感湿热之邪。

（3）灰黑苔

苔灰黑而湿润——阳虚寒湿内盛，或痰饮内停；苔灰黑而干燥——热极津伤 2001。

苔黄黑（霉酱苔）——胃肠素有湿浊宿食，积久化热、湿热夹痰。

第四单元 闻 诊

> **重点提示**
>
> 本单元内容较少，大多为基础概念。对于独语和郑声的概念、白喉与百日咳的咳声特点应重点掌握。另外几种常见的气味异常，像是臭秽、蒜味、烂苹果味等的临床意义也要牢记。

一、听声音

1. 音哑与失音的临床表现及意义

概念：语声嘶哑者为音哑，语而无声者为失音，或称为"喑"。

意义：新病音哑与失音多为实证，因外感风寒、风热袭肺或痰湿壅肺，肺失清肃，邪闭清窍，即"金实不鸣"⟨2006⟩；久病音哑与失音多为虚证，各种原因所致的阴虚火旺、肺肾精气内伤，即"金破不鸣"。

2. 谵语、郑声、独语、错语、狂言、言謇的临床表现及意义

（1）谵语

概念：神识不清，语无伦次，声高有力的症状⟨2005⟩。

意义：多属邪热内扰神明所致，属实证。见于外感热病，温邪内入心包或阳明实热证、痰热扰乱心神⟨2010⟩。

（2）郑声

概念：指神识不清，语言重复，时断时续，语声低弱模糊的症状。

意义：久病脏气衰竭，心神散乱，属虚证。见于多种疫病的晚期、危重阶段⟨2020⟩。

（3）独语

概念：自言自语，喃喃不休，见人语止，首尾不续的症状⟨2020⟩。

意义：心气虚弱，神气不足，或气郁痰阻，蒙蔽心神所致⟨2001⟩，属阴证。见于癫证、郁病。

（4）错语

概念：病人神识清楚而时有错乱，语后自知言错的症状。

意义：虚证多因心气虚弱，神气不足所致；实证多为痰湿、瘀血、气滞阻碍心窍所致⟨2002⟩。

（5）狂言

概念：指精神错乱，语无伦次，狂叫骂詈的症状。

意义：多属阳证、实证，多因情志不遂，气郁化火，痰火互结，扰乱神明所致，常见于狂病、伤寒蓄血证。

（6）言謇

概念：指神志清楚、思维正常而吐字困难，或吐字不清。

意义：与舌强并见者，多因风痰阻络所致，为中风之先兆或后遗症。若因习惯而成者，不属病态。

3. 咳嗽、喘、哮的临床表现及意义

（1）咳嗽

指肺气上冲喉间而发出的一种"咳、咳"的声音。

咳声重浊紧闷——实证（寒痰湿浊停聚于肺，肺失肃降）2001。
咳声低微——虚证（久病肺气虚，失于宣降）。
咳声不扬，痰稠色黄，不易咯出——热证（热邪犯肺，肺津被灼）。
咳有痰声，痰多易咳——痰湿阻肺。
干咳，无痰或少痰——燥咳（燥邪犯肺或阴虚肺燥所致）。
咳声短促，呈阵发性、痉挛性、接续不断，咳后有鸡鸣样回声——百日咳（顿咳）（因风邪与痰热搏结所致，见于小儿）。
咳声如犬吠，伴有声音嘶哑——白喉（肺肾阴虚，疫毒攻喉所致）2003 2004。

（2）喘
概念：指呼吸困难、急迫，张口抬肩，甚至鼻翼扇动，难以平卧。
实喘：发病急骤，呼吸深长，息粗声高，呼出为快。风寒袭肺，痰热壅肺，痰饮停肺，肺失宣肃，或水气凌心。
虚喘：病势缓慢，呼吸短浅，急促难续，息微声低，深吸为快，动则喘甚。肺肾亏虚，气失摄纳，心阳气虚所致。

（3）哮
概念：呼吸急促似喘，喉间有哮鸣音的症状。
意义：痰饮内伏，复感外邪所诱发，或久居寒湿之地，过食酸咸生冷所诱发。

4. 呕吐、呃逆、嗳气的临床表现及意义
（1）呕吐
概念：指饮食物、痰涎从胃中上涌，由口中吐出的症状 2002。
意义：胃失和降，胃气上逆。
吐势徐缓，声音微弱，呕吐物清稀者——虚寒证。
吐势较猛，声高有力，呕吐出黏稠黄水——实热证。
呕吐呈喷射状——热扰神明，或颅压增高；朝食暮吐，暮食朝吐——胃反，多属脾胃阳虚证。
呕吐酸腐味的食糜——食滞胃肠，胃失和降，胃气上逆。
口干欲饮，饮后则吐——水逆（饮邪停胃，胃气上逆）。

（2）呃逆
概念：从咽喉发出的一种不由自主的冲击声，声短而频，呃呃作响症状 2002。
意义：胃气上逆动膈。
实证：呃声频作，高亢而短，其声有力。虚证：呃声低沉，声弱无力。

（3）嗳气
概念：指胃中气体上出咽喉所发出的一种声长而缓的声音。
表现及意义：嗳气酸腐，兼脘腹胀满者——宿食内停；嗳气频作响亮，嗳气后脘腹胀减，发作因情志变化而增减——肝气犯胃；嗳气频作，兼脘腹冷痛，得温症减——寒邪犯胃或胃阳亏虚。

5. 太息的临床表现及意义
概念：指病人在情绪抑郁时，因胸胁胀闷不畅，不自觉地发出的长吁或短叹声，又称叹息。
意义：多为肝气郁结之象。

二、嗅气味
1. 口气、排泄物之气味异常的临床意义
（1）口气：指从口中散发出的异常气味。正常人呼吸或讲话时，口中无异常气味散出。

口气酸臭,并伴食欲不振,脘腹胀满——食积胃肠。口气臭秽——胃热 2005 2007。

口气腐臭,或兼咳吐脓血——内有溃腐脓疡;口气臭秽难闻,牙龈腐烂——牙疳。

(2) 排泄物

①大便:便酸臭难闻——肠有郁热;大便溏泄而腥——脾胃虚寒;大便泄泻臭如败卵,或夹有未消化食物,矢气酸臭——食积化腐而下趋。

②小便:小便黄赤浑浊,有臊臭味——膀胱湿热;尿甜并散发烂苹果样气味——消渴病。

③月经:经血臭秽——热证;经血气腥——寒证。

④带下:带下臭秽而黄稠——湿热;带下腥而清稀——寒湿;带下奇臭而色杂——癌症。

2. 病室气味异常的临床意义

尿臊味——肾衰竭;烂苹果味——消渴病(晚期);大蒜味——有机磷中毒;腐臭味——溃腐疮疡。

第五单元 问 诊

☆重点提示

本单元内容较多,也是历年考试的重点之一。从历年考试的趋势上看,本单元考查的基本都为细小的知识点。从寒热到经带,每一部分内容均常涉及,其中问寒热与饮食口味的内容出现频率稍高一点。要结合各科内容联想记忆。

一、问诊内容

问诊内容主要包括一般情况、主诉、现病史、既往史、个人生活史、家族史等。

1. 主诉的概念与意义

(1) 概念:主诉是病人就诊时最感痛苦的症状、体征及持续时间。

(2) 意义:①是疾病的主要矛盾所在;②对疾病的范畴和类别、病势的轻重缓急等具有重要的诊断价值。

2. 十问歌 即一问寒热二问汗,三问头身四问便,五问饮食六胸腹,七聋八渴俱当辨,九问旧病十问因,再兼服药参机变,妇女尤必问经期,迟速闭崩皆可见,再添片语告儿科,天花麻疹均占验。

二、问寒热

(一) 恶寒发热的临床表现及意义

根据恶寒发热的轻重不同和有关兼证,分三种类型:

1. 恶寒重发热轻见于风寒表证 2004 2005
2. 发热重恶寒轻见于风热表证 2004 2005
3. 发热轻而恶风见于伤风表证。

(二) 但寒不热的临床表现及意义

根据发病的缓急和有关兼症,分为两种类型:

1. 久病畏寒 经常怕冷,四肢凉,得温可缓——里虚寒证(阳气虚衰,形体失于温煦)。

2. 新病恶寒 突然感觉怕冷,体温不高——里实寒证(寒邪直中脏腑,郁遏阳气,机体失于温煦)。

（三）但热不寒的临床表现及意义

1. 壮热

（1）概念：高热（体温39℃以上）持续不退，不恶寒只恶热的症状。常兼有口渴、面赤、汗大出、脉洪大等症（四大症）。

（2）意义：里实热证，多见于伤寒阳明经证和外感温热病气分阶段。

2. 潮热

（1）概念：按时发热或按时热甚，发热如潮汐之有定时。

（2）分型

日晡潮热：日晡（下午3~5时，申时）之时发热明显，或热势更甚，又称阳明潮热，见于胃肠燥热内结。

湿温潮热：午后发热明显，其特点是身热不扬，肌肤初扪之不觉很热，扪之稍久即觉灼手，此属湿温，为湿郁热蒸之象。

阴虚潮热：午后或入夜低热，有热自骨内向外蒸发的感觉，见于阴虚证。

瘀血潮热：午后和夜间有低热，可兼见肌肤甲错，舌有瘀点瘀斑者，属瘀血积久，郁而化热。

3. 微热

（1）概念：轻度发热，热势偏低，多在37~38℃。

（2）意义：常见于某些内伤病和温热病的后期。

气虚发热：长期微热，烦劳则甚，兼见少气自汗、倦怠乏力。

血虚发热：时有低热，兼面白、头晕、舌淡脉细。

阴虚发热：长期低热，兼颧红、五心烦热。

气郁发热：每因情志不舒而时有微热，兼见胸闷、急躁易怒。

小儿夏季热：小儿夏季气候炎热时长期发热，至秋凉时不治自愈。

（四）寒热往来的临床表现及意义

1. 寒热往来无定时

（1）概念：指病人时冷时热，一日发作多次而无时间规律的症状。

（2）意义：见于少阳病。

2. 寒热往来发有定时

（1）概念：恶寒战栗与高热交替发作，每日或2~3日发作1次，发有定时。兼头痛剧烈、口渴、多汗等症状。

（2）意义：常见于疟疾。

三、问汗

（一）特殊汗出（自汗、盗汗）的临床表现及意义

1. 自汗　病人醒时经常汗出，活动尤甚的症状。属气虚证和阳虚证 2002。

2. 盗汗　病人睡时汗出，醒则汗止，兼见潮热、颧红等症，属阴虚证 2002。

（二）局部汗出（头汗、手足心汗）的临床表现及意义

1. 头汗　病人仅头部或头颈部出汗较多，又称为"但头汗出"。多因上焦邪热或中焦湿热上蒸，或病危虚阳上越所致，或进食辛辣制品、热蒸于头部。

2. 手足心汗　指病人手足心汗出较多的症状。可因阴经郁热熏蒸，或阳明燥热内结，或阴虚阳亢，或中焦湿热郁蒸，或阳气内郁所致。

四、问疼痛

(一) 疼痛的性质及临床意义 2008 2011

疼痛性质	特点	临床意义
胀痛	痛而且胀	气滞，但头部胀痛或目胀而痛为肝阳上亢或肝火上炎
刺痛	痛如针刺	瘀血
冷痛	痛有冷感而喜暖	阳气不足或寒邪阻络
灼痛	痛有灼热感而喜凉	火邪窜络，或阴虚火旺
重痛	痛有沉重感	湿邪困阻气机，但头部重痛，为肝阳上亢、气血上壅
酸痛	痛而有酸软感觉	风湿侵袭，或肾虚，气血不足，组织失养
绞痛	痛势剧烈如刀绞	有形实邪阻闭气机或寒邪凝滞气机
空痛	痛有空虚感	虚证
隐痛	痛不剧烈，绵绵不休	虚证
走窜痛	疼痛部位游走不定	气滞，行痹
固定痛	疼痛部位固定不移	瘀血、寒湿、湿热阻滞或热壅血瘀
掣痛	抽掣牵扯而痛	筋脉失养或经脉阻滞不通所致

(二) 头痛、胸痛、胁痛、胃脘痛、腹痛、腰痛的要点及临床意义

1. **头痛** 是指整个头部或头的某一部位疼痛的症状。

(1) 根据头痛部位确定病在何经

后头部连项痛：属太阳经头痛 2020。肿痛或牵及于齿：属少阴经头痛。

前额部连眉棱骨痛：属阳明经头痛 2000。巅顶痛：属厥阴经头痛 2003 2022。

侧头部痛，痛在两侧太阳穴附近为甚者：属少阳经头痛。

全头重痛：属太阴经头痛。

(2) 根据头痛性质确定寒热虚实

外感六淫、瘀血、痰浊、郁火等阻滞或上扰脑窍所致者，多属实证；气血阴精亏虚，不能上荣于头，脑窍空虚所致者，多属虚证。

头痛项强，遇风加重——风寒。头痛怕热，面红目赤——风热。

头重如裹，肢体困倦——风湿。头痛绵绵，遇劳则甚——气虚。

头痛眩晕，面白无华——血虚。头脑空痛，腰膝酸软——肾虚。

2. **胸痛** 指胸部某一部位疼痛的症状。

左胸心前区憋闷、疼痛，时痛时止——胸痹心痛（心脉痹阻）。

胸痛剧烈，面色青灰，手足青至节——真心痛（心脉痹塞）。

胸痛，壮热，喘促，鼻扇——肺热。

胸痛，伴盗汗、潮热、颧赤等——肺痨。

胸痛，伴壮热、咳吐脓血腥臭痰——肺痈（痰热郁肺，热壅血瘀）。

3. **胁痛** 指胁的一侧或两侧疼痛的症状。

胁胀痛易怒，脉弦——肝郁气滞。胁灼痛，伴面红目赤——肝胆火盛。

胁肋胀痛，纳呆厌食，身目发黄——肝胆湿热 2007。

胁痛，咳唾引痛，患侧肋间饱满——悬饮。

胁肋刺痛，或胁下触及肿块，固定而拒按——肝血瘀阻。

4. **胃脘痛** 指上腹部、剑突下，胃之所在部位疼痛的症状。

进食后疼痛缓解——多虚证。进食后疼痛加剧——多实证。
胃脘剧痛暴作，压痛、反跳痛——穿孔。
胃脘疼痛失去规律，痛无休止，消瘦明显——考虑胃癌。

5. 腹痛　指剑突下至耻骨毛际以上（胃脘所在部位除外）的腹部疼痛。
持续性疼痛，阵发性加剧，伴腹胀、呕吐、便闭——肠痹或肠结。
全腹痛，有压痛及反跳痛者——腹部脏器穿孔或热毒弥漫。
脐外侧及下腹部突然剧烈绞痛，向大腿内侧及阴部放射，尿血——结石。
妇女小腹及少腹部疼痛——常见于痛经、异位妊娠破裂。

6. 腰痛　腰部两侧或腰背正中疼痛的症状。
腰部冷痛沉重，寒冷阴雨加剧——寒湿。腰部酸软而痛——肾虚。
腰部刺痛，或痛连下肢——瘀血阻络。腰痛连腹，绕如带状——带脉损伤。
腰部突然剧痛，向少腹部放射，尿血——结石。

五、问头身胸腹

头晕、胸闷、心悸、脘痞、腹胀的要点及临床意义

1. 头晕　头晕是患者自觉头脑有晕旋之感，轻者闭目自止，病重者感觉自身或景物旋转，站立不稳。风、火、痰、瘀、虚导致清窍失养。
头晕而胀，烦躁易怒，脉弦数——肝火上炎。
头晕胀痛，头重脚轻，舌红少津，脉弦细——肝阳上亢。
头晕面白，神疲体倦，舌淡，脉细弱——气血亏虚。
头晕耳鸣，腰酸遗精——肾虚精亏。
头晕且重，如物裹缠，胸闷呕恶，舌苔白腻——痰湿内阻 2005。
若外伤后头晕刺痛——瘀血阻络。

2. 胸闷　胸部有痞塞满闷之感，谓之胸闷，或称胸痞。本症与心、肺等脏气机不畅有密切关系。
胸闷、心悸、气短——心气不足、心阳不足。胸闷痰多——痰饮内停。
胸闷，壮热，鼻翼扇动——热邪或痰热壅肺。胸闷气喘，畏寒肢冷——寒邪客肺。
胸闷气喘，少气不足以息——肺气虚或肺肾气虚。

3. 心悸　病人自觉心跳不安的症状。
由于受惊而致心悸，或心悸易惊，恐惧不安者，称为惊悸。无明显外感诱因心跳剧烈，上至心胸，下至脐腹，悸动不安者，谓之怔忡。

4. 脘痞　患者自觉胃脘部窒塞满闷的症状。是脾胃病的表现。
脘痞食少，腹胀便溏——脾胃虚弱。脘痞腹胀，呕恶痰涎——湿邪困脾。
脘痞，嗳腐吞酸——食滞胃脘。脘痞，胃脘有振水声——饮邪停胃。

5. 腹胀　患者自觉腹部胀满，痞塞不舒，甚则如物支撑的症状。
腹胀喜按——虚证（脾胃虚弱，失于健运）。
腹胀拒按者——实证（食积胃肠，或实热内结，阻塞气机）。
腹部胀大如鼓，皮色苍黄，腹壁青筋暴露——鼓胀（肝脾肾功能失常，气血水邪结聚腹内）。

六、问耳目

(一) 耳鸣、耳聋的临床表现及意义
耳鸣指患者自觉耳内鸣响。耳聋指听力减退，甚至听觉完全丧失。
1. 实证　突发耳鸣，声大如雷，按之鸣声不减或新病暴聋。可因肝胆火盛、肝阳上亢、

痰火壅结、气血瘀阻、风邪上袭，或药毒损伤耳窍等所致。

2. 虚证　渐觉耳鸣，声小如蝉，按之减轻，或耳渐失聪而听力减退。可因肾精亏虚、脾气亏虚、肝阴血不足等引起。

(二) 目眩的临床表现及意义

1. 概念　视物旋转动荡，如在舟车之上，或眼前如有蚊蝇飞动之感，谓之目眩，或称眼花 2002。

2. 临床意义

(1) 实：肝阳上亢、肝火上炎、肝阳化风及痰湿上蒙清窍。
(2) 虚：气虚、血虚、阴精不足，目失充养。

七、问睡眠

(一) 失眠的临床表现及意义

失眠又称"不寐"，临床上指病人经常不易入睡，或睡后易醒，难以复睡，或时惊醒睡不安宁，甚至彻夜不眠的症状。失眠是阳不入阴，神不守舍的病理表现。

(1) 虚证：心脾两虚、心肾不交、心胆气虚 2000。
(2) 实证：邪气内扰心神。

不易入睡，甚至彻夜不眠，兼心烦不寐——心肾不交。

夜卧不安，腹胀嗳气——食滞内停 2017。

睡后易醒，不易再睡——心脾两虚。

不易安卧——胆郁痰扰。

(二) 嗜睡的临床表现及意义

嗜睡又称"多眠"。临床上以精神疲倦，睡意很浓，经常不自主地入睡为症状。常因痰湿内盛，或阳虚阴盛导致。

兼见头目昏沉、身重脘闷、肢体困重——痰湿困脾。

饭后困倦易睡，兼见食少纳呆、少气乏力——脾失健运 2005。

极度衰惫，神识朦胧，困倦欲睡，肢冷脉微——心肾阳衰。

大病之后，精神疲乏而嗜睡——正气未复。

八、问饮食与口味

(一) 口渴与饮水

1. 口渴多饮

口渴咽干，鼻干唇燥，发于秋季——燥邪伤津。

口干微渴，兼发热——外感温热病初期，伤津较轻。

大渴喜冷饮，兼壮热面赤，汗出，脉洪数——里热炽盛，津液大伤 2003 2007。

口渴多饮，伴小便量多，多食易饥，体渐消瘦——消渴病。

口渴咽干，夜间尤甚，兼颧红盗汗，舌红少津——阴虚证。

2. 渴不多饮

渴不多饮，兼身热不扬，头身困重，苔黄腻——湿热证 2008。

口渴饮水不多，兼身热夜甚，心烦不寐，舌红绛——温病营分证。

渴喜热饮，饮水不多，或饮后即吐——痰饮内停。

口干但欲漱水而不欲咽，兼面色黧黑，或肌肤甲错——瘀血内停。

(二) 食欲与食量

1. 食欲减退　又称为"纳呆"或"纳少"，即病人进食的欲望减退，甚至不想进食的症状。临床常见以下几种：

食欲减退，兼见面色萎黄，食后腹胀，疲乏无力——脾胃虚弱。
纳呆食少，脘腹胀闷，嗳腐食臭——食滞胃肠。
脘闷纳呆，腹胀，兼见头身困重，便溏苔腻——湿邪困脾。

2. 厌食　指厌恶食物，甚至恶闻食臭的症状。

兼脘腹胀满，舌苔厚腻者——食滞胃脘。厌油腻，肢体困重——湿热蕴脾。厌油腻，胁肋胀痛，口苦泛恶，身目发黄——肝胆湿热。

妇女在妊娠早期，若有短暂择食或厌食反应，乃妊娠引起冲脉之气上逆，影响胃之和降，属生理现象；若长期或反复呕恶，厌食，甚至食入即吐，则属病态，为妊娠恶阻。

3. 消谷善饥　即病人食欲过于旺盛，进食量多，食后不久即感饥饿的症状。

消谷善饥，兼多饮、多尿、消瘦——消渴病 2017。
消谷善饥，兼见大便溏泄——胃强脾弱。

4. 饥不欲食　即病人虽有饥饿感，但不想进食，勉强进食量亦很少的症状。

饥不欲食，胃中灼热感，舌红少苔，脉细数——胃阴不足，虚火内扰所致 2002 2004 2005 2007。

5. 除中　久病或重病患者，本不欲食，甚至不能食，突然欲食或暴食的症状。除中是假神的表现之一，因胃气败绝所致。

（三）口味 2005 2006 2007 2009 2010 2015

口味	临床意义
口淡	属脾胃虚弱
口甜	脾胃湿热、脾虚
口黏腻	痰热内盛、湿热蕴脾、寒湿困脾
口酸	肝胃郁热、饮食停滞
口涩	燥热伤津，脏腑热盛
口苦	心火上炎或肝胆火旺
口咸	肾病及寒水上泛

九、问二便

（一）大便异常（便次、便质、排便感觉）的临床表现及意义

1. 便次异常

（1）便秘：大便燥结，排便时间长，便次减少——肠失濡润，推运无力，传导迟缓，气机阻滞。

（2）泄泻：大便次数增多，粪质稀薄不成形，甚至呈水样——脾失健运。

2. 便质异常　大便质地除干燥和稀溏等异常之外，还可见如下几种情况：

（1）完谷不化：大便中夹有未消化的食物，可见于饮食停滞、脾虚泄泻及肾虚泄泻 2006。

（2）溏结不调：指大便时干时稀的症状。多因肝脾不调所致；若大便先干后溏，多属脾虚。

（3）脓血便：指大便中含有脓血的症状。可见于痢疾或肠癌 2008。

（4）便血：指血自肛门排出，包括血随便出，或便黑如柏油样，或单纯下血的症状。
远血：先便后血，血色暗红或紫黑，或大便色黑如柏油状者，为远血，多为胃脘部位出血。
近血：先血后便，便血鲜红，血附在大便表面或干排便前后滴出者，为近血，多由肛门部位的病变引起，如内痔、肛裂。

3. 排便感觉异常

(1) 肛门灼热：排便时肛门有灼热感，多为大肠湿热。

(2) 里急后重：腹痛窘迫，时时欲便，肛门重坠，便出不爽的症状。多因湿热内阻，肠道气滞所致，常见于湿热痢疾。

(3) 排便不爽：排便不通畅，有滞涩难尽之感的症状。多因湿热蕴结，肠道气机不畅；或肝气犯脾，肠道气滞；或因食滞胃肠等所致。

(4) 大便失禁：大便不能控制，滑出不禁，甚至便出而不自知的症状。久泻不愈，为脾肾阳虚，肛门失约所致。

(5) 肛门重坠：肛门有下坠感，常于劳累或排便后加重。多属脾虚中气下陷，常见于久泻或久利不愈的患者。

(二) 小便异常（尿次、尿量、排尿感觉）的临床表现及意义

1. 尿次异常

(1) 小便频数

小便频数、短赤而急迫——淋证（膀胱湿热，气化不利）2016。

小便频数而色清量多，夜间明显——肾阳不足，肾气不固，膀胱失约 2007 2016。

(2) 癃闭：小便不畅，点滴而出为癃；小便不通，点滴不出为闭。

实：湿热蕴结，瘀血、结石，败精阻滞、阴部手术。

虚：年老气虚，肾阳不足，膀胱气化不利。

2. 尿量异常

(1) 尿量增多：常见于虚寒证及消渴病。

小便清长、量多——虚寒证。

口渴、多饮、多尿、消瘦——消渴病。

(2) 尿量减少：常见于实热、伤津及水肿。

小便短赤、发热面红——实热证，或汗、吐、下后伤津。

尿少浮肿——水肿病（多与肺失宣通、脾失运化、肾失气化有关）。

3. 排尿感异常

(1) 小便涩痛：小便排出不畅而痛，伴有急迫、灼热——淋证（湿热蕴结、热灼津伤、结石或瘀血阻塞等）。

(2) 余沥不尽：排尿后小便点滴不尽，常见于老年人和久病体衰者——肾阳亏虚，肾气不固。

(3) 小便失禁：神志清醒时小便不能随意控制而自遗——肾气不固，膀胱失约。

(4) 遗尿：睡眠中不自主排尿——肾气不足，膀胱虚衰。

十、问经带

(一) 经期、经量异常、崩漏、闭经、痛经的临床表现及意义

1. 经期异常 可分为月经先期、月经后期和月经前后不定期三种。

(1) 月经先期：指连续2个月经周期出现月经提前7天以上的症状。

虚：脾气虚、肾气虚——冲任不固。

热：阴盛血热、肝郁化热、阴虚火旺——热扰冲任，血海不宁 2006。

(2) 月经后期：指连续2个月经周期出现月经延后7天以上的症状。

虚：血虚，肾精不足，阳气虚——血海空虚。

实：气滞血瘀、寒凝、痰阻——冲任不畅。

(3) 月经先后不定期：指月经周期时而提前时而延后达7天以上的症状。亦称经期错乱。

肝气郁滞，或脾肾虚损——冲任气血失调，血海蓄溢失常。

2. 经量异常、崩漏、闭经、痛经

（1）月经过多：月经血量较常量明显增多的症状。多因热伤冲任，迫血妄行；或气虚，冲任不固；或瘀阻胞络，络伤血溢等所致。

（2）月经过少：月经血量较常量明显减少的症状。因虚者多因精血亏少，血海失充所致；实者常因寒凝瘀阻，痰湿阻滞，冲任气血不畅所致。

（3）崩漏：非正常行经期间阴道出血的症状。若来势猛，出血量多者，为崩；势缓而量少，淋漓不断者，为漏。二者病机相同。因 热伤冲任，迫血妄行；或 脾肾气虚，冲任不固；或 瘀阻冲任，血不归经所致。

（4）闭经：年逾18周岁，月经尚未来潮，或已行经，未受孕、不在哺乳期，而又停经，闭止在3个月以上者，称为闭经。

虚：气血亏虚、肝肾不足、阴虚血燥——血海空虚。

实：痨虫侵及胞宫、气滞血瘀、寒凝痰阻——冲任不通。

（5）痛经：在行经时或行经前后，出现周期性小腹疼痛，或痛引腰骶，甚至剧痛难忍。经前或经期小腹胀痛或刺痛——气滞或血瘀。经期小腹冷痛，得温痛减——寒凝或阳虚。经期或经后小腹隐痛——气血两虚，或肾精不足，胞脉失养。

（二）带下异常（白带、黄带）的临床表现及意义

1. 白带　若带下色白，量多，质清稀，无臭味，淋漓不绝——脾肾阳虚、寒湿下注。

2. 黄带　若带下色黄，质黏稠，味臭秽——湿热下注或湿毒蕴结。

第六单元　脉　诊

☆重点提示

脉诊亦是历年考试的重中之重，需要记忆内容较多。正常脉象以及各种病理脉象的特征、类比、临床意义均需掌握。出题点常涉及正常脉象胃、神、根的含义，洪、细、濡、弱、滑、涩等几种常见脉象的特征也要重点掌握。对于几种脉象特征的类比熟悉了解即可。

一、脉诊概说

1. 诊脉部位　"独取寸口"诊法（左侧：寸关尺→心肝肾 2001；右侧：寸关尺→肺脾肾）。

2. 诊脉方法及注意事项

（1）方法：①患者体位，取正坐位或仰卧位，前臂与心脏置于同一水平。②医生指法，有选指、布指、运指（举、按、寻、总按和单按）。③平息，医生保持呼吸调匀，可以自己的呼吸计算患者的脉搏至数。④一般每次诊脉每手应不少于1分钟，两手以3分钟左右为宜。

（2）注意事项：保持环境安静、注意静心凝神、选择正确体位。

3. 脉象要素

（1）四要素：脉位（寸、关、尺三部有脉）、脉数（节律均匀，没有歇止）、脉形、脉势。

（2）八要素：脉位、脉率（至数）、脉长、脉势（脉力）、脉宽、流利度、紧张度、均匀度。

二、正常脉象

1. 正常脉象的表现　寸关尺三部有脉，一息四~五至，不浮不沉，不大不小，从容和缓，

节律一致，尺部沉取有一定力量。

2. 正常脉象的特点　脉之胃气，主要反映脾胃运化功能的盛衰、营养状况的优劣。脉神之有无，可察精气之盈亏，并与胃气的盛衰有关。脉之有根无根主要说明肾气的盛衰。

三、常见脉象的特征及临床意义

1. 浮脉类特征与临床意义 2022

分类	特点	具体特征	临床意义
浮脉	轻取即得	举之有余，按之不足	表证，亦见于虚阳浮越证
洪脉		脉体阔大，充实有力，来盛去衰	热盛
濡脉		浮细无力而软	虚证，湿困
散脉		浮取散漫而无根，伴至数或脉力不匀	元气离散，脏气将绝
芤脉		浮大中空，如按葱管	失血，伤阴
革脉		浮而搏指，中空边坚	亡血、失精、半产、崩漏

2. 沉脉类特征与临床意义

分类	特点	具体特征	临床意义
沉脉	重按始得	轻取不应，重按始得	里证
伏脉		重按推至筋骨始得	邪闭、厥病、痛极
弱脉		沉细无力而软	阳气虚衰、气血俱虚
牢脉		沉按实大弦长	阴寒内积、疝气、癥积

3. 迟脉类特征与临床意义 2002　2004　2005　2011　2017　2018　2022

分类	特点	具体特征	临床意义
迟脉	一息不足四至	一息不足四至	寒证，亦见于邪热结聚
缓脉		一息四至，脉来怠缓	湿病，脾胃虚弱；亦见于平人
涩脉		往来艰涩，迟滞不畅	精伤，血少；气滞，血瘀，痰食内停
结脉		迟而时一止，止无定数	阴盛气结、寒痰瘀血；气血虚衰

4. 数脉类特征与临床意义

分类	特点	具体特征	临床意义
数脉	一息五至以上	一息五至以上，不足七至	热证，亦主里虚证
疾脉		脉来急疾，一息七八至	阳极阴竭，元气欲脱
促脉		数而时一止，止无定数	阳热亢盛、瘀滞、痰食停积；脏气衰败
动脉		脉短如豆，滑数有力	惊恐、疼痛

5. 虚脉类特征与临床意义 2002　2004　2005　2006　2008　2011　2015　2018

分类	特点	具体特征	临床意义
虚脉	应指无力	举之无力，按之松软	气血两虚
细脉		脉细如线，应指明显	气血两虚、湿证
代脉		脉来一止，止有定数，良久方还	脏气衰微、疼痛、惊恐、跌仆损伤
微脉		脉极细极软，似有若无	气血大虚，阳气衰微
短脉		首尾俱短，不及本部	有力主气郁，无力主气损

6. 实脉类特征与临床意义 2001 2004 2005 2007 2016

分类	特点	具体特征	临床意义
实脉	应指有力	三部脉充实有力，其势来去皆盛	实证，亦见于常人
滑脉		往来流利圆滑，如盘走珠	痰湿、食积、实热；青壮年；孕妇
弦脉		脉长而坚硬，如按琴弦	肝胆病、疼痛、痰饮；正常老年
紧脉		紧张有力，如按绳索，脉势绷急	实寒证、疼痛、宿食
长脉		脉动应指超逾三部	阳证、热证、实证，亦可见于平人
大脉		脉体宽大，无汹涌之势	健康人，病进

第七单元　按　　诊

重点提示

本单元历年考试中出题不多，简单熟悉按诊的方法和按肌肤、腹部的要点即可。

1. 按诊的方法与注意事项
（1）按诊的方法：有触、摸、按、叩四法。
（2）按诊的注意事项
①按诊的体位及触、摸、按、叩四法的选择应有针对性。
②医生举止要大方，态度要严肃认真，手法要轻柔。
③注意争取病人的主动配合。
④要边检查边注意观察病人的反应及表情变化。
⑤要通过谈话了解病情，以转移病人的注意力。

2. 按肌肤
（1）诊寒热：可了解人体阴阳的盛衰、病邪的性质。
（2）诊润燥滑涩：可了解汗出与否及气血津液的盈亏。
（3）诊疼痛：可分辨疾病的虚实。
（4）诊肿胀：可分辨水肿和气肿。
（5）诊疮疡：可判断证之阴阳寒热。

3. 按手足　通过触摸病人手足部位的冷热程度，以判断阳气存亡，推测疾病预后。

4. 按腹部　辨疼痛、痞满、积聚。
（1）疼痛
腹痛喜按，按之痛减，腹壁柔软——虚证（脾胃气虚）。
腹痛拒按，按之痛甚，腹部硬满——实证（饮食积滞、胃肠积热）。
按之疼痛，固定不移——内有瘀血。按之胀痛，病处按此联彼——病在气分（气滞气闭）。
局部肿胀拒按——内痈。右少腹作痛而拒按，反跳痛——肠痈。
（2）痞满
心下部按之较硬而疼痛者——实证（邪实积聚胃脘部）。
按之濡软无疼痛——虚证（胃脘虚弱）。
腹部按之手下饱满充实而有弹性、有压痛——实满。
腹部虽膨满，但按之手下虚软而缺乏弹性，无压痛——虚满。
腹部高度胀大，如鼓之状——鼓胀。按之如囊裹水——水鼓；叩击如击鼓之膨膨然——

气鼓。

(3) 积聚

①癥瘕积聚 2010

肿块推之不移，肿块痛有定处——癥积（病属血分）。

肿块推之可移，或痛无定处，聚散不定——瘕聚（病属气分）。

②妇女妊娠

妊娠后腹形明显大于正常，皮肤光亮，按之胀满——胎水肿满。

腹形明显小于正常，而胎儿尚存活——胎萎不长。

第八单元　八纲辨证

☆重点提示

本单元内容较为重要，属考试的次重点，需从总体上把握八纲证候的辨证要点，掌握证候相兼与错杂及证候真假的辨别要点，对于寒热与虚实的内容应重点把握。另外，真热假寒、真寒假热的机制应重点记忆。

一、概述

八纲，即阴、阳、表、里、寒、热、虚、实 2001。八纲辨证是从各种辨证方法中概括出来的，用于分析各种疾病共性的辨证方法，是临床各种辨证方法的纲领。

二、表里

1. 表证与里证的概念　①表证指六淫、疫疠等邪气，经皮毛、口鼻侵入机体的初期阶段，正气抗邪于肌表浅层，以新起恶寒发热为主要表现的轻浅证候。②里证指病变部位在内，脏腑、气血、骨髓等受病所表现的证候。

2. 表证与里证的临床表现、辨证要点

(1) 表证

主症：恶寒发热，舌苔薄，脉浮。

兼症：头身疼痛，鼻塞流涕，咽喉痒痛，咳嗽气喘。

证候分析：外感早期，外邪袭表，邪从皮毛、口鼻而入，正邪相争所致。

(2) 里证

临床表现：里证的范围广，临床表现多种多样，概而言之，凡非表证的证候皆为里证。

证候分析：表证不解，邪传入里；外邪直中脏腑；内伤七情，饮食劳倦，脏腑功能紊乱。

(3) 鉴别要点

	表证	里证
病位	浅——皮毛、经络	深——脏腑、气血、骨髓
病史、病程	新病、短，起病急	久病、长，起病缓
主要症状	恶寒、发热同见，发热多无定时	但寒不热，但热不寒或无寒热，发热多有定时
舌苔	苔薄	视病情具体而定
脉	浮	沉或其他多种脉象

三、寒热

1. 寒证与热证的概念　①寒证指感受寒邪，或阳虚阴盛，机体功能活动衰退所表现的具有冷、凉特点的证候。②热证指感受热邪，或脏腑阳气亢盛，或阴虚阳亢，机体功能活动亢进所表现的具有温、热特点的证候。

2. 寒证与热证的临床表现、鉴别要点

（1）寒证：临床表现为恶寒喜暖，面色㿠白，四肢厥冷，口淡不渴，痰涕清稀，小便清长，大便稀溏，舌淡苔白而润滑，脉迟或紧。

（2）热证：临床表现为恶热喜冷，面红目赤，四肢温热，口渴饮冷，痰涕黄稠，小便短赤，大便燥结，舌红苔黄而干燥，脉数。

（3）鉴别要点

	寒证	热证
寒热	恶寒喜温	恶热喜寒
口渴	不渴	渴喜冷饮
面色	白	赤
四肢	冷	热
大便	稀溏	秘结
小便	清长	短赤
舌象	舌淡、苔白润	舌红苔黄
脉象	迟或紧	数

四、虚实

1. 虚证与实证的概念　①虚证指人体正气亏虚，而邪气不著，表现为不足、松弛、衰退特征的证候。②实证指人体感受外邪，或疾病过程中阴阳气血失调，体内病理产物蓄积，以邪气盛、正气不虚为基本病理，表现为有余、亢盛、停聚特征的各种证候。

2. 虚证与实证的临床表现、鉴别要点

（1）虚证：一般久病、势缓者多为虚证，耗损过多者多虚证，体质素弱者多虚证。

（2）实证：一般新起、暴病者多为实证，病情急剧者多实证，体质壮实者多实证 2007 。

3. 鉴别要点 2005

	虚证	实证
病程	长（久病）	短（新病）
体质	虚弱	壮实
精神	萎靡	兴奋
声息	声低息微	声高气粗
疼痛	喜按	拒按
胸腹	按之不痛，胀满时减	按之疼痛，胀满不减
发热	五心烦热，午后微热	蒸蒸壮热
恶寒	畏寒，加衣近火可减	恶寒，加衣近火不减
舌	质嫩，苔少或无苔	质老，苔厚
脉	无力	有力

五、阴阳

1. 阴证与阳证的概念　①凡见抑制、沉静、衰退等表现的里证、寒证、虚证，或病邪性质为阴邪致病、病情变化较慢等，均属阴证。②凡见兴奋、躁动、亢进等表现的表证、热证、实证，或病邪性质为阳邪致病、病情变化较快等都属于阳证。

2. 阴证与阳证的临床表现、鉴别要点

	阴证	阳证
望	面色苍白或暗淡，身重蜷卧，倦怠无力，萎靡不振，舌质淡而胖嫩，舌苔润滑	面色潮红或通红，喜凉，狂躁不安，口唇燥裂，舌质红绛，苔色黄或老黄，甚则燥裂，或黑而生芒刺
闻	语声低微，静而少言，呼吸怯弱，气短	语声壮厉，烦而多言，呼吸气粗，喘促痰鸣，狂言叫骂
问	恶寒畏冷，喜温，食少乏味，不渴或喜热饮，小便清长或短少，大便溏泄气腥	身热，恶热喜凉，恶食心烦，口渴引饮，小便短赤涩痛，大便干硬，或秘结不通，或有奇臭
切	腹痛喜按，身寒足冷，脉象沉微细涩，弱迟无力	腹痛拒按，身热足暖，脉象浮洪数大，滑实而有力

3. 阳虚证、阴虚证的临床表现

（1）**阳虚证** 2015：主要为**虚寒证候**——畏寒、肢凉，口淡不渴，或喜热饮，或自汗，小便清长或尿少不利，大便稀薄，面色㿠白，舌淡胖，苔白滑，脉沉迟无力。可兼有神疲、乏力、气短等气虚的表现。

（2）**阴虚证** 2018：主要为**虚热证候**——形体消瘦，口燥咽干，两颧潮红，五心烦热，潮热，盗汗，小便短黄，大便干结，舌红少津或少苔，脉细数等。

4. 亡阳证、亡阴证的临床表现与鉴别要点 2008 2011 2018

证名	汗出	寒热	四肢	面色	气息	口渴	舌象	脉象
亡阳	汗冷清稀	身冷畏寒	厥冷	苍白	微弱	不渴或渴喜热饮	白润	脉微欲绝
亡阴	汗热黏稠	身热恶热	温暖	面赤颧红	急促	渴喜冷饮	红干	脉细数疾而无力

六、八纲证候间的关系

（一）证候相兼、错杂与转化

1. 证候相兼　疾病某一阶段，出现不相对立的两纲或两纲以上的证候同时存在的情况。
2. 证候错杂　疾病的某一阶段，同时存在八纲中对立两纲的证候。
3. 证候转化　证候转化指疾病在其发展变化过程中，其病位、病性，或邪正盛衰的状态发生变化，由一种证候转化为对立的另一种证候。证候的转化包括表里出入、寒热转化、虚实转化。

（1）寒证化热：指原为寒证，后出现热证，而寒证随之消失。常见于外感寒邪未及时发散，而机体阳气偏盛，阳热内郁到一定程度，寒邪化热，形成热证；或寒湿之邪郁遏，而机体阳气不衰，由寒而化热；或因使用温燥之品太过，使寒证转化为热证。

（2）**热证转寒**：指**原为热证，后出现寒证，而热证随之消失** 2016。常见于邪热毒气严重的情况之下，或因失治、误治，以致邪气过盛，耗伤正气，正不胜邪，机能衰败，阳气耗散，故而转为虚寒证，甚至出现亡阳的证候。

（3）实证转虚：指原先表现为实证，后来表现为虚证。提示病情发展、邪正斗争的趋势，或是正气胜邪而向愈，或是正不胜邪而迁延。故病情日久，或失治误治，正气伤而不足以御邪，皆可形成实证转化为虚证。

（二）证候真假的鉴别要点

1. 寒热真假

（1）真热假寒

概念：内真热，外假寒。**机制：阳盛格阴** 2004。

表现：四肢厥冷，神识昏沉，面色紫暗，脉沉迟；胸腹灼热，烦躁谵语，渴喜冷饮，咽干口臭，小便短赤，大便燥结，舌红，苔黄而干，脉有力等 2002 2004 2016。

（2）真寒假热

概念：内真寒，外假热。机制：阴盛格阳 2004。

表现：自觉发热，欲脱衣揭被，触之胸腹无灼热、下肢厥冷；面浮红如妆；神志躁扰不宁；口渴不欲饮；脉浮大或数，按之无力；下利清谷，小便清长，舌淡，苔白。

（3）寒热真假的鉴别：以内部、中心症状为准，胸腹的冷热是关键 2005。

2. 虚实真假

（1）真实假虚（大实有羸状）

概念：证属实，反见虚。机制：热邪、痰食、湿热、瘀血等大积大聚，经脉阻滞，气血不畅。

表现：虽默默不语却声高气粗；虽倦怠乏力却动之觉舒；肢体羸瘦而腹部硬满拒按；脉沉细而按之有力。

（2）真虚假实（至虚有盛候）

概念：证属虚，反见实。机制：脏腑虚衰，气血不足，运化无力，气机不畅。

表现：腹虽胀满而有时缓解，或触之腹内无肿块而喜按 2017；虽喘促但气短息弱；虽大便闭塞而腹部不甚硬满；虽小便不利但无舌红口渴等症。并有神疲乏力，面色萎黄或淡白，脉虚弱，舌淡胖嫩等症。

（3）虚实真假的鉴别：关键在于脉象的有力无力、有神无神，其中尤以沉取之象为真谛；其次是舌质的嫩胖与苍老，言语呼吸的高亢粗壮与低怯微弱；体质状况、病之新久、治疗经过等也是辨析的依据。

第九单元　气血津液辨证

☆重点提示

本单元考试涉及不多，注意区别各种气血同病。

一、气病辨证

1. 气虚证

临床表现：神疲乏力，气短，懒言，动则加重，头晕目眩，自汗，脉虚，舌淡嫩 2005 2010 2018。

辨证要点：以疲乏、气短、脉虚为辨证要点 2004。

2. 气陷证

临床表现：头晕眼花，气短疲乏，脘腹坠胀感，或见内脏下垂、脱肛、阴挺等。

辨证要点：体瘦而弱，气短，气坠，脏器下垂为主要表现 2006。

3. 气不固证

临床表现：气短，疲乏，面白，舌淡，脉虚无力；自汗不止；或遗尿；或大便失禁；或崩漏、滑胎；或遗精等。

辨证要点：疲乏、气短、脉虚及自汗，或二便、经、精等不固。

4. 气滞证

临床表现：胸胁、脘腹等部位胀痛、窜痛、攻痛，时轻时重；按之无形，随情绪而变化，脉弦。

辨证要点：以胸胁、脘腹等处或损伤部位的胀闷、胀痛、窜痛为主要表现。

5. 气逆证

临床表现：咳嗽，呼吸喘促；呃逆，呕吐，嗳气，呕血；头痛，眩晕，甚至昏厥、咯血 2016。

辨证要点：以咳喘或呕吐、呃逆等为突出表现。

二、血病辨证

1. 血虚证

临床表现：面色淡白或萎黄，唇、爪、眼睑色淡；头晕眼花，两目干涩，心悸健忘，失眠多梦；手足发麻，妇女月经后期、量少、色淡、闭经；舌质淡，脉细无力 2006 2009。

辨证要点：虚弱，以肌肤黏膜的颜色淡白、脉细为主要表现。

2. 血瘀证

临床表现：①局部刺痛，痛处不移而拒按，常夜间加重。②局部肿块，质硬，按之不移。③唇、甲紫暗，或皮下、舌上有瘀点瘀斑，或皮肤丝状红缕，青筋显露。④出血反复不止，色紫暗，或夹血块，或大便色黑如柏油。⑤面色黧黑，或肌肤甲错。⑥舌质紫暗或有青紫色斑点。⑦脉细涩，或结代，或无脉。

辨证要点：以固定刺痛、肿块、出血、瘀血、脉涩为辨证要点 2004 2007。

3. 血热证

临床表现：身热夜甚；口渴面赤心烦，失眠甚则躁扰发狂、神昏谵语；或见各种出血色深红，或发斑疹，或为疮痈；舌质红绛，脉数疾等 2002。

辨证要点：血热证以身热口渴、斑疹吐衄、烦躁谵语、舌红绛、脉数有力等为辨证要点。

4. 血寒证

临床表现：畏寒，手足或少腹等冷痛拘急，得温痛减 2001，肤色紫暗发凉，或为痛经、月经愆期，经色紫暗夹血块；舌淡紫，苔白滑，脉沉迟或弦涩等。

辨证要点：以患处冷痛拘急、畏寒、唇舌青紫，妇女月经愆期、经色紫暗夹块等为辨证要点。

三、气血同病辨证

1. 气滞血瘀　胸胁痛，急躁易怒或抑郁不乐，胁下痞块，刺痛拒按，妇女可有闭经、痛经，或经色暗紫有块，或乳房胀痛，舌质暗紫有瘀斑，脉弦或细涩。

2. 气虚血瘀　神疲乏力，少气懒言，头晕目眩，自汗，刺痛固定不移，拒按夜甚，血瘀，面色晦暗，舌质暗紫有瘀斑，脉涩 2017。

3. 气血两虚　神疲乏力，少气懒言，头晕目眩，唇甲淡白，心悸失眠，手足麻木，面色淡白或萎黄，舌淡而嫩，脉细弱。

4. 气不摄血　神疲乏力，少气懒言，头晕目眩，自汗，吐血，便血，尿血，崩漏，皮下瘀斑，舌淡，脉弱 2017。

5. 气随血脱　大出血时见到面白息微，大汗淋漓，四肢厥冷，呼吸微弱，甚至晕厥，舌淡，脉微欲绝，或见芤脉。

四、津液病辨证

1. 痰证　咳吐痰多、胸闷、呕恶、眩晕、体胖，或局部有包块，苔腻，脉滑 2017。

2. 饮证 2020　以胸闷脘痞、呕吐清水、咳吐清稀痰涎、胁间饱满、苔滑为表现。

鉴别	临床表现	病机
痰饮	脘腹痞胀，呕吐清涎，胃中振水音，肠间水声辘辘	饮停胃肠，胃失和降
悬饮	胸胁饱满，胀痛，咳嗽，转侧则痛增，脉弦	饮停胸胁，阻遏气机
支饮	胸闷心悸，气短不能平卧	饮停心包，阻遏心阳
溢饮	肢体沉重，酸痛，或浮肿，小便不利	饮邪流行，溢于四肢

3. **水停证** 头面、肢体甚至全身水肿，按之凹陷不易起，或为腹水而见腹部隆起，叩之音浊，小便短少不利，身体困重，舌淡胖，苔白滑，脉濡缓。

鉴别	病因	病机	性质	发病特点	临床表现
阳水	外邪侵袭	风邪犯肺；湿邪困脾，脾失健运	实证	发病急，病程短	眼睑、颜面先肿，迅速遍及全身，皮薄光亮，小便短少
阴水	脾肾阳虚	脾肾阳气虚衰，运化、主水失职	虚实夹杂	发病缓，病程长	足胫、下肢先肿，渐至全身，腰以下肿甚，按之凹陷难复

4. **津液亏虚证** 咽干口渴，口唇干燥，皮肤干枯无泽，大便干结，小便短少黄赤，舌红少津，脉细数 2001 2003 2005。

第十单元　脏腑辨证

☆**重点提示**

本单元属考试的重中之重，因考点较多，且历年考查知识点较散，所以需要考生全面掌握各种证型的临床表现及鉴别要点。其中心与小肠病辨证，需要掌握各种虚类证候的辨证要点，尤其心阴虚、痰蒙心神的相关内容。肺、脾、肾病辨证，常结合出现，出现气虚、阴虚、阳虚的证候应首先考虑这几个脏腑兼证。另外，本单元常常结合中医诊断学的其他内容，所以要求考生对于四诊的知识点要扎实。

一、心与小肠病辨证

1. 心气虚、心阳虚、心阳虚脱证的临床表现、鉴别要点 2005 2008 2010 2011 2016

心气虚、心阳虚、心阳虚脱证是心的功能损伤由轻到重的三个阶段，三者之间相互联系。心气虚证以心悸、胸闷兼气虚证为特征；心阳虚证是在心气虚的基础上，出现心胸闷痛、畏寒肢冷等虚寒证候为特征；心阳虚脱证是在心阳虚的基础上，突然出现冷汗、肢厥、脉微等亡阳证候为特征。

证型	相同症状	不同症状
心气虚证	心悸怔忡、胸闷气短，活动后加重，自汗	面色淡白，舌淡苔白，脉虚
心阳虚证		畏寒肢冷，心痛，面色㿠白，舌淡胖苔白滑，脉弱或结代
心阳虚脱证		突然冷汗淋漓，四肢厥冷，呼吸微弱，面色苍白，或胸痛暴作，面唇青紫，神志模糊或昏迷，脉微欲绝

2. 心血虚、心阴虚证的临床表现、鉴别要点 2000 2005 2007

心血虚以"色白"为特征而无热象，心阴虚以"色赤"为特征而有明显热象。

证型	相同症状	不同症状
心血虚证	心失所养	血虚表现——面色淡白或萎黄，唇舌色淡，脉细无力
心阴虚证	心神不安 心悸失眠多梦	阴虚表现——口燥咽干，形体消瘦，五心烦热，潮热盗汗，两颧潮红，舌红少苔乏津，脉细数

3. 心脉痹阻证的临床表现及瘀阻心脉、痰阻心脉、寒凝心脉、气滞心脉四证的鉴别 2001

心脉痹阻只是病理结果，导致心脉不通的原因主要有瘀血、痰浊、阴寒、气滞几个方面。心脉痹阻证以心悸怔忡、心胸憋闷疼痛、痛引肩背内臂、时作时止为主症。

证型	相同症状	不同症状
瘀阻心脉证	心悸怔忡、心胸憋闷作痛，痛引肩背内臂，时作时止	心胸刺痛，舌暗或有青紫斑点，脉细涩或结代
痰阻心脉证		心胸闷痛，体胖痰多，身重困倦，苔白腻，脉沉滑或沉涩
寒凝心脉证		心痛剧痛，遇寒加重，得温痛减，形寒肢冷，舌淡苔白，脉沉迟或沉紧
气滞心脉证		心胸胀痛，胁胀善太息，舌淡红，脉弦

4. 痰蒙心神、痰火扰神证的临床表现、鉴别要点

（1）痰蒙心神证：神情痴呆，意识模糊，甚则昏不知人，或神情抑郁，表情淡漠 2003，喃喃独语，举止失常。或突然昏仆，不省人事，口吐涎沫，喉有痰声。并见面色晦暗，胸闷，呕恶，舌苔白腻，脉滑等症。

（2）痰火扰神证：发热，口渴，胸闷，气粗，咯吐黄痰，喉间痰鸣，心烦，失眠，甚则神昏谵语，或狂躁妄动，打人毁物，不避亲疏，胡言乱语，哭笑无常，面赤，舌质红，苔黄腻，脉滑数。

（3）痰蒙心神与痰火扰神证均有神志异常 2001 的表现，均可或见神昏。痰蒙心神证，以抑郁、痴呆、错乱为主，有痰无火；痰火扰神证，以神志狂躁、神昏谵语为主，既有痰，又有火。

5. 心火亢盛证的临床表现　心烦失眠，面赤口渴，便秘尿赤，舌尖红绛，苔黄，脉数有力。甚或口舌生疮（心火上炎）2017，或小便赤涩灼痛（心火下移），或狂躁谵妄，神识不清（热扰或热闭心神），或见吐血、衄血（心火迫血妄行）。

6. 瘀阻脑络证的临床表现　头痛、头晕经久不愈，痛处固定不移，痛如锥刺，头部外伤后昏不知人，或健忘、失眠、心悸，或见面晦不泽，舌质紫暗，或有瘀点、瘀斑，脉细涩。

7. 小肠实热证的临床表现　心烦失眠，面赤口渴，口舌生疮，溃烂灼痛，小便赤涩，尿道灼痛，尿血，舌红苔黄，脉数。

二、肺与大肠病辨证

1. 肺气虚、肺阴虚证的临床表现、鉴别要点

肺气虚证伴有气虚症状，肺阴虚证伴有虚热内扰、潮热盗汗等阴虚症状。

证型	相同症状	不同症状
肺气虚证	咳嗽	气短而喘，动则尤甚，咳痰清稀，声低懒言，或有自汗，畏风，易感冒，神疲体倦，面色淡白，舌淡苔白，脉弱
肺阴虚证		无痰或痰少而黏难咳，或痰中带血，声音嘶哑，口燥咽干，形体消瘦，五心烦热，潮热盗汗，两颧潮红，舌红少苔乏津，脉细数

2. 风寒犯肺、寒痰阻肺、饮停胸胁证的临床表现、鉴别要点 2002 2004 2005 2016 2019

风寒犯肺证多为风寒侵袭，伴有风寒表证。寒痰阻肺证为寒饮或痰浊停聚于肺，伴有寒象。

饮停胸胁证为水饮停于胸胁，伴有胸廓饱满、胸胁胀闷或痛。

证型	相同症状	不同症状
风寒犯肺证	咳嗽，咳痰痰色白	气喘，微有恶寒发热，鼻塞，流清涕，喉痒，或见身痛无汗，舌苔薄白，脉浮紧
寒痰阻肺证		痰质稠或清稀、易咳，胸闷，气喘，或喉间有哮鸣声，恶寒，肢冷，舌质淡，苔白腻或白滑，脉弦或滑
饮停胸胁证		胸廓饱满，胸胁部胀闷或痛，气喘、呼吸、咳嗽或身体转侧时牵引胁痛，或有头晕目眩，舌苔白滑，脉沉弦

3. 风热犯肺、肺热炽盛、痰热壅肺、燥邪犯肺证的临床表现、鉴别要点

风热犯肺证为风热犯肺，肺卫失宣。肺热炽盛证为火热炽盛，壅积于肺。痰热壅肺证为痰热交结，壅滞于肺。燥邪犯肺证为燥邪犯肺，肺卫失宣。

证型	鉴别要点	其他表现
风热犯肺证	咳嗽，痰黄稠	风热表证——恶寒轻发热重，鼻塞流黄浊涕，身热恶风，口干咽痛，舌尖红苔薄黄，脉浮数
肺热炽盛证	咳喘气粗，鼻翼扇动	实热症状——发热，口渴，鼻息灼热，咽喉红肿，小便短黄，舌红苔黄，脉洪数
痰热壅肺证	发热、咳喘、痰多黄稠	胸闷，气喘息粗，发热口渴，烦躁不安，舌红苔黄腻，脉滑数
燥邪犯肺证	干咳，痰少质黏	燥邪犯表证——口舌咽喉干燥，恶寒发热，无汗或少汗，舌苔薄白而干燥，脉浮偏数或浮紧

4. 肠道湿热、肠热腑实、肠燥津亏证的临床表现、鉴别要点 2003

肠道湿热证为湿热内蕴，阻滞肠道。肠热腑实证为里热炽盛，腑气不通。肠燥津亏证为津液亏损，肠失濡润。

证型	鉴别要点	临床表现
肠道湿热证	腹痛，暴泻如水，下痢脓血，大便黄稠，秽臭	身热口渴，肛门灼热，小便短黄，舌质红，苔黄腻，脉滑数
肠热腑实证	发热（高热，或日晡潮热），大便秘结或热结旁流，腹满硬痛	汗多，口渴，小便短黄，甚则神昏谵语、狂乱，舌质红，苔黄厚而燥，或焦黑起刺，脉沉数或沉迟有力
肠燥津亏证	大便燥结、排便困难与津亏症状	腹胀作痛，或可于左少腹触及包块，口干，或口臭，或头晕，舌红少津，苔黄燥，脉细涩

三、脾与胃肠病辨证

1. 脾气虚、脾阳虚、脾虚气陷、脾不统血证的临床表现、鉴别要点 2020

脾气虚证以脾气亏虚，失于健运为主要病机。脾阳虚证是在脾气虚基础上，阳虚生寒所致，虚寒证与脾气虚证并见。脾虚气陷证因脾气亏虚，升举无力而清阳下陷所致，下陷证候与脾气虚证并见。脾不统血证因脾气亏虚，而统血无权所致，各种慢性出血与脾气虚证并见。

证型	相同症状	不同症状
脾气虚证	纳呆腹胀，食后尤甚，便溏肢倦，食少懒言，神疲乏力，面色萎黄	或浮肿，或消瘦，舌质淡或胖嫩有齿痕，苔白润，脉缓或弱
脾阳虚证		腹痛喜温喜按，肢冷尿少等，舌质淡胖或边有齿痕，苔白滑，脉沉迟无力
脾虚气陷证		脘腹坠胀，或便意频数，肛门坠重，甚则脱肛，或子宫下垂等，舌质淡，苔薄白，脉缓或弱
脾不统血证		便血，尿血，鼻衄，或妇女月经过多、崩漏等各种出血证，舌淡苔白，脉细无力

2. 湿热蕴脾、寒湿困脾证的临床表现、鉴别要点 ㉒⓪⓪④ ㉒⓪⓪⑤ ㉒⓪⓪⑦

湿热蕴脾与寒湿困脾证均因湿邪困脾、脾胃纳运失职所致，区别在于兼热、兼寒之不同。

证型	相同症状	不同症状
湿热蕴脾证	脘腹痞闷，纳呆，恶心呕吐，便溏，肢体困重	身热起伏，汗出热不解，肌肤发黄，色泽鲜明，皮肤发痒，小便短赤，舌红苔黄腻，脉濡数或滑数
寒湿困脾证		口淡不渴，肢体浮肿，小便少，身目发黄，面色晦暗不泽，舌淡苔白腻，脉濡缓或沉细

3. 胃气虚、胃阳虚、胃阴虚证的临床表现、鉴别要点

胃气虚证为胃气亏虚，胃失和降。胃阳虚证为胃阳不足，胃失温煦。胃阴虚证为胃阴亏虚，胃失濡润。

证型	相同症状	不同症状
胃气虚证	胃痛痞胀	胃部按之觉舒，气短懒言，神疲乏力，舌质淡，苔薄白，脉弱
胃阳虚证		胃脘冷痛，喜温喜按，畏寒肢冷，舌淡胖嫩，脉沉迟无力
胃阴虚证		胃脘嘈杂，饥不欲食，或痞胀不舒，隐隐灼痛，干呕，呃逆，口燥咽干，舌红少苔乏津，脉细数

4. 胃热炽盛、寒饮停胃证的临床表现、鉴别要点 ㉒⓪②⓪ ㉒⓪⓪④

胃热炽盛与寒饮停胃证，一因火热壅滞于胃，一因寒饮停积于胃，皆致胃失和降，胃痛痞胀。

证型	相同症状	不同症状
胃热炽盛证	胃痛痞胀	胃部灼痛，渴喜冷饮，口臭，牙龈肿痛溃烂，舌红苔黄，脉滑数
寒饮停胃证		胃脘痞胀，呕吐清水痰涎，口淡不渴，舌白苔滑，脉沉弦

5. 寒滞胃肠、食滞胃肠、胃肠气滞证的临床表现、鉴别要点

寒滞胃肠为寒邪犯胃，阻滞气机。食滞胃肠为饮食阻滞肠胃，气机受阻。胃肠气滞为肠胃气机阻滞。

证型	相同症状	不同症状
寒滞胃肠证	胃脘疼痛痞胀	胃脘部冷痛，痛势剧烈，得温则减，舌苔白润，脉弦紧或沉紧
食滞胃肠证		脘腹痞胀疼痛，呕泻物酸馊腐臭，舌苔厚腻，脉滑或沉实
胃肠气滞证		脘腹胀痛走窜，肠鸣嗳气，苔厚，脉弦

四、肝与胆病辨证

1. 肝血虚、肝阴虚证的临床表现、鉴别要点

两者均属肝的虚证，均有头晕等表现，但前者为血虚，无热象；后者为阴虚，虚热之象明显。

(1) 肝血虚证：头晕眼花，视力减退或夜盲，或肢体麻木，关节拘急，手足震颤，肌肉瞤动，或为妇女月经量少、色淡，甚则闭经，爪甲不荣，面白无华，舌淡，脉细。

(2) 肝阴虚证：头晕眼花，两目干涩，视力减退，或胁肋隐隐灼痛，或手足蠕动，面部烘热或两颧潮红，口咽干燥，五心烦热，潮热盗汗，舌红少苔乏津，脉弦细数 2002 2004 2005 2007。

2. 肝郁气滞、肝火炽盛、肝阳上亢证的临床表现、鉴别要点

(1) 肝郁气滞证：情志抑郁，善太息，胸胁、少腹胀满疼痛，走窜不定。或咽部异物感，或颈部瘿瘤、瘰疬，或胁下肿块。妇女可见乳房作胀疼痛，月经不调，痛经。舌苔薄白，脉弦。病情轻重与情绪变化关系密切 2005 2008 2010。

(2) 肝火炽盛证：头晕胀痛，痛如刀劈，面红目赤，口苦口干，急躁易怒，耳鸣如潮，甚或突发耳聋，失眠，噩梦纷纭，或胁肋灼痛，吐血、衄血，小便短黄，大便秘结，舌红苔黄，脉弦数。

(3) 肝阳上亢证：眩晕耳鸣，头目胀痛，面红目赤，急躁易怒，失眠多梦，头重脚轻，腰膝酸软，舌红少津，脉弦有力或弦细数 2004 2010 2011。

(4) 肝火炽盛证、肝阳上亢证的鉴别要点

证型	相同症状	不同症状
肝火炽盛证	头晕胀痛，面红目赤，口苦口干，急躁易怒，耳鸣失眠	以目赤头痛、胁肋灼痛、口苦口渴、便秘尿黄等为主
肝阳上亢证		以眩晕、头目胀痛、头重脚轻等上亢症状为主，且见腰膝酸软、耳鸣等下虚症状

3. 肝风内动四证的临床表现、鉴别要点 2017

肝阳化风证为阳亢阴虚，上盛下虚。热极生风证为火热炽盛所致。阴虚动风证多见于热病后期，阴液亏损。血虚生风证多见于慢性久病，血虚失养。

证型	性质	主症	兼症	舌	脉
肝阳化风证	上实下虚	眩晕欲仆，头摇肢颤，言语謇涩或舌强不语	手足麻木，步履不正	舌红，苔白或腻	弦而有力
热极生风证	实热	手足抽搐，颈项强直，两目上视，牙关紧闭，角弓反张	高热神昏，躁热如狂	舌红绛	弦数
阴虚动风证	虚	手足蠕动	午后潮热，五心烦热，口咽干燥，形体消瘦	舌红少津	弦细数
血虚生风证	虚	手足震颤，肌肉瞤动，关节拘急不利，肢体麻木	眩晕耳鸣，面白无华	舌淡，苔白	细

4. 寒滞肝脉证的临床表现　少腹冷痛，阴部坠胀作痛，或阴器收缩引痛，或颠顶冷痛，得温则减，遇寒痛增，恶寒肢冷，舌淡，苔白润，脉沉紧或弦紧。

5. 肝胆湿热证的临床表现　身目发黄，胁肋胀痛，或胁下痞块，纳呆厌油，泛恶欲呕，腹胀，大便不调，小便短赤，发热或寒热往来，口苦口干，舌红，苔黄腻，脉弦滑数。或阴部潮湿、瘙痒、湿疹，阴器肿痛，带下黄稠臭秽等。

6. 胆郁痰扰证的临床表现　胆怯易惊，惊悸不宁，失眠多梦，烦躁不安，胸胁胀闷，善

太息，头晕目眩，口苦呕恶，舌淡红或红，苔白腻或黄滑，脉弦缓或弦数 2016 。

五、肾与膀胱病辨证

1. 肾阳虚、肾阴虚证的临床表现、鉴别要点

(1) 肾阳虚证：腰膝酸冷或痛，性欲减退，夜尿增多，面色㿠白，或黧黑，精神萎靡，或男子阳痿，女子宫寒不孕，或畏寒肢冷，或小便清长，或久泻不止，五更泄泻，舌淡苔白，脉沉细无力，尺部尤甚 2003 2006 2010 。

鉴别要点：性与生殖功能减退，二便失司，伴见形寒肢冷，腰膝酸冷等虚寒之象。

(2) 肾阴虚证：腰膝酸软，头晕耳鸣，齿松发脱，男子阳强易举、遗精早泄，女子经少或经闭，失眠，健忘，形体消瘦，五心烦热，潮热盗汗，骨蒸发热，午后颧红，舌红少津、少苔或无苔，脉细数 2000 2017 。

鉴别要点：腰酸而痛、遗精、经少、头晕耳鸣等与虚热症状。

2. 肾精不足、肾气不固、肾虚水泛证的临床表现、鉴别要点

(1) 肾精不足证：小儿发育迟缓，身体矮小，囟门迟闭，骨骼痿软，智力低下；男子精少不育，女子经闭不孕，性功能低下；成人早衰，耳鸣耳聋，健忘恍惚，神情呆钝，两足痿软，动作迟钝，发脱齿摇，舌淡，脉弱 2017 。

鉴别要点：生长发育迟缓、早衰、生育机能低下。

(2) 肾气不固证：小便频数，或尿后余沥，或遗尿，尿失禁，夜尿增多，男子滑精早泄，女子带下清稀或胎动不安，神疲乏力，耳鸣腰酸，舌淡苔白，脉弱 2001 2003 。

鉴别要点：腰膝酸软，小便、精液、经带、胎气不固与气虚症状。

(3) 肾虚水泛证：浮肿，腰以下尤甚，尿少或心悸咳喘，腹胀，腰膝酸冷，畏寒肢冷，舌淡胖苔白滑，脉沉迟无力 2010 。

鉴别要点：水肿下肢为甚、尿少、畏冷肢凉。

3. 肾阳虚与肾虚水泛证的鉴别要点 2003 2006

两者均以肾阳亏虚为基本病机，前者以温煦失职，生殖机能减退为主，后者以气化无权，水湿泛滥为主 2020 。

证型	相同症状	典型症状	不同症状
肾阳虚证	畏寒肢冷，腰膝酸冷，面白神疲	性欲减退，夜尿频多	头晕目眩，面色㿠白或黧黑，精神萎靡，男子阳痿早泄、滑精精冷，女子宫寒不孕，或久泻不止，完谷不化，五更泄泻，舌淡苔白，脉沉细无力，尺部尤甚
肾虚水泛证		水肿下肢为甚，尿少	耳鸣，身体浮肿，腰以下为甚，按之没指，舌质淡胖，苔白滑，脉沉迟无力

4. 肾阴虚与肾精不足证的鉴别要点

两者皆属肾的虚证，均可见腰膝酸软、头晕耳鸣、齿松发脱等症，但前者有阴虚内热的表现，后者主要为生长发育迟缓，早衰，生育机能低下，无虚热表现。

证型	相同症状	不同症状
肾阴虚证	腰膝酸软	失眠多梦，阳强易举，遗精早泄，潮热盗汗，咽干颧红，溲黄便干，舌红少津，脉细数
肾精不足证		成人精少，经闭，发脱齿摇，健忘耳聋，动作迟缓，足痿无力，精神呆钝，舌淡红苔白，脉沉细

5. 膀胱湿热证的临床表现　小便频数，排尿灼热涩痛，小便短赤，尿血或有砂石，小腹胀痛，腰痛，发热口渴，舌红苔黄腻，脉濡数。

六、脏腑兼病辨证

1. 心肾不交、心脾气血虚证的临床表现、鉴别要点

（1）心肾不交证：心烦失眠，惊悸健忘，头晕，耳鸣，腰膝酸软，梦遗，口咽干燥，五心烦热，潮热盗汗，便结尿黄，舌红少苔，脉细数 2005。

（2）心脾气血虚证：心悸怔忡，头晕，多梦，健忘，食欲不振，腹胀，便溏，神疲乏力，或见皮下紫斑，女子月经量少色淡、淋漓不尽，面色萎黄，舌淡嫩，脉弱 2008。

（3）鉴别要点：两者都有心悸、失眠的症状，但前者多由心肾阴液亏虚所致，可兼有腰酸、腰痛、耳鸣及虚热症状；而后者多由脾气亏虚，心血不足所致，多伴有食少、腹胀、便溏等症状。

2. 肝火犯肺、肝胃不和、肝脾不调证的临床表现、鉴别要点

（1）肝火犯肺证：胸胁灼痛，急躁易怒，头胀头晕，面红目赤，口苦口干，咳嗽阵作，痰黄黏稠，甚则咳血，舌红，苔薄黄，脉弦数 2019。

（2）肝胃不和证：胃脘、胁肋胀满疼痛，走窜不定，嗳气，吞酸嘈杂，呃逆，不思饮食，情绪抑郁，善太息，或烦躁易怒，舌淡红，苔薄黄，脉弦 2006。

（3）肝脾不调证：胸胁胀满窜痛，善太息，情志抑郁，或急躁易怒，食少，腹胀，肠鸣矢气，便溏不爽，或腹痛欲便、泻后痛减，或大便溏结不调，舌苔白，脉弦或缓。

（4）鉴别要点：肝火犯肺证由肝火炽盛，上逆犯肺所致。肝胃不和、肝脾不调证多由肝郁气滞引起，导致胃失和降、脾失健运，二者均有肝气郁结，一兼胃失和降之症，一兼脾失健运之症。

3. 心肺气虚、脾肺气虚、肺肾气虚证的临床表现、鉴别要点

（1）心肺气虚证：胸闷，咳嗽，气短而喘，心悸，动则尤甚，吐痰清稀，神疲乏力，声低懒言，自汗，面色淡白，舌淡苔白，或唇舌淡紫，脉弱或结或代 2005 2017。

（2）脾肺气虚证：食欲不振，食少，腹胀，便溏，久咳不止，气短而喘，咳痰清稀，面部虚浮，下肢微肿，声低懒言，神疲乏力，面白无华，舌淡，苔白滑，脉弱。

（3）肺肾气虚证：咳嗽无力，呼多吸少，气短而喘，动则尤甚，吐痰清稀，声低，乏力，自汗，耳鸣，腰膝酸软，或尿随咳出，舌淡紫，脉弱 2017。

（4）鉴别要点：均有肺气虚，呼吸功能减退。心肺气虚证兼有心气不足的证候；脾肺气虚证兼有脾失健运的证候；肺肾气虚证兼有肾失摄纳的证候。

4. 心肾阳虚、脾肾阳虚证的临床表现、鉴别要点

（1）心肾阳虚证：畏寒肢冷，心悸怔忡，胸闷气喘，肢体浮肿，小便不利，神疲乏力，腰膝酸冷，唇甲青紫，舌淡紫，苔白滑，脉弱 2001。

（2）脾肾阳虚证：腰膝、下腹冷痛，畏冷肢凉，久泄久利，或五更泄泻，完谷不化，便质清冷，或全身水肿，小便不利，面色㿠白，舌淡胖，苔白滑，脉沉迟无力 2003 2007。

（3）鉴别要点：均有虚寒证候与肾阳虚水湿内停的表现。但前者心阳不振、血行不畅的症状突出；后者则有脾阳虚，运化无权的表现。

5. 心肝血虚、肝肾阴虚、肺肾阴虚证的临床表现、鉴别要点

（1）心肝血虚证：心悸心慌，多梦健忘，头晕目眩，视物模糊，肢体麻木、震颤，女子月经量少色淡，甚则经闭，面白无华，爪甲不荣，舌质淡白，脉细。

（2）肝肾阴虚证：头晕，目眩，耳鸣，健忘，胁痛，腰膝酸软，口燥咽干，失眠多梦，低热或五心烦热，颧红，男子遗精，女子月经量少，舌红，少苔，脉细数 2004。

（3）肺肾阴虚证：咳嗽痰少，或痰中带血，或声音嘶哑，腰膝酸软，形体消瘦，口燥咽

干,骨蒸潮热,盗汗,颧红,男子遗精,女子经少,舌红,少苔,脉细数 2002 2007。

(4) 鉴别要点:心肝血虚证以心肝阴血不足为主要病机。肝肾阴虚和肺肾阴虚证都有肾阴虚的证候,但肝肾阴虚证兼肝阴虚损,失于滋养;肺肾阴虚证兼肺阴亏损,肺失清肃。

七、脏腑辨证各相关证候的鉴别

1. 心脾气血虚证与心肝血虚证鉴别要点　均有心血不足,心及心神失养,但前者兼有脾虚失运,血不归经的表现;后者兼有肝血不足,失于充养的表现。

2. 肝胃不和、肝脾不调、胃肠气滞三证的鉴别要点　前二者均有肝气郁结表现,但肝胃不和证兼胃失和降,肝脾不调证兼脾失健运。胃肠气滞证则为胃肠气机阻滞的表现。

3. 肝胆湿热证与湿热蕴脾证的鉴别　两证均因湿热内蕴所致,见湿热证候及脾胃纳运升降失职表现。肝胆湿热证病位主要在肝胆(疏泄功能失职),故以肝胆疏泄失常症状为主,尚可出现寒热往来及阴部瘙痒、妇女带下黄臭等症。湿热蕴脾证病位主要在脾胃(纳运升降失职),故以受纳运化失常症状为主,还可出现肢体困重、身热不扬等症状。

4. 肝火犯肺证与燥邪犯肺、热邪壅肺、肺阴虚证的鉴别　四证均可能有咳嗽、咯血的表现,但肝火犯肺证系肝经气火上逆犯肺,肺失清肃,有肝火内炽的症状;燥邪犯肺证只发于秋季,必兼发热恶寒之表证;热邪壅肺证系邪热内盛,痰热互结,壅闭于肺,有典型的实热表现;肺阴虚证系内伤久病,肺津受损,虚热内生,有潮热盗汗等阴虚内热症状,四证的舌脉表现也各有不同。

证型	病机	相同症状	不同症状
肝火犯肺证	肝经气火上逆犯肺,肺失清肃	咳嗽,咯血	急躁易怒,胁肋灼痛等肝火内炽的症状,舌红,苔薄黄,脉弦数
燥邪犯肺证	外界燥邪侵犯肺卫,肺津液耗伤		只发于秋季,必兼发热恶寒之表证,苔薄而干燥少津,脉浮数或浮紧
热邪壅肺证	邪热内盛,痰热互结,壅闭于肺		新病势急,咳喘气粗,鼻翼扇动与火热症状共见
肺阴虚证	内伤久病,肺津受损,虚热内生		潮热盗汗等阴虚内热症状,舌红少苔乏津,脉细数

5. 肝肾阴虚与肝阳上亢证的鉴别　二证均有肝肾阴亏,阴不制阳的病机,但肝肾阴虚为虚证,以虚热内扰的表现为主;肝阳上亢证为本虚标实证,以肝阳亢逆,气血上冲的表现为主。

证型	相同症状	不同症状
肝肾阴虚证	头晕目眩,耳鸣,腰膝酸软	颧红盗汗,五心烦热等虚火内扰的表现,舌红少苔,脉细数
肝阳上亢证		面红目赤,急躁易怒,头目胀痛,头重脚轻等肝阳亢逆,气血上冲的症状,舌红,脉弦或弦细数

第三篇 中 药 学

第一单元 中药的性能

> **重点提示**
> 本单元的内容主要包括四气、五味、升降浮沉、归经及毒性，了解即可。

一、四气

1. **结合有代表性的药物认识四气的确定** 能够减轻或消除热证的药物属于寒性或凉性，如黄芩、板蓝根等有清热解毒作用；而能够减轻或消除寒证的药物属于温性或热性，如附子、干姜等有温中散寒作用。

2. **四气的作用及适应证** 一般来讲，寒凉药分别具有清热泻火、凉血解毒、滋阴除蒸、泻热通便、清热利尿、清化痰热、清心开窍、凉肝息风等作用；而温热药则分别具有温里散寒、暖肝散结、补火助阳、温阳利水、温经通络、引火归原、回阳救逆等作用。

二、五味

1. **结合有代表性的药物认识五味的确定** 五味是指药物有辛、甘、酸、苦、咸五种不同的味道，因而具有不同的治疗作用。有些还具有淡味或涩味，因而实际上不止五种。五味不仅仅是药物味道的真实反映，更重要的是对药物作用的高度概括。

2. **五味的作用及适应证**

(1) 辛：有发散、行气、行血的作用 2010。多用治表证及气血阻滞之证。

(2) 甘：有补益、和中、调和药性和缓急止痛的作用。多用治正气虚弱、身体诸痛及调和药性、中毒解救等几个方面。

(3) 酸：有收敛、固涩的作用 2008。多用治体虚多汗、肺虚久咳、久泻肠滑、遗精滑精、遗尿尿频、崩带不止等证。

(4) 苦：有清泄火热、泄降气逆、通泄大便、燥湿、坚阴等作用。多用治热证、火证、喘咳、呕恶、便秘、湿证、阴虚火旺等证。

(5) 咸：有泻下通便、软坚散结的作用。多用治大便燥结、痰核、瘿瘤、癥瘕痞块等证。

(6) 淡：有渗湿、利小便的作用。多用治水肿、脚气、小便不利等证。

(7) 涩：与酸味药的作用相似，有收敛固涩的作用。多用治虚汗、泄泻、尿频、遗精、滑精、出血等证。

三、升降浮沉

1. **各类药物的升降浮沉趋向** 升降浮沉也就是指药物对机体有向上、向下、向外、向内四种不同的作用趋向。一般发表、透疹、升阳、涌吐、开窍等药具有升浮作用。收敛固涩、泻下、利水、潜阳、镇惊安神、止咳平喘、止呕等药具有沉降作用。

2. 影响药物沉浮的主要因素

（1）一般来讲，升浮药多具辛甘之味和温热之性，沉降药多具酸苦咸涩味和寒凉之性。

（2）花、叶类质轻的药多主升浮；种子、果实及矿物、贝壳类质重的药多主沉降。

（3）有些药物酒制则升，姜炒则散，醋炒收敛，盐炒下行。如大黄，属于沉降药，峻下热结，泻热通便，经酒炒后，大黄则可清上焦火热，可治目赤头痛。

四、归经

如朱砂、远志能治疗心悸失眠，说明它们归心经；桔梗、杏仁能治愈胸闷、咳喘，说明它们归肺经；而选用白芍、钩藤能治愈胁痛抽搐，说明它们归肝经。

五、毒性

引起毒性反应的原因

（1）剂量过大，如砒霜、胆矾、斑蝥、蟾酥、马钱子、附子、乌头等毒性较大的药物，用量过大或使用时间过长可导致中毒。

（2）误服伪品，如误以华山参、商陆代人参，独角莲代天麻使用。

（3）炮制不当，如使用未经炮制的生附子、生乌头。

（4）制剂煎服法不当，如乌头、附子中毒，多因煎煮时间太短，或服后受寒、进食生冷。

（5）配伍不当，如甘遂与甘草同用，乌头与瓜蒌同用而致中毒。

此外，还有药不对证、自行服药、乳母用药及个体差异也是引起中毒的原因。

第二单元　中药的配伍

> **重点提示**
>
> 本单元内容较为简单。考生对于药物各种配伍关系的意义了解即可。相须和相使、相畏和相杀应注意鉴别。

1. 各种配伍关系的配伍意义

（1）单行：单用一味药来治疗某种病情单一的疾病（独参汤）。

（2）相须 2005：两种性味功效类似的药物配合应用，可以增强原有药物的功效（石膏配知母增强清热泻火作用）。

（3）相使：以一种药物为主，另一种药物为辅，两药合用，辅药可以提高主药的功效（黄芩配茯苓，茯苓提高黄芩补气利水效果）。

（4）相畏 2000 2002 2005 2007：一种药物的毒副反应能被另一种药物所抑制（半夏畏生姜）。

（5）相杀 2001 2003：一种药物能够消除另一种药物的毒副反应（生姜杀半夏）。

（6）相恶 2004：一种药物能破坏另一种药物的功效（莱菔子削弱人参补气作用）。

（7）相反 2002：两种药物同用能产生或增强毒性或副作用（甘草反甘遂）。

2. 用药时怎样对待各种配伍关系　若病情单纯，病势轻浅，以针对性强的药物单用。充分利用相须和相使，在应用毒药时必须考虑使用相畏和相杀，使用相恶时应加以注意，原则上要避免配合使用相反。

第三单元　中药的用药禁忌

> ☆重点提示
>
> "十八反"与"十九畏"的内容是每年考试的必考知识点。另要注意区别妊娠的慎用、禁用药物。

一、配伍禁忌

1. "十八反"的内容 2000 2001 2002 2004 2007 2011　乌头（附子）反贝母、瓜蒌、半夏、白及、白蔹；甘草反甘遂、大戟、海藻、芫花；藜芦反人参、丹参、玄参、沙参、细辛、芍药。（"本草明言十八反，半蒌贝蔹及攻乌，藻戟遂芫俱战草，诸参辛芍叛藜芦。"）

2. "十九畏"的内容 2002 2003 2004 2006 2010　硫黄畏朴硝，水银畏砒霜，狼毒畏密陀僧，巴豆畏牵牛，丁香畏郁金，川乌、草乌畏犀角，牙硝畏三棱，肉桂畏赤石脂，人参畏五灵脂。

二、证候禁忌

1. 证候禁忌的概念　药物药性不同，有一定适应范围和专长，临床用药也就有所禁忌，称"证候禁忌"。

2. 证候禁忌的内容　寒证忌用寒药，热证忌用热药，邪盛而正不虚者忌用补虚药，正虚而无邪者忌用攻邪药。

三、妊娠用药禁忌

1. 妊娠用药禁忌的概念　是指妇女妊娠期治疗用药的禁忌。某些药物具有损害胎元以致堕胎的副作用，所以应作为妊娠禁忌的药物。分为慎用与禁用两大类。

2. 妊娠禁忌药的分类及使用原则　慎用的药物包括通经祛瘀、行气破滞及辛热滑利之品，如桃仁、红花、牛膝、大黄、枳实、附子、肉桂、干姜、木通、冬葵子、瞿麦等。而禁用的药物是指毒性较强或药性猛烈的药物，如巴豆、牵牛子、大戟、商陆、麝香、三棱、莪术、水蛭、斑蝥、雄黄、砒霜等。

四、服药饮食禁忌

1. 一般的饮食禁忌　忌食生冷、辛热、油腻、腥膻、有刺激性的食物。

2. 特殊疾病的饮食禁忌　常山忌葱，丹参、茯苓、茯神忌醋，土茯苓、使君子忌茶，薄荷忌蟹肉，蜜反生葱，柿反蟹等。

第四单元　中药的剂量与用法

> 重点提示
>
> 本单元的重点是中药的用法，如先煎、后下、包煎、另煎等用法，是历年考试的常考内容。在各单元中，对于特殊药物的特殊用法还会有详细说明，可将其归类整理，以便熟记。

一、剂量

1. 影响中药剂量的因素　①药物性质；②剂型、配伍；③年龄、体质、病情；④季节变化。

2. 有毒药、峻猛药及某些名贵药的剂量　有毒药或作用峻烈的药物以及某些名贵药物应严格控制剂量，详见各药。

二、中药的用法

1. 煎煮方法（包括先煎、后下、包煎、另煎、烊化、冲服等）

（1）先煎：主要指一些有效成分难溶于水的金石、矿物、介壳类药物，应打碎先煎，煮沸20~30分钟。另外，一些毒副作用较强的药物，宜先煎45~60分钟后再下他药，久煎可以降低毒性。

（2）后下：主要指一些气味芳香的药物，久煎其有效成分易于挥发而降低药效，须在其他药物煎沸5~10分钟后放入。此外，有些药物久煎也能破坏其有效成分，如钩藤、大黄、番泻叶等亦属后下之列。

（3）包煎：主要指那些黏性强、粉末状及带有绒毛的药物，宜先用纱布袋装好，再与其他药物同煎，以防止药液混浊或刺激咽喉引起咳嗽，以及沉于锅底加热时引起焦化或糊化。如滑石、旋覆花等。

（4）另煎：又称另炖，指某些贵重药材，为了更好地煎出有效成分还应单独另煎，即另炖2~3小时。煎液可以另服，也可与其他煎液混合服用。如人参、羚羊角等。

（5）溶化：又称烊化，单用水或黄酒将药物加热溶化即烊化后，用煎好的药液冲服，也可将此类药放入其他药物煎好的药液中加热烊化后服用。如阿胶、龟甲胶等。

（6）冲服：主要指某些贵重药，用量较轻，为防止散失，常需要研成细末制成散剂用温开水或其他药物煎液冲服。根据病情需要，为提高药效，也常研成散剂冲服。如用于止血的三七。此外，还有一些液体药物，如竹沥汁、姜汁、藕汁、荸荠汁、鲜地黄汁等也须冲服。

（7）泡服：又叫焗服，指某些有效成分易溶于水或久煎容易破坏药效的药物，可以用少量开水或复方中其他药物滚烫的煎出液趁热浸泡，加盖闷润，减少挥发，半小时后去渣即可服用。如藏红花、番泻叶、胖大海等。

（8）煎汤代水：指为了防止某些药物与其他药物同煎使煎液混浊，难于服用，宜先煎后取其上清液代水再煎煮其他药物，如灶心土等。此外，某些药物质轻用量多，体积大，吸水量大，如玉米须、丝瓜络、金钱草等，也需煎汤代水用。

2. 服药时间　汤剂一般每日1剂，煎2次分服，两次间隔时间为4~6小时。病在胸膈以上宜饭后服，胸膈以下宜饭前服；对胃肠有刺激性的宜饭后服；补益药宜空腹服；治疟药在发病前两小时服用；安神药宜睡前服；急性病不定时、慢性病定时服。

第五单元　解　表　药

☆重点提示

本单元是中药学的重点内容。各类解表药物在考试中均常涉及，所以此单元每一味药的功效主治都应了解，尤其是薄荷、香薷、柴胡、葛根等几个考试常考药物。另外，一些特殊药物的用法，如薄荷后下、辛夷包煎等，也是考试曾经涉及的内容，应多加留意。

一、概述

1. 解表药的性能特点、功效、主治病证　解表药大多辛散轻扬，主入肺与膀胱经；发散风寒药——风寒表证，发散风热药——风热表证。

2. 解表药的使用注意事项　用量不宜过大，以免发汗太过，耗伤阳气，损及津液，造成"亡阳""伤阴"的弊端；表虚自汗、阴虚盗汗以及疮疡日久、淋证、失血患者应慎用解表药。

二、发散风寒药

1. 麻黄

【性能】辛、微苦，温。归肺、膀胱经。

【功效】发汗解表，宣肺平喘，利水消肿 2002 2008 2010 2011 2016。

【应用】①风寒感冒（发汗解表之要药）；②咳嗽气喘（喘家圣药）；③风水水肿。

【用法用量】煎服。发汗解表宜生用，止咳平喘多炙用。

【注意】凡表虚自汗、阴虚盗汗及肺肾虚喘者均当慎用。

【配伍】①麻黄配桂枝：外感风寒表实证。②麻黄配石膏：麻黄得石膏，宣肺平喘而不助热；石膏得麻黄，清解肺热而不凉遏。③麻黄配苦杏仁：风寒束表，肺气壅遏之咳喘实证。

2. 桂枝

【性能】辛、甘，温。归心、肺、膀胱经。

【功效】发汗解肌，温通经脉，助阳化气，平冲降气 2000 2007。

【应用】①风寒感冒；②寒凝血滞诸痛证；③痰饮、水肿；④心悸、奔豚。

【注意】凡外感热病、阴虚火旺、血热妄行等证，均当忌用。孕妇及月经过多者慎用。

	相同点	不同点
麻黄	发汗解表，治疗风寒表证	发汗力强，多用于风寒表实无汗证，并有宣肺平喘、利水消肿的作用
桂枝		发汗力缓，外感风寒有汗、无汗均可应用，并能温经通阳，常用于寒凝经脉、风寒湿痹、痰饮蓄水、胸痹及心悸、脉结代等证

【配伍】桂枝配白芍：①外感风寒表虚所致的发热、恶寒、汗出、头痛、脉浮缓。②营卫不和所致的汗出、发热等症。③脾胃虚寒所致的脘腹挛急疼痛。

3. 紫苏叶

【性能】辛，温。归肺、脾经。

【功效】解表散寒，行气宽中，解鱼蟹毒。

【应用】①风寒感冒；②脾胃气滞，胸闷呕吐；③进食鱼蟹中毒引起的腹痛吐泻。

4. 荆芥

【性能】辛，微温。归肺、肝经。

【功效】祛风解表，透疹消疮，止血 2002。

【应用】①外感表证；②麻疹不透、风疹瘙痒；③疮疡初起兼有表证；④吐衄下血。

【用法用量】煎服，5~10g。不宜久煎。发表透疹消疮宜生用，止血宜炒用；荆芥穗更长于祛风。

5. 防风

【性能】辛、甘，微温。归膀胱、肝、脾经。

【功效】祛风解表，胜湿止痛，止痉。

【应用】①外感表证；②风疹瘙痒；③风湿痹痛；④破伤风；⑤脾虚湿盛、清阳不升所致的泄泻，以及土虚木乘、肝郁侮脾、肝脾不和所致腹泻而痛者。

	相同点	不同点
荆芥	味辛性微温，温而不燥，长于发表散风，对于外感表证，两者均可使用。同时，两者也都可用于风疹瘙痒	质轻透散，发汗之力较防风为强，又能透疹、消疮、止血
防风		为"风药之润剂"，既能胜湿、止痛、止痉，又可用于风湿痹证、破伤风等

6. 羌活

【功效】解表散寒，祛风胜湿，止痛。

【应用】①风寒感冒；②风寒湿痹（太阳经头痛）。

7. 白芷

【功效】解表散寒，祛风止痛，通鼻窍，燥湿止带，消肿排脓 2004。

【应用】①风寒感冒；②头痛（阳明经），牙痛，风湿痹痛；③鼻渊；④带下证；⑤疮痈肿毒；⑥皮肤风湿瘙痒。

8. 生姜

【功效】解表散寒，温中止呕（呕家圣药），温肺止咳，解鱼蟹毒。

【主治】①风寒感冒；②脾胃寒证；③胃寒呕吐；④肺寒咳嗽；⑤解生半夏、生南星和鱼蟹之毒。

9. 香薷

【功效】发汗解表，化湿和中，利水消肿 2001 2006。

【主治】①暑湿感冒；②水肿脚气；③小便不利。

【用法用量】煎服，3~10g。用于发表，量不宜过大，且不宜久煎；用于利水消肿，量宜稍大，且须浓煎。

10. 细辛

【功效】解表散寒，祛风止痛，通窍，温肺化饮 2000。

【主治】①风寒感冒，阳虚外越；②头痛，牙痛，风湿痹痛；③鼻渊（鼻渊之良药）；④肺寒痰饮咳喘。

【用法】煎服，1~3g；散剂每次服0.5~1g。

【注意】凡阴虚阳亢头痛，肺燥伤阴干咳者忌用。不宜与藜芦同用。

11. 辛夷

【功效】发散风寒，通鼻窍 2003 2007。

【主治】①风寒感冒；②头痛鼻塞，鼻衄，鼻渊。

【用法用量】煎服，3~10g。本品有毛，易刺激咽喉，入汤剂宜用纱布包煎 2004 2011。

12. 藁本

【功效】祛风散寒，除湿止痛。

13. 苍耳子

【功效】发散风寒，通鼻窍，祛风除湿 2003。

【注意】凡血虚头痛不宜服用。过量服用易致中毒。

三、发散风热药

1. 薄荷

【性能】辛，凉。归肺、肝经。

【功效】疏散风热，清利头目，利咽透疹，疏肝行气 2002。

【应用】①风热感冒，温病初起；②风热头痛，目赤多泪，咽喉肿痛；③麻疹不透，风疹瘙痒；④肝郁气滞，胸闷胁痛；⑤夏令感受暑湿秽浊之气，脘腹胀痛，呕吐泄泻。

【用法】煎服，宜后下。薄荷叶长于发汗解表，薄荷梗偏于行气和中。

2. 牛蒡子

【功效】疏散风热，宣肺祛痰，利咽透疹，解毒消肿 2000 2007 2016。

【应用】①风热感冒，温病初起；②麻疹不透，风疹瘙痒；③痈肿疮毒，丹毒，痄腮喉痹。

【注意】本品性寒，滑肠通便，脾虚便溏者慎用。

3. 蝉蜕

【功效】疏散风热，利咽开音，透疹，明目退翳，息风止痉 2004 2005 2011。

【应用】①风热感冒，温病初起，咽痛音哑；②麻疹不透，风疹瘙痒；③目赤翳障；④急慢惊风，破伤风；⑤小儿夜啼不安。

	相同点	不同点
薄荷	疏散风热、透疹、利咽，均可用于风热感冒或温病初起，发热、微恶风寒、头痛，麻疹初起、透发不畅，风疹瘙痒，风热上攻，咽喉肿痛等证	宣散表邪之力较强，又能清利头目、疏肝行气
牛蒡子		兼能宣肺祛痰，亦有清热解毒散肿之功
蝉蜕		疏散风热而利咽、透疹、止痒，又明目退翳，凉肝息风止痉

4. 桑叶

【功效】疏散风热，清肺润燥，平抑肝阳，清肝明目 2006。

【应用】①风热感冒，温病初起；②肺热咳嗽，燥热咳嗽；③肝阳上亢，头晕头痛；④目赤昏花；⑤血热妄行之咯血、吐血、衄血。

5. 菊花

【功效】疏散风热，平抑肝阳，清肝明目，清热解毒 2010。

【应用】①风热感冒，温病初起；②肝阳上亢，头痛眩晕；③目赤昏花；④疮痈肿毒。

	相同点	不同点
桑叶	疏散风热，平抑肝阳，清肝明目	疏散风热之力较强，又能清肺润燥、凉血止血
菊花		平肝、清肝明目之力较强，又能清热解毒

6. 柴胡

【性能】苦、辛，微寒。归肝、胆、肺经。

【功效】解表退热，疏肝解郁，升举阳气 2005 2009 2017。

【应用】①表证发热及少阳证；②肝郁气滞；③气虚下陷，脏器脱垂；④退热截疟，为治疗疟疾寒热的常用药。

【用法】煎服，解表退热宜生用，且用量宜稍重；疏肝解郁宜醋炙，升阳可生用或酒炙，其用量均宜稍轻。

【配伍】柴胡配黄芩：和解少阳而退热，治少阳病寒热往来、胸胁苦满、口苦咽干等。

7. 葛根

【性能】甘、辛，凉。归脾、胃、肺经。

【功效】解肌退热，透疹，生津止渴，升阳止泻 2000 2010 2017。

【应用】①表证发热，项背强痛；②麻疹不透；③热病口渴，阴虚消渴；④热泻热痢，脾虚泄泻。

【用法】煎服，解肌退热、透疹、生津宜生用，升阳止泻宜煨用。

8. 蔓荆子

【功效】疏散风热，清利头目 2001 2003 2004。

9. 升麻

【功效】发表透疹，清热解毒，升举阳气 2009。

	相同点	不同点
柴胡	皆能发表、升阳，均可治风热感冒、发热、头痛，以及清阳不升等证	长于疏散少阳半表半里之邪，退热，疏肝解郁，为治疗少阳证的要药
升麻		升提之力较柴胡为强，并善于清热解毒
葛根		主升脾胃清阳之气而达到生津止渴、止泻之功，兼能解肌退热

第六单元　清　热　药

> ☆重点提示
>
> 　　本单元是中药学的重点内容。对清热泻火、清热燥湿的药物应重点复习，此类药物考查次数相对较多。清热解毒以及清热凉血的药物也应熟记，特别是金银花、连翘、生地黄、玄参等几种典型药物，应重点复习。

一、清热泻火药

1. 石膏

【性能】甘、辛，大寒2002。归肺、胃经。

【功效】生用：清热泻火，除烦止渴；煅用：敛疮生肌，收湿，止血2005。

【应用】①温热病气分实热证（清泻肺胃气分实热要药）；②肺热喘咳证；③胃火牙痛、头痛、实热消渴；④溃疡不敛、湿疹瘙痒、水火烫伤、外伤出血。

【用法】生石膏煎服，宜先煎。煅石膏适量外用，研末撒敷患处。

【注意】脾胃虚寒及阴虚内热者忌用。

2. 知母

【性能】苦、甘，寒。归肺、胃、肾经。

【功效】清热泻火，滋阴润燥2006。

【应用】①气分实热烦渴；②肺热燥咳；③骨蒸潮热；④内热消渴；⑤肠燥便秘。

【用法】煎服清热泻火宜生用，滋阴润燥宜盐水炙用。

	相同点	不同点
石膏	均能清热泻火，除烦止渴，可用治温病气分实热证及肺热咳嗽等	长于清解，重在清泻肺胃实火，常用于肺热喘咳、胃火牙痛；煅石膏外用还能收敛生肌
知母		长于滋阴润燥，重在滋润肺、胃、肾阴，常用于阴虚火旺证

3. 栀子

【性能】苦，寒。归心、肺、肝、三焦经。

【功效】泻火除烦，清热利湿，凉血解毒2001，外用消肿止痛。焦栀子：凉血止血。

【应用】①热病心烦；②湿热黄疸；③热淋涩痛；④血热吐衄；⑤目赤肿痛；⑥火毒疮疡；⑦焦栀子功专凉血止血。

【用法】煎服。外用生品适量，研末调敷。

4. 夏枯草

【功效】清热泻火，明目，散结消肿2000。

【应用】①目赤肿痛、头痛眩晕、目珠夜痛；②瘰疬、瘿瘤2000；③乳癖、乳痈肿痛

5. 芦根

【功效】清热泻火,生津止渴,除烦,止呕,利尿。

【主治】①热病烦渴;②胃热呕哕;③肺热咳嗽,肺痈吐脓;④热淋涩痛。

6. 天花粉

【功效】清热泻火,生津止渴,消肿排脓 2004 2021。

【主治】①热病烦渴;②肺热燥咳;③内热消渴;④疮疡肿毒。

【注意】不宜与乌头类药材同用。

7. 淡竹叶

【功效】清热泻火,除烦,利尿通淋。

8. 决明子

【功效】清热明目,润肠通便。

【用法】煎服;用于润肠通便,不宜久煎。

二、清热燥湿药

1. 黄芩

【性能】苦,寒。归肺、胆、脾、胃、大肠、小肠经 2017。

【功效】清热燥湿,泻火解毒,止血,安胎 2001 2004 2006 2017 2021。

【应用】①湿温,暑湿,胸闷呕恶,湿热痞满,黄疸泻痢;②肺热咳嗽,高热烦渴;③血热吐衄;④痈肿疮毒;⑤胎动不安。

2. 黄连

【性能】苦,寒。归心、脾、胃、胆、大肠经。

【功效】清热燥湿,泻火解毒 2004 2005 2022。

【应用】①湿热痞满,呕吐吞酸;②湿热泻痢;③高热神昏,心烦不寐,血热吐衄;④痈肿疖疮,目赤牙痛;⑤消渴;⑥外治湿疹、湿疮、耳道流脓。

3. 黄柏

【性能】苦,寒。归肾、膀胱经。

【功效】清热燥湿,泻火除蒸,解毒疗疮 2001 2006。

【应用】①湿热带下、热淋;②湿热泻痢、黄疸;③湿热脚气、痿证;④骨蒸劳热,盗汗,遗精;⑤疮疡肿毒、湿疹瘙痒。

	相同点	不同点
黄芩	三药均以清热燥湿、泻火解毒为主要功效,用治湿热、火热及热毒病证	善清上焦热邪,肺热及少阳胆经之热,兼能凉血止血,清热安胎
黄连		善清中焦热邪,泻心火、清胃火,清热燥湿与泻火解毒力尤强
黄柏		偏泻下焦相火、除骨蒸,湿热下注诸证及阴虚发热者多用

4. 龙胆

【功效】清热燥湿,泻肝胆火。

【主治】①湿热黄疸、阴肿阴痒、带下、湿疹瘙痒;②肝火头痛、目赤耳聋、胁痛口苦;③惊风抽搐。

	相同点	不同点
栀子	清热泻火,除湿,均可治肝火头痛、目赤肿痛及湿热黄疸、胁痛口苦	清三焦火热,泻心火除烦;凉血止血;解毒消肿;性寒不燥,重在清利湿热,可治热淋、血淋
龙胆		清下焦及肝胆湿热、肝胆实火;湿热带下、阴肿阴痒、湿疹瘙痒及肝胆火盛之高热惊厥

5. 苦参

【功效】清热燥湿，杀虫，利尿。

【主治】①湿热泻痢、便血、黄疸；②湿热带下、阴肿阴痒、湿疹湿疮、皮肤瘙痒、疥癣；③湿热小便不利。

【注意】脾胃虚寒者忌用，反藜芦。

三、清热解毒药

1. 金银花

【性能】甘、辛、苦，寒。归肺、心、胃经。

【功效】清热解毒，疏散风热 2002 2004 2006。

【应用】①痈肿疔疮；②外感风热，温病初起。③热毒血痢。

2. 连翘

【性能】苦、辛，微寒。归肺、心、小肠经。

【功效】清热解毒，消肿散结，疏散风热 2006。

【应用】①痈肿疮毒（疮家圣药），瘰疬痰核；②风热外感，温病初起 2010。

	相同点	不同点
连翘	清热解毒，疏散风热，主治痈肿疮毒、外感风热与温病初起	清心解毒之力强，并善于消痈散结，亦治瘰疬痰核
金银花		疏散表热之效优，浓煎善于凉血止痢，用治热毒血痢

3. 大青叶

【功效】清热解毒，凉血消斑。

【应用】①热入营血，温毒发斑；②喉痹口疮，痄腮丹毒。

4. 蒲公英

【功效】清热解毒，消肿散结，利湿通淋。

【应用】①痈肿疔毒，乳痈内痈（治乳痈要药）；②热淋涩痛，湿热黄疸；③目赤肿痛。

	相同点	不同点
蒲公英	清热解毒，消肿散结，用于外科热毒痈疡	善治痈肿、乳痈，又能利水通淋，治淋证、黄疸及小便不利
紫花地丁		散结、善治疔疮

5. 鱼腥草

【功效】清热解毒，消痈排脓，利尿通淋 2002 2004 2005。

【应用】①肺痈吐脓，肺热咳嗽；②热毒疮毒；③湿热淋证。

6. 射干

【功效】清热解毒，消痰，利咽 2001 2002 2004 2006。

【应用】①咽喉肿痛；②痰盛咳喘。

7. 白头翁

【功效】清热解毒，凉血止痢 2005。

【应用】①热毒血痢。②阴痒带下（配伍秦皮，煎汤外洗）。

8. 板蓝根

【功效】清热解毒，凉血，利咽。

【主治】①外感发热，温病初起，咽喉肿痛；②温毒发斑，大头瘟疫，痄腮，丹毒，痈肿疮毒。

9. 青黛

【功效】清热解毒，凉血消斑，清肝泻火，定惊。

【主治】①温毒发斑，血热吐衄；②咽痛口疮，痄腮，喉痹，火毒疮疡；③咳嗽胸痛，痰中带血；④暑热惊痫，惊风抽搐。

【用法】内服 1～3g。本品难溶于水，一般作散剂冲服，或入丸剂服用 2015。

	相同点	不同点
大青叶	清热解毒、凉血消斑	凉血消斑力强
板蓝根		解毒利咽效佳
青黛		清肝定惊功著

10. 贯众

【功效】清热解毒，止血，杀虫 2000。

【主治】①风热感冒，温毒发斑；②血热出血；③虫疾。

11. 土茯苓

【功效】解毒，除湿，通利关节。

12. 山豆根

【功效】清热解毒，利咽消肿 2009。

13. 白花蛇舌草

【功效】清热解毒消痈，利湿通淋。

14. 穿心莲

【功效】泻火解毒，清热燥湿，凉血，消肿。

15. 紫花地丁

【功效】清热解毒，凉血消肿（治疗疮要药）。

16. 马齿苋

【功效】清热解毒，凉血止血，止痢（治痢疾常用药）。

17. 鸦胆子

【功效】清热解毒，止痢，截疟，腐蚀赘疣。

【用法】内服 0.5～2g，以干龙眼肉包裹或装入胶囊吞服，亦可压去油制成丸剂、片剂服，不宜入煎剂。外用适量。

【注意】本品有毒，不宜多用久服。外用注意用胶布保护好周围正常皮肤，以防止对正常皮肤的刺激。孕妇及小儿慎用。胃肠出血及肝肾病患者应忌用或慎用。

	相同点	不同点
白头翁	清热解毒，止痢，善治热毒血痢	凉血止痢，清肠胃湿热及血分热毒，治湿热痢疾
鸦胆子		治冷积久痢（休息痢），截疟，各型疟疾；外用腐蚀赘疣，可用于赘疣、鸡眼

18. 大血藤

【功效】清热解毒（治肠痈之要药），活血，祛风，止痛。

19. 败酱草

【功效】清热解毒，消痈排脓，祛瘀止痛。

四、清热凉血药

1. 生地黄

【性能】甘、苦，寒。归心、肝、肾经。

【功效】清热凉血，养阴生津 2000 2007 2020。

【应用】①热入营血，温毒发斑，吐血衄血；②阴虚内热，骨蒸劳热；③津伤口渴，内热消渴，肠燥便秘。

2. 玄参

【性能】甘、苦、咸，微寒。归肺、胃、肾经。

【功效】清热凉血，泻火解毒，滋阴 2002 2003 2004。

【应用】①温邪入营，内陷心包，温毒发斑；②热病伤阴，津伤便秘，骨蒸劳嗽；③目赤咽痛，瘰疬，白喉，痈肿疮毒。

【注意】脾胃虚寒，食少便溏者不宜服用。反藜芦。

	相同点	不同点
生地黄	均能清热凉血、养阴生津，用治热入营血、热病伤阴、阴虚内热等证	清热凉血力较大，故血热出血、内热消渴多用
玄参		泻火解毒力较强，故咽喉肿痛、痈肿疮毒多用

3. 牡丹皮

【性能】苦、辛，微寒。归心、肝、肾经。

【功效】清热凉血，活血祛瘀。

【应用】①温毒发斑，血热吐衄；②温病伤阴，余邪未尽，夜热早凉，无汗骨蒸 2011（治无汗骨蒸要药）；③血滞经闭、痛经、跌打伤痛；④痈肿疮毒。

4. 赤芍

【功效】清热凉血，散瘀止痛 2020。

【应用】①温毒发斑，血热吐衄；②目赤肿痛，痈肿疮疡；③经闭痛经，癥瘕腹痛，跌打损伤 2010。

【注意】血寒经闭不宜用。反藜芦。

	相同点	不同点
牡丹皮	均能清热凉血，活血散瘀	清透阴分伏热，可用于温热病后期，邪伏阴分，夜热早凉及肠痈腹痛等证
赤芍		散瘀止痛力强，血滞诸证尤为多用，并能泻肝火，用于肝热目赤肿痛

5. 紫草

【功效】清热凉血，活血，解毒透疹 2005 2018。

【注意】脾虚便溏者忌服。

6. 水牛角

【功效】清热凉血，解毒，定惊。

【用法】镑片或粗粉煎服，宜先煎3小时以上。水牛角浓缩粉冲服。

五、清虚热药

1. 青蒿

【性能】苦、辛，寒。归肝、胆经。

【功效】清透虚热，凉血除蒸，解暑，截疟 2008。

【应用】①温邪伤阴，夜热早凉；②阴虚发热，劳热骨蒸；③暑热外感，发热口渴；④疟疾寒热。

【用法】不宜久煎；或鲜用绞汁服。

2. 地骨皮

【性能】甘，寒。归肺、肝、肾经。

【功效】凉血除蒸，清肺降火，生津止渴 2007 2009 2010 2018。

【应用】①阴虚发热，盗汗骨蒸 2011；②肺热咳嗽；③血热出血证；④内热消渴。

	相同点	不同点
牡丹皮	清热凉血，退虚热，均可治血热吐衄、阴虚发热证	长于清热凉血，常用治热入营血证；活血化瘀，治疗瘀血证以及肠痈、痈疡肿毒
地骨皮		长于清退虚热，并能清泻肺热，可用于肺热咳嗽，以及内热消渴证

3. 白薇

【功效】清虚热，凉血，利尿通淋，解毒疗疮 2008。

4. 银柴胡

【功效】清虚热，除疳热。

5. 胡黄连

【功效】退虚热，除疳热，清湿热 2009。

	相同点	不同点
胡黄连	均能清湿热，善除胃肠湿热，同为治湿热泻痢之良药	善退虚热、除疳热，用于阴虚发热、小儿疳积证
黄连		长于清心、胃之火，用于热毒病证、心、胃火热证

第七单元 泻下药

☆重点提示

本单元的重点在于攻下药、润下药、峻下逐水药的性能和使用注意。对于这三类泻下药，应了解它们各自的特点和相互间的区别，熟悉药物的用法用量。

一、概述

1. 攻下药、润下药与峻下逐水药的性能特点、主治病证

(1) 攻下药：苦寒沉降，攻下力强，实热积滞之证。

(2) 润下药：味甘质润，泻下力缓，年老津枯等肠燥津枯便秘。

(3) 峻下逐水药：苦寒有毒，药力峻猛，全身水肿等正气未衰之证。

2. 泻下药的使用注意事项　作用峻猛，有毒性，易伤正气及脾胃，年老体虚、脾胃虚弱者当慎用；妇女胎前产后及月经期应忌用。

二、攻下药

1. 大黄

【性能】苦，寒。归脾、胃、大肠、肝、心包经。

【功效】泻下攻积，清热泻火，凉血解毒，逐瘀通经，除湿退黄 2003 2004。

【应用】①积滞便秘（积滞便秘之要药）；②血热吐衄，目赤咽肿，牙龈肿痛；③热毒疮疡，肠痈，烧烫伤；④瘀血证；⑤湿热痢疾、黄疸、淋证。

【用法用量】煎服，3～15g。用于泻下不宜久煎。外用适量。

【注意】脾胃虚弱者慎用；妇女妊娠期、月经期、哺乳期应忌用。

2. 芒硝

【功效】泻下攻积，润燥软坚，清热消肿2000 2012。

【应用】①积滞便秘；②咽痛、口疮、目赤肿痛、乳痈疮肿。

【用法用量】内服，6~12g。冲入药汁内或开水溶化后服2010。外用适量。

【注意】孕妇及哺乳期妇女忌用或慎用。不宜与硫黄、三棱同用。

	相同点	不同点
大黄	均能泻热通便、清热消肿，常相须用治肠燥便秘、疮痈肿毒	清热泻火力强，治温病热毒、血热出血、湿热黄疸与淋证
芒硝		味咸，软坚泻下，善除燥屎坚结；外用治咽喉肿痛、疮疡、目赤

3. 番泻叶

【功效】泻热行滞，通便，利水。

【用法用量】温开水泡服；煎服，2~6g，宜后下。

【注意】妇女哺乳期、月经期及孕妇忌用。

三、润下药

1. 火麻仁

【功效】润肠通便。

【主治】肠燥便秘。

2. 郁李仁

【功效】润肠通便，下气利水2003。

【主治】①肠燥便秘；②水肿胀满及脚气浮肿。

3. 松子仁

【功效】润肠通便，润肺止咳2003。

【主治】①肠燥便秘；②肺燥干咳。

四、峻下逐水药

1. 甘遂

【功效】泻水逐饮，消肿散结2001 2006。

【主治】①水肿，鼓胀，胸胁停饮；②风痰癫痫；③疮痈肿毒。

【用法用量】入丸散服，每次0.5~1g。外用适量，生用。内服醋制用，以减低毒性2011。

【注意】虚弱者及孕妇忌用。不宜与甘草同用。

2. 牵牛子

【功效】泻水通便，消痰涤饮，杀虫攻积2001。

【主治】①水肿，鼓胀；②痰饮喘咳；③虫积腹痛。

【用法用量】煎服，3~6g。入丸、散服，每次1.5~3g2017。本品炒用药性减缓。

【注意】孕妇忌用。不宜与巴豆、巴豆霜同用。

3. 巴豆霜

【功效】峻下冷积，逐水退肿，豁痰利咽，外用蚀疮。

【主治】①寒积便秘；②腹水鼓胀；③喉痹痰阻；④痈肿脓成未溃、疥癣恶疮。

【用法用量】入丸散服，每次0.1~0.3g2018。外用适量2006。

【注意】孕妇及体弱者忌用。不宜与牵牛子同用。

第八单元 祛风湿药

> ☆ 重点提示
>
> 本单元一些重点药物，如桑寄生、五加皮、防己等药物，应熟记其功效主治。除祛湿外，桑寄生能安胎、五加皮可利水的功效也应注意。

一、祛风寒湿药

1. 独活

【性能】辛、苦，微温。归肾、膀胱经。

【功效】祛风除湿，通痹止痛，解表 2000。

【应用】①风寒湿痹；②风寒夹湿表证；③少阴头痛。

	相同点	不同点
羌活	均能祛风湿，止痛，解表，治风寒湿痹，风寒夹湿表证，头痛	发散解表力强，善治上部风寒湿痹痛
独活		性较缓和，发散力较羌活为弱，多用于风寒湿痹在下半身者

2. 蕲蛇

【功效】祛风，通络，止痉。

【应用】①风湿顽痹，中风半身不遂；②小儿惊风，破伤风；③麻风，疥癣。

【用法】煎服，或研末吞服，或酒浸，熬膏，入丸、散服。

3. 木瓜

【性能】酸，温。归肝、脾经。

【功效】舒筋活络，和胃化湿 2001 2003。

【应用】①风湿痹证；②脚气水肿；③吐泻转筋。

4. 威灵仙

【功效】祛风湿，通络止痛，消骨鲠 2002。

【应用】①风湿痹证；②骨鲠咽喉；③跌打伤痛、头痛、牙痛、胃脘痛等；④消痰逐饮，可用于痰饮、噎膈、痞积。

	相同点	不同点
独活	祛风湿，止痛，治疗风寒湿痹	还可解表，治疗风寒夹湿表证，且善入肾经而搜伏风，治少阴头痛
威灵仙		消骨鲠

5. 川乌

【性能】辛、苦，热；有大毒。归心、肝、肾、脾经。

【功效】祛风湿，温经止痛。

【主治】①痹证；②寒凝诸痛；③跌打损伤，瘀肿疼痛。

【用法】宜先煎、久煎。外用适量。

【注意】孕妇忌用；不宜与贝母类、半夏、白及、白蔹、天花粉、瓜蒌类同用；内服一般应炮制用，生品内服宜慎；酒浸、酒煎服易致中毒，应慎用。

6. 乌梢蛇

【功效】祛风，通络，止痉。

【主治】①风湿顽痹，中风半身不遂；②小儿惊风，破伤风；③麻风，疥癣；④瘰疬、恶疮。

二、祛风湿热药

1. 秦艽

【性能】辛、苦，平。归胃、肝、胆经。

【功效】祛风湿，通络止痛，退虚热，清湿热 2016 2020。

【应用】①风湿痹证；②中风不遂；③骨蒸潮热，疳积发热；④湿热黄疸。

2. 防己

【功效】祛风湿，止痛，利水消肿。

【应用】①风湿痹证；②水肿，小便不利，脚气；③湿疹疮毒。

【注意】本品大苦大寒易伤胃气，胃纳不佳及阴虚体弱者慎服。

	相同点	不同点
秦艽	祛风湿、止痹痛，善治热痹	通经络、退虚热、清湿热，用治中风不遂，骨蒸潮热，疳积发热，湿热黄疸
防己		利水消肿，用治水肿，小便不利，脚气

3. 豨莶草

【功效】祛风湿，利关节，解毒。

【用法用量】煎服，9~12g。外用适量。治风湿痹痛、半身不遂宜制用，治风疹湿疮、疮痈宜生用。

4. 络石藤

【功效】祛风通络，凉血消肿。

三、祛风湿强筋骨药

1. 桑寄生

【性能】苦、甘，平。归肝、肾经。

【功效】祛风湿，补肝肾，强筋骨，安胎 2005 2006 2015。

【应用】①风湿痹证；②崩漏经多，妊娠漏血，胎动不安。

2. 五加皮

【功效】祛风湿，补肝肾，强筋骨，利水 2004。

【主治】①风湿痹证 2007；②筋骨痿软，小儿行迟，体虚乏力；③水肿，脚气。

	相同点	不同点
五加皮	祛风湿、补肝肾、强筋骨，用于风湿痹证，筋骨痿软	五加皮有温补之效，用于小儿行迟，体虚乏力，利水，用于水肿，脚气
桑寄生		固冲任、安胎，用于崩漏经多，妊娠漏血，胎动不安

3. 狗脊

【功效】祛风湿，补肝肾，强腰膝。

第九单元 化 湿 药

> ☆**重点提示**
>
> 本单元需要掌握的药物较少，但是主要药物的功效及应用应牢记，特别是苍术、厚朴在记忆时注意对比。本单元的典型药物都曾考查过，在复习时每种药物都应重点对待。

一、概述

1. 化湿药的性能特点、功效、主治病证 辛香温燥，主入脾胃经，主治湿浊内阻，脾为湿困，运化失常所致的脘腹痞满、呕吐泛酸、便溏等，湿温，暑湿。

2. 化湿药的使用注意事项 入汤剂宜后下，不宜久煎；易于耗气伤阴，阴虚、血虚及气虚者宜慎用。

二、具体药物

1. 藿香

【性能】辛，微温。归脾、胃、肺经。

【功效】芳香化浊，和中止呕，发表解暑 2002 2007 2010。

【应用】①湿阻中焦（芳香化湿之要药）；②呕吐；③暑湿或湿温初起。

	相同点	不同点
广藿香	芳香化湿、解暑发表，应用于湿阻中焦、外感暑湿或湿温初起	微温不燥，辛散发表而不峻烈，为芳香化湿之要药，解表之力较强
佩兰		性平，发表之力弱于藿香，以化湿辟秽为主

2. 苍术

【性能】辛、苦，温。归脾、胃、肝经。

【功效】燥湿健脾，祛风散寒，明目 2000。

【应用】①湿阻中焦证；②风湿痹证；③风寒夹湿表证。

3. 厚朴

【性能】苦、辛，温。归脾、胃、肺、大肠经。

【功效】燥湿消痰，下气除满 2007 2009。

【应用】①湿阻中焦，脘腹胀满（除胀满要药）；②食积气滞，腹胀便秘；③痰饮喘咳；④梅核气。

	相同点	不同点
苍术	燥湿，治疗湿阻中焦证	燥湿健脾要药，并可祛风湿、散表邪和明目，可治风湿痹证、风寒表证以及夜盲等
厚朴		苦降下气，消积除胀满，又下气消痰平喘，可治食积气滞、痰饮咳喘等证

4. 砂仁

【功效】化湿行气，温中止泻，安胎 2006 2021。

【主治】①湿阻中焦及脾胃气滞证；②脾胃虚寒吐泻；③气滞妊娠恶阻及胎动不安。

【用法用量】煎服，3~6g。入汤剂宜后下 2004 2011。

5. 豆蔻
【功效】化湿行气，温中止呕，开胃消食 2005 2021。
【主治】①湿阻中焦及脾胃气滞证；②呕吐。
【用法用量】煎服，3~6g。入汤剂宜后下 2005。
6. 佩兰
【功效】芳香化湿，醒脾开胃，发表，解暑。

第十单元　利水渗湿药

☆重点提示

本单元考查点较多，典型药物如茯苓、泽泻、滑石、虎杖等，均应重点复习。虎杖的功效在复习时容易被忽视，此药虽不是重点药物，也应多加留意。

一、概述
1. 利水渗湿药的性能特点、功效、主治病证　性多甘淡，具有利水消肿、利尿通淋、利湿退黄之功，用于水饮内停证。
2. 利水渗湿药的使用注意事项　易耗伤津液，阴虚津少、肾虚遗精遗尿者，慎用或忌用。

二、利水消肿药
1. 茯苓
【性能】甘、淡，平。归心、脾、肾经。
【功效】利水渗湿，健脾，宁心 2017。
【应用】①水肿、小便不利；②痰饮；③脾虚泄泻；④心悸，失眠 2005 2010。

2. 薏苡仁
【性能】甘、淡，凉。归脾、胃、肺经。
【功效】利水渗湿，健脾止泻，除痹，排脓 2003 2004 2008 2017。
【应用】①水肿，小便不利，脚气浮肿；②脾虚泄泻；③湿痹拘挛；④肺痈，肠痈。
【用法】煎服。清利湿热宜生用，健脾止泻宜炒用。

	相同点	不同点
薏苡仁	利水消肿，渗湿健脾，用治水湿内停诸证及脾虚证	性偏寒凉，善清湿热，除痹，消肿排脓，治风湿痹证，及肺痈、肠痈
茯苓		性平，利水不伤正气，治水湿、痰饮；补益心脾，宁心安神，治心悸失眠、心神不安证

3. 泽泻
【功效】利水渗湿，泄热 2007。
【应用】①水肿，小便不利，泄泻；②淋证，遗精。

4. 猪苓
【功效】利水渗湿。
【主治】水肿，小便不利，泄泻。

	相同点	不同点
茯苓	均能利水消肿，渗湿，用于水肿、小便不利	健脾补中、养心安神，可治脾虚诸证和心神不安证
猪苓		利水作用较强，无补益之功

三、利尿通淋药

1. 车前子

【性能】甘，寒。归肝、肾、肺、小肠经。

【功效】清热利尿通淋，渗湿止泻，明目，祛痰 2006。

【应用】①淋证，水肿；②泄泻；③目赤肿痛，目暗昏花；④痰热咳嗽。

【用法】宜包煎。

2. 滑石

【功效】利水通淋，清热解暑，外用收湿敛疮。

【主治】①热淋，石淋，尿热涩痛；②暑湿，湿温；③湿疮，湿疹，痱子。

【用法】宜先煎、包煎。外用适量。

【注意】脾虚、热病津伤者及孕妇慎用。

	相同点	不同点
车前子	利尿通淋，用治湿热下注膀胱之小便淋沥涩痛	渗湿止泻，明目，祛痰，用于暑湿泄泻，目赤肿痛，目暗昏花，翳障
滑石		清热解暑，收湿敛疮，用于暑湿，湿温，湿疮，湿疹，痱子

3. 石韦

【功效】利尿通淋，清肺止咳，凉血止血。

4. 瞿麦

【功效】利尿通淋，活血通经。

5. 地肤子

【功效】清热利湿，祛风止痒。

6. 海金沙

【功效】清热利湿，通淋止痛。

【用法】宜包煎。

7. 萆薢

【功效】利湿去浊，祛风除痹。

四、利湿退黄药

1. 茵陈

【性能】苦、辛，微寒。归脾、胃、肝、胆经。

【功效】清利湿热，利胆退黄。

【应用】①黄疸。治黄疸之要药。②湿疮瘙痒。③暑湿，湿温。

2. 金钱草

【性能】甘、咸，微寒。归肝、胆、肾、膀胱经。

【功效】利湿退黄，利尿通淋，解毒消肿。

【应用】①湿热黄疸；②石淋，热淋；③痈肿疔疮，虫蛇咬伤。

3. 虎杖

【功效】利湿退黄，清热解毒，散瘀止痛，化痰止咳，泻热通便。

【主治】①湿热黄疸，淋浊，带下；②水火烫伤，痈肿疮毒，毒蛇咬伤；③经闭，癥瘕，跌打损伤；④肺热咳嗽；⑤泻热通便。

	相同点	不同点
大黄	活血散瘀、清热解毒、利胆退黄、泻下通便，治疗瘀血诸证、痈肿疮毒、水火烫伤、湿热黄疸、淋证、热结便秘	泻下攻积力强，清热凉血，用于积滞便秘、血热吐衄、目赤咽肿、湿热痢疾
虎杖		化痰止咳，用于肺热咳嗽

第十一单元　温 里 药

> ☆重点提示
> 本单元考纲要求的药物较少，出题围绕附子、肉桂、吴茱萸等药物，对其功效、主治及用法等内容应重点记忆。其次，应注意功效相近药物的鉴别及个别药物的使用注意。

1. 附子

【性能】辛、甘，大热。有毒。归心、肾、脾经。

【功效】回阳救逆，补火助阳，散寒止痛 2004 2007。

【应用】①亡阳证（回阳救逆第一品药）；②阳虚内寒证；③寒湿痹证。

【用法用量】煎服，3~15g。本品有毒，宜先煎。

【注意】孕妇及阴虚阳亢者忌用。反半夏、瓜蒌、贝母、白蔹、白及。生品外用，内服须炮制。若内服过量，或炮制、煎煮方法不当，可引起中毒。

2. 干姜

【性能】辛，热。归脾、胃、肾、心、肺经。

【功效】温中散寒，回阳通脉，温肺化饮 2000 2015。

【应用】①脾胃寒证，腹痛，呕吐，泄泻（温暖中焦之主药）；②亡阳证；③寒饮喘咳。

	相同点	不同点
附子	温中散寒、回阳救逆，常用于亡阳证、四肢厥逆、脉微欲绝、脾胃有寒脘腹冷痛泄泻	补火助阳，散寒止痛，可用于各种阳虚证以及风寒湿痹证
干姜		温中散寒，用于中焦寒证；温肺化饮，用于寒饮停肺证
生姜	温中散寒、温肺止咳，同治胃寒呕吐、冷痛及肺寒咳喘	温胃止呕，尤善治胃寒呕吐；发汗解表，治风寒表证
干姜		温里散寒力强，偏于温肺散寒而化饮；回阳通脉，治亡阳证

3. 肉桂

【性能】辛、甘，大热。归肾、脾、心、肝经。

【功效】补火助阳，散寒止痛，温通经脉，引火归原 2001 2004。

【应用】①肾阳虚证（治命门火衰之要药）；②寒疝腹痛，脘腹冷痛；③寒痹腰痛，胸痹，阴疽，闭经，痛经；④虚阳上浮诸症。

【用法用量】煎服，1~5g。宜后下或焗服；研末冲服，每次1~2g。

【注意】阴虚火旺，里有实热，血热妄行出血及孕妇忌用。畏赤石脂。

	相同点	不同点
附子	补火助阳，散寒止痛，治里寒证、虚寒证以及寒湿痹痛	回阳救逆，并长于温补脾肾
肉桂		长于温补命门，还能引火归原，温通经脉，并能鼓舞气血生长

4. 吴茱萸

【性能】辛、苦，热。有小毒。归肝、脾、胃、肾经。

【功效】散寒止痛，降逆止呕，助阳止泻2000。

【应用】①寒凝肝脉疼痛（寒滞肝经诸痛之要药）；②呕吐吞酸；③虚寒泄泻。

【用法用量】煎服，2～5g。外用适量。

5. 小茴香

【功效】散寒止痛，理气和胃2001。

【主治】①寒疝腹痛，睾丸偏坠胀痛，少腹冷痛，痛经；②中焦虚寒气滞证。

6. 丁香

【功效】温中降逆，散寒止痛，温肾助阳2004。

【注意】畏郁金。

7. 花椒

【功效】温中止痛，杀虫止痒2002。

【用法用量】煎服，3～6g。外用适量，煎汤熏洗。

8. 高良姜

【功效】散寒止痛，温中止呕。

第十二单元 理 气 药

☆重点提示

本单元药物较多，但考试经常考查的药物较少，主要对于陈皮、枳实、木香等一些较为典型的药物着重复习，其他药物也应对比记忆。

1. 陈皮

【性能】苦、辛，温2004。归脾、肺经。

【功效】理气健脾，燥湿化痰。

【应用】①脾胃气滞证；②呕吐、呃逆；③湿痰、寒痰咳嗽；④胸痹。

2. 枳实

【性能】苦、辛、酸，微寒。归脾、胃经。

【功效】破气消积，化痰散痞2005 2010。

【应用】①胃肠积滞，湿热泻痢；②胸痹，结胸；③气滞胸胁疼痛；④脏器下垂。

3. 木香

【性能】辛、苦，温。归脾、胃、大肠、胆、三焦经。

【功效】行气止痛（行气止痛之要药），健脾消食2006。

【应用】①脾胃气滞证；②泻痢里急后重；③腹痛胁痛，黄疸。

【用法】生用行气力强，煨用行气力缓而实肠止泻，用于泄泻腹痛。

4. 香附
【性能】辛、微苦、微甘，平。归肝、脾、三焦经。
【功效】疏肝解郁，调经止痛，理气宽中 2018。
【应用】①肝郁气滞痛证；②月经不调，痛经，乳房胀痛；③气滞腹痛。

	相同点	不同点
木香	行气止痛，治气滞腹痛	行脾胃大肠气滞，消食健脾，治脾胃气滞，痢疾等
香附		长于疏肝解郁，调经止痛，治肝郁气滞证
乌药		长于散寒止痛温肾，上入脾肺下达肾膀胱，治寒凝气滞诸痛及肾阳不足之小便频数与遗尿

5. 薤白
【功效】通阳散结，行气导滞 2003。
【主治】①胸痹心痛；②脘腹痞满胀痛，泻痢里急后重。

6. 青皮
【功效】疏肝破气，消积化滞 2000。
【主治】①肝郁气滞，胸胁胀痛，疝气疼痛，乳癖；②脘腹疼痛；③食积气滞；④癥瘕积聚、久疟痞块。

	相同点	不同点
陈皮	行气消滞，用于食积气滞，脘腹胀痛	性较平和，主理脾肺气滞，并能燥湿化痰，主要治疗脾胃气滞之脘腹胀满及湿痰、寒痰壅肺之咳嗽、胸闷等证
青皮		气味峻烈，善于疏肝破气，常用于肝气郁结、食积气滞及癥瘕积聚等证

7. 川楝子
【功效】疏肝泄热，行气止痛，杀虫。
【主治】①肝郁化火所致诸痛证；②虫积腹痛；③头癣、秃疮。
【注意】本品有毒，不宜过量或持续服用，以免中毒。又因苦寒，脾胃虚寒者慎用。

8. 乌药
【功效】行气止痛，温肾散寒。
【主治】①寒凝气滞之胸腹诸痛证；②尿频，遗尿。

9. 檀香
【功效】行气温中，开胃止痛。
【用法】煎服，宜后下。

10. 大腹皮
【功效】行气宽中，利水消肿。

11. 佛手
【功效】疏肝解郁，理气和中，燥湿化痰。

第十三单元 消 食 药

重点提示

本单元内容只要熟记各药的功效即可，考试中常有消食药与理气药混淆在选项之中，应稍加注意。

1. 山楂

【性能】酸、甘，微温。归脾、胃、肝经。

【功效】消食健胃，行气散瘀，降脂化浊 2004 2015。

【应用】①肉食积滞证；②泻痢腹痛，疝气痛；③血瘀证；④高脂血症。

2. 莱菔子

【性能】辛、甘，平。归肺、脾、胃经。

【功效】消食除胀，降气化痰 2001。

【应用】①食积气滞证；②咳喘痰多，胸闷食少 2010。

【注意】本品辛散耗气，故气虚及无食积、痰滞者慎用。不宜与人参同服。

3. 鸡内金

【性能】甘，平。归脾、胃、小肠、膀胱经。

【功效】消食健胃，固精止遗，通淋化石。

【应用】①饮食积滞，小儿疳积；②肾虚遗精、遗尿；③砂石淋证，胆结石。

4. 神曲

【功效】消食和胃 2005。

【主治】饮食积滞证。

5. 麦芽

【性能】甘，平。归脾、胃、肝经。

【功效】行气消食，回乳消胀，健脾开胃 2010。

【主治】①米面薯芋食滞证；②断乳、乳房胀痛；③肝气郁滞或肝胃不和之胁痛、脘腹痛。

【注意】哺乳期妇女不宜使用。

第十四单元 驱 虫 药

重点提示

本单元考试涉及内容不多。主要掌握槟榔的功效。另外，要注意驱虫类药物一般在空腹时服用。

一、概述

驱虫药的使用注意事项 多损伤正气，应控制剂量；孕妇、年老体弱慎用；空腹服用。

二、具体药物

槟榔

【性能】苦、辛，温。归胃、大肠经。

【功效】杀虫消积，行气，利水，截疟 2001 2006。

【应用】①多种肠道寄生虫病；②食积气滞，泻痢后重；③水肿，脚气肿痛；④疟疾。

第十五单元 止血药

> ☆重点提示
>
> 本单元药物种类较多，应注意凉血止血、化瘀止血、收敛止血、温经止血这四类相似药物的各自特点。对大蓟、小蓟、三七、白茅根等药物应重点记忆，其他药物也应把握其功效。

一、概述

1. 各类止血药的选择使用、配伍方法　根据血热、血寒、气虚等致血瘀选择配伍。"下血必升举，吐衄必降气"。

2. 止血药的使用注意事项　止血不留瘀。

二、凉血止血药

1. 小蓟

【性能】甘、苦，凉。归心、肝经。

【功效】凉血止血，散瘀解毒消痈 2001。

【应用】①血热出血证；②热毒痈肿。

2. 地榆

【性能】苦、酸、涩，微寒。归肝、大肠经。

【功效】凉血止血，解毒敛疮。

【应用】①血热出血证；②烫伤、湿疹、疮疡痈肿。

【注意】性寒酸涩，虚寒性便血、下痢、崩漏及出血有瘀者慎用。

3. 大蓟

【功效】凉血止血，散瘀解毒消痈 2001。

【主治】①血热出血证；②热毒痈肿。

	相同点	不同点
大蓟	凉血止血，散瘀解毒消痈，广泛用治血热出血诸证及热毒痈肿	散瘀消痈力强，故对吐血、咯血及崩漏下血尤为适宜
小蓟		兼能利尿通淋，故以治血尿、血淋为佳

4. 槐花

【功效】凉血止血，清肝泻火 2003。

【主治】①血热出血，以治便血、痔血见长；②肝热目赤，头痛眩晕 2016。

5. 侧柏叶

【功效】凉血止血，化痰止咳，生发乌发。

【主治】①血热出血证；②肺热咳嗽；③血热脱发、须发早白。

6. 白茅根

【功效】凉血止血，清热利尿。

【主治】①血热出血证；②水肿、热淋、黄疸；③胃热呕吐、肺热咳嗽。

三、化瘀止血药

1. 三七

【性能】甘、微苦，温。归肝、胃经。

【功效】散瘀止血，消肿定痛 2000 2004 2005。
【应用】①出血证；②跌打损伤，瘀滞肿痛（伤科要药）2000。
【用法】多研末吞服，1～3g；煎服，3～9g。外用适量。
【注意】孕妇应慎用。

2. 茜草

【性能】苦，寒。归肝经。
【功效】凉血祛瘀止血，通经（妇科调经要药）2003 2004。
【应用】①出血证；②血瘀经闭，跌打损伤，风湿痹痛。

3. 蒲黄

【功效】止血，化瘀，通淋 2003 2004。
【主治】①出血证；②瘀血痛证；③血淋尿血。
【用法用量】煎服，5～10g，包煎。外用适量。止血多炒用，化瘀、利尿多生用。
【注意】孕妇应慎用。

	相同点	不同点
三七	止血而不留瘀，用治瘀血阻滞证	止血化瘀力强，治外伤出血；活血定痛，治跌打损伤
茜草		凉血化瘀止血，尤宜于血热夹瘀出血证，并能活血通经
蒲黄		化瘀止血并能利尿通淋，治瘀血阻滞之证及血淋涩痛证

四、收敛止血药

1. 白及

【性能】苦、甘、涩，微寒。归肺、胃、肝经。
【功效】收敛止血（收敛止血要药），消肿生肌 2000。
【应用】①出血证；②痈肿疮疡、皮肤皲裂、水火烫伤。
【注意】不宜与乌头类药材同用。

2. 仙鹤草

【功效】收敛止血，止痢，截疟，解毒，补虚 2000。
【主治】出血证；腹泻、痢疾；疟疾；脱力劳伤；痈肿疮毒、阴痒带下。

3. 血余炭

【功效】收敛止血，化瘀利尿。
【主治】出血证；小便不利。

五、温经止血药

1. 艾叶

【性能】辛、苦，温。有小毒。归肝、脾、肾经。
【功效】温经止血，散寒调经，安胎，外用祛湿止痒 2011。
【应用】①出血证；②少腹冷痛，经寒不调，宫冷不孕；③皮肤瘙痒。

2. 炮姜

【功效】温经止血，温中止痛。

第十六单元 活血化瘀药

> ☆**重点提示**
> 本单元重点药物较多，对于川芎、郁金、益母草、丹参、牛膝等药物应重点把握，其他药物也应熟记其功效。另外，对于个别药物如三棱、莪术等个别药物在历年考试中涉及较少，了解即可。

一、活血止痛药

1. 川芎

【性能】辛，温。归肝、胆、心包经。

【功效】活血行气，祛风止痛 2004 2021（上行头目，中开郁结，下调经水）。

【应用】①血瘀气滞痛证（血中之气药）；②头痛，风湿痹痛。

2. 延胡索

【性能】辛、苦，温。归肝、脾经。

【功效】活血，行气，止痛。

【应用】用于气血瘀滞诸痛证。

【用法】煎服，研粉吞服。

3. 郁金

【性能】辛、苦，寒。归肝、肺、心经。

【功效】活血止痛，行气解郁，清心凉血，利胆退黄 2003 2008 2018。

【应用】①气滞血瘀之胸、胁、腹痛；②热病神昏，癫痫痰闭；③血热出血证；④肝胆湿热黄疸、胆石症。

【注意】畏丁香。

4. 姜黄

【功效】破血行气，通经止痛 2002。

【主治】①气滞血瘀痛证；②风湿痹痛。

	相同点	不同点
郁金	均能活血散瘀、行气止痛，用于气滞血瘀之证	苦寒降泄，行气力强，且凉血，以治血热瘀滞之证为宜，又能利胆退黄，清心解郁，用于湿热黄疸、热病神昏等证
姜黄		辛温行散，祛瘀力强，以治寒凝气滞血瘀之证为好，且可祛风通痹而用于风寒湿痹

5. 乳香

【功效】活血定痛，消肿生肌。

【主治】①跌打损伤、疮疡痈肿、瘰疬痰核；②气滞血瘀痛证。

【注意】胃弱者及孕妇慎用。

二、活血调经药

1. 丹参

【性能】苦，微寒。归心、肝经。

【功效】活血调经，祛瘀止痛，凉血消痈，清心除烦 2007。

【应用】①月经不调，闭经痛经，产后瘀滞腹痛；②血瘀心痛、脘腹疼痛、癥瘕积聚、跌打损伤及风湿痹证；③疮痈肿毒；④热病烦躁神昏及心悸失眠。

【注意】不宜与藜芦同用。

	相同点	不同点
川芎	活血祛瘀，常用于各种瘀血病证	辛温气香，为血中气药，故适用于血瘀气滞之诸痛证，还能祛风止痛，为治头痛和风湿痹痛之良药
丹参		以活血化瘀为主，药性寒凉，故适用于血热瘀滞之证，兼能除烦安神，对热扰心神之心烦失眠有良效

2. 红花

【性能】辛，温。归心、肝经。

【功效】活血通经，散瘀止痛 2003。

【应用】①血滞经闭、痛经、产后瘀滞腹痛；②癥瘕积聚；③胸痹心痛、血瘀腹痛、胁痛；④跌打损伤，瘀滞肿痛；⑤瘀滞斑疹色暗。

3. 桃仁

【功效】活血祛瘀，润肠通便，止咳平喘 2010 2016。

【应用】①瘀血阻滞病证；②肺痈、肠痈；③肠燥便秘；④咳嗽气喘。

	相同点	不同点
桃仁	活血祛瘀，常相须为用治疗血瘀经闭、痛经、产后瘀血腹痛等	活血作用较强，适用于下焦瘀血，且寒热均可，兼有润肠通便、止咳平喘之功，可治肠燥便秘、咳嗽气喘
红花		祛瘀力稍弱，长于通利血脉，故常用于血脉瘀滞之证，又有活血化滞消斑作用，用治瘀滞斑疹色暗等

4. 益母草

【性能】辛、苦，微寒。归心、肝、膀胱经。

【功效】活血调经，利尿消肿，清热解毒 2011 2016。

【应用】①血滞经闭、痛经、经行不畅、产后恶露不尽、瘀滞腹痛；②水肿，小便不利；③跌打损伤，疮痈肿毒，皮肤瘾疹。

5. 牛膝

【性能】苦、甘、酸，平。归肝、肾经。

【功效】活血通经，补肝肾，强筋骨，利水通淋，引火（血）下行 2003 2004 2005。

【应用】①瘀血阻滞之经闭、痛经、经行腹痛、胞衣不下及跌打伤痛；②腰膝酸痛、下肢痿软；③淋证、水肿、小便不利；④上部火热证。

【用法】煎服。活血通经、利水通淋、引火（血）下行宜生用；补肝肾、强筋骨宜酒炙用。

6. 鸡血藤

【功效】活血补血，调经止痛，舒筋活络 2011 2017。

【主治】①月经不调、痛经、闭经；②风湿痹痛，手足麻木，肢体瘫痪及血虚萎黄。

三、活血疗伤药

1. 土鳖虫

【功效】破血逐瘀，续筋接骨。

2. 骨碎补

【功效】活血止痛，补肾强骨，外用消风祛斑。

四、破血消癥药

1. 莪术
【功效】破血行气，消积止痛。

2. 水蛭
【功效】破血通经，逐瘀消癥。

3. 三棱
【功效】破血行气，消积止痛。

第十七单元　化痰止咳平喘药

☆重点提示

本单元药物较多，对于几个典型药物，如半夏、旋覆花、贝母等考试常考药应多加留意，其他药物也应熟记其功效，对于相似药物的鉴别、个别药物的使用注意也应稍加复习。

一、温化寒痰药

1. 半夏
【性能】辛，温。有毒。归脾、胃、肺经。
【功效】燥湿化痰（燥湿化痰、温化寒痰之要药），降逆止呕，消痞散结；外用消肿止痛 2003 2022。
【应用】①湿痰，寒痰证；②呕吐；③心下痞，结胸，梅核气；④瘿瘤，痰核，痈疽肿毒及毒蛇咬伤。
【用法用量】煎服，3~9g。一般宜制过用。外用适量。
【注意】不宜与乌头类药材同用。其性温燥，阴虚燥咳、血证应慎用。

2. 天南星
【功效】燥湿化痰，祛风解痉；外用散结消肿 2003。
【主治】①顽痰咳嗽，湿痰、寒痰证；②风痰眩晕、中风、癫痫、破伤风；③痈疽肿痛，痰核瘰疬；④蛇虫咬伤。
【用法用量】煎服，3~9g，多制用。外用适量。
【注意】孕妇慎用。

	相同点	不同点
半夏	燥湿化痰，温化寒痰，炮制后又能治热痰、风痰	善治脏腑湿痰，且能降逆止呕，消痞散结
天南星		走经络，偏于祛风痰而能解痉止厥，善治风痰证

3. 旋覆花
【性能】苦、辛、咸，微温。归肺、脾、胃、大肠经。
【功效】降气消痰（诸花皆升，旋覆独降），行水止呕 2000 2001 2020。
【主治】①咳喘痰多，痰饮蓄结，胸膈痞满；②噫气，呕吐。
【用法用量】煎服，3~9g。包煎。

4. 芥子
【功效】温肺豁痰，利气散结，通络止痛 2005 2006。

【用法用量】煎服，3~9g；外用适量。

【注意】本品辛温走散，耗气伤阴，久咳肺虚及阴虚火旺者忌用；消化道溃疡、出血者及皮肤过敏者忌用。用量不宜过大。

5. 白前

【功效】降气，消痰，止咳。

二、清化热痰药

1. 川贝母

【性能】苦、甘，微寒。归肺、心经。

【功效】清热化痰，润肺止咳，散结消痈。

【应用】①虚劳咳嗽，肺热燥咳；②瘰疬、乳痈、肺痈、疮痈。

【注意】不宜与乌头类药材同用。

2. 浙贝母

【性能】苦，寒。归肺、心经。

【功效】清热化痰止咳，解毒散结消痈。

【应用】①风热、痰热咳嗽；②瘰疬，瘿瘤，乳痈疮毒，肺痈。

【注意】同川贝母。

	相同点	不同点
川贝母	清热化痰止咳、散结	长于润肺，治燥痰咳嗽、肺燥干咳和肺虚久咳
浙贝母		长于清热，性偏于泄，治热痰咳嗽、肺热咳嗽、风热咳嗽

3. 瓜蒌

【性能】甘、微苦，寒。归肺、胃、大肠经。

【功效】清热涤痰，宽胸散结，润燥滑肠 2010。

【应用】①痰热咳喘；②胸痹、结胸；③肺痈，肠痈，乳痈；④肠燥便秘。

【注意】本品甘寒而滑，脾虚便溏者忌用。不宜与乌头类、附子同用。

4. 桔梗

【性能】苦、辛，平。归肺经。

【功效】宣肺，祛痰，利咽，排脓 2002 2017 2020。

【应用】①咳嗽痰多，胸闷不畅；②咽喉肿痛，失音；③肺痈吐脓。

5. 竹茹

【功效】清热化痰，除烦止呕 2001 2003 2004。

【主治】①肺热咳嗽，痰热心烦不寐；②胃热呕吐、妊娠恶阻。

6. 竹沥

【功效】清热豁痰，定惊利窍。

【用法】15~30mL，冲服。

7. 天竺黄

【功效】清热豁痰，清心定惊。

8. 前胡

【功效】降气化痰，散风清热。

9. 海藻

【功效】消痰软坚散结，利水消肿。

【注意】传统认为反甘草。

三、止咳平喘药

1. 苦杏仁

【性能】苦，微温。有小毒。归肺、大肠经。

【功效】降气止咳平喘，润肠通便 2006 2008 2010。

【应用】①咳嗽气喘；②肠燥便秘。

【用法】煎服。宜打碎入煎，生品入煎剂宜后下。

【注意】本品有小毒，用量不宜过大；便溏者慎用，婴儿慎用。

	相同点	不同点
苦杏仁	止咳平喘、润肠通便、治疗肺气不宣之咳嗽气喘、肠燥便秘	止咳平喘和润肠通便作用均较强
桃仁		活血化瘀功效强，治疗瘀血诸痛及妇女经闭

2. 紫苏子

【性能】辛，温。归肺、大肠经。

【功效】降气化痰，止咳平喘，润肠通便 2000。

【应用】①咳喘痰多；②肠燥便秘。

	相同点	不同点
苦杏仁	止咳平喘、润肠通便	兼宣肺，治肺气不宣之咳嗽气喘
紫苏子		长于降气化痰，治痰壅气逆之咳嗽气喘

3. 百部

【性能】甘、苦，微温。归肺经。

【功效】润肺下气止咳，杀虫灭虱 2004 2006 2017。

【应用】①新久咳嗽，顿咳，肺痨咳嗽；②蛲虫、阴痒、头虱及疥癣等。

【用法】煎服，3~9g，外用适量。久咳虚嗽宜蜜炙用。

【注意】脾虚食少便溏者忌用。

4. 桑白皮

【功效】泻肺平喘，利水消肿。

【应用】①肺热咳喘；②水肿。

5. 葶苈子

【性能】苦、辛，大寒。归肺、膀胱经。

【功效】泻肺平喘，行水消肿。

【应用】①痰涎壅盛，喘息不得平卧；②水肿，胸腹积水，小便不利。

	相同点	不同点
桑白皮	均能泻肺平喘、利水消肿，治疗肺热及水肿、小便不利常相须为用	甘寒，药性较缓，长于清肺热，降肺火，多用于肺热咳喘，痰黄及皮肤水肿
葶苈子		力峻，重在泻肺中水气、痰涎，对邪盛喘满不得卧者尤宜，其利水力量较强，可兼治鼓胀、胸腹积水之证

第十八单元 安 神 药

> **重点提示**
> 本单元历年考试涉及不多，对于重镇安神类和养心安神类的药物应区别记忆，朱砂、磁石、酸枣仁、龙骨、远志的功效应重点掌握。

一、概述

1. 安神药的配伍方法　实证心神不安，选用重镇安神药；虚证心神不安，选用养心安神药。

2. 安神药的使用注意事项　不可久服，中病即止。矿石类安神药，如作丸、散服，须酌情配伍养胃健脾之品。

二、重镇安神药

1. 朱砂

【性能】甘，微寒。有毒。归心经。

【功效】清心镇惊，安神，明目，解毒 2005 2016。

【应用】①心悸易惊，失眠多梦；②惊风，狂乱，癫痫；③疮疡肿毒，喉痹，口疮；④视物昏花、耳鸣失眠。

【用法用量】内服，只宜入丸、散服，每次0.1~0.5g。不宜入煎剂。外用适量。

【注意】本品有毒，内服不可过量或持续服用，孕妇及肝功能不全者禁服。忌火煅。

2. 磁石

【性能】咸，寒。归心、肝、肾经。

【功效】镇惊安神，平肝潜阳，聪耳明目，纳气平喘 2003 2004 2022。

【应用】①心神不宁，惊悸，失眠，癫痫；②肝阳上亢，头晕目眩；③耳鸣耳聋，视物昏花；④肾虚气喘。

【用法用量】煎服，9~30g。先煎。

【注意】因吞服后不易消化，如入丸、散，不可多服，脾胃虚弱者慎用。

	相同点	不同点
朱砂	均为重镇安神常用药，二药质重性寒入心经，均能镇惊安神	镇心、清心而安神，善治心火亢盛之心神不安
磁石		益肾阴、潜肝阳，主治肾虚肝旺，肝火扰心之心神不宁

3. 龙骨

【功效】镇惊安神，平肝潜阳，收敛固涩，收湿敛疮。

【应用】①心神不宁，心悸失眠，惊痫癫狂；②肝阳上亢，头晕目眩；③滑脱诸证；④湿疮痒疹，疮疡久溃不敛。

【用法用量】煎服，15~30g，宜先煎。外用适量。镇静安神、平肝潜阳多生用。收敛固涩宜煅用。

4. 琥珀

【功效】镇惊安神，活血散瘀，利尿通淋。

【用法用量】研末冲服，或入丸、散，每次1.5~3g。外用适量。不入煎剂。忌火煅 2002。

三、养心安神药

1. 酸枣仁

【性能】甘、酸，平。归心、肝、胆经。

【功效】养心益肝，宁心安神（养心安神要药），敛汗 2006，生津。

【应用】①虚烦不眠，惊悸多梦；②体虚多汗；③伤津口渴咽干。

2. 柏子仁

【功效】养心安神，润肠通便，止汗。

【主治】①心悸失眠健忘；②肠燥便秘；③阴虚盗汗。

	相同点	不同点
酸枣仁	养心安神、止汗，治疗阴血不足、心神失养的心神不宁及阴虚盗汗	长于益肝血，更宜于心肝血虚的心神不宁证
柏子仁		长于治疗心阴虚及心肾不交的心神不宁证，并能润肠通便，可治肠燥便秘

3. 远志

【功效】安神益智，交通心肾，祛痰消肿 2001 2010。

【主治】①失眠多梦，心悸怔忡，健忘；②癫痫惊狂；③咳嗽痰多；④痈疽疮毒，乳房肿痛。

【注意】凡实热或痰火内盛者，以及有胃溃疡或胃炎者慎用。

4. 合欢皮

【功效】解郁安神，活血消肿。

第十九单元　平肝息风药

☆重点提示

本单元药物较多，且都较为常用，其实可归类记忆。历年考试对于本单元内容的考查变化不大，重点要求掌握各种药物的功效，特别要注意相似药物的功效，如僵蚕、蜈蚣、全蝎等。

一、平抑肝阳药

1. 石决明

【性能】咸，寒。归肝经。

【功效】平肝潜阳，清肝明目 2010。

【应用】①肝阳上亢，头痛眩晕；②目赤翳障，视物昏花。

【用法】煎服，先煎 2004。平肝、清肝宜生用，外用点眼宜煅用、水飞。

	相同点	不同点
决明子	均有清肝明目之功效，皆可用治目赤肿痛、翳障等偏于肝热者	苦寒，功偏清泻肝火而明目，常用治肝经实火之目赤肿痛；润肠通便，治肠燥便秘
石决明		咸寒质重，凉肝镇肝，滋养肝阴，故无论实证、虚证之目疾均可应用，多用于血虚肝热之羞明、目暗、青盲等

2. 牡蛎

【性能】咸，微寒。归肝、胆、肾经。

【功效】潜阳补阴，重镇安神，软坚散结，收敛固涩，制酸止痛 2002。

【应用】①心神不安，惊悸失眠；②肝阳上亢，头晕目眩；③痰核、瘰疬、瘿瘤、癥瘕积聚；④滑脱诸证；⑤胃痛泛酸。

【用法】煎服，宜打碎先煎。外用适量。收敛固涩宜煅用，其他宜生用。

	相同点	不同点
牡蛎	重镇安神，平肝潜阳，收敛固涩，治心神不安、惊悸失眠、肝阳上亢、头晕目眩以及滑脱不禁诸证	主入肝经，平肝潜阳较优，软坚散结、制酸，治痰核瘰疬、胃酸过多
龙骨		入心肝，镇惊安神，收敛固涩较优，外用能湿敛疮，治湿疹湿疮

3. 赭石

【功效】平肝潜阳，重镇降逆，凉血止血。

【应用】①肝阳上亢，头晕目眩；②呕吐，呃逆，噫气；③气逆喘息；④血热吐衄，崩漏。

【用法用量】煎服，先煎。外用适量。降逆、平肝宜生用，止血宜煅用。

【注意】虚寒证及孕妇慎用。因含微量砷，故不宜长期服用。

4. 珍珠母

【功效】平肝潜阳，镇惊安神，清肝明目。

【用法】煎服，宜打碎先煎。或入丸、散剂。外用适量。

5. 蒺藜

【功效】平解肝郁，活血祛风，明目止痒。

二、息风止痉药

1. 羚羊角

【性能】咸，寒。归肝、心经。

【功效】平肝息风，清肝明目，清热解毒 2005 2008。

【应用】①肝风内动，惊痫抽搐；②肝阳上亢，头晕目眩；③肝火上炎，目赤头痛；④温热病壮热神昏，热毒发斑；⑤肺热咳喘、疮痈热毒炽盛。

【用法用量】煎服，1~3g，宜单煎2小时以上；磨汁或研粉服，每次0.3~0.6g 2004 2009。

2. 牛黄

【性能】甘，凉。归心、肝经。

【功效】凉肝息风，清心豁痰，开窍醒神，清热解毒。

【应用】①热病神昏，口噤，痰鸣；②惊风，癫痫；③口舌生疮，咽喉肿痛，牙痛，痈疽疔毒。

【用法用量】入丸、散剂。每次0.15~0.35g。外用适量，研末敷患处。

【注意】非实热证不宜用，孕妇慎用。

	相同点	不同点
羚羊角	清肝热、息风止痉。治温热病壮热神昏及肝风惊厥抽搐	性寒，又可平肝潜阳、明目、散血、解热、镇痛。治肝阳上亢之头晕目眩，肝火目赤头痛及热毒发斑，肺热咳喘
牛黄		性凉，豁痰开窍，清热解毒。治热入心包或痰蒙清窍之癫痫和口舌生疮、咽喉肿痛、痈疽疔毒

3. 钩藤

【性能】甘，凉。归肝、心包经。

【功效】清热平肝，息风定惊。

【应用】①肝阳上亢，头痛，眩晕；②肝风内动，惊痫抽搐。

【用法用量】煎服，3～12g，入煎剂宜后下 2000。

4. 天麻

【性能】甘，平 2010。归肝经。

【功效】息风止痉，平抑肝阳，祛风通络 2000 2021。

【应用】①肝风内动，惊痫抽搐；②眩晕，头痛；③肢体麻木，手足不遂，风湿痹痛。

	相同点	不同点
钩藤	息风止痉、平肝潜阳，常用治肝风内动、惊痫抽搐肝阳上亢等证	能清热，尤宜于热极动风与肝经阳热病证
天麻		祛风湿，止痹痛，可用治风湿痹痛以及肢体麻木、手足不遂等证

5. 地龙

【功效】清热定惊，通络，平喘，利尿。

【主治】①高热惊痫，癫狂；②半身不遂；③风湿痹证；④肺热哮喘；⑤小便不利，尿闭不通。

6. 全蝎

【功效】息风镇痉，攻毒散结，通络止痛。

【主治】①痉挛抽搐；②疮疡肿毒，瘰疬结核；③风湿顽痹；④顽固性头痛。

【用法用量】煎服，3～6g。外用适量。

【注意】本品有毒，用量不宜过大。孕妇禁用。

7. 蜈蚣

【功效】息风镇痉，攻毒散结，通络止痛。

【用法用量】煎服，3～5g。外用适量。

【注意】本品有毒，用量不宜过大。孕妇禁用。

8. 僵蚕

【功效】息风止痉，祛风止痛，化痰散结 2001。

【主治】①惊痫抽搐；②风中经络，口眼歪斜；③风热头痛，目赤，咽痛，风疹瘙痒；④痰核，瘰疬。

第二十单元 开窍药

重点提示

本单元内容较为次要，历年考试涉及较少。考生只需记忆麝香、石菖蒲的功效、应用，其他药物大致了解即可。

1. 麝香

【性能】辛，温。归心、脾经。

【功效】开窍醒神（醒神回苏之要药），活血通经，消肿止痛，催生下胎。

【应用】①闭证神昏；②痈肿瘰疬，咽喉肿痛；③血瘀经闭，癥瘕，心腹暴痛，头痛，跌打损伤，风寒湿痹；④难产，死胎，胞衣不下。

【用法用量】入丸、散，每次 0.03～0.1g。外用适量。不宜入煎剂。

【注意】孕妇禁用。

2. 石菖蒲

【功效】开窍豁痰，醒神益志，化湿开胃。

【应用】①痰蒙清窍，神志昏迷，癫痫；②脘痞不饥，噤口下痢；③健忘，失眠，耳鸣，耳聋。

3. 冰片

【功效】开窍醒神，清热止痛。

【主治】①热病神昏、惊厥、中风痰厥，胸痹心痛；②目赤口疮，咽喉肿痛，耳道流脓。

【用法用量】外用适量，研粉点敷患处。不宜入煎剂。入丸、散，每次 0.15～0.3g 2018。

【注意】孕妇慎用。

	相同点	不同点
麝香	开窍醒神，二药配用以治闭证	性温，开窍醒神作用极强，为开窍醒神要药，热闭、寒闭均可运用；活血通经、消肿止痛，可用治血瘀经闭、癥瘕、跌打损伤、痹证疼痛、疮疡肿毒、咽喉肿痛等证
冰片		药性微寒，宜用于热闭，味苦、性寒，清热解毒止痛，用于治疗目赤，口疮，咽喉肿痛，耳道流脓等证

4. 苏合香

【功效】开窍，辟秽，止痛。

【用法用量】入丸、散，0.3～1g。外用适量，不入煎剂。

第二十一单元 补虚药

☆重点提示

本单元内容较多、较杂，历年考试涉及率也较高，每个药物的功效都应牢记，对于典型药物，如黄芪、白术、当归、熟地黄、白芍等应重点掌握。另外，几类补药要互相区别，考试中也常出现在选项中混淆视线。

一、补气药

1. 人参

【性能】甘、微苦，微温。归肺、脾、心、肾经。

【功效】大补元气，复脉固脱，补脾益肺，生津养血，安神益智 2006。

【应用】①元气虚脱证；②脾虚食少，肺虚喘咳，阳痿，宫冷；③热病气虚津伤口渴及消渴证；④气血亏虚，久病虚羸；⑤惊悸失眠。

【用法用量】煎服。3～9g；挽救虚脱15～30g。宜文火另煎分次兑服。野山参研末吞服。

【注意】不宜与藜芦、五灵脂同用。

2. 党参

【功效】补脾肺气，养血生津。

【应用】①脾肺气虚证；②气血两虚证；③津伤口渴，内热消渴；④与解表药、攻下药等祛邪药配伍，用于气虚外感及邪实正虚之证。

【注意】不宜与黎芦同用。

	相同点	不同点
人参	补脾气、补肺气、益气生津、益气生血和扶正祛邪，常用于肺、脾气虚证，气津两伤证，以及正虚邪实病证	补气力强，并能大补元气，可用治气虚欲脱的危重病证，还能安神益智、益气壮阳，可治气血不足的心神不安以及阳痿证等
党参		补气力弱，但能养血，可用于血虚证等

3. 黄芪

【性能】甘，微温。归脾、肺经。

【功效】补气升阳，固表止汗，利水消肿，托疮生肌 2022。

【应用】①脾气虚证；②肺气虚证；③气虚自汗证；④气血亏虚，疮疡难溃难腐，或溃久难敛；⑤内热消渴，血虚萎黄；⑥半身不遂，痹痛麻木。

【用法用量】煎服，9~30g。蜜炙可增强其补中益气作用。

	相同点	不同点
人参	皆可补气、生津、生血。同用可增强补气之效	大补元气，复脉固脱，并能补心、脾、肺气，以及能安神增智，为治内伤气虚第一要药
黄芪		长于补气升阳、益卫固表、托毒生肌、利尿消肿等，尤宜用于相应气虚的多种病证

4. 白术

【性能】甘，苦，温。归脾、胃经。

【功效】健脾益气，燥湿利尿，止汗，安胎 2003 2006 2022。

【应用】①脾气虚证（补气健脾第一要药）；②气虚自汗；③脾虚胎动不安。

【用法用量】煎服，6~12g。炒用可增强补气健脾止泻作用。

【注意】本品性偏温燥，热病伤津及阴虚燥渴者不宜使用。

	相同点	不同点
黄芪	均能补气、利水、止汗	黄芪补中气而升阳，长于治疗中气不足、气虚下陷诸证，还能生津养血，行滞通痹，托毒排脓，敛疮生肌
白术		补中气，长于治疗脾虚失运、水湿痰饮内停诸证，还能补气安胎

	相同点	不同点
白术	健脾燥湿，可治脾失健运，湿浊中阻证	补气健脾，并能固表止汗、益气安胎，可用治气虚自汗、气虚胎动不安等
苍术		燥湿力强，尤宜于湿盛不虚者，还能祛风湿、发汗解表、明目，可治风湿痹痛、外感风寒湿表证，以及夜盲症等

5. 甘草

【性能】甘，平。归心、肺、脾、胃经。

【功效】补脾益气，祛痰止咳，缓急止痛，清热解毒，调和诸药 2011。

【应用】①脾胃虚弱，倦怠乏力；②心悸气短；③咳嗽痰多；④脘腹、四肢挛急疼痛；⑤热毒疮疡，咽喉肿痛，药物、食物中毒；⑥调和药性。

【用法用量】煎服，2~10g。生用性微寒，可清热解毒；蜜炙药性微温，并可增强补益心脾之气和润肺止咳作用。

【注意】不宜与京大戟、芫花、甘遂同用。本品有助湿壅气之弊，湿盛胀满、水肿者不宜用。大剂量久服可导致水钠潴留，引起浮肿。

6. 西洋参

【功效】补气养阴，清热生津。

【主治】①气虚阴亏，虚热烦倦；②咳喘痰血；③内热消渴，口燥咽干。

【用法用量】另煎兑服，3~6g。

【注意】不宜与藜芦同用。

7. 太子参

【功效】补气健脾，生津润肺 2016。

8. 山药

【功效】补脾养胃，生津益肺，补肾涩精 2003。

【主治】①脾虚食少、便溏；②肺虚喘咳，带下尿频；③虚热消渴。

9. 白扁豆

【功效】健脾化湿，和中消暑，解毒。

10. 大枣

【功效】补中益气，养血安神。

11. 蜂蜜

【功效】补中，润燥，止痛，解毒，外用生肌敛疮。

二、补阳药

1. 鹿茸

【性能】甘、咸，温。归肾、肝经。

【功效】补肾阳，益精血，强筋骨，调冲任，托疮毒 2003 2011。

【应用】①肾阳不足，精血亏虚，阳痿早泄，宫寒不孕，眩晕，耳鸣耳聋。②腰脊冷痛，筋骨痿软，常配伍山茱萸、熟地黄等，如加味地黄丸。③冲任虚寒，崩漏带下。④阴疽不敛。

【用法用量】研末吞服，1~2g，或入丸、散。

【注意】服用本品宜从小量开始，缓缓增加，不可骤用大量，以免阳升风动，头晕目赤，或伤阴动血。凡发热者均当忌服。

2. 淫羊藿

【功效】补肾阳，强筋骨，祛风湿。

【应用】①肾阳虚衰，阳痿遗精，筋骨痿软；②风寒湿痹，麻木拘挛。

3. 杜仲

【性能】甘，温。归肝、肾经。

【功效】补肝肾，强筋骨，安胎 2000 2003。

【应用】①肝肾不足，腰膝酸痛，筋骨无力，头晕目眩；②妊娠漏血，胎动不安。

	相同点	不同点
杜仲	均具补肝肾、强筋骨、安胎功效	温补肾阳，常用治肾虚阳痿，精冷不固，小便频数，风湿腰痛冷重
桑寄生		善祛风湿，常用治痹证日久，伤及肝肾，腰膝酸软，筋骨无力者

4. 续断

【性能】苦、辛，微温。归肝、肾经。

【功效】补肝肾，强筋骨，续折伤，止崩漏 2006。

【应用】①腰膝酸痛，风湿痹痛；②崩漏下血，胎漏；③跌打损伤，筋伤骨折。

	相同点	不同点
杜仲	归肝肾经，药性偏温，均能补肝肾、强筋骨、安胎，治肾虚腰痛脚弱、筋骨无力、胎动不安常相须为用	补益作用较好，且可安胎，故多用于肾虚腰酸、胎动不安
续断		补肝肾、强腰膝、安胎作用不及杜仲，但能行血通脉、续筋骨，为补而不滞之品

5. 菟丝子

【性能】辛、甘，平。归肾、肝、脾经。

【功效】补益肝肾，固精缩尿，安胎明目，止泻，外用消风祛斑 2004。

【应用】①肝肾不足，腰膝酸软，阳痿遗精，遗尿尿频；②脾肾阳虚，便溏泄泻；③肾虚胎漏，胎动不安；④肝肾不足，目暗耳鸣；⑤外用治白癜风。

6. 紫河车

【功效】补肾益精，养血益气。

【主治】①阳痿遗精，虚劳羸瘦；②不孕少乳；③久咳虚喘，骨蒸劳嗽；④面色萎黄，食少气短。

7. 巴戟天

【功效】补肾阳，强筋骨，祛风湿。

【主治】①阳痿遗精，宫冷不孕；②月经不调，少腹冷痛；③风湿痹痛，筋骨痿软。

8. 补骨脂

【功效】温肾助阳，温脾止泻，纳气平喘，外用消风祛斑 2004 2006。

【主治】①肾虚阳痿，腰膝冷痛；②肾虚遗精，遗尿，尿频；③脾肾阳虚，五更泄泻；④肾虚作喘；⑤外用治白癜风、斑秃。

9. 肉苁蓉

【功效】补肾助阳，益精血，润肠通便。

10. 益智

【功效】暖肾固精缩尿，温脾止泻摄唾。

三、补血药

1. 当归

【性能】甘、辛，温。归肝、心、脾经。

【功效】补血调经，活血止痛（补血之圣药、妇科调经要药），润肠通便 2008 2017。

【应用】①血虚萎黄，眩晕心悸；②月经不调、经闭、痛经 2020；③虚寒腹痛、跌打损伤、痈疽疮疡、风寒痹痛；④血虚肠燥便秘。

【用法】煎服，6~12g。一般生用，为加强活血效果则酒炒用。

【注意】湿盛中满、大便泄泻者忌服。

2. 熟地黄

【性能】甘，微温。归肝、肾经。

【功效】补血养阴（养血补血要药），填精益髓 2005 2015。

【应用】①血虚诸证；②肝肾阴虚诸证；③精血不足证。

【注意】本品性质黏腻，较生地黄更甚，有碍消化，凡气滞痰多、脘腹胀痛、食少便溏者忌服。重用久服宜与陈皮、砂仁等同用，防止黏腻碍胃。

3. 白芍

【性能】苦、酸，微寒。归肝、脾经。

【功效】养血调经，敛阴止汗，柔肝止痛，平抑肝阳 2007 2008。

【应用】①血虚萎黄，月经不调，崩漏下血；②肝脾不和，胸胁脘腹疼痛，四肢挛急疼痛 2020；③肝阳上亢，头痛眩晕；④自汗、盗汗。

【注意】阳衰虚寒之证不宜用。反藜芦。

	相同点	不同点
白芍	皆能止痛，均可用治疼痛的病证（白补赤泻，白收赤散）	长于养血调经，敛阴止汗，平抑肝阳，主治肝阴不足，血虚肝旺，肝气不疏所致的胁肋疼痛、脘腹四肢拘挛作痛
赤芍		长于清热凉血，活血散瘀，清泻肝火，主治血滞诸痛证，因能清热凉血，故血热瘀滞者尤为适宜

4. 阿胶

【功效】补血，滋阴，润燥，止血。

【应用】①血虚萎黄，眩晕，心悸，肌痿无力。②劳嗽咯血，吐血尿血，便血崩漏，妊娠胎漏。③肺燥咳嗽。④热病伤阴之心烦失眠及阴虚风动，手足瘛疭等。

【用法用量】入汤剂宜烊化兑服。

【注意】本品黏腻，有碍消化。脾胃虚弱者慎用。

5. 何首乌

【功效】制用：补益精血，固肾乌须，强筋骨，化浊降脂。生用：解毒，消痈，截疟，润肠通便 2005 2006。

【应用】①精血亏虚、头晕眼花、须发早白、腰膝酸软；②久疟、疮痈、风疹瘙痒、瘰疬、肠燥便秘等；③高脂血症。

四、补阴药

1. 北沙参

【性能】甘，微苦，微寒。归肺、胃经。

【功效】养阴清肺，益胃生津。

【应用】①肺热燥咳，劳嗽痰血；②胃阴不足，热病津伤，咽干口渴。

【注意】不宜与藜芦同用。

2. 麦冬

【性能】甘，微苦，微寒。归胃、肺、心经。

【功效】养阴生津，润肺清心。

【应用】①津伤口渴，内热消渴，肠燥便秘；②肺燥干咳，阴虚劳嗽，喉痹咽痛；③心烦失眠。

3. 龟甲

【性能】咸、甘，寒。归肾、肝、心经。

【功效】滋阴潜阳，益肾健骨，养血补心，固经止崩 2002。

【应用】①阴虚发热，骨蒸劳热，阴虚阳亢，头晕目眩，虚风内动；②肾虚筋骨痿软；③阴虚血亏之惊悸、失眠、健忘；④崩漏经多。

【用法用量】煎服，9~24g，宜先煎。本品经砂炒醋淬后，有效成分更容易煎出，并除去腥气，便于制剂 2000。

4. 鳖甲

【性能】甘、咸，寒。归肝、肾经 2001。

【功效】滋阴潜阳，退热除蒸，软坚散结。

【应用】①阴虚发热，骨蒸劳热，阴虚阳亢，头晕目眩，虚风内动、手足瘛疭；②癥瘕，久疟疟母。

【用法用量】煎服，9~24g，宜先煎。本品经砂炒醋淬后，有效成分更容易煎出，可去其腥气，易于粉碎，方便制剂。

	相同点	不同点
龟甲	滋阴清热，潜阳息风，治疗阴虚发热、阴虚阳亢、阴虚风动等证	滋阴之力较强，并能益肾健骨、养血补心，可用于肾虚骨弱、心血不足以及阴虚有热的崩漏等证
鳖甲		长于清虚热，并善于软坚散结，常用于阴虚发热、癥瘕、疟母等证

5. 百合

【功效】养阴润肺，清心安神 2005。

【主治】①阴虚燥咳，劳嗽咯血；②阴虚有热之失眠心悸及百合病心肺阴虚内热证。

6. 天冬

【功效】养阴润燥，清肺生津。

【主治】①肺燥干咳，顿咳痰黏；②腰膝酸痛，骨蒸潮热；③内热消渴、热病伤津之食欲不振、口渴及肠燥便秘等证。

	相同点	不同点
麦冬	清热滋阴生津，同治燥咳痰黏、劳嗽咯血、内热消渴及阴亏肠燥便秘	滋阴润燥清热力弱于天冬，且能养胃生津、清心除烦，又治胃阴不足之舌干口渴，阴虚火旺之心烦不眠及心神不安等证，心肺胃三经阴伤有火之证，皆可用之，作用部位偏上
天冬		清火润燥之功强于麦冬，且可滋肾阴，长于滋肾阴而降虚火，作用部位偏下

7. 石斛

【功效】益胃生津，滋阴清热。

【主治】①热病津伤，口干烦渴，胃阴不足，食少干呕；②病后虚热不退，阴虚火旺，骨蒸劳热，目暗不明，筋骨痿软。

8. 玉竹

【功效】养阴润燥，生津止渴。

【主治】①肺胃阴伤；②燥热咳嗽；③咽干口渴，内热消渴。

9. 枸杞子

【功效】滋补肝肾，益精明目。

【主治】①精亏，腰膝酸痛，眩晕耳鸣，阳痿遗精；②内热消渴；③血虚萎黄，目昏不明。

10. 女贞子
【功效】滋补肝肾，乌须明目 2010。
【用法】煎服。以黄酒拌后蒸制，可增强滋补肝肾作用，并使苦寒之性减弱，避免滑肠。

11. 黄精
【功效】补气养阴，健脾，润肺，益肾。

12. 墨旱莲
【功效】滋补肝肾，凉血止血。

第二十二单元 收 涩 药

> **重点提示**
>
> 本单元内容虽然在考试中所占比例不多，但对于五味子、肉豆蔻、山茱萸等药物的功效应着重把握，对于后面方剂的复习也有帮助。

一、固表止汗药

1. 麻黄根
【功效】固表止汗。

2. 浮小麦
【功效】固表止汗，益气，除热。

二、敛肺涩肠药

1. 五味子
【性能】酸、甘，温。归肺、心、肾经。
【功效】收敛固涩，益气生津，补肾宁心。
【应用】①久咳虚喘；②自汗，盗汗；③梦遗，滑精，遗尿，尿频；④久泻不止；⑤津伤口渴，消渴；⑥心悸，失眠，多梦。

2. 乌梅
【性能】酸、涩，平。归肝、脾、肺、大肠经。
【功效】敛肺，涩肠，安蛔，生津。
【应用】①肺虚久咳；②久泻，久痢；③蛔厥腹痛，呕吐；④虚热消渴；⑤炒炭后可用于崩漏不止，便血等；外敷能消疮毒，可治胬肉外突、头疮等。

	相同点	不同点
五味子	敛肺止咳、涩肠止泻、生津止渴，可用于治疗肺虚久咳、久泻及津伤口渴之证	滋肾、固精、敛汗及宁心安神，用于治疗遗精、滑精、自汗盗汗、心悸、失眠、多梦等证
乌梅		具安蛔止痛、止血及消疮毒之功，用于治疗蛔厥腹痛呕吐、崩漏下血、胬肉外突等

3. 诃子
【功效】涩肠止泻，敛肺止咳，降火利咽。
【主治】①久泻，久痢；②便血脱肛，肺虚喘咳，久嗽不止，咽痛音哑（治失音之要药）。
【用法】煎服，涩肠止泻宜煨用，敛肺清热、利咽开音宜生用。

4. 肉豆蔻
【功效】涩肠止泻，温中行气。

【主治】①虚寒泻痢；②脘腹胀痛，食少呕吐。

	相同点	不同点
肉豆蔻	温中散寒、行气消胀、开胃，可治寒湿中阻及脾胃气滞的脘腹胀满，不思饮食以及呕吐等	长于涩肠止泻，多用于脾胃虚寒的久泻
豆蔻		长于芳香化湿，多用于湿浊中阻的脘腹胀满，有呕吐者更宜

5. 赤石脂
【功效】涩肠，止血，敛疮生肌。
【注意】湿热积滞泻痢者忌服。孕妇慎用。畏官桂。

三、固精缩尿止带药

1. 山茱萸
【性能】酸、涩，微温。归肝、肾经。
【功效】补益肝肾，收敛固脱 2003。
【应用】①腰膝酸软，眩晕耳鸣，阳痿；②遗精滑精，遗尿尿频；③崩漏带下，月经过多；④大汗不止，体虚欲脱；⑤亦治内热消渴。

2. 桑螵蛸
【功效】固精缩尿，补肾助阳。
【主治】①遗精滑精；②遗尿尿频，白浊；③阳痿。

3. 海螵蛸
【功效】涩精止带，收敛止血，制酸止痛，收湿敛疮 2008。
【主治】①遗精滑精，赤白带下；②崩漏便血，吐血衄血；③胃痛吐酸；④外用治损伤出血，湿疮，湿疹，溃疡不敛。

4. 芡实
【功效】益肾固精，补脾止泻，除湿止带。
【主治】①遗精，滑精；②脾虚久泻；③白浊带下；④遗尿尿频。

	相同点	不同点
莲子	益肾固精、健脾止泻、止带，补中有涩	兼养心，可治虚烦、心悸、失眠等
芡实		能除湿止带，为治虚、实带下的常用药

5. 金樱子
【功效】固精缩尿，固崩止带，涩肠止泻。

第二十三单元　攻毒杀虫止痒药

重点提示

本单元考试很少涉及。了解硫黄等药物的功效即可。

硫黄
【功效】外用解毒杀虫疗疮；内服补火助阳通便 2001 2021。
【主治】①外用治疥癣，湿疹，阴疽恶疮；②内服治阳痿足冷，虚喘冷哮，虚寒便秘。

第四篇 方 剂 学

第一单元 总 论

> **重点提示**
> 本单元内容总结较少，着重掌握的就是方剂的组成原则、常用剂型及其特点，其余作为了解即可。

一、方剂与治法
1. 方剂与治法的关系 方从法出，法随证立，以法统方。
2. 常用治法 "八法"：汗法、和法、下法、消法、吐法、清法、温法、补法。

二、方剂的组成与变化
1. 方剂的组成原则
(1) 君药：治证主药。
(2) 臣药：①辅君；②治兼证。
(3) 佐药 2001 2003 2005：①佐助药：辅君臣以强效，或治次要兼证。②佐制药：弱君臣毒峻之性。③反佐药：与君药性味相反，而又起相成作用。
(4) 使药：①引经药：带诸药入病所。②调和药：调和诸药。
2. 方剂的变化形式
(1) 药味的增损 2005：方中君药不变为前提，加减方中其他药物。
(2) 药量的加减 2001：方中药物组成不变为前提，用量发生改变。
(3) 剂型的变化：方中药物组成及配伍用量比例不变为前提，药力大小和峻缓改变。

三、常用剂型及其特点 2017

剂型	特点
汤剂	吸收迅速，药效快，便于随证化裁，适于重症及病情不稳定者
散剂	制备简便，吸收较快，节省药材，易于携带和服用
丸剂	吸收慢，药效持久，节省药材，便于携带与服用。有水丸、蜜丸、糊丸、浓缩丸等
膏剂	有煎膏、软膏、硬膏之分，临床上使用范围广

第二单元 解 表 剂

> ☆重点提示
>
> 本单元历年考试频频涉及，重点为方剂的组成及功用。重点掌握麻黄汤、小青龙汤、银翘散、败毒散等常用方剂。麻黄汤作为方剂学中第一个方剂已被大家所熟记，考查的可能性反而不大。注意像九味羌活汤、银翘散、败毒散组成药物比较多的方剂。

一、辛温解表

1. 麻黄汤

【组成】麻黄、桂枝、甘草、杏仁。

【功用】发汗解表，宣肺平喘。

【主治】外感风寒表实证 2006 2011 2015。头身疼痛，无汗而喘。

【配伍意义】麻黄为君，发汗解表、宣肺平喘；与桂枝相配，营卫双解，与杏仁相配，止咳平喘；甘草调和诸药。

【全方配伍特点】一是麻黄、桂枝相须为用，开腠畅营；二是麻黄、杏仁相使为用，宣降相宜。

2. 桂枝汤

【组成】桂枝、芍药、甘草、生姜、大枣 2001 2008。

【功用】解肌发表，调和营卫。

【主治】外感风寒表虚证 2001 2010。头痛恶风汗出，脉浮缓或浮弱。

【配伍意义】桂枝为君，调和营卫，解肌散邪；与芍药相配，共调营卫，姜枣相配，养阴护卫；甘草合桂枝取其"辛甘化阳"，合芍药取其"酸甘化阴"，兼调诸药，用为佐使。全方法中有法，被称为"仲景群方之冠"。桂枝与芍药用量相等，寓意有三：一为针对营卫失调病机，体现营卫同治，祛邪扶正，邪正兼顾之意；二为相辅相成，桂枝得芍药相助则汗出有源，芍药得桂枝相助则滋而能化；三为相制相成，散中有收，汗中寓补。

【全方配伍特点】辛散与酸收相配，散中有收，汗不伤正；助阳与益阴同用，阴阳兼顾，营卫并调。

3. 小青龙汤

【组成】细辛、半夏、干姜、五味子、甘草、桂枝、芍药、麻黄。

【方歌】解表蠲饮小青龙，麻桂姜辛姜夏草从，芍药五味敛气阴，表寒内饮最有功。

【功用】解表散寒，温肺化饮。

【主治】外寒里饮证。痰多而稀，或兼水肿。

【配伍意义】麻黄、桂枝为君，辛温发汗解表，温阳化饮。干姜、细辛为臣，助阳温肺，散寒化饮；佐以五味子敛肺止渴，芍药和营养血，半夏祛痰和胃。甘草调和诸药。

4. 九味羌活汤

【组成】羌活、防风、细辛、苍术、白芷、川芎、黄芩、生地黄、甘草 2000 2004。

【方歌】九味羌活防风苍，辛芷芎草芩地黄，发汗祛湿兼清热，分经论治变通良 2012。

【功用】发汗祛湿，兼清里热。

【主治】外感风寒湿邪，内有蕴热证 2000 2003。肢体酸痛，口微渴。

【配伍意义】羌活为君，祛除在表之风寒湿邪；防风、苍术为臣，助羌活发汗除风湿；佐以细辛、白芷、川芎祛风散寒，宣痹止痛，黄芩、生地黄清泄里热兼制温燥之药性；甘草为使，调和诸药。

二、辛凉解表

1. 银翘散

【组成】连翘、金银花、竹叶、荆芥穗、牛蒡子、淡豆豉、薄荷、甘草、桔梗、鲜苇根 2006 2021。

【方歌】银翘散主上焦疴，竹叶荆蒡豉薄荷，甘桔芦根凉解法，清疏风热煮无过。

【功用】辛凉透表，清热解毒 2004。

【主治】温病初起。无汗或有汗不畅，咽痛。

【配伍意义】金银花、连翘为君，疏散风热，清热解毒，辟秽化浊。薄荷、牛蒡子疏风热利咽喉，共为臣药。荆芥、淡豆豉开腠理而祛邪，桔梗利咽，芦根、竹叶清热生津，生甘草既调和药性，又合桔梗利咽止咳，共为佐使药。

【全方配伍特点】辛凉与辛温相伍，主以辛凉；疏散与清解相配，疏清兼顾。

2. 桑菊饮

【组成】桑叶、菊花、桔梗、杏仁、连翘、苇根、甘草、薄荷 2002 2004 2006 2008 2021。

【方歌】桑菊饮中桔杏翘，芦根甘草薄荷饶，清疏肺卫轻宣剂，风温咳嗽服之消。

【功用】疏风清热，宣肺止咳 2003。

【主治】风温初起，邪客肺络证。但咳，身热不甚，口微渴。

3. 麻黄杏仁甘草石膏汤

【组成】麻黄、杏仁、甘草、石膏。

【功用】辛凉疏表，清肺平喘。

【主治】外感风邪，邪热壅肺证。发热重，咳喘，苔薄黄，脉滑数。

【配伍意义】麻黄得石膏则宣肺平喘而不助热，石膏得麻黄则清解肺热而不凉遏，石膏用量倍于麻黄，共为君。杏仁为臣，降利肺气平喘咳；杏仁与麻黄相配则宣降相因，与石膏相伍则清肃协同。佐使炙甘草益气和中，与石膏相配生津止渴，并能调和于寒热宣降之间。

三、扶正解表

败毒散

【组成】柴胡、前胡、川芎、枳壳、羌活、独活、茯苓、桔梗、人参、甘草、生姜、薄荷 2005。

【方歌】人参败毒草苓芎，羌独柴前枳桔共，薄荷少许姜三片，气虚感寒有奇功。

【功用】散寒祛湿，益气解表 2000 2007。

【主治】气虚外感风寒湿证。憎寒壮热，头项强痛，脉浮按之无力。

【配伍意义】羌活、独活为君，辛温发散，祛全身风寒湿邪，通络止痛。柴胡解肌，川芎行血，共同宣痹止痛为臣药。桔梗宣肺利膈，枳壳理气宽中，前胡化痰止咳，茯苓渗湿消痰，共为佐药。生姜、薄荷助解表，甘草调和药性，兼以益气和中，共为佐使之药。人参亦属佐药，用以益气扶正，一则助正气以鼓邪外出，并寓防邪入里之义；二则令全方散中有补，不致耗伤真元。

第三单元 泻下剂

> ☆ 重点提示
> 本单元首先掌握每节的主要方剂，其次掌握每味方剂的组成、功用及其主治，特别是麻子仁丸和济川煎尤为重要。需熟悉温脾汤的内容。

一、寒下
大承气汤

【组成】大黄、芒硝、枳实、厚朴 2010 2011。

【功用】峻下热结。

【主治】①阳明腑实证。②热结旁流证。③里热实证之热厥、痉病或发狂等 2002 2004 2020。

【配伍意义】大黄为君，泄热涤肠；芒硝助大黄泄热又能软坚散结，为臣药。厚朴为君，行气散满；枳实为臣，消痞破结。煎煮时应该先煎枳、朴，后入大黄，芒硝溶服。

【全方配伍特点】苦辛通降与咸寒合法，泻下与行气并重，相辅相成。

【使用注意】孕妇禁用；中病即止。

二、温下
温脾汤

【组成】大黄、附子、当归、芒硝、干姜、人参、甘草 2009。

【方歌】温脾附子大黄硝，当归干姜人参草，攻下寒积温脾阳，阳虚寒积腹痛疗。

【功用】攻下寒积，温补脾阳。

【主治】阳虚冷积证。腹痛便秘，脐下绞结，绕脐不止，手足不温。

【配伍意义】附子温阳散寒；大黄泻下通便，共为君药。干姜助附子温中散寒，芒硝助大黄泻下攻积，共为臣药。当归益气养血；人参补脾益气扶阳，为佐药。甘草健脾益气，并防大黄伤正气，调和诸药，兼为佐使。全方温阳以祛寒、攻下不伤正，共奏攻下寒积、温补脾阳之功。

三、润下

1. 麻子仁丸

【组成】麻子仁、枳实、厚朴、大黄、杏仁、芍药 2001 2016。

【方歌】麻子仁丸脾约治，杏芍大黄枳朴蜜，润肠泄热又行气，胃热肠燥便秘施。

【功用】润肠泄热，行气通便 2009。

【主治】脾约证。大便干结，小便频数。

2. 济川煎

【组成】当归、牛膝、肉苁蓉、泽泻、升麻、枳壳。

【方歌】济川苁蓉归牛膝，枳壳升麻泽泻齐，温肾益精润通便，肾虚精亏便秘宜。

【功用】温肾益精，润肠通便。

【主治】肾虚精亏便秘证。大便秘结，小便清长，腰膝酸软。

【配伍意义】方中以肉苁蓉为君，温肾益精，暖腰润肠。当归补血润燥通便；牛膝补益肝肾，壮腰膝，性善下行，共为臣药。枳壳下气宽肠而助通便；泽泻渗利小便而泄肾浊；升麻以升清阳，清阳升则浊阴自降，共为佐药。全方补中有泻，降中有升，寓通于补之中，寄升于降之内。

第四单元 和 解 剂

> ☆重点提示
>
> 本单元的出题率一般，重点掌握小柴胡汤、逍遥散、半夏泻心汤的药物组成、功用。其他方剂也要熟悉功效。

一、和解少阳

1. 小柴胡汤

【组成】柴胡、人参、半夏、甘草、黄芩、生姜、大枣 2005 2008 2021。

【方歌】小柴胡汤和解供，半夏人参甘草从，更加黄芩生姜枣，少阳为病此方宗。

【功用】和解少阳。

【主治】①伤寒少阳证。②热入血室证。妇人中风，经水适断，寒热发作有时。③疟疾、黄疸以及内伤杂病见少阳证者 2010 2011 2017。

【配伍意义】柴胡为君，苦辛微寒入肝经，既能透表里之邪，又能舒畅经气。黄芩解肌，清泄少阳之热，为臣药。半夏、生姜和胃止呕，人参、大枣扶正祛邪，并防邪内陷，共为佐药。甘草补中扶正，调和诸药，为使药。

【全方配伍特点】透散清泄以和解，升清降浊兼扶正。

2. 蒿芩清胆汤

【组成】青蒿脑、淡竹茹、仙半夏、赤茯苓、青子芩、生枳壳、陈广皮、碧玉散（滑石、甘草、青黛）。

【方歌】蒿芩清胆夏竹茹，碧玉赤苓枳陈辅，清胆利湿又和胃，少阳湿热痰浊除。

【功用】清胆利湿，和胃化痰。

【主治】少阳湿热痰浊证。寒热如疟，寒轻热重，吐酸苦水或呕吐黄涎。

【配伍意义】方中以苦寒芳香之青蒿，清透少阳邪热；以苦寒之黄芩，清泄胆热，并能燥湿，两药相合，既可内清少阳湿热，又能透邪外出，共为君药。竹茹善清胆胃之热，化痰止呕；枳壳下气宽中，除痰消痞；半夏燥湿化痰，和胃降逆；陈皮理气化痰，宽胸畅膈，四药相伍，使热清湿化痰除，共为臣药。赤茯苓、碧玉散清热利湿，导邪从小便而去，为佐使药。

二、调和肝脾

1. 四逆散

【组成】柴胡、芍药、枳实、炙甘草。

【方歌】阳郁厥逆四逆散，等分柴芍枳实甘，透邪解郁理肝脾，肝郁脾滞力能堪。

【功用】透邪解郁，疏肝理脾 2007 2010。

【主治】①阳郁厥逆证（手足不温，脉弦，或腹痛，或泄利下重）；②肝脾气郁证（胁肋胀闷，脘腹疼痛，脉弦）。

【配伍意义】柴胡为君，疏肝解郁，透邪升阳，使肝气调达，郁热外解。芍药敛阴泄热，养肝阴，为臣药。枳实行气畅脾，佐柴胡畅气机。甘草健脾和中为使药。其中柴胡配芍药，疏肝柔肝并举；柴胡配枳实，一升一降，畅达气机；芍药配枳实，一气一血，可治气血郁滞之腹痛；白芍配炙甘草，柔肝缓急止痛。

2. 逍遥散

【组成】当归、芍药、柴胡、茯苓、白术、甘草、生姜、薄荷 2012。

【方歌】逍遥散用当归芍，柴苓术草加姜薄，肝郁血虚脾气弱，调和肝脾功效卓。

【功用】疏肝解郁，养血健脾2011。

【主治】肝郁血虚脾弱证。口燥咽干，神疲食少，月经不调，脉弦而虚。

【配伍意义】柴胡为君，疏肝解郁。白芍柔肝疏肝；当归养血活血，养肝体以助肝用，共为臣药。白术、茯苓、甘草益气健脾；薄荷、生姜疏肝散郁，共为佐药。甘草调和药性，为使药。

【全方配伍特点】肝脾同调，气血兼顾，疏柔合法。

三、调和肠胃

半夏泻心汤

【组成】黄连、黄芩、干姜、炙甘草、大枣、人参、半夏2008。

【方歌】半夏泻心配芩连，干姜人参草枣全，辛开苦降除痞满，寒热错杂痞证蠲。

【功用】寒热平调，消痞散结2005 2007。

【主治】寒热错杂之痞证。心下痞，但满而不痛，呕吐，或肠鸣下利。

【配伍意义】方中半夏为君药，辛温苦燥，能和胃降逆，消痞散结。干姜消痞散结，温胃和阴；黄连、黄芩清泄里热而和阳，共为臣药。人参、大枣健脾益气，共为佐药。炙甘草调和诸药为使药。

【全方配伍特点】寒热平调以和阴阳，辛开苦降以调气机，补泻兼施以顾虚实。

第五单元 清 热 剂

> ☆重点提示
>
> 本单元内容为考试重点，应全面复习。其中清营汤、犀角地黄汤、龙胆泻肝汤以及白头翁汤等典型方剂的组成、功用应重点掌握。其余方剂的药物组成、功用、主治也要熟记。另外本单元考纲要求了解的配伍意义较多，可结合中药学的知识复习。

一、清气分热

白虎汤

【组成】石膏、知母、炙甘草、粳米。

【方歌】白虎膏知粳米甘，清热生津止渴烦，气分热盛四大证，益气生津人参添。

【功用】清热生津。

【主治】气分热盛证2000。壮热面赤，烦渴引饮，汗出恶热，脉洪大有力。

【配伍意义】方中重用石膏为君，甘辛大寒，功善清解，透热出表，清泄阳明气分实热，清热不伤正；知母寒润，能滋阴生津，助石膏清泄里热而为臣药；炙甘草、粳米固护胃气，防止大寒伤中，共为佐使药。

二、清营凉血

1. 清营汤

【组成】犀角（用水牛角代）、生地黄、玄参、竹叶、麦冬、丹参、黄连、金银花、连翘2000。

【方歌】清营汤治热传营，身热燥渴眠不宁，犀地银翘玄连竹，丹麦清热更护阴。

【功用】清营解毒，透热养阴2000。

【主治】热入营分证2003。身热夜甚，神烦少寐，时有谵语。

【配伍意义】方中犀角为君，因其轻寒透发，所以既能清热解毒，又能散瘀安神。生地黄滋阴清热；玄参解毒清热；麦冬生津清热，共助犀角凉血解毒为臣药。金银花、连翘清热解毒，透营转气；黄连清心解毒；竹叶清心除烦；丹参凉血活血，共为佐药。本方以清热解毒为主，兼以滋阴清热、透营转气、活血散瘀。

2. 犀角地黄汤

【组成】犀角（水牛角代）、生地黄、赤芍、牡丹皮。

【方歌】犀角地黄芍药丹，清热凉血散瘀专，热入血分服之安，蓄血伤络吐衄斑。

【功用】清热解毒，凉血散瘀。

【主治】热入血分证。身热谵语，斑色紫黑，或吐衄便血尿血，舌深绛起刺，脉数。

三、清热解毒

黄连解毒汤

【组成】黄连、黄芩、黄柏、栀子。

【功用】泻火解毒。

【主治】三焦火毒证。大热烦躁，发斑，错语不眠。

【配伍意义】方中以大苦大寒之黄连泻心火为君药，并且兼泻中焦之火。黄芩清肺火，泻上焦之火热，黄柏泻下焦之火，共为臣药。栀子通泻三焦之火，导热下行，引邪热从小便而出，为佐药。

四、清脏腑热

1. 导赤散

【组成】生地黄、木通、生甘草梢、竹叶。

【方歌】导赤木通生地黄，草梢煎加竹叶尝，清心利水又养阴，心经火热移小肠。

【功用】清心养阴利水。

【主治】心经火热证。口舌生疮，心热移于小肠，小便赤涩刺痛。

【配伍意义】生地凉血滋阴以制心火，木通上清心经之火，下导小肠之热，共为君药。竹叶清心除烦，淡渗利窍，导心火下行，为臣药。生甘草清热解毒，调和诸药，还可防木通、生地之寒凉伤胃，为佐使药。

2. 龙胆泻肝汤

【组成】龙胆草、黄芩、栀子、泽泻、木通、车前子、当归、生地黄、柴胡、生甘草。

【方歌】龙胆栀芩酒拌炒，木通泽泻车柴草，当归生地益阴血，肝胆实火湿热消。

【功用】泻肝胆实火，清肝经湿热 2003。

【主治】①肝胆实火上炎证；②肝经湿热下注证 2001。

【配伍意义】龙胆草大苦大寒，上泻实火，下清湿热，泻火除湿为君药；黄芩、栀子苦寒泻肝胆三焦，助君药燥湿清热，为臣药；泽泻、木通、车前子导湿热随小便而解，又用生地黄、当归养血滋阴 2011；柴胡舒畅肝胆之气，引诸药归于肝胆之经，共为佐药。甘草调和诸药，护胃安中，为佐使药。

【全方配伍特点】苦寒清利，泻中有补，降中寓升，以适肝性。

3. 左金丸

【组成】黄连、吴茱萸。

【功用】清肝泻火，降逆止呕。

【主治】肝火犯胃证 2011。胁肋胀痛，嘈杂吞酸，呕吐口苦。

【配伍意义】重用黄连为君，可清泻肝火、胃热、心火；佐吴茱萸既可疏肝降逆，又能制黄连苦寒之性，免其伤胃。还能和胃降逆，引黄连入肝经。

4. 泻白散

【组成】地骨皮、桑白皮、炙甘草、粳米。

【方歌】泻白桑皮地骨皮，粳米甘草扶肺气，清泻肺热平和剂，热伏肺中喘咳医。

【功用】清泻肺热，止咳平喘。

【主治】肺热喘咳证。气喘咳嗽，皮肤蒸热，日晡尤甚，舌红苔黄，脉细数。

【配伍意义】方中以桑白皮为君药，清泻肺热，平喘止咳。地骨皮助君药清降肺中伏火，为臣药。君臣相合，清泻肺热，以使金清气肃。炙甘草、粳米养胃和中以扶肺气，共为佐使。

5. 清胃散

【组成】生地黄、当归身、牡丹皮、黄连、升麻2000。

【方歌】清胃散中升麻连，当归生地丹皮全，或加石膏泻胃火，能消牙痛与牙宣。

【功用】清胃凉血。

【主治】胃火牙痛。牙痛牵引头痛，面颊发热，口气热臭，口干舌燥。

【配伍意义】黄连直泻胃火为君药；升麻清热解毒，升宣郁火，为臣药。君臣相合，升降并用。臣以丹皮凉血清热，生地黄滋阴凉血，当归养血活血，共为佐药。升麻引药入经，兼为使药。

6. 白头翁汤

【组成】白头翁、黄柏、黄连、秦皮2002。

【方歌】白头翁治热毒痢，黄连黄柏佐秦皮，清热解毒并凉血，赤多白少脓血医。

【功用】清热解毒，凉血止痢2001 2003。

【主治】热毒痢疾2011。腹痛，里急后重，肛门灼热，下痢脓血，赤多白少。

五、清虚热

青蒿鳖甲汤

【组成】青蒿、鳖甲、细生地、知母、丹皮2000。

【功用】养阴透热。

【主治】温病后期，邪伏阴分证。夜热早凉，热退无汗，舌红苔少，脉细数。

【配伍意义】方中鳖甲滋阴退热；青蒿清热透络，引邪外出，共为君药。生地滋阴凉血，知母滋阴降火，共为臣药。丹皮泻血中伏火，为佐药。诸药合用，养阴而不恋邪，祛邪而不伤正，共奏养阴透热之功。

第六单元 祛 暑 剂

> **重点提示**
>
> 本单元历年考查不是很多，主要是考查功用、主治及其在主治的基础上选择用药。

一、祛暑解表

香薷散

【组成】香薷、白扁豆、厚朴、酒。

【功用】祛暑解表，化湿和中。

【主治】阴暑。恶寒发热，头疼身痛，无汗，腹痛吐泻，苔白腻，脉浮（无数象）。

【配伍意义】香薷为君，解表散寒，祛暑化湿，是夏月解表祛暑之要药。厚朴为臣，辛香温燥，行气除满，燥湿运脾。白扁豆健脾和中，渗湿消暑，为佐药。

二、祛暑利湿

六一散

【组成】滑石、甘草。

【功用】清暑利湿。

【主治】暑湿证。身热烦渴，小便不利，或泄泻。

三、祛暑益气

清暑益气汤

【组成】西洋参、石斛、麦冬、黄连、竹叶、荷梗、知母、甘草、粳米、西瓜翠衣。

【方歌】王氏清暑益气汤，暑热气津已两伤，洋参麦斛粳米草，翠衣荷连知竹尝。

【功用】清暑益气，养阴生津。

【主治】暑热气津两伤证。汗多，体倦少气，脉虚数。

第七单元 温 里 剂

☆**重点提示**

本单元历年考查频率较高。其中大小建中汤、理中丸、四逆汤均是考试的常考点，无论是方剂的组成还是功用均应重点掌握。其他方剂的功效也要熟悉。

一、温中祛寒

1. 理中丸

【组成】炙甘草、人参、白术、干姜 2000 2005 2007 2011 2021。

【方歌】理中干姜参术草，温中健脾治虚寒，中阳不足痛呕利，丸汤两用腹中暖。

【功用】温中祛寒，补气健脾 2007。

【主治】①脾胃虚寒证 2006。②阳虚失血证。③中阳不足，阴寒上乘之胸痹；脾气虚寒，不能摄津之病后多涎唾；或中阳虚损，土不荣木之小儿慢惊，或清浊相干，升降失常之霍乱。

【配伍意义】重用干姜为君药，大辛大热，是温中祛寒之要药；人参甘温，补气健脾为臣药；白术健脾燥湿，疏理气机为佐药；炙甘草与诸药等量，其意有三：一为合参、术以助益气健脾；二为缓急止痛；三为调和药性，是佐药而兼使药之用。

2. 小建中汤

【组成】桂枝、炙甘草、大枣、芍药、生姜、饴糖 2002 2010。

【方歌】小建中汤君饴糖，方含桂枝加芍汤，温中补虚和缓急，虚劳里急腹痛康。

【功用】温中补虚，和里缓急。

【主治】中焦虚寒，肝脾失调，阴阳不和证。腹中拘急疼痛，时发时止。

【配伍意义】全方是把桂枝汤中芍药加倍并加饴糖组成的。饴糖温中补血、缓急止痛、益阴生津为君药。桂枝助君药，有辛甘化阳以补中阳之意；白芍合君药有酸苦化阴之妙 2005，共为臣药。生姜温中散寒；大枣益脾生津，均为佐药。甘草益气缓中，兼调诸药，为使药。

二、回阳救逆

四逆汤

【组成】附子、炙甘草、干姜。

【功用】回阳救逆。

【主治】少阴病，心肾阳衰寒厥证（冷汗自出，四肢厥逆，脉微欲绝）；太阳病误汗亡阳者 2000。

【配伍意义】生附子为君，回阳救逆。干姜为臣，温中散寒，助阳通脉。炙甘草用意有三：一则益气补中，治虚寒之本；二则缓姜、附峻烈之性；三则调和药性，并使药力作用持久。

三、温经散寒

当归四逆汤

【组成】当归、桂枝、白芍、细辛、炙甘草、通草、大枣。

【方歌】当归四逆用桂芍，细辛通草甘大枣，养血温经通脉剂，血虚寒厥服之效。

【功用】温经散寒，养血通脉。

【主治】血虚寒厥证 2002。手足厥寒，或腰、股、腿、足、肩臂疼痛。

第八单元　表里双解剂

重点提示

本单元 3 个方剂均为临床常用方，需全面掌握。

一、解表清里

葛根黄芩黄连汤

【组成】葛根、炙甘草、黄芩、黄连。

【功用】清解里热 2002。

【主治】表证未解，邪热入里证。身热，下利臭秽，胸脘烦热，口干作渴，喘而汗出。

二、解表攻里

1. 大柴胡汤

【组成】柴胡、大黄、枳实、半夏、黄芩、白芍、生姜、大枣。

【方歌】大柴胡汤用大黄，枳芩夏芍枣生姜，少阳阳明同合病，和解攻里效无双。

【功用】和解少阳，内泻热结 2006。

【主治】少阳、阳明合病。往来寒热，胸胁苦满，大便不解等。

【配伍意义】本方为小柴胡汤合小承气汤而成，柴胡为君，疏解少阳之邪。配黄芩清泄半表半里之郁热，轻用大黄，配伍枳实以泻阳明热结，行气消痞，共为臣药。芍药缓急止痛 2005 2011，半夏、生姜和胃止呕，共为佐药。大枣和中益气生津，为使药 2011。其中柴胡配伍黄芩，可以内清外透，是和解少阳的主要药对 2000。

2. 防风通圣散

【组成】防风、川芎、当归、芍药、大黄、薄荷叶、麻黄、连翘、芒硝、石膏、黄芩、桔梗、滑石、甘草、荆芥、白术、栀子、生姜。

【功用】疏风解表，泄热通便。

【主治】风热壅盛，表里俱实证。亦治疮疡肿毒，肠风痔漏，鼻赤，瘾疹。

第九单元 补 益 剂

> ☆重点提示
>
> 本单元历年都会考查,应作为重中之重复习。四君子汤、参苓白术散、补中益气汤、玉屏风散、生脉散、四物汤、归脾汤、炙甘草汤以及六味地黄丸均是重点方剂,每一个方剂的药物组成、功用都应熟练掌握,其余方剂的组成、功用也应熟记。

一、补气

1. 四君子汤

【组成】人参、白术、茯苓、炙甘草 2001 2021。

【方歌】四君子汤中和义,人参苓术甘草比,益气健脾基础剂,脾胃气虚治相宜。

【功用】益气健脾 2000。

【主治】脾胃气虚证。倦怠乏力,面色萎白,舌淡苔白,脉虚缓。

【配伍意义】人参甘温补气,养脾益胃为君药;白术燥湿健脾,助人参益气补脾,为臣药;茯苓健脾渗湿,合白术健脾助运,为佐药;炙甘草益气补中又调和诸药,为佐使药。

2. 参苓白术散

【组成】莲子肉、薏苡仁、砂仁、桔梗、白扁豆、茯苓、人参、甘草、白术、山药 2001。

【方歌】参苓白术扁豆莲,甘草山药砂苡仁,桔梗上浮兼保肺,枣汤调服益脾神。

【功用】益气健脾,渗湿止泻 2003 2008。

【主治】脾虚湿盛证;亦可用治肺脾气虚,痰湿咳嗽 2002。

【配伍意义】方中配伍四君子汤(人参、白术、茯苓、甘草)益气健脾以补虚。山药健脾止泻,莲子肉补脾涩肠止泻。白扁豆健脾化湿,薏苡仁健脾渗湿。砂仁芳香醒脾,行气导滞,化湿和胃 2007,寓行气于补气之中,使全方补而不滞。桔梗宣利肺气,通调水道,又载药上行,与诸补脾药合用,有"培土生金"之意。

3. 补中益气汤

【组成】黄芪、炙甘草、人参、升麻、柴胡、橘皮、当归身、白术 2007 2011。

【方歌】补中益气芪参术,炙草柴升归陈助,清阳下陷能升举,气虚发热甘温除。

【功用】补中益气,升阳举陷 2009。

【主治】①脾胃气虚证;②气虚下陷证;③气虚发热证 2006 2015。

【配伍意义】重用黄芪,既能补中益气,又能升阳固表,为君药;人参、炙甘草补中健脾,助君药补气健脾,共为臣药;白术补气健脾,助脾运化。当归和营养血,陈皮疏理气机,共为佐药;加柴胡、升麻升提中气,为佐使药 2016,甘草调和诸药,为使药。

【全方配伍特点】主以甘温,补中寓升,共成虚则补之、陷者升之、甘温除热之剂。

4. 生脉散

【组成】人参、麦冬、五味子 2003 2021。

【方歌】生脉麦味与人参,保肺清心治暑淫,气少汗多兼口渴,病危脉绝急煎斟。

【功用】益气生津,敛阴止汗 2000 2002。

【主治】①温热、暑热,耗气伤阴证;②久咳伤肺,气阴两虚证。

【配伍意义】人参大补元气,生津固脱,为君药;麦冬滋阴润燥,合人参双补气阴,为臣药；五味子益气敛阴，与人参、麦冬相配，敛阴养阴为佐药。

5. 玉屏风散

【组成】防风、黄芪、白术、大枣。

【方歌】玉屏组合少而精，芪术防风鼎足形，表虚汗多易感冒，固卫敛汗效特灵。

【功用】益气固表止汗。

【主治】表虚自汗。汗出恶风，易感外邪。

二、补血

1. 四物汤

【组成】白芍、当归、熟地黄、川芎。

【方歌】四物熟地归芍芎，补血调血此方宗，营血虚滞诸多证，加减运用贵变通。

【功用】补血调血 2000。

【主治】营血虚滞证 2005。面色无华，唇甲色淡，舌淡脉细。

【配伍意义】本方重用滋阴补血的熟地黄为君药；当归补血活血，助君药补血又行血，为臣药；白芍养血敛阴，柔肝缓急止痛，川芎善行，可通畅血脉，共为佐药。

2. 归脾汤

【组成】白术、人参、黄芪、当归、甘草、白茯苓、远志、酸枣仁、木香、龙眼肉、生姜、大枣。

【方歌】归脾汤用术参芪，归草茯神远志齐，酸枣木香龙眼肉，煎加姜枣益心脾。

【功用】益气补血，健脾养心 2022。

【主治】①心脾气血两虚证（心悸怔忡，失眠健忘）；②脾不统血证（便血，崩漏）2004。

【配伍意义】方中参、苓、术、草益气健脾；当归、龙眼肉补血养心；茯苓、酸枣仁、远志宁心安神；木香理气醒脾，使补而不滞，滋而不腻；煎煮时加入少量姜、枣调和脾胃，以资化源。

三、气血双补

炙甘草汤

【组成】炙甘草、生姜、人参、生地黄、桂枝、阿胶、麦冬、麻仁、大枣、清酒 2017。

【方歌】炙甘草参枣地胶，麻仁麦桂姜酒熬，益气养血温通脉，结代心悸肺痿疗。加芍去参枣桂姜，加减复脉滋阴饶。

【功用】滋阴养血，益气温阳，复脉定悸 2006。

【主治】①阴血不足，阳气虚弱证；②虚劳肺痿证 2010。

【配伍意义】方中重用生地黄为君药，滋阴养血。臣以炙甘草补气健脾，复脉益心，二药配伍，益气养血以复脉之本；人参、大枣补益心脾，阿胶、麦冬、麻仁甘润养血，助君药补脾充脉；桂枝、生姜温散，可温阳通脉，共为佐药。清酒辛热，温通血脉，以行药力，为使药。

四、补阴

1. 六味地黄丸

【组成】熟地黄、山茱萸、干山药、泽泻、牡丹皮、白茯苓。

【方歌】六味地黄山药萸，泽泻苓丹三泻侣，三阴并补重滋肾，肾阴不足效可居。滋阴降火知柏需，养肝明目加杞菊，都气五味纳肾气，滋补肺肾麦味续。

【功用】填精滋阴补肾。

【主治】肾阳精不足证 2004。腰膝酸软，小儿五迟五软。

【配伍意义】熟地黄滋阴补肾，填精益髓，为君药；山茱萸补肝肾涩精，山药补脾固肾止遗，共为臣药；三药配合为"三补"。佐以泽泻利湿泄肾浊，防熟地黄之滋腻恋邪；丹皮清泻相火，并制约山萸肉之温涩；茯苓淡渗脾湿，并助山药健运脾胃。三药相合，一者渗湿浊，清虚热；二者使全方补而不滞，滋而不腻，此为"三泻"。

【全方配伍特点】三补三泻，以补为主；肾、肝、脾三脏兼顾，以滋肾精为主。

2. 左归丸

【组成】怀熟地黄、炒山药、枸杞、山茱萸、川牛膝、鹿角胶、龟甲胶、菟丝子。

【功用】滋补肾阴，填精益髓。

【主治】真阴不足证。腰酸腿软，遗精滑泄，脉细。

五、补阳

1. 肾气丸

【组成】干地黄、山药、山茱萸、泽泻、茯苓、牡丹皮、桂枝、炮附子。

【方歌】肾气丸主肾阳虚，干地山药及山萸，少量桂附泽苓丹，水中生火在温煦。济生加入车牛膝，温肾利水消肿需。十补丸有鹿茸味，主治肾阳精血虚。

【功用】补肾助阳，化生肾气。

【主治】肾阳不足证。腰痛脚软，腰以下冷。

干地黄为君，滋补肾阴，益精填髓。臣以山茱萸，补肝肾，涩精气；山药健脾气，固肾精。二药与熟地黄相配，补肾填精，谓之"三补"。臣以附子、桂枝，温肾助阳，生发少火，鼓舞肾气。佐以茯苓健脾益肾，泽泻、丹皮降相火而制虚阳浮动，且茯苓、泽泻均有渗湿泄浊、通调水道之功。三者配伍，谓之"三泻"。

【全方配伍特点】重用"三补三泻"，以益精泄浊，少佐温热助阳，以"少火生气"。

2. 右归丸

【组成】熟地黄、山药、山茱萸、枸杞子、菟丝子、鹿角胶、杜仲、肉桂、当归、制附子。

【功用】温补肾阳，填精益髓。

【主治】肾阳不足，命门火衰证。气衰神疲，畏寒肢冷，脉沉迟。

六、阴阳双补

地黄饮子

【组成】熟地黄、巴戟天、山茱萸、肉苁蓉、附子、石斛、五味子、肉桂、白茯苓、麦冬、远志、菖蒲、生姜、大枣、薄荷 2001 2010。

【方歌】地黄饮萸麦味斛，苁戟附桂阴阳补，化痰开窍菖远茯，加薄姜枣喑痱服。

【功用】滋肾阴，补肾阳，开窍化痰。

【主治】喑痱证。舌强不能言，足废不能用。

【配伍意义】熟地黄、山茱萸补肾益精；肉苁蓉、巴戟天温壮肾阳，合用则治下元虚衰，为君药。附子、肉桂助阳益火，引火归原；石斛、麦冬滋阴补胃；五味子酸敛，固肾涩精，共为臣药。石菖蒲、远志、茯苓化痰开窍，且交通心肾，均为佐药。生姜、大枣和中调药，薄荷助解郁开窍之力，功兼佐使。

第十单元 固 涩 剂

重点提示

本单元考试偶有涉及。重点熟悉每个方剂的组成、功用，真人养脏汤、固冲汤等典型方剂应重点记忆，牡蛎散也有再次考查的可能。

一、固表止汗

牡蛎散

【组成】黄芪、麻黄根、煅牡蛎、小麦。

【方歌】牡蛎散内用黄芪，麻黄根与小麦齐，益气固表又敛阴，体虚自汗盗汗宜。

【功用】敛阴止汗，益气固表 2002。

【主治】自汗、盗汗证 2004。常自汗出，夜卧尤甚，短气烦倦。

【配伍意义】方中煅牡蛎质重性寒，既能滋阴潜阳，重镇安神，又能收敛止汗，重用为君；黄芪补气实卫，固表止汗，配牡蛎标本兼治，为臣药；麻黄根收敛止汗，均为佐药；小麦养心气，滋心阴，清心除烦，为佐使药。

二、涩肠固脱

真人养脏汤

【组成】人参、当归、白术、肉豆蔻、肉桂、炙甘草、白芍、木香、罂粟壳、诃子 2001。

【方歌】真人养脏木香诃，当归肉蔻与粟壳，术芍参桂甘草共，脱肛久痢服之瘥。

【功用】涩肠固脱，温补脾肾。

【主治】脾胃虚寒，久泻久痢证 2003。

【配伍意义】罂粟壳涩肠固脱止泻，为君药。肉豆蔻、诃子涩肠止泻，助君药固脱，并能温中行气，共为臣药。肉桂温肾暖脾，以散阴寒；人参、白术健脾补中；当归、白芍养血和血；木香行气止痛，疏理气机，共为佐药。甘草调和诸药，为佐使药。

三、涩精止遗

桑螵蛸散

【组成】桑螵蛸、远志、菖蒲、龙骨、人参、茯神、当归、龟甲。

【方歌】桑螵蛸散龙龟甲，参归茯神菖远合，调补心肾又涩精，心肾两虚尿频佳。

【功用】调补心肾，固精止遗。

【主治】心肾两虚之尿频、遗尿、遗精证。

【配伍意义】方中桑螵蛸补肾助阳，缩尿固精，为君药；生龙骨宁心安神，固涩止遗，龟甲滋阴潜阳，补益心肾，共助君药补心肾，止滑遗，为臣药；人参益心气安心神，补元气以摄液，当归养血补心，茯神宁心定志，菖蒲、远志开窍安神，且交通心肾，俱为佐药。

四、固崩止带

固冲汤

【组成】炒白术、生黄芪、煅龙骨、煅牡蛎、山茱萸、生杭白芍、海螵蛸、茜草、棕榈炭、五倍子 2007。

【方歌】固冲芪术山萸芍，龙牡倍棕茜海蛸，益气健脾固摄血，脾虚冲脉不固疗。

【功用】益气健脾，固冲摄血 2004。

【主治】脾肾亏虚，冲脉不固证。月经过多，色淡质稀，头晕肢冷。

【配伍意义】方中重用白术，与黄芪相伍，补气健脾，使气旺摄血，共为君药。肝肾足即冲任固，故配以山茱萸、白芍补益肝肾以调冲任，并能养血敛阴，共为臣药。煅龙骨、煅牡蛎、棕榈炭、五倍子功专收敛固涩，以增止血之力；海螵蛸、茜草化瘀止血，使血止而不留瘀，共为佐药。综合全方，补涩相合，以涩为主；脾肾同调，主补脾气；寄行于收，止不留瘀。

第十一单元 安 神 剂

> ☆重点提示
>
> 本单元虽然方药很少，但是考查的知识点还是比较多的，除了组成、功用、主治以外，还要掌握一些药物的特殊应用，如黄连、酸枣仁、五味子的特殊应用。熟悉方剂中共同的药物，根据症状判断选择药物。另外，天王补心丹的组成、功用、主治在历年考试中经常出现。

一、重镇安神

朱砂安神丸

【组成】朱砂、黄连、甘草、生地黄、当归 2003。

【方歌】朱砂安神东垣方，归连甘草合地黄，怔忡不寐心烦乱，养阴清热可复康。

【功用】镇心安神，清热养血 2010。

【主治】心火偏盛，阴血不足证 2002 2011 2016。失眠多梦，惊悸怔忡，心烦神乱。

【配伍意义】朱砂质重性寒，主入心经，重镇安神，可上清心火，下益肾水，重用为君；黄连苦寒，善清心火，与君药配伍，清心除烦，为臣药 2005；当归、生地黄补阴血，养心神，为佐药 2006；甘草和中调药，又能制约黄连、朱砂之毒性，兼为佐使药。全方合用，清火安神。

二、滋养安神

1. 天王补心丹

【组成】生地黄、人参、丹参、玄参、白茯苓、远志、桔梗、五味子、当归身、天冬、麦冬、柏子仁、酸枣仁、朱砂、竹叶 2007。

【方歌】补心地归二冬仁，远茯味砂桔三参，阴亏血少生内热，滋阴养血安心神。

【功用】滋阴养血，补心安神 2022。

【主治】阴虚血少，神志不安证。心悸怔忡，虚烦失眠，梦遗健忘。

【配伍意义】重用生地黄养心血，滋肾水，清虚火，使心神安宁，精关秘固，为君药；天冬、麦冬壮水制火，酸枣仁、柏子仁养心安神 2005，当归补血润燥，共为臣药；丹参清心活血，远志、茯苓益心安神，玄参滋阴降火，人参补气生血，安神益智，朱砂镇心安神，共为佐药；桔梗载药上行，为使药。全方益水降火，宁心安神。

2. 酸枣仁汤

【组成】酸枣仁、茯苓、知母、川芎、甘草。

【方歌】酸枣仁汤治失眠，川芎知草茯苓煎，养血除烦清虚热，安然入睡梦乡甜。

【功用】清热除烦，养血安神。

【主治】肝血不足，虚热内扰证。虚烦不眠，头目眩晕，心悸不安。

【配伍意义】酸枣仁性味甘平，入心、肝经，可养血补肝，宁心安神，为君药 2006；茯苓宁心安神，知母滋阴清热，共为臣药，助君药安神除烦；川芎舒畅肝气，与君药合用，酸辛收散，养血调肝，为佐药；甘草调和诸药为使药。全方养血安神，清心除烦。

第十二单元 开 窍 剂

> **重点提示**
> 本单元首先要掌握开窍药"三宝"的功用和主治，其次要掌握其治疗特点及区别。

一、凉开

1. 安宫牛黄丸

【功用】清热解毒，豁痰开窍 2017。

【主治】邪热内陷心包证。高热烦躁，神昏谵语，舌謇肢厥。亦治中风昏迷，小儿惊厥属邪热内闭。

2. 紫雪

【功用】清热开窍，息风止痉 2004。

【主治】温热病，热闭心包及热盛动风证。高热烦躁，神昏谵语，痉厥；以及小儿热盛惊厥。

3. 至宝丹

【功用】化浊开窍，清热解毒 2003。

【主治】痰热内陷心包证。神昏谵语，痰盛气粗，苔黄垢腻。亦治中风、中暑、小儿惊厥属于痰热内闭。

二、温开

苏合香丸

【功用】温通开窍，行气止痛。

【主治】寒闭证。突然昏倒，牙关紧闭，不省人事。亦治心腹卒痛，甚则昏厥，属寒凝气滞者。

第十三单元 理 气 剂

> ☆**重点提示**
> 本单元常考，主要考查组成、功用和主治，特别是苏子降气汤、旋覆代赭汤。

一、行气

1. 越鞠丸

【组成】香附、川芎、苍术、神曲、栀子 2008 2012。

【方歌】行气解郁越鞠丸，香附芎苍栀曲研，气血痰火湿食郁，随证易君并加减。

【功用】行气解郁。

【主治】六郁证。胸膈痞闷，脘腹胀痛，嗳腐吞酸。

【配伍意义】香附行气解郁为君药 2002；川芎活血祛瘀治血郁，栀子清热泻火治火郁，苍术治湿郁，神曲治食郁，共为臣佐药。五郁已解，痰郁自除。本方解郁，重在调理气机。

2. 柴胡疏肝散

【组成】柴胡、陈皮、川芎、香附、芍药、枳壳、炙甘草。

【方歌】柴胡疏肝芍川芎，枳壳陈皮草香附，疏肝行气兼活血，胁肋疼痛立能除。

【功用】疏肝解郁，行气止痛。
【主治】肝气郁滞证。胁肋疼痛，胸闷喜太息，情志抑郁易怒。

3. 瓜蒌薤白白酒汤
【组成】瓜蒌实、薤白、白酒。
【功用】通阳散结，行气祛痰。
【主治】胸阳不振，痰气互结之胸痹轻证。
【配伍意义】方中以瓜蒌为君药，涤痰散结，理气宽胸；以薤白为臣药，温通滑利，通阳散结，行气止痛。二药相配，散胸中阴寒，化上焦痰浊，宣胸中气机。佐以辛通温散之白酒，以增行气通阳之力。

4. 半夏厚朴汤
【组成】半夏、厚朴、茯苓、生姜、紫苏叶。
【方歌】半夏厚朴与紫苏，茯苓生姜共煎服，痰凝气聚成梅核，降逆开郁气自舒。
【功用】行气散结，降逆化痰。
【主治】梅核气。咽中如有物阻，咯吐不出，吞咽不下。
【配伍意义】半夏化痰散结，降逆和胃，为君药。厚朴行气除满，助半夏散结降逆，为臣药。茯苓健脾渗湿，紫苏叶行气开郁，生姜开郁化痰，降逆和胃，并解半夏之毒，共为佐药。

二、降气

1. 苏子降气汤
【组成】紫苏子、半夏、川当归、厚朴、甘草、肉桂、生姜、大枣、前胡、苏叶 2001 2016。
【方歌】苏子降气祛痰方，夏朴前苏甘枣姜，肉桂纳气归调血，上实下虚痰喘康。
【功用】降气平喘，祛痰止咳。
【主治】上实下虚之喘咳证。痰涎壅盛，呼多吸少，肢体浮肿。
【配伍意义】紫苏子为君，降气平喘，祛痰止咳。半夏燥湿化痰降逆，厚朴下气宽胸除满，前胡下气祛痰止咳，共为臣药。肉桂温补下元，纳气平喘，以治下虚；当归辛苦温润，治咳逆上气，养血补肝，还可制诸药之燥 2004，共为佐药。
【全方配伍特点】降以平上实，温以助下虚，肺肾兼顾，主以治上。

2. 旋覆代赭汤
【组成】旋覆花、人参、生姜、代赭石、炙甘草、半夏、大枣。
【方歌】旋覆代赭重用姜，半夏人参甘枣尝，降逆化痰益胃气，胃虚痰阻痞噫康。
【功用】降逆化痰，益气和胃。
【主治】胃虚痰阻气逆证。

第十四单元 理 血 剂

☆重点提示

本单元需重点掌握温经汤（妇科的常用方剂）、咳血方的内容，熟悉血府逐瘀汤的治疗特点和区别。另要注意区别方药的共同组成药物。

一、活血祛瘀

1. 桃核承气汤
【组成】桃仁、大黄、芒硝、甘草、桂枝。

【方歌】桃核承气硝黄草，少佐桂枝温通妙，下焦蓄血小腹胀，泻热破瘀微利效。
【功用】泻热逐瘀。
【主治】下焦蓄血证。少腹急结，小便自利，烦躁谵语。
【配伍意义】本方实为调味承气汤加桃仁、桂枝组成。桃仁破血祛瘀，大黄逐瘀泄热，合用则瘀热并治，为君药。桂枝既通利血脉，又防寒药遏邪留瘀；芒硝软坚助逐瘀热，共为臣药。甘草和中调药，缓峻护正，为佐使药。全方活血药配泻热药，瘀热同治，众多寒凉药合少量桂枝，凉而不遏。

2. 血府逐瘀汤
【组成】桃仁、红花、当归、生地黄、川芎、赤芍、牛膝、桔梗、柴胡、枳壳、甘草。
【功用】活血化瘀，行气止痛 2001。
【主治】胸中血瘀证 2010。胸痛如针刺而有定处，舌有瘀斑脉涩。
【配伍意义】方中桃仁破血行滞而润燥，红花活血祛瘀以止痛，共为君药。赤芍、川芎助君药活血祛瘀；牛膝活血通经，祛瘀止痛，引血下行，共为臣药。生地黄、当归养血益阴，清热活血；桔梗、枳壳，一升一降，宽胸行气，桔梗并能载药上行；柴胡疏肝解郁，升达清阳，与桔梗、枳壳同用，尤善理气行滞，使气行则血行，以上均为佐药。甘草调和诸药，为使药。
【全方配伍特点】活血与行气相伍，祛瘀与养血同施，升降兼顾，气血同调。

3. 补阳还五汤
【组成】黄芪、当归、赤芍、地龙、川芎、红花、桃仁。
【方歌】补阳还五赤芍芎，归尾通经佐地龙，四两黄芪为主药，血中瘀滞用桃红。
【功用】补气活血通络。
【主治】中风之气虚血瘀 2001。半身不遂，舌暗淡苔白，脉缓。
【配伍意义】重用生黄芪，大补脾胃之气，使气行则血行，祛瘀不伤正，为君药；当归活血养血，使化瘀不伤血，为臣药 2003；川芎、赤芍、桃仁、红花助当归活血祛瘀，共为佐药；地龙通经活络，为佐使药 2016。
【全方配伍特点】重在补气，佐以活血，气旺血行，补而不滞。

4. 温经汤
【组成】吴茱萸、当归、芍药、川芎、人参、桂枝、阿胶、牡丹皮、生姜、甘草、半夏、麦冬 2001 2017 2020。
【方歌】温经汤用萸桂芎，归芍丹皮姜夏冬，参草益脾胶养血，调经重在暖胞宫。
【功用】温经散寒，养血祛瘀 2000。
【主治】冲任虚寒，瘀血阻滞证 2001 2004。亦治妇人宫冷，久不受孕。
【配伍意义】吴茱萸行气止痛，温经散寒；桂枝温通血脉，共为君药 2005。当归补血活血止痛，川芎活血祛瘀，行气开郁，白芍养血敛阴，柔肝止痛，共为臣药。丹皮活血散瘀，阿胶养血止血，麦冬养阴清热，人参、甘草益气健脾，半夏和胃安中散结，生姜既温胃气，又温经散寒，均为佐药。

5. 生化汤
【组成】当归、川芎、桃仁、炮姜、炙甘草（黄酒、童便各半煎服）2003 2006 2007。
【方歌】生化汤是产后方，归芎桃草酒炮姜，消瘀活血功偏擅，止痛温经效亦彰。
【功用】养血祛瘀，温经止痛 2001。
【主治】血虚寒凝，瘀血阻滞证。产后恶露不行，小腹冷痛。
【配伍意义】当归养血活血、化瘀生新、行滞止痛，为君药 2011；川芎活血行气，桃仁活血祛瘀，均为臣药；炮姜入血散寒，黄酒通脉活血，均为佐药；炙甘草调和诸药为使。童便同煎，取其益阴化瘀，引败血下行之意。

6. 桂枝茯苓汤

【组成】桂枝、茯苓、牡丹皮、桃仁、芍药各等分，白蜜。

【方歌】金匮桂枝茯苓丸，桃仁芍药与牡丹，等分为末蜜丸服，缓消癥块胎可安。

【功用】活血化瘀，缓消癥块。

【主治】瘀阻胞宫证。妇人素有癥块，妊娠漏下不止。

【配伍意义】桂枝温通血脉为君，桃仁、丹皮活血破瘀，散结消癥，共为臣药。芍药养血和血，缓急止痛；茯苓渗湿祛痰，健脾益胃，均为佐药。白蜜甘缓而润为使，缓诸药破泄之力。

二、止血

1. 咳血方

【组成】青黛、瓜蒌仁、海粉、山栀子、诃子（蜜、姜汁）2002 2005 2006 2008。

【方歌】咳血方中诃子收，瓜蒌海粉山栀投，青黛蜜丸口嚼化，咳嗽痰血服之瘳。

【功用】清肝宁肺，凉血止血。

【主治】肝火犯肺之咳血证 2004。心烦易怒，胸胁作痛。

【配伍意义】青黛泻肝经实火而凉血，栀子泻火除烦凉血，两药合用，澄本清源，为君药。瓜蒌仁清热化痰，润肺止咳；海蛤粉清金降火，软坚化痰，共为臣药。诃子清热下气，敛肺化痰，为佐药。诸药合用，共奏清肝宁肺、止咳止血之效。

2. 小蓟饮子

【组成】生地黄、小蓟、木通、滑石、蒲黄、藕节、淡竹叶、当归、山栀子、甘草 2004 2008。

【方歌】小蓟生地藕蒲黄，滑竹通栀归草襄，凉血止血利通淋，下焦瘀热血淋康。

【功用】凉血止血，利水通淋。

【主治】热结下焦之血淋、尿血。尿中带血，小便赤涩疼痛。

3. 黄土汤

【组成】甘草、干地黄、白术、附子、阿胶、黄芩、灶心土 2001。

【方歌】黄土汤中芩地黄，术附阿胶甘草尝，温阳健脾能摄血，便血崩漏服之康。

【功用】温阳健脾，养血止血。

【主治】脾阳不足，脾不摄血证。便血色暗，四肢不温，面色萎黄。

【配伍意义】灶心土即伏龙肝，辛温而涩，能温中、收敛、止血，为君药。白术、附子温阳健脾，以复脾胃统摄之权，为臣药。干地黄、阿胶滋阴养血止血，既可补益阴血之不足，又可制术、附之温燥伤血，干地黄、阿胶得术、附可避滋腻呆滞碍脾之弊；黄芩止血，又佐制术、附温燥以免伤阴动血，共为佐药。甘草和药并益气调中为使。全方寒温并用，标本兼治，刚柔相济，使温阳不伤阴，滋阴不碍阳。

第十五单元 治 风 剂

☆**重点提示**

本单元药物种类比较多，考试经常作为重要的出题点，消风散、镇肝熄风汤、天麻钩藤饮应重点掌握其组成、功用。注意区分几种息风方剂的治疗特点。其余了解即可。

一、疏散外风

1. 川芎茶调散

【组成】川芎、荆芥、白芷、羌活、甘草、细辛、薄荷、防风、清茶 2010。

【方歌】川芎茶调有荆防，辛芷薄荷甘草羌，目昏鼻塞风攻上，偏正头痛悉能康。

【功用】疏风止痛。

【主治】外感风邪头痛。偏正头痛，颠顶头痛，目眩鼻塞。

【配伍意义】川芎善治少阳、厥阴经头痛，祛风活血而止头痛，"诸经头痛之要药"，重用为君；薄荷、荆芥轻而上行，善疏风止痛、清利头目，为臣药；羌活治太阳经头痛，白芷治阳明经头痛，细辛散寒止痛，长于治少阴经头痛，防风辛散上部风邪，共为佐药；甘草益气和中，调和诸药，为使药。

【全方配伍特点】辛散疏风于上，诸经兼顾；佐入苦凉之品，寓降于升。

2. 消风散

【组成】当归、生地黄、防风、蝉蜕、知母、苦参、胡麻仁、荆芥、苍术、牛蒡子、石膏、甘草、木通。

【方歌】消风散中有荆防，蝉蜕胡麻苦参苍，知膏蒡通归地草，风疹湿疹服之康。

【功用】疏风除湿，清热养血。

【主治】风疹、湿疹。皮肤瘙痒，疹出色红。

【配伍意义】荆芥、防风、牛蒡子、蝉蜕开发腠理，透解在表的风邪，使风邪得以从外透达共为君药；苍术散风除湿，苦参清热燥湿，木通利热渗湿，共为臣药；生地黄清热凉血，胡麻仁养血润燥，当归和营活血，石膏、知母清热泻火，均为佐药；甘草调药和中并能解毒为使。

3. 牵正散

【组成】白附子、白僵蚕、全蝎、热酒。

【功用】祛风化痰，通络止痉。

【主治】风中头面经络。口眼㖞斜，面肌抽动。

【配伍意义】方中白附子辛温燥烈，入阳明经而走头面，以祛风化痰，尤其善散头面之风是为君药。全蝎、僵蚕均能祛风止痉，其中全蝎长于通络，僵蚕且能化痰，合用既助君药祛风化痰之力，又能通络止痉，共为臣药。用热酒调服，以助宣通血脉，并能引药入络，直达病所，以为佐使。

4. 小活络丹

【组成】川乌、草乌、地龙、天南星、乳香、没药。

【方歌】小活络祛风湿寒，化痰活血三者兼，二乌南星乳没龙，寒湿痰瘀痹痛蠲。

【功用】祛风除湿，化痰通络，活血止痛。

【主治】风寒湿痹。肢体筋脉疼痛，关节屈伸不利。

二、平息内风

1. 羚角钩藤汤

【组成】羚角片、双钩藤、霜桑叶、滁菊花、鲜生地黄、生白芍、川贝母、淡竹茹、茯神木、生甘草。

【方歌】羚角钩藤菊花桑，地芍贝茹茯草襄，凉肝息风又养阴，肝热生风急煎尝。

【功用】凉肝息风，增液舒筋。

【主治】肝热生风证。高热不退，烦闷躁扰，手足抽搐，发为痉厥。

【配伍意义】羚羊角清热解痉，钩藤平肝息风，共为君药。桑叶、菊花既能清热平肝，又兼疏散风热，共为臣药。生地黄凉血养阴，白芍养阴补血，贝母、竹茹清热化痰通经，茯神益气安神，共为佐药。甘草益气，助白芍缓急柔筋，并调和药性，为佐使药。

【全方配伍特点】咸寒而甘与辛凉合方，清息之中寓辛疏甘酸之意，共成"凉肝息风"之法。

2. 镇肝熄风汤

【组成】怀牛膝、生赭石、生龙骨、生牡蛎、生龟甲、生杭芍、玄参、天冬、川楝子、生麦芽、茵陈、甘草 2010。

【方歌】镇肝息风芍天冬，玄参龟板赭茵从，龙牡麦芽膝草楝，肝阳上亢能奏功。

【功用】镇肝息风，滋阴潜阳 2003。

【主治】类中风 2000 2006。头目眩晕，目胀耳鸣，面色如醉，心中烦热。

【配伍意义】牛膝味苦酸而平，引血下行，补益肝肾，重用为君。代赭石镇肝降逆；龙骨、牡蛎、龟甲益阴潜阳，镇肝息风，白芍补血敛阴，泻肝柔筋，共为臣药。玄参、天冬滋阴清热，壮水涵木；茵陈、川楝子、生麦芽清泄肝热，疏肝理气，以利于肝阳的平降镇潜，俱为佐药。甘草调和诸药，防止金石类药物碍胃之弊，为佐使药。

【全方配伍特点】镇降下行，重在治标，滋潜清疏，以适肝性。

3. 天麻钩藤饮

【组成】天麻、钩藤、石决明、栀子、黄芩、川牛膝、杜仲、益母草、桑寄生、夜交藤、朱茯神。

【方歌】天麻钩藤石决明，栀杜寄生膝与芩，夜藤茯神益母草，主治眩晕与耳鸣。

【功用】平肝息风，清热活血，补益肝肾。

【主治】肝阳偏亢，肝风上扰证 2005。头痛、眩晕、失眠多梦。

第十六单元 治 燥 剂

☆重点提示

本单元内容较为重要，需着重掌握每个方剂的组成和功用。特别是桑杏汤、麦门冬汤及清燥救肺汤，经常合并考查共同药物。另外清燥救肺汤和麦门冬汤的配伍意义也应注意。

一、轻宣外燥

1. 杏苏散

【组成】紫苏叶、半夏、茯苓、前胡、苦桔梗、枳壳、甘草、生姜、橘皮、杏仁、大枣。

【方歌】杏苏散内夏陈前，枳桔苓草姜枣研，轻宣温润治凉燥，咳止痰化病自痊。

【功用】轻宣凉燥，理肺化痰。

【主治】外感凉燥证 2018。恶寒无汗，鼻塞咽干。

【配伍意义】杏仁苦温而润，能宣肺止咳除痰；苏叶辛温，微发其汗，使凉燥从表而解，合为君药。桔梗、枳壳一升一降助杏仁宣肺止咳，前胡疏风降气助杏仁、苏叶轻宣达表除痰，共为臣药。半夏、橘皮、茯苓合治燥邪束于表，肺气不降，内之津液蕴聚为痰，生姜、大枣调和营卫，滋脾行津以助润燥，共为佐药。甘草调和药性，合桔梗宣肺利咽。

2. 清燥救肺汤

【组成】桑叶、煅石膏、甘草、人参、胡麻仁、真阿胶、麦冬、杏仁、枇杷叶。

【方歌】清燥救肺桑麦膏，参胶胡麻杏杷草，清宣润肺养气阴，温燥伤肺气阴耗。

【功用】清燥润肺，益气养阴。

【主治】温燥伤肺证 2004。头痛身热，干咳无痰，咽喉干燥。

【配伍意义】桑叶质轻性寒，清透肺中燥热之邪，重用为君。石膏辛甘而寒，清泄肺热，石膏虽质重沉寒而量少，故不碍桑叶轻宣之性；麦冬甘寒，养阴润肺，合为臣药。人参益胃津，养肺气；胡麻仁、阿胶养阴润肺；杏仁、枇杷叶降泄肺气，共为佐药。甘草益脾胃、补肺气，调和诸药，为佐使。

二、滋阴润燥

1. 麦门冬汤

【组成】麦门冬、半夏、人参、甘草、粳米、大枣 2005。

【方歌】麦门冬汤用人参，枣草粳米半夏存，肺痿咳逆因虚火，清养肺胃此方珍。

【功用】滋养肺胃，降逆下气 2001 2006。

【主治】①虚热肺痿（咳嗽气喘，咯痰不爽，手足心热）。②胃阴不足证（气逆呕吐，口渴咽干）。

【配伍意义】麦门冬清肺胃虚热，滋肺胃之阴，重用为君。臣以半夏降逆下气、化痰和胃。一则降逆以止咳喘，二则开胃行津以润肺，三则防大量麦冬之滋腻壅滞，二药相反相成。人参补脾益气，甘草、粳米、大枣甘润性平，合人参和中滋液，培土生金，以上俱为佐药。甘草调和药性，兼作使药。诸药相合，可使肺胃阴复，逆气得降，中土健运，诸症自愈。

【全方配伍特点】重用甘寒清润，少佐辛温降逆，滋而不腻，温而不燥，培土生金，肺胃并治。

2. 玉液汤

【组成】山药、生黄芪、知母、生鸡内金、葛根、五味子、天花粉。

【功用】益气养阴，固肾止渴。

【主治】消渴气阴两虚证。口干口渴，饮水不解，小便频数量多。

【配伍意义】方中山药、生黄芪益气养阴，补脾固肾，共为君药。知母、天花粉为臣药，滋阴清热，润燥止渴。佐以葛根升阳生津，助脾气上升以散精达肺；鸡内金助脾健运，化水谷为津液；五味子酸收而固肾生津，使津液不下流，为佐药。

第十七单元 祛 湿 剂

☆重点提示

本单元内容较为重点，平胃散、实脾散、独活寄生汤的组成、功用应重点记忆。掌握三仁汤中的三仁。其余内容熟悉即可。

一、燥湿和胃

1. 平胃散

【组成】苍术、厚朴、陈皮、甘草、生姜、大枣 2005 2021。

【方歌】平胃散内君苍术，厚朴陈草姜枣煮，燥湿运脾又和胃，湿滞脾胃胀满除。

【功用】燥湿运脾，行气和胃。

【主治】湿滞脾胃证 2004。

【配伍意义】苍术既可燥湿健脾，还有辛散作用，故可行气，其味香，燥湿之力强，重用为君；厚朴行气化湿，散满除胀为臣药；陈皮理气和胃，芳香醒脾，以助苍术、厚朴之力，为佐药；甘草、姜枣甘缓和中，调和诸药，兼为佐使药。

2. 藿香正气散

【组成】大腹皮、白芷、紫苏、茯苓、半夏、白术、陈皮、厚朴、苦桔梗、藿香、甘草、生姜、大枣 2000 2003 2006 2008。

【方歌】藿香正气腹皮苏，甘桔陈苓朴白术，夏曲白芷加姜枣，风寒暑湿并能除。

【功用】解表化湿，理气和中。

【主治】外感风寒，内伤湿滞证。霍乱吐泻，恶寒发热，胸膈满闷。

【配伍意义】方中藿香辛散风寒，芳化湿浊，和胃悦脾，为君药。半夏曲、陈皮理气燥湿，和胃降逆以止呕；白术、茯苓健脾助运，除湿和中以止泻，同为臣药。紫苏、白芷辛温发散，助藿香外散风寒，燥湿化浊。大腹皮、厚朴行气化湿，畅中行滞；桔梗宣肺利膈；煎加姜、枣。内调脾胃，外和营卫，俱为佐药。甘草调和药性，并协姜、枣以和中，用为使药。

【全方配伍特点】表里同治，以治里为主；脾胃同调，以升清降浊为要。

二、清热祛湿

1. 茵陈蒿汤

【组成】茵陈、栀子、大黄 2017。

【功用】清热，利湿，退黄。

【主治】黄疸阳黄证。一身面目俱黄，黄色鲜明，发热。

【配伍意义】茵陈最善清利湿热，退黄疸，为治黄疸之要药，故重用为君；栀子清泄三焦湿热，并能燥湿、引热下行，为臣药；大黄降泄瘀热，通二便，使邪出有道，为佐药。方中茵陈配栀子可使湿热由小便而出；茵陈配大黄可使瘀热从大便而解。

【全方配伍特点】苦寒清利通腑，分消退黄，药简效宏。

2. 三仁汤

【组成】杏仁、白蔻仁、生薏苡仁、飞滑石、白通草、竹叶、厚朴、半夏 2012 2017。

【方歌】三仁杏蔻薏苡仁，朴夏通草滑竹存，宣畅气机清湿热，湿重热轻在气分。

【功用】宣畅气机，清利湿热。

【主治】湿温初起及暑温夹湿之湿重于热证 2016。头痛恶寒，身重疼痛，肢体倦怠。

【配伍意义】方中以滑石为君，清热利湿而解暑。以薏苡仁、杏仁、白蔻仁为臣，薏苡仁淡渗利湿以健脾，使湿热从下焦而去；白蔻仁芳香化湿，利气宽胸，畅中焦之脾气以助祛湿；杏仁宣利上焦肺气。佐以通草、竹叶甘寒淡渗，助君药利湿清热之效；半夏、厚朴行气除满，化湿和胃。

3. 八正散

【组成】车前子、瞿麦、萹蓄、滑石、山栀子仁、甘草、木通、大黄、灯心。

【方歌】八正木通与车前，萹蓄大黄栀滑研，草梢瞿麦灯心草，湿热诸淋宜服煎。

【功用】清热泻火，利水通淋。

【主治】热淋。尿频尿急，溺时涩痛，尿色混赤。

【配伍意义】方中木通、滑石，清热利湿，利水通淋，共为君药。车前子、瞿麦、萹蓄助木通、滑石清热利水通淋，共为臣药。大黄泻热祛湿，栀子泻热利湿，共为佐药。甘草调和诸药，清热解毒，缓急止痛，为佐使药。煎加灯心，增利水通淋之力。

三、利水渗湿

1. 五苓散

【组成】猪苓、泽泻、白术、茯苓、桂枝。

【方歌】五苓散治太阳腑，白术泽泻猪苓茯，桂枝化气兼解表，小便通利水饮逐。

【功用】利水渗湿，温阳化气。
【主治】①蓄水证。②痰饮。③水湿内停证 2003。

2. 猪苓汤
【组成】猪苓、茯苓、阿胶、滑石、泽泻。
【方歌】猪苓汤内有茯苓，泽泻阿胶滑石并，小便不利兼烦渴，滋阴利水症自平。
【功用】利水渗湿，养阴清热。
【主治】水热互结伤阴证。小便不利，发热，口渴欲饮。

四、温化寒湿

1. 苓桂术甘汤
【组成】茯苓、桂枝、白术、炙甘草。
【功用】温阳化饮，健脾利湿 2020。
【主治】中阳不足之痰饮 2010。胸胁支满，目眩心悸，短气而咳。

2. 真武汤
【组成】茯苓、芍药、白术、生姜、炮附子。
【方歌】真武附苓术芍姜，温阳利水壮肾阳，脾肾阳虚水气停，腹痛悸眩瞤惕康。
【功用】温阳利水。
【主治】阳虚水泛证；太阳病发汗太过，阳虚水泛证。
【配伍意义】附子温壮肾阳，化气行水，兼暖脾土，以温运水湿，为君药。白术健脾燥湿，茯苓淡渗利湿，共为臣药。生姜温散，既助附子温阳散寒，又合茯苓、白术宣散水湿；芍药一者利小便以行水，二者柔肝缓急以止腹痛，三者敛阴舒筋以治筋肉瞤动，四者防止温燥药物伤耗阴津，以利久服缓治，共为佐药。
【全方配伍特点】辛热渗利合法，纳酸柔于温利之中，脾肾兼顾，重在温肾。

3. 实脾散
【组成】厚朴、白术、木瓜、木香、草果仁、大腹子（槟榔）、附子、白茯苓、干姜、甘草、生姜、大枣。
【方歌】实脾温阳行利水，干姜附苓术草从，木瓜香槟朴草果，阳虚水肿腹胀崇。
【功用】温阳健脾，行气利水 2020。
【主治】脾肾阳虚，水气内停之阴水。身半以下肿甚，胸腹胀满，便溏。
【配伍意义】附子善温肾阳，助气化以行水；干姜温补脾阳，助运化以制水，二药合用，温肾暖脾，合为君药。茯苓、白术健脾渗湿，使水湿从小便而解，共为臣药。木瓜芳香化湿，厚朴宽肠降逆，木香理气导滞，槟榔行气之中兼能利水消肿，草果仁善治湿郁伏邪，共为佐药。甘草、大枣、生姜调和诸药，健脾温中，共为使药。
【全方配伍特点】辛热与淡渗合法，纳行气于温利之中，脾肾兼顾，主以实脾。

五、祛湿化浊

完带汤
【组成】白术、山药、人参、白芍、车前子、苍术、甘草、陈皮、黑芥穗、柴胡 2006 2012。
【功用】补脾疏肝，化湿止带。
【主治】脾虚肝郁，湿浊带下。带下色白清稀，倦怠便溏。
【配伍意义】重用白术、山药健脾益气以祛湿止带，共为君药；人参补中益气，苍术辛香化浊，助君药健脾祛湿，白芍柔肝疏肝，车前子利湿化浊，共为臣药；柴胡疏肝理气，陈皮理气使补益之品补而不滞，黑芥穗祛风渗湿，共为佐药；甘草调和诸药为使。

【全方配伍特点】肝脾同治，培土抑木，寓补于散，寄消于升。

六、祛风胜湿

1. 羌活胜湿汤

【组成】羌活、独活、藁本、防风、甘草、川芎、蔓荆子 2005。

【方歌】羌活胜湿独防风，蔓荆藁本草川芎，祛风胜湿通经络，善治周身风湿痛。

【功用】祛风胜湿止痛 2011。

【主治】风湿犯表之痹证。肩背痛不可回顾，头痛身重。

【配伍意义】方中羌活、独活共为君药，辛散以祛风，味苦以燥湿，性温以散寒，故皆可祛风除湿、通利关节。其中羌活善祛上部风湿，独活善祛下部风湿，两药相合，能散一身上下之风湿。臣以防风祛风胜湿，且善止头痛。川芎活血行气，祛风止痛，用为臣药；蔓荆子祛风止痛，藁本疏散太阳经之风寒湿邪，且善达颠顶止头痛，俱为佐药。使以甘草调和诸药。

2. 独活寄生汤

【组成】独活、桑寄生、杜仲、牛膝、细辛、秦艽、茯苓、肉桂心、防风、川芎、人参、甘草、当归、芍药、干地黄。

【方歌】独活寄生艽防辛，归芎地芍桂苓均，杜仲牛膝人参草，顽痹风寒湿是因。

【功用】祛风湿，止痹痛，益肝肾，补气血 2011。

【主治】痹证日久，肝肾两亏，气血不足证。腰膝疼痛、痿软，肢节屈伸不利，或麻木不仁。

【配伍意义】方中重用独活为君，性善下行，治伏风，除久痹，以祛下焦与筋骨间的风寒湿邪。以细辛、防风、秦艽、桂心为臣，其中细辛长于入少阴肾经，搜剔阴经之风寒湿邪，除经络留湿；秦艽祛风湿，舒筋络，利关节；桂心温经散寒，通利血脉；防风祛一身之风湿。佐以桑寄生、杜仲、牛膝，补益肝肾，强壮筋骨，且桑寄生兼可祛风湿，牛膝兼能活血通筋脉；当归、川芎、地黄、白芍养血和血；人参、茯苓、甘草健脾益气。其中白芍与甘草相合，尚能柔肝缓急，以助舒筋止痛；当归、川芎、牛膝、桂心活血，寓"治风先治血，血行风自灭"之意。甘草调和诸药，兼使药之用。

【全方配伍特点】辛温行散与甘温滋柔合法，纳益肝肾、补气血于祛邪蠲痹之中，邪正兼顾。

第十八单元 祛 痰 剂

☆重点提示

本单元内容不是很复杂，重点掌握二陈汤的组成、功用。另外温胆汤、清气化痰丸以及半夏白术天麻汤在内科中较常出现。

一、燥湿化痰

1. 二陈汤

【组成】半夏、橘红、白茯苓、甘草、生姜、乌梅 2000 2007。

【方歌】二陈汤用半夏陈，苓草梅姜一并存，理气祛痰兼燥湿，湿痰为患此方珍。

【功用】燥湿化痰，理气和中。

【主治】湿痰证 2001 2018。咳嗽痰多，色白易咯。

【配伍意义】半夏为君，燥湿化痰，和胃降逆。橘红理气行滞为臣。君臣相配，其意有二：一是等量合用，相辅相成，增强燥湿化痰之力，并体现"治痰先理气，气顺则痰消"之意；二是半夏、橘红皆以陈久者良，而无过燥之弊，故方名"二陈"。佐以茯苓健脾渗湿；生姜制半夏之毒，助半夏化痰降逆、和胃止呕；乌梅收敛肺气。

2. 温胆汤

【组成】半夏、竹茹、枳实、陈皮、甘草、茯苓、姜、枣。

【方歌】温胆夏茹枳陈助，佐以茯草姜枣煮，理气化痰利胆胃，胆郁痰扰诸症除。

【功用】理气化痰，清胆和胃。

【主治】胆郁痰扰证 2000。虚烦不眠，胆怯易惊。

【配伍意义】半夏为君，燥湿化痰，和胃降逆。竹茹为臣，清热化痰，除烦止呕。陈皮理气行滞，燥湿化痰。枳实降气导滞，消痰除痞，茯苓健脾渗湿，生姜、大枣调和脾胃，生姜兼制半夏毒性，共为佐药。

二、清热化痰

清气化痰丸

【组成】瓜蒌仁、陈皮、黄芩、杏仁、枳实、茯苓、胆南星、制半夏、姜汁。

【方歌】清气化痰胆星蒌，夏芩杏陈枳实投，茯苓姜汁糊丸服，气顺火清痰热瘳。

【功用】清热化痰，理气止咳。

【主治】热痰咳嗽 2006。咳嗽气喘，咳痰黄稠，胸膈痞闷。

三、润燥化痰

贝母瓜蒌散

【组成】贝母、瓜蒌、天花粉、茯苓、橘红、桔梗。

【方歌】贝母瓜蒌臣花粉，橘红茯苓加桔梗，肺燥有痰咳难出，润肺化痰此方珍。

【功用】润肺清热，理气化痰。

【主治】燥痰咳嗽 2006。咳嗽痰少，咳痰不爽。

四、温化寒痰

苓甘五味姜辛汤

【组成】茯苓、甘草、干姜、细辛、五味子。

【功用】温肺化饮。

【主治】寒饮咳嗽 2006。咳嗽痰多，清稀色白。

五、化痰息风

半夏白术天麻汤

【组成】半夏、白术、茯苓、天麻、橘红、甘草、生姜、大枣。

【方歌】半夏白术天麻汤，苓草橘红枣生姜，眩晕头痛风痰盛，痰化风息复正常。

【功用】化痰息风，健脾祛湿。

【主治】风痰上扰证 2008 2016 2018。头痛，胸膈痞闷，恶心呕吐。

【配伍意义】天麻息风止晕，半夏燥湿化痰，二者相合为治风痰眩晕之要药，故合为君药；白术、茯苓健脾祛湿，以治生痰之源，为臣药；橘红理气化痰为佐药；甘草、生姜、大枣调和脾胃，固护正气，为佐使药。本方风痰共治，肝脾并调，标本兼顾。

第十九单元 消食剂

重点提示

本单元首先主要掌握每个方剂的组成、功用、主治，其次需掌握一些方剂的配伍特点，尤其是保和丸。

一、消食化滞

保和丸

【组成】山楂、神曲、半夏、茯苓、陈皮、连翘、莱菔子 2000 2008。

【方歌】保和山楂莱菔曲，夏陈茯苓连翘齐，炊饼为丸白汤下，消食和胃食积去。

【功用】消食化滞，理气和胃。

【主治】食积证 2000 2015。脘腹痞满胀痛，嗳腐吞酸。

【配伍意义】山楂酸温，能消一切饮食积滞，更善于消肉食之积，行瘀破滞，重用为君；神曲辛温，能消酒食积滞，莱菔子辛甘下气而化面食之积，共为臣药；茯苓健脾渗湿，和中止泻，陈皮、半夏行气化滞、和胃止呕，连翘苦寒，散结而清热，共为佐药。全方消食药配伍理气和胃药，使积滞得消，胃气得和，则诸症自愈。

二、健脾消食

健脾丸

【组成】白术、木香、黄连、甘草、白茯苓、人参、神曲、陈皮、砂仁、麦芽、山楂、山药、肉豆蔻 2002 2011。

【方歌】健脾参术苓草陈，肉蔻香连合砂仁，楂肉山药曲麦炒，消补兼施不伤正。

【功用】健脾和胃，消食止泻 2007。

【主治】脾虚食积证 2003。食少难消，脘腹痞闷，大便溏薄。

【配伍意义】人参、白术、茯苓为君，重在补气健脾运湿止泻。臣以山楂、神曲、麦芽消食和胃，除已停之积。再佐肉豆蔻、山药健脾止泻；木香、砂仁、陈皮理气开胃，醒脾化湿；黄连清热燥湿，以除食积所生之热。甘草补中和药，是为佐使之用。诸药合用，使脾健、食消、气畅、热清、湿化。

【全方配伍特点】消补兼施，补重于消，补而不滞，消中寓清。

第二十单元 驱 虫 剂

重点提示

本单元只需要掌握乌梅丸的组成、功用、主治。另外还要熟记药物的分析及其功用。

乌梅丸

【组成】乌梅、附子、细辛、干姜、黄连、当归、蜀椒、桂枝、人参、黄柏、蜂蜜 2005。

【方歌】乌梅丸用细辛桂，黄连黄柏及当归，人参椒姜加附子，温肠清热又安蛔。

【功用】温脏安蛔。

【主治】蛔厥证 2015。脘腹阵痛，烦闷呕吐，得食则吐，甚则吐蛔。

【配伍意义】乌梅味酸，制蛔安蛔，宁其扰动，使蛔安而痛止，重用为君 2017。细辛、蜀椒，温脏祛寒驱蛔，助乌梅安蛔止痛，黄连、黄柏味苦可驱蛔，性寒能清上热，又能缓和方中诸药之过于温热，以防伤阴，共为臣药。桂枝、干姜、附子均性温，能够加强温脏散寒之力；人参、当归补气养血，固护正气，共为佐药。蜂蜜调和诸药，为使药。

第二十一单元 治痈疡剂

> ☆**重点提示**
> 本单元需要重点掌握大黄牡丹汤、仙方活命饮的主治,大黄牡丹汤中大黄的配伍意义也应注意。

散结消痈

1. 大黄牡丹汤

【组成】大黄、牡丹皮、桃仁、芒硝、冬瓜仁。

【方歌】金匮大黄牡丹汤,桃仁芒硝瓜子襄,肠痈初起腹按痛,尚未成脓服之消。

【功用】泻热破瘀,散结消肿。

【主治】肠痈初起,湿热瘀滞证 2002 2016。右少腹疼痛拒按。

【配伍意义】方中大黄泻热逐瘀,涤荡肠中湿热瘀毒,丹皮清热凉血,活血散瘀,共为君药。臣以芒硝泻热导滞,软坚散结,助大黄荡涤湿热;桃仁活血破瘀,配合丹皮以散瘀消肿。佐以甘寒滑利之冬瓜仁,为治内痈之要药,清肠利湿,导湿热从小便而去,排脓消痈。

2. 仙方活命饮

【组成】白芷、贝母、防风、赤芍药、当归、甘草、皂角刺、穿山甲、天花粉、乳香、没药、金银花、陈皮、酒。

【方歌】仙方活命君银花,归芍乳没陈皂甲,防芷贝粉甘酒煎,阳证痈疡内消法。

【功用】清热解毒,消肿散坚,活血止痛。

【主治】痈疡肿毒初起。

【配伍意义】金银花性味甘寒,最善清热解毒疗疮,前人称之"疮疡圣药",重用为君。当归、赤芍、乳香、没药、陈皮行气活血通络,消肿止痛,共为臣药。白芷、防风疏风散表,以助散结消肿;穿山甲、皂角刺通络透脓,浙贝母、天花粉清热化痰排脓,均为佐药。甘草清热解毒,调和诸药;煎药加酒者,借其通行周身,助药力直达病所,共为使药。前人称本方为"疮疡之圣药,外科之首方",适用于阳证而体实的各类疮疡肿毒。

中西医结合临床

第五篇　中西医结合内科学

第一单元　呼吸系统疾病

> ☆**重点提示**
>
> 呼吸系统是每年考试必考的内容，对于本单元内容考生都应重点把握。特别是肺炎、支气管哮喘等内容，每年考题都会有所涉及，尤其是中医辨证论治更要牢记。另外，对于每个病的临床表现、实验室检查以及并发症等内容也应掌握，对于疾病的西医用药也应做了解。

一、急性上呼吸道感染

1. **西医病因、发病机制**　主要病原体为鼻病毒、流感病毒（甲、乙、丙）、副流感病毒、呼吸道合胞病毒、冠状病毒、腺病毒及柯萨奇病毒等。
2. **中医病因病机**　外邪乘虚而入，以致卫表被郁，肺失宣肃。
3. **临床表现**

病名	症状	体征
普通感冒	早期咽干、鼻塞、喷嚏、咳嗽等，继而声嘶、咳嗽加剧，或有少量黏液痰，全身酸痛、头痛、乏力、腹胀等	鼻腔黏膜充血、水肿，有分泌物，可有体温升高
急性病毒性咽炎和喉炎	①咽炎：咽部发痒或灼热感，咽痛不明显。②喉炎：声音嘶哑，说话困难，咳嗽时疼痛，常有发热、咽痛或咳嗽	咽喉部水肿、充血，局部淋巴结轻度肿大，有触痛，有时可闻及喉部喘息声
急性咽-扁桃体炎	起病急，咽痛明显，发热，畏寒，体温可达39℃以上	咽部充血明显，扁桃体肿大、充血，表面有黄色点状渗出物，颌下淋巴结肿大压痛
急性疱疹性咽峡炎	明显咽痛、发热	咽部、软腭、悬雍垂和扁桃体上有灰白色小丘疹，后形成疱疹和浅表溃疡，周围黏膜红晕
急性咽结膜炎	发热、咽痛、流泪、畏光	咽部及结膜充血，可有颈淋巴结肿大，或有角膜炎

4. **实验室及其他检查**
（1）血常规检查：白细胞计数一般正常或偏低，分类淋巴细胞比例相对增高。
（2）病毒分离：收集病人的咽漱液、鼻洗液、咽拭子等标本接种于鸡胚羊膜腔内，可分离出病毒，有助于确诊。
（3）免疫荧光技术检测：阳性者有助于早期诊断。
（4）血清学检查：双份血清抗体效价递增4倍或4倍以上者有助于早期诊断。
5. **诊断**　主要根据病史、临床症状及体征，结合周围血象，并排除其他疾病如过敏性鼻炎，急性传染性疾病如麻疹、脑炎等，可做出临床诊断。病毒分离、免疫荧光技术及细菌培养对明确病因诊断有帮助。

6. 西医治疗

（1）对症治疗：发热、头痛、肢体酸痛者，可给予解热镇痛药，如复方阿司匹林片；鼻塞流涕者，可用抗过敏药，如扑尔敏，或麻黄碱滴鼻。

（2）抗感染治疗：①头孢氨苄。②罗红霉素。③阿莫西林。

（3）抗病毒治疗：①奥司他韦。②利巴韦林。

7. 中医辨证论治

证型	证候		治法	方药
风寒束表	恶寒/恶风与发热并见	无汗，肢体酸痛	苔薄白而润，脉浮或浮紧	辛温解表	荆防败毒散
风热犯表		汗出不畅，头胀痛	苔薄白微黄，边尖红，脉浮数	辛凉解表	银翘散/葱豉桔梗汤
暑湿伤表		肢体酸重或疼痛，头昏重胀痛	苔薄黄而腻，脉濡数	清暑祛湿解表	新加香薷饮

二、急性支气管炎

1. 西医病因　①病原微生物：病毒是引起本病最常见的微生物，常见病毒为腺病毒、流感病毒（甲、乙）、冠状病毒等。常见细菌为流感嗜血杆菌、肺炎链球菌等。②理化因素。③过敏反应。

2. 中医病因病机　主要是外感所致，而脏腑功能失调，肺的卫外功能减弱是发病的重要病因。

3. 临床表现　可有发热。初为干咳或有少量黏液痰，随后痰量增多，咳嗽加剧，偶伴血痰。查体可无明显阳性表现。也可在两肺闻及散在干、湿啰音，部位不固定，咳嗽后可减少或消失。

4. 实验室及其他检查

（1）血常规检查：白细胞计数和分类多无明显改变。细菌感染时白细胞升高并伴有中性粒细胞比例增高，血沉加快。

（2）痰培养：痰涂片或培养可发现致病菌。

（3）X线检查：大多数正常或肺纹理增粗。

5. 诊断　根据病史、咳嗽和咳痰等呼吸道症状，两肺散在干、湿啰音等体征，结合血象和X线胸片，可做出临床诊断。病毒和细菌检查有助于病因诊断。

6. 西医治疗

（1）一般治疗：适当休息，注意保暖，多饮水，避免诱发因素和吸入变应原。

（2）对症治疗：①发热、头痛——复方阿司匹林。②咳嗽有痰且不易咳出——氯化铵合剂、盐酸氨溴索、溴己新。③咳嗽剧烈且无痰——右美沙芬、喷维林、可待因等。④支气管痉挛——茶碱类和β_2受体激动剂等。

（3）抗菌药物：开始治疗时缺乏病原菌结果，可选用大环内酯类、青霉素类、头孢菌素类、氟喹诺酮类等。

7. 中医辨证论治

证型		证候		治法	方药
风寒袭肺	咳嗽	咽痒，痰稀薄色白	苔薄白，脉浮或浮紧	疏风散寒，宣肺止咳	三拗汤合止嗽散
风热犯肺		咽痛，痰黏稠或黄	苔薄黄，脉浮数或滑数	疏风清热，宣肺止咳	桑菊饮
燥热伤肺		咽干，干咳无痰或痰少黏稠难出	苔薄黄而干，脉浮数或小数	疏风清肺，润燥止咳	桑杏汤
凉燥伤肺		咽干，痰少或无痰，头痛，恶寒发热	苔薄白而干，脉浮紧	轻宣凉燥，润肺止咳	杏苏散

三、慢性支气管炎

1. 西医病因与发病机制　①吸烟（最重要）。②感染因素。③职业粉尘和化学物质接触。④空气污染。⑤其他因素。

2. 中医病因病机　外邪侵袭、内脏亏损，导致肺失宣降。

3. 临床表现及并发症

（1）临床表现：咳嗽、咳痰、喘息。急性发作时在肺底部可闻及湿和（或）干啰音，喘息性支气管炎在咳嗽或深吸气后可听到哮鸣音，发作时可闻及广泛的湿啰音和哮鸣音。长期反复发作，可见肺气肿的体征。

（2）并发症：阻塞性肺气肿（最常见）、支气管扩张症、支气管肺炎。

4. 实验室检查及其他检查

（1）血常规检查：细菌感染时可出现白细胞总数和（或）中性粒细胞增高。

（2）痰液检查：涂片可发现革兰阳性球菌或革兰阴性杆菌，痰培养可发现致病菌。

（3）X线检查：早期可无异常，随着病情发展，可见肺纹理增多、变粗、扭曲，呈网状或条索状阴影，向肺野周围延伸，以两肺中下野明显。

（4）肺功能检查：早期可无异常发现。发展至气道狭窄或有阻塞时，出现阻塞性通气功能障碍，表现为第1秒用力呼气容积（FEV_1）下降，合并肺气肿时，肺残气量明显增高，肺总量（TLC）也增大。

5. 诊断

（1）诊断要点：以咳嗽、咳痰为主症或伴喘息，每年发病持续3个月，并连续2年或以上。除外具有咳嗽、咳痰、喘息症状的其他疾病，如支气管哮喘、支气管扩张、肺结核等。

（2）分型：单纯型、喘息型。

（3）分期：急性加重期、慢性迁延期、临床缓解期。

6. 西医治疗

急性加重和慢性迁延期：①控制感染，常用阿莫西林、罗红霉素、左氧氟沙星。②祛痰、镇咳，常用复方甘草合剂、盐酸氨溴索、盐酸溴己新、氯化铵棕色合剂等。③解痉平喘，常用氨茶碱或茶碱缓释剂、特布他林、硫酸特布他林气雾剂或溴化异丙托品。

7. 中医辨证论治

证型		证候		治法	方药
实证					
风寒犯肺	咳嗽	咳喘气急，胸部胀闷，痰白量多，伴有恶寒或发热，无汗	苔薄白而滑，脉浮紧	宣肺散寒，化痰止咳	三拗汤合止嗽散
风热犯肺		咳嗽频剧，痰黄黏稠难出，胸痛烦闷，鼻流黄涕，身热汗出	苔薄黄，脉浮或滑数	清热解表，止咳平喘	桑菊饮
痰湿蕴肺		咳声重浊，痰多色白而黏，胸满窒闷，纳呆，口黏不渴	苔白腻，脉滑	燥湿化痰，理气止咳	二陈汤合三子养亲汤
痰热郁肺		喘息气促，胸中烦闷胀痛，痰多色黄黏稠，咯吐不爽，或痰中带血，渴喜冷饮，尿赤便秘	苔黄腻，脉滑数	清热化痰，宣肺止咳	清金化痰汤
寒饮伏肺		喘逆不得卧，咳吐清稀白沫痰，量多，遇冷空气刺激加重	苔白滑或白腻，脉弦紧	温肺化饮，散寒止咳	小青龙汤
虚证					
肺气虚		痰涎清稀，反复易感，倦怠懒言，面色白，自汗畏风	舌淡苔白，脉细弱	补肺益气，化痰止咳	玉屏风散
肺脾气虚		倦怠乏力，咳痰量多易出，面色㿠白，食后腹胀，便溏	苔薄白腻，脉细弱	补肺健脾，止咳化痰	补肺汤
肺肾气阴两虚		咳喘气促，痰黏量少难咯，口咽发干，潮热盗汗，腰酸耳鸣	舌红，苔薄黄，脉细数	滋阴补肾，润肺止咳	沙参麦冬汤合六味地黄丸

四、慢性阻塞性肺疾病

1. 西医病因、发病机制与病理

（1）病因和发病机制：①吸烟（最常见）。②理化因素。③感染因素 2013 。④氧化应激及炎症机制。⑤其他。

（2）病理：表现为慢性支气管炎及肺气肿的病理变化。

2. 中医病因病机　脏腑功能失调（肺、脾、肾）、六淫邪气侵袭。

3. 临床表现与并发症

（1）临床表现：慢性咳嗽、咳痰、气短、喘息或呼吸困难、晚期体重下降，食欲减退等。桶状胸，双侧语颤减弱或消失，叩诊肺部呈过清音，心浊音界缩小，肺下界和肝浊音界下降；听诊两肺呼吸音减弱，呼气延长，部分可闻及湿啰音和（或）干啰音 2022 。

（2）并发症：自发性气胸、慢性呼吸衰竭、慢性肺源性心脏病。

4. 实验室检查及其他检查

（1）肺功能检查 2016 ：吸入支气管舒张药后 $FEV_1/FVC < 70\%$ 及 $FEV_1 < 80\%$ 预计值者，可确定为不完全可逆性气流受限。

（2）影像学检查：早期胸片可无变化，以后可出现肺纹理增粗、紊乱等非特异性改变，也可出现肺气肿改变。

（3）血气分析：血气分析对判断酸碱平衡失调及呼吸衰竭的类型有重要价值。

5. 诊断 2013

（1）诊断要点：主要根据吸烟等高危因素史、临床症状、体征及肺功能检查等综合分析而确定。不完全可逆性气流受限是 COPD 诊断的必备条件。

(2) 严重程度分级

分级	分级标准
Ⅰ级：轻度	$FEV_1/FVC<70\%$，$FEV_1≥80\%$预计值，有或无慢性咳嗽、咳痰症状
Ⅱ级：中度	$FEV_1/FVC<70\%$，$50\%≤FEV_1<80\%$预计值，有或无慢性咳嗽、咳痰症状
Ⅲ级：重度	$FEV_1/FVC<70\%$，$30\%≤FEV_1<50\%$预计值，有或无慢性咳嗽、咳痰症状
Ⅳ级：极重度	$FEV_1/FVC<70\%$，$FEV_1<30\%$预计值，或$FEV_1<50\%$预计值伴慢性呼吸衰竭

(3) 病程分期：急性加重期，稳定期。

(4) 严重程度的评估：建议结合患者肺功能、症状评分及急性加重风险综合评估。

6. 西医治疗

(1) 急性加重期 2022：①支气管舒张药，如 $β_2$ 受体激动剂（沙丁胺醇气雾剂、特布他林气雾剂、沙美特罗、福莫特罗等）、抗胆碱能药（异丙托溴铵气雾剂、噻托溴铵）、茶碱类（茶碱缓释或控释片、氨茶碱）。②持续低流量吸氧，吸入氧浓度为28%～30%。③控制感染，如给予β内酰胺类/β内酰胺酶抑制剂、第二代头孢菌素、大环内酯类或喹诺酮类。较重者可应用第三代头孢菌素。④糖皮质激素，如泼尼松龙、甲泼尼龙。⑤祛痰剂，如溴己新或盐酸氨溴索。

(2) 稳定期治疗：①支气管舒张药——药物同急性加重期。②祛痰药——对痰不易咳出者可应用。③糖皮质激素——长期吸入糖皮质激素与长效 $β_2$ 受体激动剂联合制剂，可增加运动耐量，减少急性加重发作频率，提高生活质量，改善肺功能。④长期家庭氧疗——对COPD并发慢性呼吸衰竭者可提高生活质量和生存率。

7. 中医辨证论治 2005 2006 2010 2014

证型		证候	治法	方药
外寒内饮	咳嗽、喘促	喘息不得卧，痰多稀薄，恶寒发热，渴不多饮/渴喜热饮	苔白滑，脉弦紧	温肺散寒，解表化饮	小青龙汤
痰热郁肺		咳逆喘息气粗，烦躁胸满，痰黄或白，黏稠难咯	舌红，苔黄腻，脉滑数	清肺化痰，降逆平喘	越婢加半夏汤或桑白皮汤
痰浊壅肺		咳喘痰多，色白黏腻，短气喘息，稍劳即著，脘痞腹胀	苔薄腻或浊腻，脉滑	健脾化痰，降气平喘	三子养亲汤合二陈汤
肺脾气虚		咳喘日久，痰多稀白，胸闷腹胀，倦怠懒言，食少便溏	舌淡白，脉细弱	补肺健脾，益气平喘	补肺汤合四君子汤
肺肾气虚		呼吸浅短难续，动则喘促更甚，痰白如沫，咯吐不利，腰膝酸软，小便清长	舌淡或紫暗，脉沉细无力	补肺益肾，降气平喘	平喘固本汤合补肺汤
阳虚水泛		胸部膨满，不能平卧，咳痰清稀，心悸，下肢浮肿，甚则一身悉肿，腹部胀满有水	舌体胖质暗，脉沉细或结代	温肾健脾，化饮利水	真武汤合五苓散

五、支气管哮喘

1. 西医病因、发病机制　病因：遗传因素（宿主因素）、激发因素（环境因素）。发病机制：免疫-炎症反应、气道高反应性及神经机制等因素相互作用。其中气道炎症是目前公认的最重要的发病机制 2001 2016。

2. 中医病因病机 2004 2011　宿痰内伏于肺，因外邪侵袭，饮食不当，情志内伤，劳倦等诱因引触，以致痰阻气道，肺气上逆。

3. 临床表现

（1）症状：典型的表现是发作性伴有哮鸣音的呼气性呼吸困难 2010。严重者可被迫采取坐位或呈端坐呼吸，干咳或咳大量白色泡沫痰，甚至出现发绀等。哮喘症状可在数分钟内发作，经数小时至数天，用支气管扩张药后缓解或自行缓解。有时顽固性咳嗽可为唯一的症状（咳嗽变异型哮喘）。在夜间及凌晨发作和加重是哮喘的特征之一。发作前有鼻痒、喷嚏、流涕、胸闷。

（2）体征：发作时胸部呈过度充气状态严重发作时，严重者有"三凹征"，肺部有广泛的哮鸣音，呼气音延长。心率增快、奇脉、胸腹反常运动和发绀常出现在严重哮喘患者中。

4. 实验室检查及其他检查

（1）痰液检查：痰液涂片在显微镜下可见较多嗜酸性粒细胞。

（2）呼吸功能检查：①通气功能检测；②支气管激发试验；③支气管舒张试验；④PEF及其变异率的测定。

（3）动脉血气分析：哮喘发作严重时呈呼吸性碱中毒。哮喘持续状态出现呼吸性酸中毒。

（4）胸部X线检查：早期可见两肺透亮度增加，反复发作或并发呼吸道感染，可见肺纹理增加及炎性浸润阴影，可并发肺不张、气胸或纵隔气肿。

（5）特异性变应原的检测。

5. 诊断

（1）诊断标准：①典型哮喘的临床症状和体征，即反复发作喘息、气急，胸闷或咳嗽，夜间及晨间多发，常与接触变应原、冷空气、理化刺激以及病毒性上呼吸道感染、运动等有关。发作时双肺可闻及散在或弥漫性哮鸣音，呼气相延长 2004。上述症状和体征可经治疗缓解或自行缓解。②可变气流受限的客观检查，如支气管舒张试验阳性；支气管激发试验阳性；平均每日PEF昼夜变异率＞10%或PEF周变异率＞20%。

符合上述症状和体征，同时具备气流受限客观检查中的任一条，并除外其他疾病所引起的喘息、气急、胸闷和咳嗽，可以诊断为哮喘。

（2）分期：①急性发作期；②慢性持续期；③临床缓解期。

（3）鉴别诊断：应与心源性哮喘、COPD、上气道阻塞、变态反应性肺浸润鉴别。

6. 西医治疗与控制水平分级

（1）确定并减少危险因素接触。

（2）常用药物 2004 2006 2010

药物种类	说明
激素	吸入给药——气雾剂（沙丁胺醇、特布他林、福莫特罗、沙美特罗）、溶液（布地奈德溶液）；口服——泼尼松龙；静脉——琥珀酸氢化可的松、甲泼尼龙
β_2受体激动剂	短效——沙丁胺醇、特布他林；长效——沙美特罗、福莫特罗
白三烯受体拮抗剂	如扎鲁司特、孟鲁司特
茶碱类	口服——氨茶碱和控（缓）释型茶碱；静脉——氨茶碱
抗胆碱药物	如溴化异丙托品溶液
其他	抗IgE治疗、变应原特异性免疫疗法、抗组胺药物等

（3）治疗：①急性发作期的治疗目标是尽快缓解气道痉挛，纠正低氧血症，恢复肺功能，预防进一步恶化或再次发作，防治并发症。②慢性持续期的治疗，应在评估和监测患者哮喘控制水平的基础上，定期根据长期治疗分级方案做出调整，以维持患者的控制水平。③免疫疗法。

（4）控制水平的分级：哮喘控制水平分级（为目前应用最广泛的慢性持续期哮喘严重性

评估方法)。

7. 中医辨证论治 2001 2003 2005 2006 2008 2011 2020

证型		证候		治法	方药
发作期					
寒哮	喉中有哮鸣声	渴喜热饮,形寒怕冷	苔白滑,脉浮紧	温肺散寒,化痰平喘	射干麻黄汤
热哮		气粗息涌、口苦、口渴喜饮	舌红苔黄腻,脉滑数	清热宣肺,化痰定喘	定喘汤/越婢加半夏汤
寒包热哮		胸膈烦闷,发热,恶寒无汗	苔白腻,脉弦紧	解表散寒,清化痰热	小青龙加石膏汤/厚朴麻黄汤
风痰哮		痰涎壅盛,声如拽锯,喘急胸满	苔厚浊,脉滑实	祛风涤痰,降气平喘	三子养亲汤加味
缓解期					
肺虚		气短声低,自汗畏风	舌淡苔白,脉细弱	补肺固表	玉屏风散
脾虚		食少便溏,面色萎黄,纳呆	舌淡苔白滑,脉细弱	健脾化痰	六君子汤
肾虚		短气息促,腰酸腿软	舌红少苔,脉细数	补肾纳气	金匮肾气丸或七味都气丸

六、肺炎 2015 2020 2022

致病因素	临床表现	X线征象	诊断、鉴别诊断	治疗
肺炎链球菌	起病急,寒战高热、胸痛、咳痰带血或呈铁锈色、肺实变体征	大片炎症浸润阴影/实变影,支气管充气征,肋膈角少量胸腔积液	根据症状、体征、X线诊断。与干酪样肺炎、急性肺脓肿等相鉴别	首选青霉素G。青霉素过敏可选喹诺酮类

1. 中医病因 病因包括劳倦过度,或寒温失调,起居不慎,卫外功能减弱,暴感外邪犯肺等。

2. 中医辨证论治 2003 2005 2006 2009 2010

证型		证候		治法	方药
邪犯肺胃	发热、咳嗽、咳痰	痰色白或黏稠色黄,热重寒轻,无汗或少汗,头痛鼻塞	舌边尖红苔微黄,脉浮数	疏风清热,宣肺止咳	三拗汤或桑菊饮
痰热壅肺		痰黄稠或咳铁锈色痰,气促,胸膈痞满,口渴,尿黄便干	舌红苔黄,脉洪数或滑数	清热化痰,宽胸止咳	麻杏石甘汤合《千金》苇茎汤
热陷心包		神昏谵语,气促,痰鸣肢厥,烦躁高热,甚则四肢厥冷	舌红绛苔黄干,脉细滑数	清热解毒,化痰开窍	清营汤合菖蒲郁金汤
阴竭阳脱		高热骤降,大汗淋漓,颜面苍白,呼吸急迫,四肢厥冷,唇甲青紫,神志恍惚	舌淡青紫,脉微欲绝	益气养阴,回阳固脱	生脉散合四逆汤
正虚邪恋		干咳少痰,气短神疲,手足心热,自汗盗汗,口渴欲饮	舌红苔薄黄,脉细数	益气养阴,润肺化痰	竹叶石膏汤

七、原发性支气管肺癌

1. 西医病因病理 病因:吸烟、空气污染、职业危害、遗传因素、营养状况,其他如肺结核等。病理:①解剖学分类——中央型肺癌、周围型肺癌;②组织学分类——小细胞肺癌、非小细胞肺癌(鳞癌、腺癌、大细胞癌、鳞腺癌、支气管肺泡癌)。

2. 中医病因病机 病因包括正气虚损、痰浊聚肺、情志失调、烟毒内蕴、邪毒侵肺等。

基本病机是由于正气虚弱，毒恋肺脏，瘀阻络脉，久成癥积 2011 2017。

3. 临床表现

（1）原发症状：咳嗽、咳痰为肺癌早期的常见症状，多为刺激性干咳或少量黏液痰。肿瘤导致远端支气管狭窄——持续咳嗽，高音调金属音；继发感染——咳脓性痰；肿瘤侵及大血管——大咯血；肿瘤引起支气管部分阻塞——局限性喘鸣，并胸闷、气急。体重下降、发热等为常见的全身症状。

（2）局部扩展症状 2012：侵犯胸膜或纵隔——不规则钝痛；侵入胸壁、肋骨或压迫肋间神经——剧烈胸痛，定点或局部压痛，呼吸、咳嗽时加重；压迫大气道——吸气性呼吸困难；侵及食管——咽下困难，支气管-食管瘘；压迫喉返神经——声音嘶哑；压迫阻滞上腔静脉回流——上腔静脉压迫综合征。肺上沟癌压迫颈部交感神经——同侧霍纳（Horner）综合征（眼睑下垂、眼球内陷、瞳孔缩小、额部少汗等）或同侧臂丛神经压迫征。

（3）远处转移症状：右锁骨上淋巴结是肺癌常见的转移部位。

（4）胸外表现：①内分泌综合征——抗利尿激素分泌异常综合征、异位ACTH综合征、高钙血症、异位分泌促性腺激素。②骨骼-结缔组织综合征——原发性肥大性骨关节病、神经-肌病综合征。③血液学异常——游走性血栓性静脉炎、弥散性血管内凝血伴出血等。

4. 实验室及其他检查

（1）胸部X线检查：发现肺癌的最基本方法。①中央型肺癌——一侧肺门类圆形阴影 2017，边缘毛糙，可有分叶或切迹。肿块与肺不张、阻塞性肺炎并存时，可呈现"S"形X线征象。②周围型肺癌——早期常有局限性小斑片状阴影，肿块周边可有毛刺、切迹和分叶，可见偏心性癌性空洞。③细支气管-肺泡癌——结节型和弥漫型两种表现。

（2）电子计算机体层扫描（CT）：可发现普通X线难以发现的病变，还能辨认有无肺门和纵隔淋巴结肿大，以及是否侵犯邻近器官。

（3）磁共振（MRI）：在明确肿瘤与大血管之间关系，以及分辨肺门淋巴结或血管阴影方面优于CT，但它对肺门病灶分辨率不如CT高，也不容易发现较小的病灶。

（4）痰脱落细胞检查：诊断肺癌的重要方法之一。

（5）纤维支气管镜检查：诊断肺癌的主要方法。

（6）病理学检查：对肺癌的诊断具有决定性意义。

（7）放射性核素扫描检查：对肿瘤进行定位、定性诊断。

（8）开胸手术探查：若经上述多项检查仍未能明确诊断，而又高度怀疑肺癌时，可考虑。

（9）其他：肿瘤标志物检测和基因诊断，后者有助于早期诊断肺癌。

5. 诊断　出现下列情况（特别是40岁以上男性长期或重度吸烟者）应及时进行排癌检查：①刺激性咳嗽2~3周，抗感染、镇咳治疗无效；②原有慢性呼吸道疾病，近来咳嗽性质改变；③近2~3个月持续痰中带血而无其他原因；④同一部位肺炎反复发作；⑤原因不明的肺脓肿，无毒性症状，无大量脓痰，无异物吸入史，且抗感染治疗疗效不佳者；⑥原因不明的四肢关节疼痛及杵状指（趾）；⑦X线示局限性肺气肿或段、叶性肺不张；⑧肺部孤立性圆形病灶和单侧性肺门阴影增大；⑨原有肺结核病灶已稳定而其他部位又出现新增大的病灶；⑩无中毒症状、进行性增多的血性胸腔积液。

6. 西医治疗

（1）手术：适应证为非小细胞肺癌Ⅰ期、Ⅱ期；以同侧纵隔淋巴结受累为特征的Ⅲ期。

（2）化疗：小细胞肺癌对于化疗非常敏感。非小细胞癌对化疗反应不敏感，主张对Ⅰ、Ⅱ期病人手术后进行化疗。ⅢA期病人应于术前、术后进行全身化疗，ⅢB期及Ⅳ期病人可通过化疗延长生存期。

(3) 放疗：适用于Ⅰ期病人年老体弱，有伴发病，已不宜手术或拒绝手术者；N_{1-2}的手术病人，或手术切除边缘残存肿瘤细胞。

(4) 其他治疗方法：如支气管动脉灌注化疗；激光切除等。

(5) 生物缓解调节剂：如干扰素、白细胞介素-2、肿瘤坏死因子等。

(6) 分子靶向治疗。

7. 中医辨证论治 2006 2011

证型	证候		治法	方药
气滞血瘀	咳嗽咳痰、痰中带血、胸痛、肺中积块	痰血暗红，面青唇暗	舌暗紫或有瘀斑（点），脉弦或涩	化瘀散结，行气止痛	血府逐瘀汤
痰湿蕴肺		胸闷气短，纳差便溏，神疲乏力	舌暗或有瘀斑，苔厚腻，脉弦滑	祛湿化痰	二陈汤合瓜蒌薤白半夏汤
阴虚毒热		心烦少寐，手足心热，口渴，大便秘结	舌红苔薄黄，脉细数或数大	养阴清热，解毒散结	沙参麦冬汤合五味消毒饮
气阴两虚		神疲乏力，心悸气短，口干，手足心热，纳呆脘胀，便干或稀	舌红苔薄，或舌胖嫩有齿痕，脉细数无力	益气养阴，化痰散结	生脉散合沙参麦冬汤

八、慢性肺源性心脏病

1. **西医病因、发病机制** 病因以支气管、肺疾病，胸廓运动障碍性疾病及肺血管疾病为主。发病机制为肺动脉高压的形成，心脏病变和心力衰竭，其他重要器官的损害。

2. **中医病因病机** 病因有外邪侵袭、肺脾肾虚、痰瘀互结等。早期表现为肺、脾、肾三脏气虚，后期则心肾阳虚；外邪侵袭、热毒、痰浊、瘀血、水停为标。

3. **临床表现**

(1) 肺、心功能代偿期（缓解期）：咳嗽、咳痰、气促，活动后可有心悸、呼吸困难、乏力和劳动耐力下降。可有发绀和肺气肿体征。

(2) 肺、心功能失代偿期（急性发作期） 2005：①呼吸衰竭——夜间呼吸困难加重，但白天嗜睡，甚见肺性脑病（表情淡漠、神志恍惚、谵妄）。明显发绀、球结膜充血、水肿，严重时可有颅内压升高的表现。腱反射减弱或消失，出现病理反射；皮肤潮红、多汗。②右心衰竭——心悸、食欲不振、腹胀、恶心等。周围性发绀，颈静脉怒张，心率增快，可出现心律失常，可闻及三尖瓣区舒张期杂音。肝大且有压痛，肝-颈静脉反流征阳性，下肢水肿，重者可有腹水。

4. **并发症** 肺性脑病 2017、消化道出血、酸碱平衡失调及电解质紊乱、心律失常、休克、弥散性血管内凝血（DIC）等。

5. **实验室及其他检查**

(1) X线检查：除肺胸基础疾病及急性肺部感染的特征外，尚有肺动脉高压征。如右下肺动脉增宽，其横径≥15mm；肺动脉"残根征"；右心室增大，心脏呈垂直位。

(2) 心电图检查、超声心动图检查、动脉血气分析、血液检查、右心导管检查等。

6. **诊断** ①有慢性阻塞性肺疾病或慢性支气管炎、肺气肿病史，或其他胸肺疾病病史。②存在活动后呼吸困难、乏力和劳动耐力下降。③发现肺动脉压增高、右心室增大或右心功能不全的征象。④心电图、X线胸片提示肺心病的征象。⑤超声心动图有肺动脉增宽和右心增大、肥厚的征象。符合①~④条中的任一条加上第⑤条，并除外其他疾病所致右心改变，可诊断为慢性肺心病。

7. **西医治疗**

(1) 急性加重期：控制感染、氧疗、控制心力衰竭、控制心律失常、抗凝治疗、其他并发症治疗。

(2) 缓解期：呼吸锻炼；增强机体抵抗力，预防呼吸道感染；家庭氧疗。

8. 中医辨证论治 2004 2006 2007 2008 2017

证型		证候	治法	方药
急性加重期				
痰浊壅肺	咳嗽、咳痰、喘促	痰白黏腻或呈泡沫样，脘痞纳少，倦怠乏力	舌淡苔薄腻或浊腻，脉滑	健脾益肺，化痰降气	苏子降气汤
痰热郁肺		烦躁胸满，痰黄或白，黏稠难咳，溲黄便干，口渴	舌红苔黄或黄腻，脉数或滑数	清肺化痰，降逆平喘	越婢加半夏汤
痰蒙神窍		神昏谵语，烦躁不安，表情淡漠，嗜睡，抽搐	舌暗红或淡紫苔白腻或黄腻，脉细滑数	涤痰开窍，息风止痉	涤痰汤，另服安宫牛黄丸或至宝丹
阳虚水泛		面浮肢肿，腹部胀满有水，心悸怕冷，面唇青紫	舌胖质暗苔白滑，脉沉细	温肾健脾，化饮利水	真武汤合五苓散
缓解期				
肺肾气虚		气短难续，张口抬肩，不能平卧，痰白清稀如沫，胸闷心悸	舌淡或暗紫，脉沉细微无力	补肺纳肾，降气平喘	补肺汤
气虚血瘀		喘咳无力，气短难续，胸闷心悸，面色晦暗，唇甲紫绀	舌淡暗，脉细涩无力	益气活血，止咳化痰	生脉散合血府逐瘀汤

呼吸系统疾病鉴别诊断

病名	鉴别疾病	鉴别要点
急性上呼吸道感染	过敏性鼻炎	喷嚏频作，鼻涕多，呈清水样，鼻腔水肿、苍白，分泌物中有较多嗜酸性粒细胞，发作常与外界刺激有关，常伴其他过敏性疾病
	急性传染病前驱期	麻疹、脊髓灰质炎等在患病初期可伴上呼吸道症状，但有明确的流行病学史，并有其特定的症状特点可资鉴别
	流行性感冒	常有明显的流行性，起病急，以全身中毒症状为主。呼吸道症状轻微或不明显，可有咽痛、流涕、流泪、咳嗽等
慢性支气管炎	支气管扩张症	以慢性咳嗽、咳痰为主症，常表现为大量脓性痰或反复咯血，胸部X线检查见支气管管壁增厚，呈串珠状改变，或多发性蜂窝状影像，支气管碘油造影可以确诊
	支气管哮喘	常有个人或家族过敏性病史，早期以哮喘为主，突发突止，应用解痉药症状可明显缓解
	肺结核	常伴低热、乏力、盗汗、咯血等，胸部X线、结核菌素试验和痰结核菌检查可帮助诊断
	支气管肺癌	多数可有长期吸烟史，近期发生顽固性刺激性咳嗽或咳嗽性质改变，常痰中带血。胸部X线和CT检查可发现实质性影像，痰脱落细胞及纤维支气管镜活检，可确诊
支气管哮喘	心源性哮喘	多有高血压、冠心病和二尖瓣狭窄等病史和体征。阵咳粉红色泡沫痰，两肺可闻及广泛的湿啰音和哮鸣音
	喘息型慢性支气管炎	多见于中老年人，有慢性咳嗽史，肺气肿体征
	上气道阻塞	根据病史，特别是出现吸气性呼吸困难，痰液细胞学或细菌学检查，胸部X片、CT等可确诊
	变态反应性肺浸润	胸部X线检查可见多发性、此起彼伏的淡薄斑片浸润阴影

续表

病名	鉴别疾病	鉴别要点
原发性支气管肺癌	肺结核	①结核球：与周围型肺癌鉴别。可有反复血痰史。边界清楚，边缘光滑无毛刺，偶见分叶，如有空洞，直径＜3cm。②肺门淋巴结结核：与中央型肺癌鉴别。有结核中毒症状，结核菌素试验多呈强阳性，抗结核治疗有效。影像学检查有助鉴别。③急性粟粒型肺结核：与弥漫性细支气管－肺泡癌鉴别。可见病灶大小相等、分布均匀的粟粒样结节，常伴全身中毒症状，抗结核治疗有效
	肺炎	起病急，可见毒血症状、呼吸道症状，X线为云絮影，少见肺不张，经抗感染治疗病灶吸收迅速完全
	肺脓肿	与癌性空洞继发感染鉴别。起病急，伴高热、咳大量脓痰，中毒症状明显，胸片示薄壁空洞，内有液平，周围有炎症改变
	炎性假瘤	有呼吸道感染史，可痰中带血，X线呈单发圆形、椭圆形或哑铃形，轮廓不清，密度淡而均匀，边无分叶，有长毛样改变
慢性肺源性心脏病	冠心病	慢性肺心病无典型心绞痛或心肌梗死的表现，多有胸、肺疾病史，心电图中ST-T改变多不明显，心向量图有助鉴别
	风湿性心脏病	询问有关慢性肺、胸疾病史，有肺气肿和右心室肥大的体征，超声心动图发现瓣膜器质性狭窄或关闭不全是首要鉴别依据
	原发性扩张型心肌病	无明显慢性呼吸道感染史及显著肺气肿体征，无突出的肺动脉高压征，心脏增大常呈球形，LVEF↓等
	缩窄性心包炎	有心悸、气促、颈静脉怒张、心电图低电压等。相关病史和心室舒张受限等及X线（侧位常可发现心包钙化）可资鉴别

第二单元　循环系统疾病

> ☆重点提示
>
> 循环系统疾病是内科学的一个重要内容，在历年考试中所占分值较多，故考生应对本单元进行重点复习。
>
> 在复习时可将急慢性心力衰竭、心律失常、心脏性猝死联合复习；心绞痛、心肌梗死合并复习；原发性高血压、冠状动脉粥样硬化性心脏病及心脏瓣膜病对比复习。高血压、心脏瓣膜病的中医辨证论治要作为重点内容，此内容出题率较高。

一、急性心力衰竭

1. 西医病因　①慢性心衰急性加重；②急性心肌坏死和/或损伤；③急性血流动力学障碍。

2. 临床表现

（1）早期表现：劳力性呼吸困难、夜间阵发性呼吸困难 2009 2017、睡觉需用枕头抬高头部等；检查可发现左心室增大、闻及舒张早期或中期奔马律、P_2亢进、两肺有湿啰音。

（2）急性肺水肿：①突发严重呼吸困难、端坐呼吸、喘息不止、烦躁不安并有恐惧感，呼吸频率可达30～50次/分；频繁咳嗽并咳出大量粉红色泡沫样血痰 2015；极重者可神志模糊。②血压一过性升高；随病情持续，血压下降；严重者可出现心源性休克。③心率增快，心尖区第一心音减弱，心尖部常可闻及舒张早期奔马律，肺动脉瓣区第二心音亢进，两肺满布湿啰音和哮鸣音。

（3）心源性休克：①持续低血压；②组织低灌注状态：皮肤湿冷、苍白和紫绀；心动过速（HR＞110次/分）；尿量显著减少（＜20mL/h）；意识障碍；③血流动力学障碍；④低氧血症和代谢性酸中毒。

（4）其他：①昏厥，主要见于急性心排血量受阻或严重心律失常患者；②心脏骤停。

3. 诊断

（1）急性左心衰竭：常见临床表现为呼吸困难，严重患者可出现急性肺水肿和心源性休克。BNP/NT-proBNP 对急性左心衰竭诊断和鉴别诊断有肯定价值 2016。

（2）急性右心衰竭：根据病史及临床表现如突发的呼吸困难、低血压、颈静脉怒张等，结合心电图和超声心动图、D-二聚体以及动脉血气分析检查，可以做出诊断。

4. 西医治疗原则及和治疗目标

（1）治疗原则：降低左房压和（或）左室充盈压；增加左室心搏量；减少循环血量；减少肺泡内液体渗入，保证气体交换。

（2）治疗目标：控制基础病因和矫治诱因；缓解各种严重症状；稳定血流动力学状态；纠正水、电解质紊乱和维持酸碱平衡；保护重要脏器；降低死亡危险，改善近、远期预后。

5. 急性左心衰竭的一般处理 ①体位：静息时明显呼吸困难者应端坐位。②四肢交换加压。③吸氧：适用于低氧血症和呼吸困难明显者。④做好救治的准备工作，开放至少2根静脉通道，并保持通畅。⑤饮食易消化，总量控制，少量多餐（6~8次/日）；应用襻利尿剂时不要过分限制钠盐摄入量。⑥出入量管理：每天液体摄入量一般在1500mL以内，不超过2000mL。保持每天水出入量负平衡约500mL。

6. 急性左心衰竭的药物治疗

（1）利尿剂：适用于有液体潴留证据的急性心衰患者。首选襻利尿剂（呋塞米、托拉塞米、布美他尼）。

（2）血管扩张药物：可用于急性心衰早期。收缩压水平是评估此类药是否适宜的重要指标。收缩压>110mmHg 通常可以安全使用；收缩压 90~110mmHg 谨慎使用；收缩压<90mmHg 禁忌使用。主要有硝酸酯类、硝普钠、重组人 BNP、乌拉地尔、酚妥拉明，但钙拮抗剂不推荐用于急性心衰的治疗。

（3）正性肌力药物：适用于低心排血量综合征，对血压较低和对血管扩张药物及利尿剂不耐受或反应不佳者尤其有效。①洋地黄类（毛花苷C）；②多巴胺；③多巴酚丁胺；④磷酸二酯酶抑制剂（米力农、氨力农）；⑤左西孟旦（钙增敏剂）。

（4）血管收缩药：去甲肾上腺素、肾上腺素等。

（5）洋地黄类药物：西地兰。适应证是房颤伴快速心室率（>110次/分）的急性心衰患者。

（6）抗凝治疗：如低分子肝素。建议用于深静脉血栓和肺栓塞发生风险较高且无抗凝治疗禁忌证的患者。

7. 急性右心衰竭的治疗

（1）右心室梗死伴急性右心衰竭：①扩容，如存在心源性休克，在检测中心静脉压的基础上首先大量补液。②禁用利尿剂、吗啡和硝酸甘油等血管扩张剂，以避免进一步降低右心室充盈压。③如右心室梗死同时合并广泛左心室梗死，则不宜盲目扩容，以防止造成急性肺水肿；如存在严重左心室功能障碍和 PCWP 升高，不宜使用硝普钠，应考虑主动脉内球囊反搏（IABP）治疗。

（2）急性大块肺栓塞所致急性右心衰竭：①止痛，吗啡或哌替啶；②吸氧，鼻导管或面罩给氧（6~8L/min）；③溶栓，常用尿激酶或人重组组织型纤溶酶原激活剂（rt-PA），停药后继续肝素治疗，继用华法林口服数月；④经内科治疗无效的危重患者（如休克）予介入治疗。

8. 非药物治疗 主动脉内球囊反搏；机械通气；肾脏替代治疗；其他，如血液净化治疗、外科手术等。

9. 中医辨证论治

证型		证候		治法	方药
心肺气虚	心悸、喘促不得卧、面色苍白	肢倦乏力，动则加剧	舌淡或边有齿痕，脉沉细或虚数	补益心肺	养心汤合补肺汤
心脾阳虚		颜面及肢体浮肿，腹胀食少，形寒肢冷，大便溏泄	舌淡胖或暗淡，苔白滑，脉沉细无力或结代	益气健脾，温阳利水	真武汤
心阳欲脱		四肢厥冷	舌质淡润，脉微细	回阳固脱	独参汤或四味回阳饮

二、慢性心力衰竭

1. 临床表现

（1）左心衰竭：以肺淤血及心排血量降低致器官低灌注表现为主。①劳力性呼吸困难（左心衰最早出现的症状，卧位加重）、夜间阵发性呼吸困难（可伴心源性哮喘）；咳嗽、咳痰、咯血；乏力、疲倦、头昏、心慌等 2008。②两肺底湿啰音与体位变化有关，心源性哮喘时两肺可闻及哮鸣音；胸腔积液时有相应体征；心脏扩大、心率加快，肺动脉瓣区第二音亢进、心尖区舒张期奔马律和（或）收缩期杂音、交替脉等。

（2）右心衰竭：以体循环静脉淤血的表现为主。①内脏淤血而致腹胀、食欲不振、恶心、呕吐、肝区胀痛、少尿等。②颈静脉怒张和（或）肝-颈静脉反流征阳性；黄疸、肝大伴压痛；周围性紫绀；下垂部位凹陷性水肿；胸水和（或）腹水；右心室显著扩大，三尖瓣收缩期杂音。

（3）全心衰竭：左、右心衰竭均存在，有肺淤血、心排血量降低和体循环淤血的相关症状和体征。由左心衰发展为全心衰时，因右心排血量减少，呼吸困难可有不同程度的减轻。

2. 实验室检查及其他检查

（1）心电图：心肌肥厚、心房扩大（肺型P波、二尖瓣P波，$ptfV_1 \leq -0.04mm \cdot s$等）、心室扩大、束支传导阻滞、心律失常的类型及程度（如房颤、房扑伴快速性心室率、室速、QT间期延长等）；心率、心脏节律、传导状况，可作为某些病因依据（如心肌缺血性改变、ST段抬高或非ST段抬高心肌梗死、陈旧性心肌梗死病理性Q波等）。

（2）X线胸片：①心脏增大、肺淤血、肺水肿及原有肺部疾病；肺淤血程度和肺水肿、上肺血管影增强；肺间质水肿时可见Kerley B线；肺动脉高压时肺动脉影增宽，部分可见胸腔积液；肺泡性肺水肿时出现肺门血管影模糊、肺门影呈蝴蝶状，甚至弥漫性肺内大片阴影等。②根据心影增大及其形态改变，评估基础的或伴发的心脏和（或）肺部疾病以及气胸等。

（3）超声心动图：了解心脏结构和功能、心瓣膜状况、是否存在心包病变、AMI的机械并发症以及室壁运动失调；左心室射血分数（LVEF）正常值>50%。

（4）常用生化检查：①血浆脑钠肽（BNP）。②电解质（低钠血症、低钾血症、高钾血症）。③肝、肾功能（转氨酶和胆红素升高、血肌酐升高、高尿酸血症）。④血浆白蛋白（肾淤血和/或低灌营养不良——低白蛋白血症）；严重右心衰时极高的静脉压——失蛋白肠病；过度利尿——高白蛋白血症。

3. 诊断标准

心力衰竭的分类和诊断标准

诊断标准	HFrEF	HFmrEF	HFpEF
1	症状和/或体征	症状和/或体征	症状和/或体征
2	LVEF<40%	LVEF40%~49%	LVEF≥50%
3			利钠肽升高，并符合以下至少1条：①左心室肥厚和/或左心房扩大；②心脏舒张功能异常

注：HFrEF为射血分数降低的心力衰竭，HFmrEF为射血分数中间值的心力衰竭，HFpEF为射血分数保留的心力

衰竭，LVEF 为左心室射血分数；利钠肽升高为 B 型利钠肽（BNP）>35ng/L 和/或 N 末端 B 型利钠肽原（NT-proBNP）>125ng/L。

4. 西医治疗

（1）一般治疗：去除或缓解基本病因；去除诱因；改善生活方式；干预心血管损害的危险因素；密切观察病情及定期随访。

（2）药物治疗：①抑制神经内分泌激活——血管紧张素转换酶抑制剂（ACEI）、β 受体阻滞剂；②改善血流动力学——利尿剂 2002 2004 2008、地高辛（已在应用 ACEI 或 ARB、β 受体阻滞剂和利尿剂治疗，而仍持续有症状的慢性收缩性心衰患者；有房颤伴快速心室率的 CHF 患者）。

（3）其他：①醛固酮受体拮抗剂；②血管紧张素 Ⅱ 受体拮抗剂（ARB）；③环腺苷酸（cAMP）依赖性正性肌力药。

5. 中医辨证论治

证型		证候		治法	方药
气虚血瘀	心悸怔忡、喘促气短、不得平卧	神疲乏力，面白唇青，自汗，胁痛积块	舌质紫暗或有瘀斑，脉虚涩或结代	补益心肺，活血化瘀	保元汤合血府逐瘀汤
气阴两虚		身重乏力，口咽干燥，小便短赤，五心烦热，潮热盗汗，眩晕耳鸣	舌暗红，苔少或无，脉细数或促或结	益气养阴，活血化瘀	生脉饮合血府逐瘀汤
阳虚水泛		精神萎靡，腰膝酸软，形寒肢冷，面色苍白，肢体浮肿，下肢尤甚	舌淡苔白，脉沉弱或迟	益气温阳，化瘀利水	真武汤合葶苈大枣泻肺汤
痰饮阻肺		痰白或黄稠，胸闷脘痞，面青汗出，口唇紫绀	舌紫暗，苔厚腻，脉弦滑而数	宣肺化痰，蠲饮平喘	苓桂术甘汤合丹参饮

三、快速性心律失常

1. 临床表现

（1）阵发性室上性心动过速：呈阵发性，心率在 160 次/分以上，心悸、胸闷、头晕、乏力、胸痛或紧压感。偶可晕厥，可诱发心绞痛甚至心肌梗死、脑血栓形成。

（2）过早搏动：可无症状，频发者可有心悸、胸闷、头晕、乏力等。听诊有心脏提前搏动。

（3）心房纤颤：心悸、胸闷、头晕、乏力等。听诊第一心音强弱不等、心律绝对不规则、脉搏短绌。

（4）室性心动过速：非持续性室速（发作时间短于 30 秒，能自行终止）通常无症状。持续性室速（发作时间超过 30 秒，需药物或电复律始能终止）常伴有明显血流动力学障碍与心肌缺血。临床症状见低血压、少尿、晕厥、气促、心绞痛等。

2. 心电图诊断

（1）室上性心动过速：①心率快而规则，阵发性多 160~220 次/分，非阵发性 70~130 次/分。②P 波形态与窦性不同，出现在 QRS 波群之后则为房室交界性心动过速；当心率过快时，P 波往往与前面的 T 波重叠，无法辨认，故统称为室上性心动过速。③QRS 波群形态通常为室上型，亦可增宽、畸形（室内差异性传导、束支阻滞或预激综合征）。④ST-T 波无变化，发作中也可以倒置（频率过快而引起的相对性心肌供血不足）。

（2）过早搏动：①房性过早搏动——提早出现的 P′波，形态与窦性 P 波不同；P′-R >

0.12秒；QRS形态正常，亦可增宽（室内差异性传导）或未下传；代偿间歇不完全。②房室交界性过早搏动——提前出现的QRS波，而其前无相关P波，如有逆行P波可出现在QRS之前（P'-R<0.12秒）、之中或之后（P'-R<0.20秒）；QRS形态正常，也可因发生差异性传导而增宽；代偿间歇多完全。③室性过早搏动——QRS提早出现，宽大、畸形或有切迹，时间达0.12秒，前无窦性P波；T波亦宽大，其方向与QRS主波方向相反；代偿间歇完全。

（3）室性心动过速：3个或以上的室早连发；②常没有P波或P波与QRS无固定关系，且P波频率比QRS波频率缓慢；频率多为140~220次/分，室律略有不齐；偶有心室夺获或室性融合波。

（4）房颤与房扑：①房颤——P波消失，代之以大小不等、形态不同、间隔不等的f波，频率为350~600次/分；QRS波形态通常正常，但当心室率过快，QRS可增宽畸形（室内差异传导）；大多数房颤心室率快而不规则，多在160~180次/分；当心室率极快而无法辨别f波时，主要根据心室率完全不规则及QRS与T波形状变异诊断。②房扑——P波消失，代之以连续性锯齿样F波（各波大小、形态相同，频率规则，250~350次/分）；QRS群及T波均呈正常形态，但偶尔可因室内差异性传导、合并预激证候群，或伴束支传导阻滞，使其增宽并畸形；③大多不能全都下传，常以固定房室比例（2:1或3:1~5:1）下传，心室率不规则。

3. 西医治疗

（1）药物治疗

①窦性心动过速：首选β受体阻滞剂 2017，不能使用β受体阻滞剂时选用维拉帕米或地尔硫䓬。如无效或不能耐受，可选伊伐布雷定。药物无效而症状显著者可考虑导管消融。

②房性期前收缩：症状十分明显者考虑使用β受体阻滞剂；由心力衰竭引起的房性期前收缩，适量洋地黄；可诱发室上速、房颤的给予维拉帕米、普罗帕酮以及胺碘酮等。

③阵发性室上性心动过速：如患者心功能、血压正常，可先尝试刺激迷走神经，颈动脉窦按摩、Valsalva动作、诱导恶心、压迫眼球法等。终止发作的药物：维拉帕米、普罗帕酮、腺苷、β受体阻滞剂（普萘洛尔）、洋地黄制剂（西地兰），合并低血压者可用去甲肾上腺素、甲氧明、间羟胺等，但老年患者、高血压、AMI等禁用。

④房颤与房扑：抗凝治疗用华法林；控制心室率用洋地黄制剂（地高辛）和β受体阻滞剂，控制不满意者可换用地尔硫䓬或维拉帕米，个别难治者也可选用胺碘酮；对房颤伴快速心室率、药物治疗无效者，可施行射频消融改良房室结并同时安置心室按需或双腔起搏器。对于心室率较慢，最长间歇大于5秒，可考虑植入起搏器治疗；心律转复及窦性心律（窦律）维持：药物复律（Ⅰc及Ⅲ类抗心律失常药，包括胺碘酮、普罗帕酮）、电复律及导管消融治疗。

⑤室性期前收缩：多源性、成对的室性期前收缩，可用利多卡因或普鲁卡因酰胺或胺碘酮。

⑥室性心动过速：如发生低血压、休克、心绞痛、充血性心力衰竭或脑血流灌注不足，迅速施行直流电复律。无血流动力学障碍的持续性室性心动过速，首先给予利多卡因；也可静脉注射索他洛尔、普罗帕酮，或胺碘酮。持续性室速伴心功能不全者，首选胺碘酮。

（2）非药物治疗：心脏电复律、埋藏式心脏复律除颤器（ICD）、导管射频消融术（RF-CA）、外科治疗。

4. 中医辨证论治 2016

证型		证候		治法	方药
心虚胆怯	心悸不安	善惊易恐，坐卧不安，失眠多梦，恶闻声响	舌苔薄白，脉虚数或结、代	镇惊定志，养心安神	安神定志丸
心血不足		活动尤甚，眩晕乏力，面色无华，食少纳呆	舌淡苔薄白，脉细弱	补血养心，益气安神	归脾汤
阴虚火旺		眩晕耳鸣，手足心热	舌红少苔，脉细数	滋阴清火，养心安神	天王补心丹
气阴两虚		头晕乏力，胸痛胸闷，五心烦热	舌质红，少苔，脉虚数	益气养阴，养心安神	生脉散
痰火扰心		胸闷烦躁，口干口苦，大便秘结，小便黄赤	舌质红，舌苔黄腻，脉弦滑	清热化痰，宁心安神	黄连温胆汤
瘀阻心脉		胸闷不舒，心痛时作，唇甲青紫	舌紫暗或有瘀斑，脉涩或结代	活血化瘀，理气通络	桃仁红花煎
心阳不振		面色苍白，形寒肢冷	舌质淡白，脉虚弱	温补心阳，安神定悸	参附汤合桂枝甘草龙骨牡蛎汤

四、缓慢性心律失常

1. 西医病因　缓慢性窦性心律失常；房室传导阻滞；病态窦房结综合征。
2. 中医病因　饮食失宜、七情内伤、劳倦内伤、久病失养、感受外邪、药物影响。
3. 临床表现

（1）窦性心动过缓：头晕、乏力，部分见心悸、停搏感，严重者可出现胸闷、胸痛；阻滞次数多、间歇长者，可有黑蒙、晕厥等严重症状。

（2）房室传导阻滞：一度房室传导阻滞多无自觉症状。二度Ⅰ型房室传导阻滞偶可出现心悸、乏力，听诊时第一心音逐渐减弱并有心搏脱漏；二度Ⅱ型房室传导阻滞，特别是高度房室阻滞时，可出现头晕、乏力、胸闷、气短、晕厥及心功能下降等症状，听诊时亦有间歇性心搏脱漏，但第一心音强度恒定。三度房室传导阻滞可出现乏力、活动时头晕等症状，但多不发生晕厥；发生于希氏束分叉以下的低位的三度房室传导阻滞，病人可出现晕厥，甚至猝死。听诊时第一心音经常变化，第二心音可呈正常或反常分裂，间或听到响亮亢进的第一心音。

（3）病窦综合征：当窦性心动过缓比较严重或有窦性停搏时，可有眩晕、乏力等症状，严重者发生晕厥、猝死。如有心动过速发作，则可出现心悸、心绞痛等症状。心脏听诊及心电图检查，发现心律的变化很大，出现窦性心动过缓、窦房传导阻滞、阵发性室上性心动过速、心房扑动、心房纤颤，上述心律可交替出现，形成心动过缓-心动过速综合征。

4. 心电图诊断

（1）窦性心动过缓：①窦性心律；②心率在小于60次/分；③常伴有窦性心律不齐，严重过缓时可产生逸搏。

（2）房室传导阻滞：①一度房室传导阻滞——窦性P波，每个P波后都有相应的QRS波群。②PR间期延长至0.20秒以上（老年人PR间期＞0.22秒）；②二度Ⅰ型房室传导阻滞——P波规律出现,PR间期逐渐延长，直到P波后无QRS波PR间期又趋缩短，之后又延长，如此周而复始。③二度Ⅱ型房室传导阻滞——PR间期固定（正常或延长）2012；P波突然不能下传而QRS波脱漏。④三度房室传导阻滞——窦性P波，P-P间隔一般规则；P波与QRS波群无固定关系；心房率快于心室率；出现交界性逸搏心率（QRS形态正常，频率一般为40～60次/分较多见）或室性逸搏心率（QRS波宽大畸形，频率一般为20～40次/分）。心室率由交界区或心室自主起搏点维持。

（3）病态窦房结综合征：①持续、严重、有时是突发的窦性心动过缓，心率＜50次/分；②发作时可见窦房阻滞或窦性停搏；③心动过缓与心动过速交替出现，心动过速可以是阵发性室上速、阵发性房颤与房扑。

5. 西医治疗

（1）药物治疗

①窦性心动过缓：如心率低于每分钟40次，用阿托品、异丙肾上腺素、麻黄碱、沙丁胺醇等提高心室率。

②房室传导阻滞：一度房室传导阻滞与二度Ⅰ型房室传导阻滞心室率不太慢者，无须接受治疗；二度Ⅱ型与三度房室传导阻滞如心室率显著缓慢，伴有血流动力学障碍，甚至阿-斯综合征发作，给予阿托品、异丙肾上腺素。

③病态窦房结综合征：有症状患者，接受起搏治疗。

（2）人工心脏起搏：严重缓慢性心律失常，永久心脏起搏是唯一有效而可靠的治疗方法。

6. 中医辨证论治 2017

证型	证候		治法	方药
心阳不足	心悸气短	突然晕倒，汗出倦怠，面色苍白，形寒肢冷	舌淡苔白，脉虚弱或沉细而迟	温补心阳，通脉定悸	人参四逆汤合桂枝甘草龙骨牡蛎汤
心肾阳虚		面白肢冷，腰膝酸软，小便清长，下肢浮肿	舌淡胖，脉沉迟	温补心肾，温阳利水	参附汤合真武汤
气阴两虚		乏力，失眠多梦，自汗盗汗，五心烦热	舌红少津，脉虚弱或结代	益气养阴，养心通脉	炙甘草汤
痰浊阻滞		心胸痞闷胀满，痰多，食少腹胀	苔白腻或滑腻，脉弦滑	理气化痰，宁心通脉	涤痰汤
心脉瘀阻		胸闷憋气，心痛时作	舌暗或有瘀点瘀斑，脉结代或虚	活血化瘀，理气通络	血府逐瘀汤

五、心脏性猝死

1. 定义 由于心脏原因引起的无法预料的自然死亡，常在急性症状出现后1小时内（亦有规定为24小时内）发生，但某些心跳骤停后存活者可超过时限。以突然意识丧失为表现，死亡出乎意料。

2. 病因 80%由冠心病及其并发症引起 2017。左心室射血分数低于30%是猝死的最强预测因素，心肌梗死后出现频发性与复杂性室性期前收缩亦预示猝死高危。

3. 临床表现

（1）前驱期：心脏骤停发生前数天、数周或数月，出现新的心血管症状或原有症状加重，如心绞痛、呼吸困难或疲乏无力。此期症状一般不敏感，缺乏特异性。

（2）发病期：通常不超过1小时。特异性症状是持续胸痛或突然心悸，呼吸困难，头晕，软弱无力。

（3）心跳骤停期：由于脑血流量不足而致意识突然丧失、呼吸停止和脉搏消失。如不立即进行抢救，一般在1分钟内进入死亡期。罕见自发逆转者。

（4）生物学死亡期：心室颤动或心室停搏，如在前4~6分钟内未予心肺复苏，则预后很差。如在前8分钟未予复苏，除非在低温等特殊条件下，一般不能存活。

4. 心电图检查 临床常见4种心电图表现：①心室颤动（最多见）2016或扑动；②心室静止，心电图上出现直线；③心肌电-机械分离，宽而畸形、频率较慢、较为完整的QRS波群，但不产生有效的心肌机械性收缩，亦称为深度心血管性虚脱；④无脉性室速：脉搏消失的室性心动过速。

5. 诊断要点 ①意识突然丧失；②大动脉（颈动脉或股动脉）搏动消失；③无呼吸或仅是喘息。具有上述3点即可做出临床诊断，检查患者有无反应，无呼吸或仅是喘息，不能在10秒内明确感觉到脉搏，应立即进行心肺复苏。由于心音常因受到抢救时外界环境影响，故听诊不如摸大动脉可靠。

6. 西医治疗

（1）基础心肺复苏：人工胸外挤压和畅通气道、人工呼吸，简称CAB（circulation, airway, breathing）。①胸外按压——是建立人工循环的主要方法。胸外按压时，病人应置于水平位。头部不应高于心脏水平，仰卧于硬板床或地上。术者宜跪在病人身旁或站在床旁的椅凳上。要按压在胸骨中下1/3交界处或两乳头连线与胸骨交点，一只手的手掌放置在胸骨下部，另一只手的手掌根部放在该手的手背上，按压时术者双臂应伸直、双肩在患者胸骨上方正中，垂直向下用力按压，利用髋关节为支点，以肩臂部力量向下按压，按压深度为5~6cm，按压频率每分钟100~120次/分，按压应规律地、均匀地、不间断地进行；如有特殊操作（建立人工气道或者进行除颤等），间断尽量不超过10秒钟。下压与放松的时间比为1:1。放松时定位的手掌根不要离开胸骨定位点，仅使胸骨不受任何压力。在整个CPR过程中，胸外按压应>60%。CPR的关键起始措施是胸外按压和早期除颤。②开通气道——可采用仰头抬颏法开放气道。清除患者口中的异物和呕吐物，患者义齿松动应取下。③人工呼吸——每次吹入气量700~1000mL。如果一个人进行心肺复苏，则在连续胸部按压30次后，吹气两口，即30:2；如果两人进行复苏，每6秒进行1次人工呼吸，同时持续胸外按压。口对口人工呼吸只是临时性紧急措施，应马上争取气管内插管，以人工气囊挤压或人工呼吸机进行辅助呼吸与输氧，纠正低氧血症。

（2）药物治疗：尽早开通静脉通道。周围静脉通常选用肘前静脉或颈外静脉，中心静脉可选用颈内静脉、锁骨下静脉和股静脉。予肾上腺素（首选）、利多卡因、胺碘酮或溴苄胺、碳酸氢钠、葡萄糖酸钙、肾上腺素、阿托品等。

（3）复苏后处理：①心脏复苏后维持有效的循环和呼吸功能，预防再次心脏骤停，维持水、电解质和酸碱平衡，防治脑水肿、急性肾衰竭和继发感染。②脑复苏是心肺复苏最后成败的关键，主要措施包括降温（物理降温或加用冬眠药物）、脱水（20%甘露醇和呋塞米）。③防治急性肾衰竭时应注意维持有效的心脏和循环功能，避免使用对肾脏有损害的药物。

7. 中医辨证论治

证型	证候		治法	方药
气阴两脱	神萎倦怠，气短，四肢厥冷，心烦胸闷，尿少	舌深红或淡，少苔，脉虚数或微	益气救阴	生脉散
痰蒙神窍	神志恍惚，气粗息涌，喉间痰鸣，口唇爪甲暗红	舌暗苔厚腻，脉沉实	豁痰活血，开窍醒神	菖蒲郁金汤
元阳暴脱	神志恍惚，昏聩不语，面色苍白，四肢厥冷	舌淡润，脉微细欲绝	回阳固脱	独参汤或四味回阳饮

六、原发性高血压

1. **发病机制** 血压调节机制失代偿；遗传因素；肾素-血管紧张素-醛固酮系统（RAAS）；精神神经系统；钠潴留；血管内皮功能受损；胰岛素抵抗。

2. **中医病因病机** 病因为情志失调、饮食不节、久病劳伤、先天禀赋不足等；主要病机环节为风、火、痰、瘀、虚 2017。

3. 临床表现

（1）一般症状、体征：大多数起病缓慢、渐进，约1/5患者无症状。可见头晕、头痛、颈项板紧、疲劳、心悸。也可出现视物模糊、鼻出血等症。典型的高血压头痛在血压下降后即可消失。主动脉瓣区第二心音亢进，主动脉瓣收缩期杂音。长期持续高血压可见心尖搏动向左下移位、心界向左下扩大等左心室肥大体征，还可闻及第四心音。

（2）并发症：①心——高血压性心脏病，最终导致充血性心力衰竭。高血压是冠状动脉粥样硬化的重要危险因素之一。②脑——急性脑血管病，包括脑出血、短暂性脑缺血、脑血栓形成等。③肾——肾功能损害。④主动脉夹层。

（3）高血压危重症：①恶性高血压——多见于中青年。发病急骤，血压显著升高，舒张压持续≥130mmHg，头痛，视力减退，视网膜出血、渗出和视神经乳头水肿。肾功能损害明显迅速，出现蛋白尿、血尿、管型尿。如治疗不及时，可因肾衰竭、心力衰竭或急性脑血管病而死亡。②高血压危象——在高血压病程中可发生短暂收缩压急剧升高（可达260mmHg），也可伴舒张压升高（120mmHg以上），同时出现剧烈头痛、心悸、气急、烦躁、恶心、呕吐、面色苍白或潮红、视力模糊等。③高血压脑病——重症高血压患者，出现脑水肿表现，见弥漫性严重头痛、呕吐、意识障碍、精神错乱，甚至昏迷、局灶性或全身抽搐。

4. 诊断

（1）按血压水平分类和分级

血压水平分类和分级

类别	收缩压（mmHg）		舒张压（mmHg）
正常血压	<120	和	<80
正常高值	120~139	和/或	80~89
高血压	≥140	和/或	≥90
1级高血压（轻度）	140~159	和/或	90~99
2级高血压（中度）	160~179	和/或	100~109
3级高血压（重度）	≥180	和/或	≥110
单纯收缩期高血压	≥140	和	<90

（2）按心血管风险分层

高血压患者心血管风险水平分层

其他心血管危险因素和疾病史	血压（mmHg）		
	SBP140~159 和/或 DBP90~99	SBP160~179 和/或 DBP100~109	SBP≥180 和/或 DBP≥110
无	低危	中危	高危
1~2个其他危险因素	中危	中/高危	很高危
≥3个其他危险因素，或靶器官损害，或CKD 3期，无并发症的糖尿病	高危	高危	很高危
临床并发症，或CKD≥4期，有并发症的糖尿病	很高危	很高危	很高危

5. 西医治疗

（1）治疗原则

①治疗性生活方式干预：减轻体重；减少钠盐摄入（<6g/d）；补充钾盐；减少脂肪摄入；

戒烟、限制饮酒；增加运动；减轻精神压力，保持心态平衡；必要时补充叶酸制剂。

②降压药物治疗对象：高血压 2 级或以上病人；高血压合并糖尿病，或者已经有心、脑、肾靶器官损害或并发症病人；凡血压持续升高，改善生活方式后血压仍未获得有效控制者。

③血压控制目标值：一般控制目标值应 <140/90mmHg。糖尿病、慢性肾脏病、心力衰竭或病情稳定的冠心病合并高血压病人，血压控制目标值 <130/80mmHg。对于老年收缩期高血压病人，收缩压控制于 150mmHg 以下，如果能够耐受可降至 140mmHg 以下；多重心血管危险因素协同控制。

(2) 降压药物的应用

①利尿剂：噻嗪类（使用最多，常用氢氯噻嗪和氯噻酮、苄氟噻嗪、吲达帕胺；痛风者禁用，高尿酸血症及明显肾功能不全慎用）、袢利尿剂（主要用于肾功能不全）和保钾利尿剂（肾功能不全者禁用）。适用于轻、中度高血压，对单纯收缩期高血压、盐敏感性高血压、合并肥胖或糖尿病、更年期女性、合并心力衰竭和老年人高血压有较强降压效应。

②β受体阻滞剂：常用美托洛尔、阿替洛尔、比索洛尔、卡维地洛、拉贝洛尔。适用于各种不同程度高血压，尤其是心率较快的中、青年患者或合并心绞痛和慢性心力衰竭患者。急性心力衰竭、支气管哮喘、病窦综合征、房室传导阻滞和外周血管病患者禁用。

③钙通道阻滞剂（CCB）：硝苯地平，氨氯地平，维拉帕米，地尔硫䓬。适用于老年高血压，单纯收缩期高血压，伴稳定型心绞痛、冠状动脉或颈动脉粥样硬化及周围血管病者。

④血管紧张素转换酶抑制剂（ACEI）：常用卡托普利、依那普利、贝那普利、赖诺普利、西拉普利、培哚普利、雷米普利、福辛普利等。尤其适用于伴有心力衰竭、心肌梗死、蛋白尿、糖耐量减退或糖尿病肾病的高血压病人。

⑤血管紧张素Ⅱ受体拮抗剂（ARB）：常用氯沙坦、缬沙坦、厄贝沙坦、依普罗沙坦、伊贝沙坦、替米沙坦、坎地沙坦和奥美沙坦。适用于伴左心室肥厚、心力衰竭、心房颤动预防、糖尿病肾病、代谢综合征、微量白蛋白尿或蛋白尿者，以及不能耐受 ACEI 的患者。长期应用可升高血钾。

⑥α受体阻滞剂：不作为一般高血压治疗的首选药，适用于高血压伴前列腺增生患者 2016，也用于难治性高血压患者的治疗。易导致体位性低血压。

⑦联合应用

联合治疗方案推荐参考

优先推荐	一般推荐	不常规推荐
D - CCB + ARB	噻嗪类利尿剂 + β受体阻滞剂	ACEI + β受体阻滞剂
D - CCB + ACEI	α受体阻滞剂 + β受体阻滞剂	ARB + β受体阻滞剂
ARB + 噻嗪类利尿剂	D - CCB + 保钾利尿剂	ACEI + ARB
ACEI + 噻嗪类利尿剂	噻嗪类利尿剂 + 保钾利尿剂	中枢作用药 + β受体阻滞剂
D - CCB + 噻嗪类利尿剂		
D - CCB + β受体阻滞剂		

(3) 有并发症的降压治疗：①脑血管病（ARB、长效钙拮抗剂、ACEI 或利尿剂）；②冠心病——高血压合并稳定型心绞痛的降压治疗，应选择β受体阻滞剂、转换酶抑制剂和长效钙拮抗剂；发生过心肌梗死患者应选择 ACEI 和β受体阻滞剂，预防心室重构；③心力衰竭——无症状左心室功能不全（ACEI 和β受体阻滞剂）、心力衰竭（利尿剂、ACEI 或 ARB 和β受体阻滞剂联合）；④慢性肾衰竭（ACEI 或 ARB）；⑤糖尿病（ARB 或 ACEI、长效钙拮抗剂） 2022。

(4) 高血压急症的处理：①治疗原则为及时降低血压；控制性降压；合理选择降压药。②降压药选择，常用硝普钠 2020、硝酸甘油、尼卡地平、拉贝洛尔。

6. 中医辨证论治 2005 2006 2011 2012 2022

证型		证候	治法	方药
肝阳上亢	头晕头痛	口苦面红，目赤易怒，大便秘结，小便黄赤 / 舌红苔黄，脉弦	平肝潜阳	天麻钩藤饮
痰湿内盛		头重如裹，困倦多寐，腹胀食少，呕吐痰涎，肢体沉重 / 舌胖苔腻，脉濡滑	祛痰降浊	半夏白术天麻汤
瘀血阻窍		偏身麻木，胸闷，时有心前区痛，口唇发绀 / 舌紫，脉弦细涩	活血化瘀	通窍活血汤
肝肾阴虚		目涩咽干，五心烦热，不寐，腰膝酸软，便干尿赤 / 舌红少苔，脉细数或弦细	滋补肝肾，平潜肝阳	杞菊地黄丸
肾阳虚衰		形寒肢冷，腰膝酸软，夜尿频多，大便溏薄 / 舌淡胖，脉沉弱	温补肾阳	济生肾气丸

七、冠状动脉粥样硬化性心脏病

1. 危险因素　血脂异常、高血压、吸烟、糖尿病或糖耐量异常、性别、年龄、肥胖、家族史。

2. 西医分型
(1) 急性冠脉综合征：不稳定型心绞痛；非 ST 段抬高性心梗；ST 段抬高性心梗。
(2) 慢性冠脉病变：稳定型心绞痛；缺血性心肌病；隐匿性冠心病。

3. 冠心病的一级与二级预防
(1) 一级预防：防控冠心病危险因素，预防冠状动脉粥样硬化及冠心病。
(2) 二级预防：A——阿司匹林；抗血小板聚集（氯吡格雷，替格瑞洛）；抗心绞痛，硝酸酯类制剂。B——β受体阻滞剂；控制好血压。C——控制血脂水平；戒烟；中医药防治。D——控制饮食。E——普及有关冠心病的教育。

八、心绞痛

1. 西医病因和发病机制　任何原因引起冠状动脉的供血与心肌的需血之间发生矛盾，冠状动脉血流量不能满足心肌代谢的需要，引起心肌急剧的、暂时的缺血缺氧时，即可发生心绞痛。

2. 中医病因病机
(1) 病因：与寒邪内侵、情志失调、饮食不当、劳倦内伤、年老体虚等因素有关 2006 2011。
(2) 病机：以气虚、气阴两虚及阳气虚衰为本，血瘀、寒凝、痰浊、气滞为标的本虚标实病证，若病情进一步发展，可发为真心痛；若心肾阳虚，水邪泛滥，可出现喘咳、水肿。

3. 临床表现
(1) 部位：胸骨体中段或上段之后 2004，可放射至左肩、左臂内侧达无名指和小指，或至颈、咽或下颌部。
(2) 诱因：多因劳动过度、情绪激动、饱餐、吸烟、寒冷、心动过速及休克等诱发。
(3) 性质：阵发性的胸痛常为压榨性、闷胀性或窒息性，也可有烧灼感。
(4) 持续时间：疼痛出现后常逐步加重，然后在 3~5 分钟内渐消失，很少超过 15 分钟。
(5) 缓解方式：一般在停止诱发症状的活动后即可缓解，舌下含服硝酸甘油 2010 能在几分钟内缓解。

4. 实验室及其他检查

(1) 心电图：发作时可见 ST 段压低≥0.1mV，缓解后恢复 2002 2004 2005 2006。

(2) CT 造影：有较高阴性预测价值。

(3) 冠状动脉造影 2016。

5. 诊断

(1) 根据典型的发作特点和体征，结合存在的冠心病危险因素，除外其他原因所致的心绞痛，一般即可确立诊断。

(2) 分型：①稳定型心绞痛（稳定型劳力性心绞痛）；②不稳定型心绞痛（初发劳力型心绞痛、恶化劳力型心绞痛、静息心绞痛、梗死后心绞痛、变异型心绞痛）。

(3) 心绞痛严重程度分级

Ⅰ级：一般体力活动（如步行和登楼）不受限，仅在强、快或长时间劳力时发生心绞痛。

Ⅱ级：一般体力活动轻度受限，快步、饭后、寒冷或刮风中、精神应激或醒后数小时内步行或登楼（步行200m以上、登楼一层以上）和爬山，均引起心绞痛。

Ⅲ级：一般体力活动明显受限，步行200m、登楼一层引起心绞痛。

Ⅳ级：一切体力活动都引起不适，静息时可发生心绞痛。

6. 西医治疗

(1) 发作期：休息；硝酸甘油舌下含化，或硝酸异山梨酯舌下含化 2005。

(2) 缓解期：①β受体阻滞剂（常用美托洛尔、比索洛尔）；②硝酸酯制剂；③钙通道阻滞剂（变异型心绞痛首选，常用维拉帕米、硝苯地平、地尔硫䓬）；④其他：曲美他嗪、尼可地尔、盐酸伊伐布雷定等。

(3) 不稳定型心绞痛：卧床、吸氧、持续心电监测，烦躁不安、剧烈疼痛者予吗啡皮下注射；抗血小板药（阿司匹林、氯吡格雷）和抗凝药（低分子肝素）；硝酸酯类、β受体阻滞剂、钙通道阻滞剂（严重者常需三联用药）；介入和外科手术治疗。

7. 中医辨证论治 2001 2002 2003 2004 2005 2006 2009 2010

证型	证候		治法	方药
心血瘀阻	胸痛、心悸	痛有定处，如刺如绞，入夜加重，日久不愈	舌紫暗或有瘀斑，脉弦涩	活血化瘀，通脉止痛	血府逐瘀汤
痰浊内阻		闷痛如窒，气短痰多，肢体沉重，体胖，纳呆恶心	舌苔浊腻，脉滑	通阳泄浊，豁痰宣痹	瓜蒌薤白半夏汤合涤痰汤
阴寒凝滞		猝然胸痛如绞，感寒痛甚，形寒肢冷，冷汗自出	舌质淡红，苔白，脉沉细或沉紧	辛温通阳，散寒止痛	枳实薤白桂枝汤合当归四逆汤
气虚血瘀		隐痛，时轻时重，遇劳则发，神疲气短，心悸自汗	舌淡暗苔薄白，脉缓弱无力或结代	益气活血，通脉止痛	补阳还五汤
气阴两虚		隐痛时作，倦怠懒言，头晕目眩，手足心热	舌红少津，脉细弱或结代	益气养阴，活血通脉	生脉散合炙甘草汤
心肾阴虚		闷痛/灼痛，心悸盗汗，虚烦不寐，腰酸耳鸣	舌红少苔，脉沉细数	滋阴清热，养心和络	左归丸
心肾阳虚		胸痛彻背，畏寒肢冷，下肢浮肿，腰酸无力	舌淡或紫暗，脉沉细	温补阳气，振奋心阳	参附汤合右归丸

九、急性心肌梗死

1. 西医病因病理 冠状动脉粥样硬化等造成一支或多支血管管腔狭窄和心肌血供不足，而侧支循环未充分建立。一旦血供急剧减少或中断，使心肌严重而持久地急性缺血达20～30

分钟以上，即可发生 AMI。

2. 中医病因病机　病因与年老体衰、情志内伤、饮食不节、寒邪内侵等因素有关。基本病机为心脉瘀阻不通，心失所养 2017。

3. 临床表现及并发症

（1）先兆：发病前数日有前驱症状。心绞痛发作较以往频繁、程度较剧、持续较久、硝酸甘油疗效差、诱发因素不明显。

（2）症状：①疼痛，多发于清晨，多无明显诱因，常发生于安静时。②全身症状有发热、心动过速、白细胞计数增高和红细胞沉降率增快。③胃肠道症状，频繁的恶心、呕吐、上腹疼痛。④心律失常，以室性心律失常最为多见。⑤低血压和休克。⑥心力衰竭。

（3）体征：血压降低。部分见心脏浊音界轻度至中度增大，心尖区第一心音减弱，可出现第四心音（心房性）奔马律，少数有第三心音（心室性）奔马律；可有与心律失常、休克和心力衰竭有关的其他体征。

（4）并发症：乳头肌功能不全或断裂、心脏破裂、栓塞、心室壁瘤、心肌梗死后综合征。

4. 实验室及其他检查

（1）心电图特征性改变：①ST 段抬高呈弓背向上型，宽而深的 Q 波（病理性 Q 波），T 波倒置；②无 ST 段抬高，无病理性 Q 波，T 波倒置，也可有普遍性 ST 段压低≥0.1mV，但 aVR 导联（有时还有 V_1 导联）ST 段抬高。

（2）定位和定范围 2012 2017

心肌梗死心电图定位诊断

部位	特征性心电图改变导联
前间壁	$V_1 \sim V_3$
前壁	$V_3 \sim V_5$
广泛前壁	$V_1 \sim V_6$
下壁	Ⅱ、Ⅲ、aVF
高侧壁	Ⅰ、aVL
正后壁	$V_7 \sim V_8$
右心室	$V_3R \sim V_5R$

（3）血清心肌坏死标志物：肌钙蛋白 I（cTnI）或 T（cTnT）是诊断心肌坏死最特异和敏感的标志物。肌酸激酶同工酶（CK-MB）增高的程度能较准确地反映梗死的范围，其高峰出现时间是否提前有助于判断溶栓治疗是否成功。

5. 诊断　①缺血性胸痛的临床病史；②心电图的动态演变；③血清心肌坏死标记物浓度的动态改变。以上 3 条具备 2 条即可诊断。

6. 西医治疗

（1）监护和一般治疗：休息，立即吸氧，建立静脉通路，监测心电图、血压和血氧饱和度，迅速给予有效镇痛剂；抗血小板（立即嚼服肠溶阿司匹林和硫酸氯吡格雷片）；纠正水、电解质及酸碱平衡失调；禁食至胸痛消失后予流质、半流质饮食，逐步过渡到普通饮食。所有患者均应使用缓泻剂。

（2）心肌再灌注治疗：①溶栓疗法，常用尿激酶（UK）、链激酶（SK）、重组组织型纤维蛋白溶酶原激活剂（rt-PA）、瑞替普酶；②介入治疗（PCI），有直接 PCI、补救性 PCI、溶栓治疗再通者的 PCI；③消除心律失常；④控制休克；⑤治疗心力衰竭；⑥非 ST 段抬高心肌梗死处理，不宜溶栓治疗，以积极抗凝、抗血小板治疗和 PCI 为主。

溶栓疗法的适应证和禁忌证

适应证	禁忌证
①两个或两个以上相邻导联 ST 段抬高（胸导联≥0.2mV，肢导联≥0.1mV），或病史提示 AMI 伴左束支传导阻滞，起病时间＜12 小时，病人年龄＜75 岁。 ②ST 段显著抬高的 MI 病人，年龄＞75 岁，经慎重权衡利弊仍可考虑。 ③STEMI，发病时间已达 12～24 小时，但如仍有进行性缺血性胸痛、广泛 ST 段抬高者也可考虑	①既往发生过出血性脑卒中，6 个月内发生过缺血性脑卒中或脑血管事件。 ②中枢神经系统受损、颅内肿瘤或畸形。 ③近期（2～4 周）有活动性内脏出血。 ④未排除主动脉夹层。 ⑤入院时严重且未控制的高血压（＞180/110mmHg）或慢性严重高血压病史。 ⑥目前正在使用治疗剂量的抗凝药或已知有出血倾向。 ⑦近期（2～4 周）创伤史，包括头部外伤、创伤性心肺复苏或较长时间（＞10 分钟）的心肺复苏。 ⑧近期（＜3 周）外科大手术。 ⑨近期（＜2 周）曾有在不能压迫部位的大血管行穿刺术

冠状动脉再通的判断指标

直接指标	间接指标
冠状动脉造影显示再通	①心电图抬高的 ST 段于 2 小时内回降＞50% ②胸痛 2 小时内基本消失 ③2 小时内出现再灌注性心律失常 ④血清 CK－MB 峰值提前出现（14 小时内）

7. 中医辨证论治 2001 2003 2006 2017

证型	证候		治法	方药
气滞血瘀	胸闷胸痛、心悸气短	烦躁易怒，脘腹胀满，唇甲青暗	舌紫暗或有瘀斑，脉沉弦涩或结代	活血化瘀，通络止痛	血府逐瘀汤
寒凝心脉		心痛如绞，形寒肢冷，心悸短气	舌紫暗苔薄白，脉沉细或沉紧	散寒宣痹，芳香温通	当归四逆汤合苏合香丸
痰瘀互结		痛如割刺，气短痰多，腹胀纳呆，恶心呕吐	苔浊腻，脉滑	豁痰活血，理气止痛	瓜蒌薤白半夏汤合桃红四物汤
气虚血瘀		动则加重，神疲懒言，自汗	舌暗淡苔薄白，脉细弱无力或结代	益气活血，祛瘀止痛	补阳还五汤
气阴两虚		心烦少寐，自汗盗汗，口干耳鸣，腰膝酸软	舌红苔少或剥脱，脉细数或结代	益气滋阴，通脉止痛	生脉散合左归饮
阳虚水泛		畏寒肢冷，腰以下浮肿，面白唇紫	舌淡胖或紫暗，苔滑，脉沉细	温阳利水，通脉止痛	真武汤合葶苈大枣泻肺汤
心阳欲脱		四肢厥逆，大汗淋漓，面白发绀，手足青至节	舌青紫，脉微欲绝	回阳救逆，益气固脱	参附龙牡汤

十、心脏瓣膜病

1. 西医病因

（1）二尖瓣狭窄：风湿热（最常见）。

（2）二尖瓣关闭不全：①瓣叶病变（风湿性损害最常见）；②瓣环扩大；③腱索病变；④乳头肌病变。

（3）主动脉瓣狭窄：①风湿性；②先天性畸形；③退行性老年钙化性主动脉瓣狭窄

（4）主动脉瓣关闭不全：①急性病变——感染性心内膜炎、创伤、主动脉夹层、人工瓣撕裂；②慢性病变——风心病（最常见）、感染性内膜炎、主动脉瓣先天性畸形、室间隔缺损、强直性脊柱炎、梅毒性主动脉炎等。

2. 中医病因病机　本病常因机体正气盛衰，风寒湿热之邪入侵，内舍于心而成心痹。基本病机为正虚邪入、痹阻心脉。

3. 临床表现

（1）二尖瓣狭窄：①症状——呼吸困难，咯血，咳嗽，声音嘶哑，右心衰竭，血栓栓塞。②体征——重度二尖瓣狭窄常有"二尖瓣面容"；心尖搏动弥散；心尖区可闻及第一心音亢进和开瓣音，有低调的隆隆样舒张中晚期杂音，可触及舒张期震颤；肺动脉瓣区第二心音亢进或伴分裂；胸骨左缘第2肋间闻及肺动脉瓣舒张早期吹风样杂音；三尖瓣区闻及全收缩期吹风样杂音，吸气时增强。

（2）二尖瓣关闭不全：①症状——疲乏无力，呼吸困难出现较晚，咯血少见。后期出现右心衰及体循环淤血症状。②体征——心尖搏动向左下移位；心浊音界向左下扩大，后期亦可向右扩大，心尖部第一心音减弱，心尖部较粗糙的吹风样全收缩期杂音，肺动脉瓣区第二心音亢进、分裂，心尖区可闻及第三心音。

（3）主动脉瓣狭窄：①症状——呼吸困难、心绞痛和晕厥为典型主动脉瓣狭窄常见的"三联征"。②体征——心尖搏动向左下移位；心浊音界向左下扩大；心尖部第一心音正常，主动脉瓣区第二心音减弱或消失，可听到高调、粗糙的递增－递减型收缩期杂音；重度狭窄可有收缩压降低，脉压减小，脉搏细弱。后期可有心衰体征。

（4）主动脉瓣关闭不全：①症状——可多年无症状，甚至可耐受运动；最先的主诉常为心悸、心前区不适、头部强烈搏动感等。②体征——颈动脉搏动明显，可见点头运动及毛细血管搏动；心尖搏动向左下移位，有水冲脉；靴形心；心尖部第一心音减弱，主动脉瓣区第二心音减弱或消失，主动脉瓣第二听诊区可闻及叹气样递减型舒张期杂音，心尖部可有柔和的吹风样收缩期杂音，重度关闭不全尚可闻及舒张中期柔和低调隆隆样杂音，可有动脉枪击音及杜氏双重杂音。

4. 并发症

（1）心力衰竭：是肺心病最常见的并发症和致死原因。呼吸道感染是最常见诱因，其次为心律失常、剧烈体力活动、情绪激动、妊娠等。严重左心衰竭及重度二尖瓣狭窄时，常在上述诱因下发生急性肺水肿。

（2）心律失常：房颤最常见，房性期前收缩为房颤的前奏，开始为阵发性房扑和房颤，以后转为慢性房颤。房颤形成后可诱发或加重心衰，又可形成心房内血栓，引起动脉栓塞。

（3）栓塞：最常见于二尖瓣狭窄伴房颤病人。脱落后可引起动脉栓塞，脑栓塞最多见。房颤动和右心衰竭时，在周围静脉、右心房可形成血栓，脱落后造成肺动脉栓塞。

（4）感染性心内膜炎：多见于风心病早期，尤其是二尖瓣关闭不全和主动脉瓣关闭不全者。

（5）肺部感染：常见，并诱发或加重心力衰竭。

5. 检查与诊断

（1）二尖瓣狭窄：①劳力性呼吸困难、咳嗽（咯血）、声音嘶哑，二尖瓣面容，心尖区隆隆样DM，拍击性S_1、P_2亢进，二尖瓣开瓣音等可以临床诊断。②心电图——二尖瓣型P波（P波宽度>0.12秒，伴切迹，PV_1终末负性向量增大）。QRS波群示电轴右偏和右心室肥厚表现。心房颤动常见。③超声心动图为可靠的诊断依据——M型示二尖瓣城墙样改变，后叶向前移动及瓣叶增厚；二维超声心动图典型者为舒张期前叶呈圆拱状，后叶活动度减少，交界处粘连融合，瓣叶增厚和瓣口面积缩小；经食管超声有利于左心耳及左心房附壁血栓的检出。

（2）二尖瓣关闭不全：①心尖区出现收缩期杂音，伴左房室增大，诊断可以成立。②心电图——急性者窦性心动过速常见；慢性重度二尖瓣关闭不全左心房增大，部分有左心室肥厚和非特异性ST-T改变，心房颤动常见。③确诊有赖超声心动图——多普勒超声和彩色多普勒血流显像可于二尖瓣心房侧和左心房内探及收缩期反流束。

（3）主动脉瓣狭窄：①典型主动脉瓣狭窄杂音时，较易诊断；如合并关闭不全和二尖瓣损害，多为风心病。②心电图——重度狭窄者有左心室肥厚伴ST-T继发性改变和左心房增大，可有房室传导阻滞、室内传导阻滞（左束支传导阻滞或左前分支传导阻滞）、心房颤动或室性心律失常。③超声心动图为明确诊断和判定狭窄程度的重要方法。

（4）主动脉瓣关闭不全：①典型主动脉瓣关闭不全的舒张期杂音伴周围血管征，可诊断为主动脉瓣关闭不全。急性重度反流者早期出现左心室衰竭，X线心影正常而肺淤血明显；慢性如合并主动脉瓣或二尖瓣狭窄，支持风心病诊断。②心电图——常见左心室肥厚劳损。③超声心动图可助确诊——M型显示舒张期二尖瓣前叶或室间隔纤细扑动，为主动脉瓣关闭不全的可靠诊断征象，但敏感性低；脉冲式多普勒和彩色多普勒血流显像为最敏感的确定主动脉瓣反流方法，并可判断其严重程度；二维超声可显示瓣膜和主动脉根部的形态改变，有助于确定病因。

6. 中医辨证论治

证型	证候		治法	方药
心肺瘀阻	心悸气短	胸痛憋闷，两颧紫红，面色瘀暗、唇紫	舌瘀暗或瘀点，脉细数或结代	行气活血化瘀	血府逐瘀汤
气血亏虚		动则尤甚，头晕目眩，身困乏力，面色无华	舌淡苔薄白，脉细弱	益气养血，宁心安神	归脾汤
气阴两虚		倦怠乏力，头晕目眩，自汗盗汗，夜寐不宁，口干	舌红苔薄白，脉细数无力或促结代	益气养阴，宁心复脉	炙甘草汤
气虚血瘀		头晕乏力，口唇青紫，自汗，颈脉怒张，胁下痞块	舌有紫斑、瘀点，脉细涩或结代	益气养心，活血通脉	独参汤合桃仁红花煎
心肾阳虚		喘息不能平卧，面肢浮肿，胸水腹水，脘痞腹胀，形寒肢冷，便溏尿少	舌体胖大，质淡，苔薄白，脉沉细无力或结代	温补心肾，化气行水	参附汤合五苓散

循环系统疾病鉴别诊断

病名	鉴别疾病	鉴别要点
原发性高血压	肾实质病变	①急性肾小球肾炎：链球菌感染史，发热、水肿、血尿，尿常规检查见蛋白、红细胞和管型。血压一过性↑。②慢性肾小球肾炎：反复浮肿、明显贫血，血浆蛋白低、氮质血症，蛋白尿出现早而持久，血压持续↑
	肾动脉狭窄	舒张压中、重度↑，可在上腹部或背部肋脊角处闻及血管杂音。肾动脉造影可明确诊断
	嗜铬细胞瘤	阵发性或持续性血压↑。血压升高时血或尿中儿茶酚胺及其代谢产物有助于诊断，超声、CT等可示肿瘤部位
	原发性醛固酮增多症	长期高血压伴顽固性低血钾，多饮、多尿、肌无力、周期性麻痹、低血钾、高血钠、代谢性酸中毒，血浆肾素活性↓血浆醛固酮↑尿钾↑。安体舒通试验阳性具有诊断价值
原发性高血压	库欣综合征	满月脸、水牛背、向心性肥胖、毛发↑血糖↑24小时尿中17-羟类固醇、17-酮类固醇↑，地塞米松抑制试验或肾上腺素兴奋试验阳性
	主动脉缩窄	上臂血压增高，而下肢血压不高或降低。在肩胛区、胸骨旁、腋部有侧支循环的动脉搏动和杂音，腹部听诊可有血管杂音。主动脉造影可确诊

续表

病名	鉴别疾病	鉴别要点
心绞痛	急性心肌梗死	持续时间可达数小时，含服硝酸甘油多不缓解。心电图ST段抬高，有异常Q波。血清心肌酶、肌红蛋白、肌钙蛋白I或T等↑
	心脏神经症	胸痛，但多为短暂（几秒钟）的刺痛或持久（几小时）的隐痛，部位多在左胸乳房下心尖部附近，或常变动，多在疲劳之后出现，含服硝酸甘油无效或在十多分钟后才缓解
	肋间神经痛和肋软骨炎	累及1~2个肋间，为刺痛或灼痛多为持续性而非发作性，体位改变或牵扯可加重疼痛，沿神经走向有压痛
急性心肌梗死	心绞痛	发作持续时间一般<15分钟，不伴恶心、呕吐、心衰等，血清酶不增高，心电图无变化或有ST段暂时性压低或抬高
	急性肺动脉栓塞	胸痛、咯血、呼吸困难和休克。心电图示Ⅰ导联S波加深，Ⅲ导联Q波显著T波倒置。肺动脉造影可确诊
	急腹症	均有上腹部疼痛，可能伴休克。询问病史、体格检查、心电图检查、血清心肌酶和肌钙蛋白测定可协助鉴别
	急性心包炎	疼痛、发热并见，心电图除aVR外，其余导联均有ST段弓背向下的抬高，T波倒置，无异常Q波
	主动脉夹层	撕裂样剧痛，胸痛一开始即达到高峰，常放射到背、胁、腹、腰和下肢，两上肢的血压和脉搏不对称，可有下肢暂时性瘫痪、偏瘫等，但无心肌坏死标志物升高

第三单元　消化系统疾病

☆重点提示

本单元内容在历年考试中出题率较高，对于每个病证都应了解中医病因病机及诊断。对于慢性胃炎、消化性溃疡的中医辨证论治应重点掌握，其他各病的中西医治疗也要熟悉。另外，溃疡性结肠炎、胃炎等病的实验室检查数据要记牢。因为本单元内容较多较杂，历年考点分布平均，所以一定要按部就班地复习。

一、慢性胃炎

1. 西医病因病理　幽门螺杆菌感染为最主要病因，还有自身免疫（富含壁细胞的胃体黏膜萎缩为主）及幽门括约肌功能不全、酗酒、非甾体抗炎药、高盐、刺激性食物等。病理变化是胃黏膜损伤与修复的慢性过程，主要病理学特征是炎症、萎缩和肠化生。

2. 中医病因病机　病因主要为寒邪客胃、饮食伤胃、肝气犯胃及脾胃虚弱等，引起胃受纳腐熟之功能失常，中焦气机不利，脾胃升降失职。

3. 临床表现　起病隐匿，病程迁延，慢性病程；症状不明显，无特异性，症状与病理改变分级无明显相关。幽门螺杆菌引起的多无症状，部分病人表现为上腹胀满不适、隐痛、嗳气、反酸、食欲不佳等；自身免疫性胃炎患者可伴贫血，及维生素B_{12}缺乏。

4. 胃镜及组织学检查　是慢性胃炎诊断的最可靠方法。

（1）胃镜：浅表性胃炎（非萎缩性胃炎）见黏膜充血、色泽较红、边缘模糊，多为局限性，水肿与充血区共存，形成红白相间征象，黏膜粗糙不平，有出血点，可有小的糜烂。萎缩性胃炎见黏膜呈淡红、灰色，呈弥散性，黏膜变薄，皱襞变细平坦，黏膜血管暴露，有上皮细胞增生或明显的肠化生。

（2）组织学检查：非萎缩性胃炎以慢性炎症改变为主；萎缩性胃炎则在此基础上有不同程度的萎缩与化生。常用取材部位为胃窦小弯、大弯、胃角及胃体下部小弯。

5. 诊断　确诊必须依靠胃镜检查及胃黏膜活组织病理学检查。幽门螺杆菌检测有助于病因诊断。怀疑自身免疫性胃炎应检测相关自身抗体及血清胃泌素。

6. 西医治疗　①根除幽门螺杆菌。②对症治疗：饱胀予胃复安、吗丁啉、西沙必利，恶性贫血予维生素 B_{12}，胃痛明显予 H_2 受体拮抗剂、氢氧化铝。③胃黏膜保护药：胶体次枸橼酸铋、硫糖铝。④异型增生的治疗：定期随访，预防性手术——内镜下胃黏膜切除术。

7. 中医辨证论治 2000 2006 2017

证型		证候	治法	方药
肝胃不和	胃痛	胀痛或痛窜两胁，情志不舒加重，嗳气或矢气后稍缓	舌淡红苔薄白，脉弦	疏肝理气，和胃止痛	柴胡疏肝散
脾胃虚弱		隐痛，喜温喜按，食后胀满痞闷，纳呆便溏，神疲乏力	舌淡红苔薄白，脉沉细	健脾益气，温中和胃	四君子汤
脾胃湿热		灼热胀痛，嘈杂，脘腹痞闷，口干苦，渴不欲饮，尿黄	舌红苔黄腻，脉滑	清利湿热，醒脾化浊	三仁汤
胃阴不足		隐痛，嘈杂，口干咽燥，五心烦热，大便干结	舌红少津，脉细	养阴益胃，和中止痛	益胃汤
胃络瘀阻		痛如针刺，痛有定处，拒按，入夜尤甚，便血	舌暗红或紫暗，脉弦涩	化瘀通络，和胃止痛	失笑散合丹参饮

二、消化性溃疡

1. 西医病因病理　病因：①幽门螺杆菌；②非甾体抗炎药；③胃酸和胃蛋白酶；④其他因素，如吸烟、遗传、急性应激、胃、十二指肠运动异常。病理：胃溃疡可发于胃的任何部位，以胃角和胃窦小弯常见。十二指肠溃疡多发生于十二指肠球部。

2. 中医病因病机　中医病因为外邪犯胃、饮食伤胃、情志不畅以及脾胃素虚等。基本病机为胃气阻滞，胃失和降，不通则痛。

3. 临床表现及并发症　典型临床特点为慢性反复发作过程、周期性发作和节律性发作 2000 2002 2004。①性质：多为灼痛，或钝痛、胀痛、剧痛和/或饥饿样不适感。②部位：多位于上腹，可偏左或偏右。③典型节律性：DU 空腹痛和/或午夜痛，腹痛多于进食或服用抗酸药后缓解；GU 患者也可发生规律性疼痛，但多为餐后痛，偶有夜间痛 2020。④溃疡活动时上腹部可有局限性压痛，缓解期无明显体征。⑤特殊类型：复合性溃疡、幽门管溃疡、球后溃疡、巨大溃疡、老年人消化性溃疡、无症状性溃疡。⑥并发症：出血、穿孔、幽门梗阻、癌变。

4. 实验室检查及其他检查

（1）胃镜检查：最直接的诊断方法。呈圆形、椭圆形或线形，边缘光整，底部覆有灰黄色或灰白色渗出物，周围黏膜充血、水肿，可见皱襞向溃疡集中。

（2）X 线钡餐检查：龛影是直接征象，有确诊价值。痉挛性切迹是间接征象。

（3）幽门螺杆菌检测：侵入性（快速尿素酶试验、组织学检查和幽门螺杆菌培养）和非侵入性（^{13}C 或 ^{14}C 尿素呼气试验，粪便幽门螺杆菌抗原检测及血清检查）。

（4）胃液分析和血清胃泌素测定：有助于胃泌素瘤的鉴别诊断。

5. 诊断　①长期反复发生的周期性、节律性、慢性上腹部疼痛，应用制酸药物可缓解；②上腹部可有局限深压痛；③X 线钡餐造影见溃疡龛影，有确诊价值；④内镜检查可见到活动期溃疡，可确诊。

6. 西医治疗

(1) 一般治疗：生活规律，避免过度劳累，精神放松，定时定量进餐，忌辛辣食物，戒烟，避免服用对胃肠黏膜有损害药物。

(2) 根除幽门螺杆菌：①三联疗法——PPI（奥美拉唑、兰索拉唑）或胶体铋剂（枸橼酸铋钾）+2种抗菌药物（克拉霉素、阿莫西林、甲硝唑）。②四联疗法——质子泵抑制剂+铋剂+任两种抗生素。

(3) 抗酸药物治疗：①H_2受体拮抗剂：西咪替丁、雷尼替丁、法莫替丁等。②质子泵抑制剂（首选）：奥美拉唑、兰索拉唑、潘托拉唑等。

(4) 保护胃黏膜：硫糖铝 2011、胶体次枸橼酸铋、前列醇类药物。

(5) 非甾体抗炎药相关溃疡：暂停或减少剂量，按上述方案治疗。若病情需要继续服用，选用对胃肠黏膜损害较少的药物，或合用质子泵抑制剂或米索前列醇。

(6) 治疗方案及疗程：抑酸药物的疗程通常为4~6周，DU为4周，GU为6~8周。根除幽门螺杆菌所需的1~2周，可重叠在疗程内，也可结束后进行。

(7) 外科手术指征：①大出血经药物、胃镜、血管介入治疗无效；②急性穿孔；慢性穿透性溃疡；③器质性幽门梗阻；④GU疑有癌变。

7. 中医辨证论治 2007

证型		证候		治法	方药
肝胃不和		痛引两胁，情志不遂而诱发或加重，嗳气，泛酸口苦	舌淡红苔薄白，脉弦	疏肝理气，健脾和胃	柴胡疏肝散合五磨饮子
脾胃虚寒		隐痛，喜温喜按，畏寒肢冷，泛吐清水，腹胀便溏	舌淡胖边有齿痕苔白，脉迟缓	温中散寒，健脾和胃	黄芪建中汤
胃阴不足	胃痛	隐痛，似饥不欲食，口干不欲饮，纳差干呕，手足心热，大便干	舌红少津少苔，脉细数	健脾养阴，益胃止痛	益胃汤
肝胃郁热		灼痛，胸胁胀满，泛酸，口苦口干，烦躁易怒，大便秘结	舌红苔黄，脉弦数	清胃泄热，疏肝理气	化肝煎合左金丸
瘀血停胃		刺痛，痛处固定，肢冷汗出，呕血或黑便	舌紫暗或瘀斑，脉涩	活血化瘀，通络和胃	失笑散合丹参饮

三、胃癌

1. 西医病因病理与转移途径

(1) 病因：Hp感染、环境和饮食因素、遗传因素、癌前期变化等。

(2) 病理：①发生部位——半数以上发生于胃窦部、胃小弯及前后壁，其次在贲门部。②大体形态分型——早期胃癌指病灶局限且深度不超过黏膜下层的胃癌，而不论有无淋巴结转移。进展期胃癌指胃癌深度超过黏膜下层，侵及肌层者称中期胃癌，侵及浆膜或浆膜外者称晚期胃癌。③组织学分型——高分化、中分化、低分化3种分化程度。管状腺癌、黏液腺癌、髓样癌和弥散型癌4种。以腺癌为主 2011。

(3) 转移途径：直接蔓延、淋巴结转移（最早、最常见） 2010 2016 2021、血行转移（最常转移到肝脏）、腹腔内种植。

2. 中医病因病机 因饮食不节、情志失调、素体亏虚而致痰凝、气阻、血瘀于胃而发为本病。病位在胃，与肝、脾、肾等脏关系密切 2006。

3. 临床表现

（1）症状：早期多无症状或有非特异性消化不良症状。进展期见上腹痛，可伴早饱、纳差、腹胀、体重下降等。发生并发症或转移时可出现下咽困难、幽门梗阻、上消化道出血、转移受累器官症状（肝、肺）等。

（2）体征：早期可无体征，中晚期时腹压痛最为常见。晚期或转移可有肝脏肿大、质坚、表面不规则、黄疸、腹水、左锁骨上淋巴结肿大。伴癌综合征包括血栓性静脉炎、黑棘病和皮肌炎等。

（3）并发症：出血、梗阻、穿孔。

4. 实验室及其他检查

（1）X线钡餐检查：局部胃壁僵硬、皱襞中断，蠕动波消失，凸入胃腔内的充盈缺损，恶性溃疡直径多大于2.5cm，边缘不整齐，可示半月征、环堤征。

（2）内镜检查：胃镜结合黏膜活检是诊断胃癌最可靠的手段。

5. 诊断 ①40岁以后开始出现中上腹不适或疼痛，无明显节律性并伴明显食欲不振和消瘦者；②胃溃疡患者，经严格内科治疗而症状仍无好转；③慢性萎缩性胃炎伴有肠上皮化生及轻度不典型增生，经内科治疗无效者；④X线检查显示胃息肉＞2cm者；⑤中年以上，出现不明原因贫血、消瘦和粪便隐血持续阳性者；⑥胃大部切除术后10年以上者。

凡有上述情况者，行胃肠钡餐X线检查、胃镜和活组织病理检查 2004，以明确诊断。

6. 西医治疗

（1）手术治疗：主要治疗方法。

（2）内镜治疗：早期胃癌患者如有全身性疾病不宜做手术可采用内镜治疗术。

（3）化学治疗：①目的——局限病灶，提高手术切除率；减少术中肿瘤癌细胞播散、种植的机会；根治术后辅助化疗，防治转移和复发；姑息性手术治疗后，控制病情发展，延长生存期。②常用药物——氟尿嘧啶是胃癌化学治疗的基础药物。

7. 中医辨证论治 2003 2004 2005 2006 2008 2010

证型	证候		治法	方药
痰气交阻		胃纳减退，厌食肉食，吞咽哽噎不顺，呕吐痰涎	苔白腻，脉弦滑	理气化痰，消食散结	启膈散
肝胃不和		时时作痛，窜及两胁，嗳气频繁，进食发噎	舌质红，苔薄白或薄黄，脉弦	疏肝和胃，降逆止痛	柴胡疏肝散
脾胃虚寒		隐痛不休，喜按喜暖，食生冷痛剧，时呕清水，大便溏薄，胃反，面色无华，神疲肢冷	舌淡胖有齿痕，苔白滑润，脉沉细或沉缓	温中散寒，健脾益气	理中汤合四君子汤
胃热伤阴	胃脘痞满	嘈杂灼热，痞满吞酸，口干喜冷饮，五心烦热，便结尿赤	舌红绛，苔黄糙或剥、无，脉细数	清热和胃，养阴润燥	玉女煎
瘀毒内阻		脘痛剧烈，痛处固定拒按，上腹肿块，肌肤甲错，眼眶暗黑	舌紫暗或瘀斑，舌下脉络紫胀，脉弦涩	理气活血，软坚消积	膈下逐瘀汤
痰湿阻胃		呕吐痰涎，进食发噎不利，口淡纳呆，大便时结时溏	舌胖大有齿痕，苔白厚腻，脉滑	燥湿健脾，消痰和胃	开郁二陈汤
气血两虚		神疲乏力，面色无华，少气懒言，动则气促自汗，消瘦	舌淡白有齿痕，脉沉细无力或虚大无力	益气养血，健脾和营	八珍汤

四、肝硬化

1. 西医病因、发病机制

（1）病因：病毒性肝炎，慢性酒精中毒，非酒精性脂肪性肝炎，胆汁淤积，肝脏淤血，遗传代谢性疾病等。

（2）发病机制：①广泛肝细胞变性坏死、肝小叶支架塌陷；②残存肝细胞不沿原支架排列再生，形成不规则结节状肝细胞团；③自汇管区和肝包膜有大量纤维结缔组织增生，形成纤维束；④由于上述病理变化，造成肝内血循环的紊乱。

2. 中医病因病机　病因多为酒食不节、情志失调、感染血吸虫、黄疸积聚等。基本病机为肝、脾、肾三脏功能失调 2000，气滞、血瘀、水停腹中。

3. 临床表现及并发症

（1）临床表现：①肝功能失代偿期：可有肝大及质地改变，部分有脾肿大、肝掌和蜘蛛痣 2001 2003 2012。肝功能正常或有轻度异常。②肝功能失代偿期：肝功能减退可见全身症状（消瘦乏力，精神不振，严重者卧床不起，皮肤粗糙，面色晦暗等）、消化道症状（食欲减退，厌食，勉强进食后上腹饱胀不适，恶心呕吐，腹泻等）、出血倾向及贫血、内分泌紊乱。门静脉高压症可见脾肿大、侧支循环的建立和开放、腹水 2017。

（2）并发症：上消化道大出血 2015，肝性脑病 2001 2003，感染，肝肾综合征，电解质和酸碱平衡紊乱，原发性肝癌。

4. 实验室及其他检查　血常规，尿常规，肝功能试验，腹水检查，影像学检查，内镜检查，肝穿刺活组织检查 2003，腹腔镜检查。

5. 诊断依据　主要指征：①内镜或食道吞钡 X 线检查发现食管静脉曲张。②B 超提示肝回声明显增强、不均、光点粗大；或肝表面欠光滑，凹凸不平或呈锯齿状；或门静脉内径＞13mm；或脾脏增大，脾静脉内径＞8mm。③腹水伴腹壁静脉怒张。④CT 显示肝外缘结节状隆起，肝裂扩大，尾叶/右叶比例＞0.05，脾大。⑤腹腔镜或肝穿刺活组织检查诊为肝硬化。以上除⑤外，其他任何一项结合次要指征，可以确诊。

次要指征：①化验——一般肝功能异常或 HA、PⅢP、MAO、ADA、LN 增高。②体征——肝病面容（面色晦暗无华），可见多个蜘蛛痣，色暗，肝掌，黄疸，下肢水肿，肝脏质地偏硬，脾大，男性乳房发育。

6. 西医治疗

（1）一般治疗：注意充分休息，给予高蛋白、高热量、高维生素、容易消化的软质饮食，严禁饮酒，加强支持疗法。

（2）药物治疗：①保护肝细胞的药物：水飞蓟素等。②维生素类药物。③慎用损伤肝脏药物。④酌情抗病毒治疗。

（3）腹水的治疗：①限制钠、水的摄入。②利尿剂：螺内酯与呋塞米联合应用 2002。③提高血浆胶体渗透压。④放腹水同时补充白蛋白。⑤腹水浓缩回输。⑥手术治疗。

（4）并发症的治疗。

7. 中医辨证论治 2001 2002 2003 2004 2005 2006 2010 2011

证型		证候	治法	方药
气滞湿阻	腹大胀满	按之软而不坚，胁下胀痛，食后胀甚，嗳气矢气稍减	苔薄白腻，脉弦	疏肝理气，健脾利湿	柴胡疏肝散合胃苓汤
寒湿困脾		按之如囊裹水，下肢浮肿，怯寒神疲，脘腹痞胀，得热则舒	苔白滑或白腻，脉缓或沉迟	温中散寒，行气利水	实脾饮
湿热蕴脾		脘腹撑急，烦热口苦，渴不欲饮，身目发黄，小便短赤	舌红苔黄腻或灰黑，脉弦滑数	清热利湿，攻下逐水	中满分消丸合茵陈蒿汤
肝脾血瘀		脉络怒张，胁腹刺痛，胁下癥块，面颈胸壁红点赤缕，手掌赤痕，口干不欲饮	舌紫暗或瘀斑，脉细涩	活血化瘀，化气行水	调营饮
脾肾阳虚		形如蛙腹，朝宽暮急，神疲怯寒，面色苍黄或白，下肢浮肿	舌淡胖苔白滑，脉沉迟无力	温补脾肾，化气利水	附子理中汤合五苓散
肝肾阴虚		青筋暴露，口干舌燥，心烦失眠，牙龈出血，小便短少	舌红绛少津，少苔或无苔，脉弦细数	滋养肝肾，化气利水	一贯煎合膈下逐瘀汤

五、原发性肝癌

1. 西医病因病理　病因为病毒性肝炎、肝硬化、黄曲霉素、饮用水污染、遗传因素等。病理：①大体形态分型为块状型、结节型、弥漫型、小癌型。②细胞分型为肝细胞型、胆管细胞型、混合型。③转移途径为肝内转移、肝外转移（血行转移、淋巴转移、种植转移）。

2. 中医病因病机　病因为情志郁结、饮食所伤、病后体虚、黄疸等。基本病机为正气亏虚，邪毒凝结于内。

3. 临床表现 2015　肝区疼痛、肝大、黄疸、肝硬化征象、全身表现（进行性消瘦、发热、食欲不振、乏力营养不良和恶病质等）、转移灶症状（胸腔转移以右侧多见，可有胸水征；骨骼或脊柱转移，可有局部压痛或神经受压症状；颅内转移癌可有神经定位体征）、并发症（肝性脑病、上消化道出血、肝癌结节破裂出血、继发性感染）。

4. 实验室检查及其他检查
（1）肿瘤标记物检测：甲胎蛋白（AFP）是特异性的标记物和主要诊断指标。
（2）超声显像：首选检查方法。
（3）电子计算机X线体层显像（CT）：重要手段。
（4）磁共振显像（MRI）。
（5）肝动脉造影。
（6）肝穿刺活检：阳性可确诊。

5. 诊断与鉴别诊断
（1）诊断依据：①非侵入性诊断标准——影像学标准（两种影像学检查均显示有>2cm的肝癌特征性占位病变）；影像学结合AFP标准（一种影像学检查显示有>2cm的肝癌特征性占位病变，同时伴有AFP≥400μg/L）。②组织学诊断标准——肝组织学检查证实原发性肝癌。对影像学尚不能确定诊断的≤2cm的肝内结节应通过肝穿刺活检证实原发性肝癌的组织学特征。
（2）鉴别诊断：应与继发性肝癌、肝硬化、活动性肝病、肝脓肿、肝非癌性占位性病变（肝血管瘤、多囊肝、包虫病等）鉴别。

6. 西医治疗　肝癌早期以手术切除为主，中晚期宜采用包括手术、化疗、介入、中医药、生物免疫调节等综合疗法。

7. 中医辨证论治 2007

证型	证候		治法	方药
气滞血瘀	推之不移，脘腹胀闷，纳呆乏力，嗳气泛酸，大便不实	舌红或暗红，有瘀斑，苔薄白或薄黄，脉弦或涩	疏肝理气，活血化瘀	逍遥散合桃红四物汤
湿热瘀毒	两胁胀痛、腹部积块	目肤黄染，面色晦暗，肌肤甲错，高热烦渴，口苦咽干，小便黄赤，大便干黑	舌红有瘀斑苔黄腻，脉弦数或涩	清利湿热，化瘀解毒	茵陈蒿汤合鳖甲煎丸
肝肾阴虚		形体羸瘦，潮热盗汗，头晕耳鸣，腰膝酸软，两胁隐隐作痛	舌红少苔或光剥有裂纹，脉弦细或细数	养阴柔肝，软坚散结	滋水清肝饮合鳖甲煎丸

六、溃疡性结肠炎

1. 西医病因、病理

（1）病因：自身免疫机制、遗传因素、感染和精神因素。

（2）病理：病变主要累及大肠黏膜和黏膜下层。弥漫性、连续性。镜检可见黏膜及黏膜下层有淋巴细胞、浆细胞、嗜酸及中性粒细胞浸润。

2. 中医病因病机　先天不足、脾胃素虚、饮食不节、情志失调及感受外邪等，导致脏腑功能失常，气机紊乱，湿热内蕴，肠络受损，久而由脾及肾，气滞血瘀，寒热错杂。病初与脾、胃、肠有关，后期涉及肾脏。

3. 临床表现

（1）症状：①消化道症状——腹泻，黏液脓血便 2016，腹痛（疼痛－便意－便后缓解）2017，可伴腹胀、食欲不振、恶心及呕吐；②全身症状——常有低度至中度发热，高热多提示有合并症或为急性暴发型；③肠外表现——外周关节炎、结节性红斑、坏疽性脓皮病、巩膜外层炎、前葡萄膜炎、口腔复发性溃疡、强直性脊柱炎、原发性硬化性胆管炎及少见的淀粉样变性等。

（2）体征：重型和暴发型可有明显鼓肠、腹肌紧张、腹部压痛及反跳痛。

4. 临床分型

（1）按病程经过分：①初发型。②慢性复发型。③慢性持续型。④急性暴发型。

（2）按病情程度分：①轻型（腹泻＜4次/日）。②中型（介于轻型与重型之间）。③重型（腹泻≥6次/日）。

（3）按病变范围分：直肠炎、直肠乙状结肠炎、左半结肠炎（结肠脾曲以远）、广泛性结肠炎或全结肠炎（扩展至结肠脾曲以近或全结肠）。

（4）按病期分：活动期和缓解期。

5. 实验室检查及其他检查

（1）血液检查：可有轻、中度贫血。重症患者白细胞计数增高及红细胞沉降率加速。严重者血清白蛋白及钠、钾、氯降低。缓解期如有血清α_2球蛋白增加、γ球蛋白降低常是病情复发的先兆。

（2）粪便检查：活动期有黏液脓血便。

（3）纤维结肠镜检查：是最有价值的诊断方法。

（4）钡剂灌肠检查：为重要的诊断方法。

（5）黏膜组织学检查：有活动期和缓解期的不同表现。

（6）免疫学检查：IgG、IgM可稍有增加，抗结肠黏膜抗体阳性，T淋巴细胞与B淋巴细胞比率降低，血清总补体活性增高。

6. 诊断与鉴别诊断

（1）诊断标准：符合以下3条，可诊断为溃疡性结肠炎。①具有持续或反复发作腹泻和黏液血便、腹痛，伴有（或不伴）不同程度全身症状；②排除细菌性痢疾、阿米巴痢疾、慢性血吸虫病、肠结核等感染性肠炎及克罗恩病、缺血性肠炎、放射性肠炎等；③具有结肠镜检查特征性改变中至少1项及黏膜活检或具有X线钡剂灌肠检查征象中至少1项，结肠镜检查特征——黏膜血管纹理模糊、紊乱或消失，黏膜充血、水肿、易脆、出血和有脓性分泌物附着，亦常见黏膜粗糙，呈细颗粒状；病变明显处可见弥漫性、多发性糜烂或溃疡；缓解期患者可见结肠袋囊变浅、变钝或消失以及假息肉和桥形黏膜等。钡剂灌肠检查征象——黏膜粗乱和（或）颗粒样改变；肠管边缘呈锯齿状或毛刺样，肠壁有多发性小充盈缺损；肠管短缩，袋囊消失呈铅管样。

（2）鉴别诊断：慢性细菌性痢疾、阿米巴肠炎、大肠癌（肛门指检、结肠镜、X线钡剂灌肠）、克罗恩病、血吸虫病、肠易激综合征（无器质性病变）。

7. 西医治疗

（1）一般治疗：休息；流质或半流质饮食，富营养少渣，病情严重时禁食予完全胃肠外营养，戒除烟酒嗜好；心理治疗。

（2）药物治疗：①活动期处理——轻型UC用柳氮磺胺吡啶制剂（简称SASP）或5-氨基水杨酸制剂。中型UC用上述剂量水杨酸类制剂治疗，反应不佳者适当加量或改服糖皮质激素，常用泼尼松。重型UC用激素，尚未用过口服类固醇激素者口服泼尼龙或静脉滴注促肾上腺皮质激素，已使用类固醇激素者静脉滴注氢化可的松或甲泼尼龙；静脉类固醇激素使用7~10天后无效者，环孢素静脉滴注；肠外应用广谱抗生素，如氨苄青霉素、硝基咪唑及喹诺酮类制剂；便血量大、Hb<90g/L和持续出血不止者考虑输血。②缓解期处理——症状缓解后，氨基水杨酸制剂维持治疗，一般至少3年。

（3）手术治疗：主要针对并发症（完全性肠梗阻、瘘管与脓肿形成、急性穿孔或不能控制的大量出血等）。

8. 中医辨证论治 2016

证型	证候		治法	方药
湿热内蕴	腹痛腹泻	脓血便，里急后重，肛门灼热，发热溲赤	舌红苔黄腻，脉滑数或濡数	清热利湿	白头翁汤
脾胃虚弱		时溏时泻，迁延反复，黏液或脓血便，食少腹胀，神疲倦怠	舌淡胖或有齿痕苔薄白，脉细弱或濡缓	健脾渗湿	参苓白术散
脾肾阳虚		迁延日久，喜温喜按，腰酸膝软，形寒肢冷，神疲懒言	舌淡或有齿痕，苔白润，脉沉细或尺弱	健脾温肾止泻	理中汤合四神丸
肝郁脾虚		情绪诱因，腹痛即泻，泻后痛减，胁胀嗳气，神疲懒言	舌淡苔白，脉弦或弦细	疏肝健脾	痛泻要方加味
阴血亏虚		大便秘结或少量脓血便，午后发热，五心烦热，头晕眼花	舌红少苔，脉细数	滋阴养血，清热化湿	驻车丸
气滞血瘀		泻下不爽，便血紫暗，腹内包块，面色晦暗，肌肤甲错	舌紫或瘀点，脉弦涩	化瘀通络	膈下逐瘀汤

（注：表中"腹痛腹泻"为共有主症，跨多行）

七、上消化道出血

1. 西医病因 2021　①上胃肠道疾病：食管疾病、胃及十二指肠疾病。②门静脉高压引起的食管胃底静脉曲张破裂或门脉高压性胃病。③上胃肠道邻近器官或组织的疾病：胆道出血，胰腺疾病累及十二指肠，动脉瘤破入食管，胃或十二指肠、纵隔肿瘤或脓肿破入食管。④全身性疾病：血管性疾病、血液病、尿毒症、结缔组织病、急性感染、应激性溃疡。

2. 中医病因病机　病因为饮食不节、情志内伤、素体脾虚等。病机以瘀热互结为标，以脾胃虚弱、气血两亏为本的本虚标实病证。

3. 临床表现　①呕血和黑便是上消化道出血的特征性表现；②失血性周围循环衰竭；③贫血和血象变化；④发热；⑤氮质血症。

4. 实验室及其他检查　胃镜检查、血常规、肾功能及其他检查。

5. 诊断与鉴别诊断

（1）上消化道出血诊断的确立：根据呕血、黑便和失血性周围循环衰竭的典型临床表现，呕吐物或黑便潜血试验呈强阳性，血红蛋白浓度、红细胞计数及血细胞比容下降的实验室证据，排除消化道以外的出血因素，即可确立诊断。

（2）出血严重程度的估计和周围循环状态的判断：成人每日消化道出血 > 5mL 即可出现粪便潜血试验阳性，每日出血量 50 ~ 100mL 可出现黑便，胃内蓄积血量在 250 ~ 300mL 可引起呕血。一次出血量 < 400mL 时，一般不出现全身症状；出血量达 400 ~ 500mL，可出现乏力、心慌等全身症状；短时间内出血量超过 1000mL，可出现周围循环衰竭表现 2020。

（3）出血是否停止的判断。下列情况应考虑继续出血或再出血：①反复呕血，或黑便次数增多，粪质稀薄，伴肠鸣音亢进。②周围循环衰竭表现经充分补液输血而未见明显改善，或暂时好转而又恶化。③血红蛋白浓度、红细胞计数与血细胞比容持续下降，网织红细胞计数持续升高。④补液与尿量足够的情况下，血尿素氮持续或再次升高。

（4）出血病因鉴别诊断。

消化系统疾病鉴别诊断

病名	鉴别疾病	鉴别要点
慢性胃炎	消化性溃疡	发作性上腹疼痛，有周期性和节律性。钡餐造影可发现龛影或间接征象。胃镜检查可见黏膜溃疡
	慢性胆囊炎	反复发作右上腹隐痛，进食油脂食物常加重。B超可见胆囊炎性改变，静脉胆道造影时胆囊显影淡薄或不显影，多伴胆囊结石
	功能性消化不良	上腹胀满、疼痛，食欲不佳等。胃镜检查无明显胃黏膜病变或仅有轻度炎症，吞钡试验可见胃排空减慢
	胃神经症	常伴有神经症的全身症状。上腹胀痛一般对症药物多不能缓解。胃镜检查多无阳性发现
消化性溃疡	胃癌	持续疼痛，制酸药效果不佳，大便潜血试验持续阳性。X 线、内镜和病理组织学检查有鉴别意义
	胃泌素瘤	多发性溃疡、不典型部位溃疡、难治、易穿孔和（或）出血。血清胃泌素常 > 500pg/mL
	功能性消化不良	X 线和胃镜检查正常或只有轻度胃炎，胃排空试验可见胃蠕动下降
	慢性胆囊炎和胆石症	疼痛位于右上腹，多在进食油腻后加重，并放射至背部，可伴发热、黄疸、莫菲征阳性
胃癌	胃溃疡	长期反复发生的周期性、节律性慢性上腹部疼痛，制酸药物可缓解。X 线钡餐造影见溃疡龛影，胃镜和活组织病理检查可鉴别
	慢性萎缩性胃炎	有消化不良症状，大便潜血试验阴性，X 线钡餐造影、胃镜和活组织病理检查可鉴别

第四单元　泌尿系统疾病

> ☆重点提示
> 本单元在考试中所占分值比例虽然没有前几个单元大，但也是内科学的重点内容。在复习时应着重于每个病证的中医辨证论治，实验室检查及西医治疗熟悉即可。另外，对于疾病的临床表现及分期也应了解。总体来说，本单元总体考点较为分散，各类要点均有可能再次考查。

一、慢性肾小球肾炎

1. 西医病因病理　急性肾炎迁延不愈，病程超过1年者可转为慢性肾炎。大部分慢性肾炎并非由急性肾炎迁延所致。其他细菌及病毒（如乙型肝炎病毒等）感染亦可引起慢性肾炎。病理改变是双肾一致性的肾小球改变。

2. 中医病因病机　病因为先天禀赋不足或劳倦过度、饮食不节、情志不遂等。病位在肾，与肺、脾相关，其病理基础在于脏腑的虚损。为本虚标实之证，本虚常见肺肾脾气虚、脾肾阳虚、肝肾阴虚和气阴两虚；标实则以湿、瘀、浊为多。

3. 临床表现　早期疲倦乏力、腰部酸痛、食欲不振等。水肿，高血压，贫血。

4. 实验室及其他检查

（1）尿常规：尿蛋白一般在1～3g/d，尿沉渣可见颗粒管型、透明管型，急性发作可见镜下血尿。

（2）肾功能检查：主要为肾小球滤过率下降，内生肌酐清除率降低。

5. 诊断　起病缓慢，病情迁延，临床表现可轻可重，或时轻时重。随着病情发展，可有肾功能减退、贫血、电解质紊乱等。有水肿、高血压、蛋白尿、血尿及管型尿 2002 2004 等表现中的一种或数种。临床表现多种多样，有时可伴有肾病综合征或重度高血压。病程中可有肾炎急性发作，常因感染诱发，发作时有类似急性肾炎的表现。可自动缓解或病情加重。

6. 西医治疗

（1）积极控制高血压和减少尿蛋白：力争把血压控制在理想水平，即蛋白尿≥1g/d，血压控制在125/75mmHg以下；蛋白尿＜1g/d，血压控制可放宽到130/80mmHg以下。①有钠水潴留容量依赖性高血压患者可选用噻嗪类利尿药，如氢氯噻嗪口服；②对肾素依赖性高血压应首选血管紧张素转换酶抑制剂（ACEI），如贝那普利。或用血管紧张素Ⅱ受体拮抗剂（ARB），如氯沙坦或缬沙坦；③心率较快的中、青年患者或合并心绞痛患者，可选用β受体阻滞剂，如阿替洛尔或美托洛尔；④老年患者，以及合并糖尿病、冠心病患者，选用钙离子拮抗剂，如氨氯地平或硝苯地平控释片；⑤若高血压难以控制可以选用不同类型降压药联合应用。

（2）限制蛋白及磷的摄入量。

（3）血小板解聚药：如大剂量双嘧达莫或小剂量阿司匹林。

（4）避免对肾有害的因素。

7. 中医辨证论治 2002 2004 2006 2011

证型		证候		治法	方药
本证					
脾肾气虚		腰脊酸痛，神疲乏力，纳呆脘胀，大便溏薄，尿频	舌淡有齿痕，苔薄白，脉细	补气健脾益肾	异功散加味
肺肾气虚		疲倦懒言，表虚自汗，腰脊酸痛，面色萎黄	舌淡苔白，脉细弱	补益肺肾	玉屏风散合金匮肾气丸
脾肾阳虚	浮肿	面色苍白，神疲畏寒，腰脊冷痛，纳少便溏，遗精阳痿	舌嫩淡胖有齿痕，脉沉细或沉迟无力	温补脾肾	附子理中丸或济生肾气丸
肝肾阴虚		目睛干涩，头晕耳鸣，五心烦热，口干咽燥，腰膝酸痛	舌红少苔，脉弦细或细数	滋养肝肾	杞菊地黄丸
气阴两虚		面色无华，少气乏力，午后低热，腰酸痛，口干咽痛	舌红少苔，脉细或弱	益气养阴	参芪地黄汤
标证					
水湿		颜面或肢体浮肿	苔白腻，脉缓或沉缓	利水消肿	五苓散合五皮饮
湿热		身热汗出，口干不欲饮，胸脘痞闷，纳差，尿少便溏	舌红，苔黄腻，脉滑数	清热利湿	三仁汤
血瘀		面色黧黑，腰痛固定，肌肤甲错，肢体麻木	舌紫暗或瘀斑，脉细涩	活血化瘀	血府逐瘀汤
湿浊		恶心纳呆，口中黏腻，脘腹胀满，身重困倦，尿少	苔腻，脉沉细或沉缓	健脾化湿泄浊	胃苓汤

二、尿路感染

1. 西医病因、发病机制

（1）病原体：革兰阴性菌属占75%，大肠杆菌最多 2011；阳性菌属约占25%，以葡萄球菌最为常见。也可由多种细菌引起，偶可由真菌、病毒引起。

（2）易感因素：①尿路梗阻；②尿路损伤；③尿路畸形；④女性尿道口与肛门接近，月经期或发生妇科疾病时；⑤全身性疾病使机体抵抗力下降；⑥遗传因素。

（3）感染途径：①上行感染 2010 为尿路感染的最主要途径，以大肠杆菌为主；②血行感染，金黄色葡萄球菌、沙门菌属等；③直接感染，细菌从邻近器官的病灶直接入侵肾脏；④淋巴道感染，极为罕见。

2. 中医病因病机　病因与湿热毒邪蕴结膀胱及脏腑功能失调有关。病机主要是湿热蕴结下焦，肾与膀胱气化不利 2002 2004。

3. 临床表现

（1）膀胱炎：尿频、尿急、尿痛、排尿困难、下腹部疼痛等，部分患者迅速出现排尿困难。一般无全身症状，少数患者可有腰痛、发热，体温多在38℃以下。多见于中青年妇女。

（2）肾盂肾炎：分为两类。①急性肾盂肾炎：全身症状 2018——高热、寒战、头痛、周身酸痛、恶心、呕吐，体温多在38℃以上，热型多呈弛张热，亦可间歇热或稽留热。泌尿系统症状——尿频、尿急、尿痛、排尿困难、下腹疼痛、腰痛等患者多有腰酸痛或钝痛，少数还有剧烈的腹部阵发性绞痛，沿输尿管向膀胱方向放射。体格检查——体检时在肋腰点有压痛，肾区叩击痛。②慢性肾盂肾炎 2017：泌尿系统及全身表现均不太典型，半数以上患者有急性肾盂肾炎病史，可间断出现尿频、排尿不适、腰酸痛等，部分患者有不同程度的低热以及肾小管功能受损表现（夜尿增多、低比重尿等）。病情持续可进展为慢性肾衰竭。感染严重时可呈急性肾盂肾炎表现。

（3）无症状细菌尿：患者存在真性细菌尿而无任何尿感症状。

4. 实验室及其他检查

（1）尿常规：可有白细胞尿（尿沉渣镜检白细胞>5/HP）、血尿、蛋白尿。

（2）尿细菌学检查：尿菌定量培养（清洁中段尿，菌落计数>10^5/mL）；尿涂片检查。

（3）血常规：急性肾盂肾炎白细胞升高。

（4）影像学检查：如肾脏B超、X线腹部平片或静脉肾盂造影检查（IVP）等。

5. 诊断　典型的尿路感染有尿路刺激征、感染中毒症状、腰部不适等，结合尿液改变和尿液细菌学检查，诊断不难。实验室诊断标准如下：

①正规清洁中段尿（要求尿停留在膀胱中4~6小时以上）细菌定量培养，菌落数≥10^5/mL。

②清洁离心中段尿沉渣白细胞数>10/HP，有尿路感染症状。

具备以上①②两项可以确诊。如无②项，则应再做尿菌计数复查，如仍≥10^5/mL，且两次的细菌相同者，可以确诊。

③做膀胱穿刺尿培养，细菌阳性（不论菌数多少）。

④做尿菌培养计数有困难者，可用治疗前清晨清洁中段尿（尿停留于膀胱4~6小时以上）正规方法的离心尿沉渣革兰染色找细菌，细菌>1/油镜视野，有尿路感染症状。

具备③④任一项均可确诊。

⑤尿细菌数在10^4~10^5/mL之间者应复查，如仍为10^4~10^5/mL，需结合临床表现来诊断或做膀胱穿刺尿培养来确诊。

6. 西医治疗

（1）一般治疗：休息，多饮水，勤排尿。

（2）抗感染治疗。①急性膀胱炎：单剂量疗法，羟氨苄青霉素3.0g、环丙沙星0.75g、氧氟沙星0.4g、复方新诺明5片、阿莫西林3.0g，顿服；3日疗法——磺胺类、喹诺酮类、半合成青霉素或头孢类等抗生素任选一种连用3天（3日疗法更有效）。②肾盂肾炎：病情较轻者——常用药物有喹诺酮类如氧氟沙星、环丙沙星，半合成青霉素类如阿莫西林，头孢菌素类如头孢呋辛等。如尿菌仍阳性，应参考药敏试验选用有效抗生素继续治疗4~6周。严重感染全身中毒症状明显者——常用药物如氨苄西林、头孢噻肟钠、头孢曲松钠、左氧氟沙星等，必要时联合用药。氨基糖苷类抗生素肾毒性大，应慎用。③无症状性菌尿：是否治疗目前有争议。

7. 中医辨证论治 2004 2005 2006 2008 2016 2017

证型	证候		治法	方药
膀胱湿热	小便频数疼痛，腹痛	小便灼热刺痛，恶寒发热，口苦便赤，大便秘结	舌红苔薄黄腻，脉滑数	清热利湿通淋	八正散
肝胆郁热		尿热刺痛，血尿，烦躁易怒，寒热往来，胸胁苦满	舌暗红有瘀点，脉弦细	疏肝理气，清热通淋	丹栀逍遥散合石韦散
脾肾亏虚，湿热屡犯		小便淋沥，面色无华，神疲懒言，腰膝酸软，口干不欲饮	舌淡苔薄白，脉沉细	健脾补肾	无比山药丸
肾阴不足，湿热留恋		尿黄赤混浊，腰膝酸软，手足心热，头晕耳鸣，口干口渴	舌红少苔，脉细数	滋阴益肾，清热通淋	知柏地黄丸

三、急性肾损伤

1. **西医病因** 肾前性——血容量减少、有效动脉血容量减少和肾内血流动力学改变等；肾性——肾实质损伤（肾缺血或肾毒性物质损伤肾小管上皮细胞）；肾后性——急性尿路梗阻。

2. **中医病因病机** 与外感六淫疫毒、饮食不当、意外伤害、失血失液、中毒虫咬、药毒伤肾等因素有关。病位在肾，涉及肺、脾胃、三焦、膀胱。病机主要为肾失气化，水湿浊瘀不能排出体外。

3. **临床表现** 临床病程典型，可分为3期。

（1）少尿期：短时间内尿量明显减少，恶心呕吐、腹胀腹泻、消化道出血、高血压、心力衰竭、意识障碍、抽搐昏迷、严重的酸中毒和电解质异常 2017 。典型的为7~14天，但也可短至几天，长至4~6周。

（2）多尿期：尿量超过400mL时，则由少尿期进入多尿期，此期通常持续1~3周。

（3）恢复期：肾小管细胞再生、修复，肾小管完整性恢复。常需数月，少数患者可最终遗留不同程度的肾脏结构和功能缺陷。

4. **实验室检查及其他检查**

（1）肾功能：血尿素氮，电解质紊乱，酸碱平衡紊乱。

（2）尿常规：等张尿（比重1.010~1.016），蛋白尿，尿沉渣见颗粒管型、上皮细胞碎片、红细胞和白细胞。

（3）尿渗透浓度<350mOsm/L，滤过钠排泄分数，肾衰指数，影像学检查。

（4）肾穿刺活检：为明确肾实质性急性肾衰的病因，病情严重、有出血倾向时不宜。

5. **诊断** 符合以下情况之一者可诊断为AKI：①48小时内Scr升高超过26.5μmol/L<（0.3mg/dL）；②Scr升高超过基线1.5倍——确认或推测7天内发生；③尿量<0.5ml/（kg·h），且持续6小时以上。单用尿量改变作为判断标准时，需要除外尿路梗阻及其他导致尿量减少的原因。

6. **西医治疗**

（1）纠正可逆因素：对症治疗严重外伤、心力衰竭、急性大出血、感染、休克、血容量不足等。

（2）营养支持：供给足够的热量，一般为每日105~126kJ（25~30kcal/kg）。

（3）控制感染：根据细菌培养和药敏试验选择对肾无毒性或毒性小的药物。

（4）维持水、电解质和酸碱平衡：少尿期严格记录体液24小时出入量，量出为入，纠正高血钾及酸中毒。多尿期防止脱水及低血钾。

（5）特殊药物：①利尿剂（呋塞米），只应用于急性肾衰少尿期，多尿期停用；②钙拮抗药（硝苯地平），对缺血性急性肾衰有防治作用。

（6）透析疗法：①少尿或无尿2天；②尿毒症症状明显；③肌酐清除率较正常下降超过50%，或血尿素氮升高达21mmol/L，血肌酐升高达442μmol/L；④血钾超过6.5mmol/L；⑤代谢性酸中毒，CO_2-CP≤13mmol/L；⑥脑水肿、肺水肿或充血性心力衰竭。

四、慢性肾衰竭

1. **西医病因** 2015 主要有糖尿病肾病、高血压肾小动脉硬化、原发性与继发性肾小球肾炎、肾小管间质病变、肾血管病变、遗传性肾病等。

2. **中医病因病机** 病因为感受外邪、饮食不当、劳倦过度、药毒伤肾、劳伤久病等。病位主要在肾，涉及肺、脾（胃）、肝等脏腑。基本病机是肾元虚衰，湿浊内蕴 2004 ，为本虚标实之证。

3. 临床表现

（1）水、电解质代谢紊乱。

（2）蛋白质、糖类、脂肪和维生素的代谢紊乱。

（3）心血管系统表现：高血压和左心室肥厚，心力衰竭（尿毒症患者最常见死亡原因），尿毒症性心肌病，心包病变，血管钙化和动脉粥样硬化。

（4）呼吸系统症状：体液过多或酸中毒时均可出现气短、气促，严重酸中毒可致呼吸深长。体液过多、心功能不全可引起肺水肿或胸腔积液。

（5）胃肠道症状：食欲不振、恶心、呕吐、口腔有尿味、消化道出血等。

（6）血液系统表现：肾性贫血和出血倾向。

（7）神经肌肉系统症状：性格改变、抑郁、记忆力减退、判断力降低等。

（8）内分泌功能紊乱：1,25-$(OH)_2$维生素D_3等过多，继发性甲旁亢等。

（9）骨骼病变：肾性骨营养不良。

4. 实验室及其他检查

（1）肾功能检查：BUN、Scr上升，Ccr<80mL/min，CO_2结合力下降。

（2）尿常规检查：可出现蛋白尿、血尿、管型尿或低比重尿。

（3）血常规检查：出现不同程度贫血。

（4）电解质检查：高钾、高磷、低钙。

（5）B超检查：多数可见双肾明显缩小，结构模糊。

5. 诊断与CKD分期

（1）诊断要点 2020：Ccr<80mL/min，Scr>133μmol/L，有慢性原发或继发性肾脏疾病病史。

（2）CKD分期

分期	特征	GFR（mL/min·1.73m²）
1	GFR正常或升高	≥90
2	GFR轻度降低	60~89
3a	GFR轻到中度降低	45~59
3b	GFR中到重度降低	30~44
4	GFR重度降低	15~29
5	ESRD（终末期肾病）	<15或透析

6. 西医治疗

（1）早、中期慢性肾衰竭的防治对策和措施：及时、有效地控制高血压，ACEI和ARB的作用，严格控制血糖，控制蛋白尿，饮食治疗。

（2）CRF的营养治疗：限制蛋白饮食，高热量摄入，给予低磷饮食，应用必需氨基酸等。

（3）CRF的药物治疗：①纠正酸中毒和水、电解质紊乱：纠正代谢性中毒——口服碳酸氢钠；水钠紊乱的防治——袢利尿剂；高钾血症的防治——碳酸氢钠、袢利尿剂、葡萄糖-胰岛素溶液、降钾树脂等。②高血压的治疗：ACEI、ARB、钙离子通道拮抗剂等。

（4）尿毒症的替代治疗：血液透析、腹膜透析 2004、肾移植。

7. 中医辨证论治 2001 2003 2006 2007 2011 2017

本虚证

证型	证候		治法	方药
脾肾气虚	腰酸膝软、神疲乏力	纳呆腹胀，大便溏薄，口淡不渴	舌淡有齿痕，苔白，脉沉细	补气健脾益肾	六君子汤
脾肾阳虚		面色萎黄，下肢浮肿，五更泄泻，口黏不渴，畏寒肢冷	舌淡胖嫩，齿痕明显，脉沉弱	温补脾肾	济生肾气丸
气阴两虚		口干唇燥，饮水不多，手足心热，夜尿清长	舌淡有齿痕，脉沉细	益气养阴，健脾补肾	参芪地黄汤
肝肾阴虚		头晕头痛，耳鸣眼花，目涩，口干渴喜饮，尿少色黄	舌淡红少津，苔薄白或少苔，脉弦或弦细	滋肾平肝	杞菊地黄汤
阴阳两虚		畏寒肢冷，手足心热，口干欲饮，大便稀溏	舌胖润有齿痕，苔白，脉沉细	温扶元阳，补益真阴	金匮肾气丸或全鹿丸

标实证

证型	证候	治法	方药
湿浊	恶心呕吐，胸闷纳呆，口淡黏腻，口有尿味	和中降逆，化湿泄浊	小半夏加茯苓汤
湿热	中焦：口干口苦口臭，恶心频频，苔黄腻	清化和中	黄连温胆汤
	下焦：小溲黄赤，溲解不畅，尿频尿急尿痛	清利湿热	四妙丸
水气	面、肢浮肿或全身浮肿，甚则有胸水、腹水	利水消肿	五皮饮或五苓散
血瘀	面色晦暗，腰痛固定，舌紫暗或瘀点瘀斑，脉涩	活血化瘀	桃红四物汤
肝风	头痛头晕，手足蠕动，筋惕肉瞤，抽搐痉厥	镇肝息风	天麻钩藤饮

泌尿系统疾病鉴别诊断

病名	鉴别疾病	鉴别要点
慢性肾小球肾炎	原发性高血压肾损害	高血压、蛋白尿，镜下可见少量红细胞及管型，肾小管功能损害早于肾小球功能损害，常伴有高血压的心脑并发症。肾穿刺有助鉴别
	慢性肾盂肾炎	有反复尿路感染史，多次尿沉渣或尿细菌培养阳性，肾功能损害以肾小管为主，双肾非对称性损害
	Alport（遗传性肾炎）	常起病于青少年（多在10岁以前），患者有肾、眼、耳异常，并有阳性家族史
	急性肾小球肾炎	有前驱感染并以急性发作起病的慢性肾炎需与此病鉴别。慢性肾炎急性发作病情多在短期内急骤恶化，血清C3无动态变化
	继发性肾病	水肿、蛋白尿等，通常均存在原发性疾病的特征及检查结果
尿路感染	肾结核	鉴别要点在于尿细菌学检查。肾结核多并发生殖道结核或有其他器官结核病史，血尿多与尿路刺激征同时发生
	肾小球肾炎	肾盂肾炎尿蛋白量<2g/24h，若尿蛋白量>3g/24h多为肾小球病变。肾活体组织检查有助于确诊

续表

病名	鉴别疾病	鉴别要点
急性肾损伤	慢性肾衰竭	双侧肾缩小、贫血、尿毒症面容、肾性骨病和神经病变等。其次应除外肾前性和肾后性原因
	肾前性少尿	发病前有容量不足、体液丢失等病史，皮肤、黏膜干燥，低血压，颈静脉充盈不明显
	肾后性尿路梗阻	有结石、肿瘤或前列腺肥大病史，突发完全或间歇性无尿。肾绞痛，胁腹或下腹部疼痛，肾区叩击痛阳性，超声和X线等可助确诊

第五单元　血液及造血系统疾病

☆重点提示

本单元内容较多，可分块复习。首先对于缺铁性贫血、再生障碍性贫血可联合复习。此部分内容每年涉及较少，着重于中医的治法方药及实验室检查。其次，可将两类白血病合并复习。中医的辨证论治还是重点，实验室检查的各种数据也应牢记，临床表现及诊断的内容可作为了解。最后，将白细胞减少症与粒细胞缺乏症和原发免疫性血小板减少症合并复习。此部分内容关联不大，对每个疾病的中医辨证论治掌握即可，实验室检查及临床表现等内容也应熟悉。

一、缺铁性贫血

1. 西医病因 2002 2004　①慢性失血；②铁吸收不良；③铁摄入不足。

2. 中医病因病机　病因为先天禀赋不足、饮食失调、长期失血、劳倦过度、妊娠失养、病久虚损、虫积等。病位在脾胃，与肝、肾相关。基本病机为脾胃虚弱，运化失常，虫积及失血导致气血生化不足。

3. 临床表现 2012

（1）贫血表现：常见面色萎黄或苍白、乏力、头晕、耳鸣、记忆力减退、精神不集中、气短、心悸、月经失调、性功能减退等。

（2）组织缺铁症状：①精神和行为改变，如疲乏、烦躁和头痛在缺铁的妇女中较多见；缺铁可引起患儿发育迟缓和行为改变，如烦躁、易激惹、注意力不集中等。②消化道黏膜病变，如口腔炎、舌炎、唇炎、胃酸分泌缺乏及萎缩性胃炎。常见食欲减退、腹胀、嗳气、便秘等。部分患者有异食癖。③外胚叶组织病变，如皮肤干燥，毛发干枯脱落，指甲缺乏光泽、脆薄易裂甚至反甲等。

4. 实验室检查

（1）血象：呈小细胞低色素性贫血。网织红细胞计数正常或轻度增高。

（2）骨髓象：增生活跃或明显活跃；以红系增生为主，粒系、巨核系无明显异常；红系中以中、晚幼红细胞为主，其体积小、核染色质致密、胞浆少偏蓝色、边缘不整齐，血红蛋白形成不良，呈"核老浆幼"现象。

（3）血清铁、总铁结合力及铁蛋白：血清铁 < 8.95μmol/L，总铁结合力升高（> 64.44μmol/L）；转铁蛋白饱和度降低（< 15%）。血清铁蛋白 < 20μg/L 表示贮铁减少，< 12μg/L 为贮铁耗尽。

（4）红细胞内卟啉代谢：FEP > 0.9μmol/L，ZPP > 0.96μmol/L，FEP/Hb > 4.5μg/gHb。

5. 诊断

IDA 诊断包括以下 3 个方面：

（1）小细胞低色素贫血，男性 Hb＜120g/L，女性 Hb＜110g/L，孕妇 Hb＜100g/L，MCV＜80fl，MCH＜27pg，MCHC＜32%。

（2）有缺铁的依据：符合贮铁耗尽（ID）或缺铁性红细胞生成（IDE）的诊断。

ID：符合下列任一项即可诊断。①血清铁蛋白＜12μg/L。②骨髓铁染色显示骨髓小粒可染铁消失，铁粒幼红细胞＜15%。

IDE：①符合 ID 诊断标准。②血清铁＜8.95mmol/L，总铁结合力升高＞64.44μmol/L，转铁蛋白饱和度＜15%。③FEP/Hb＞4.5μg/gHb。

（3）存在铁缺乏的病因，铁剂治疗有效。

6. 西医治疗

（1）病因治疗。

（2）铁剂治疗：①口服铁剂，常用琥珀酸亚铁等。铁剂治疗在血红蛋白恢复正常后至少持续 4~6 个月，待铁蛋白正常后停药。②注射铁剂，如右旋糖酐铁。

（3）辅助治疗：饮食疗法，输血或输入红细胞（仅适用于血红蛋白在 60g/L 以下），维生素 E。

7. 中医辨证论治 2005 2007 2011

证型	证候		治法	方药
脾胃虚弱	神疲乏力、唇甲淡白	面色萎黄，食少便溏，恶心呕吐	舌淡苔薄腻，脉细弱	健脾和胃，益气养血	香砂六君子汤合当归补血汤
心脾两虚		面色苍白，头晕目眩，心悸失眠，食欲不振，毛发干脱	舌淡胖苔薄，脉濡细	益气补血，养心安神	归脾汤或八珍汤
脾肾阳虚		面色苍白，形寒肢冷，腰膝酸软，周身浮肿，便溏尿清	舌淡有齿痕苔白腻，脉沉细	温补脾肾	八珍汤合无比山药丸
虫积		面色萎黄，腹胀，恶心呕吐，嗜食异物，气短头晕	舌淡苔白，脉虚弱	杀虫消积，补益气血	化虫丸合八珍汤

二、再生障碍性贫血

1. 西医病因与发病机制

（1）西医病因：①药物因素；②化学毒物；③电离辐射；④病毒感染；⑤免疫因素；⑥其他因素。

（2）发病机制 2017：①造血干细胞缺陷；②骨髓造血微环境异常；③免疫机制影响。

2. 中医病因病机　再障的发生主要因先天不足，七情妄动，外感六淫，饮食不节，邪毒外侵，或大病久病之后伤及脏腑气血，元气亏损，精血虚少，气血生化不足而致。阴阳虚损为本病的基本病机 2005 2008，病变部位在骨髓，发病脏腑为心、肝、脾、肾，肾为根本。

3. 临床表现　贫血、感染、出血 2000 2007。

4. 实验室检查

（1）血象：全血细胞减少，贫血属正细胞正色素型。

（2）骨髓象：多部位骨髓增生减低，粒、红系及巨核细胞明显减少且形态大致正常，淋巴细胞、网状细胞及浆细胞等非造血细胞比例明显增高。骨髓小粒无造血细胞，呈空虚状，多部位骨髓增生减低，可见较多脂肪滴。骨髓活检显示造血组织均匀减少，脂肪组织增加。

（3）骨髓活检：再障患者红骨髓显著减少，被脂肪组织所代替，并可见非造血细胞分布在间质中；三系细胞均减少，巨核细胞多有变性。

5. 诊断 ①全血细胞减少，网织红细胞百分数＜0.01 2002 2004，淋巴细胞比例增高；②一般无脾大；③骨髓检查显示至少一部位增生减低（＜正常50%）或重度减低（＜正常25%），如增生活跃，需有巨核细胞明显减少，骨髓小粒成分中见非造血细胞增多；④能除外其他引起全血细胞减少的疾病，如阵发性睡眠性血红蛋白尿、骨髓增生异常综合征中的难治性贫血、急性造血功能停滞、骨髓纤维化、急性白血病、恶性组织细胞病等；⑤一般抗贫血药物治疗无效。

6. 西医治疗

（1）一般治疗：防止与任何对骨髓造血有毒性的物质接触；禁用对骨髓有抑制作用的药物；休息，避免过劳；防止交叉感染，注意皮肤及口腔卫生。

（2）支持治疗：①控制感染。②止血用酚磺乙胺、氨基己酸，女性子宫出血可肌注丙酸睾酮。若内脏出血，输入浓集的血小板。③输血，用于血红蛋白＜60g/L者。④护肝治疗。

（3）促造血治疗：①雄激素 2010，如司坦唑醇、十一酸睾酮、达那唑、丙酸睾酮。②造血生长因子，如重组人粒系集落刺激因子和重组人红细胞生成素。

（4）免疫抑制剂：抗胸腺细胞球蛋白（ATG）或抗淋巴细胞球蛋白（ALG）、环孢素。

（5）造血干细胞移植。

7. 中医辨证论治 2002 2004 2006 2009 2011

证型	证候			治法	方药
肾阴虚	心悸气短、倦怠乏力	面唇苍白，颧红盗汗，手足心热，口渴思饮，腰膝酸软	舌淡苔薄或舌红少苔，脉细数	滋阴补肾，益气养血	左归丸合当归补血汤
肾阳亏虚		形寒肢冷、面色苍白，唇甲色淡，大便稀溏，面浮肢肿	舌淡胖嫩苔薄白，脉细无力	补肾助阳，益气养血	右归丸合当归补血汤
肾阴阳两虚		面色苍白，手足心热，腰膝酸软，畏寒肢冷，齿鼻衄血	舌淡苔白，脉无力	滋阴助阳，益气补血	左归丸、右归丸合当归补血汤
肾虚血瘀		面色晦暗，头晕耳鸣，腰膝酸软，皮肤紫斑，肌肤甲错	舌紫暗有瘀点或瘀斑苔薄，脉细或涩	补肾活血	六味地黄丸或金匮肾气丸合桃红四物汤
气血两虚		面白无华，唇淡，动则加剧	舌淡苔薄白，脉细弱	补益气血	八珍汤
热毒壅盛		壮热口渴，鼻衄齿衄，皮下紫癜、瘀斑	舌红而干，苔黄，脉洪数	清热凉血，解毒养阴	清瘟败毒饮

三、白细胞减少症与粒细胞缺乏症

1. 西医病因、发病机制 ①粒细胞生成缺陷；②粒细胞破坏或消耗过多；③粒细胞分布异常。

2. 中医病因病机 病因为禀赋不足、劳伤过度、饮食不节、邪毒内侵等。病机多以肝、脾、肾及气血亏虚为本。病位在脾、肾和骨髓，病性以虚损为主。急性者则可表现为正虚邪犯之虚实夹杂证。

3. 临床表现

（1）粒细胞缺乏症：起病急，畏寒、高热、头痛、乏力、出汗、周身不适。2～3天后缓解，仅有极度疲乏感，易被忽视。6～7天后粒细胞已极度低下，出现严重感染，再度骤然发热，可出现急性咽峡炎。此外，口腔、鼻腔、食管、肠道、肛门、阴道等处黏膜可出现坏死性溃疡。如有严重的肺部感染、败血症、脓毒血症等可致死亡。

（2）白细胞减少症：起病缓，可无症状，可有头晕、乏力疲困、食欲减退及低热等表现。

4. 诊断 外周血白细胞计数＜4.0×10^9/L 为白细胞减少症，外周血中性粒细胞绝对值＜2.0×10^9/L 为粒细胞缺乏症 2006。

5. 西医治疗　①病因治疗；②粒细胞缺乏症（防止感染、升粒细胞、其他）；③白细胞减少症（一般治疗、升粒细胞）；④免疫抑制剂。

6. 中医辨证论治 2017 2018

证型	证候		治法	方药
气血两虚	倦怠乏力	面色萎黄，头晕目眩，心悸少寐，纳呆食少，腹胀便溏	舌淡苔薄白，脉细弱	益气养血	归脾汤
脾肾亏虚		腰膝酸软，纳少便溏，面色㿠白，畏寒肢冷，小便清长	舌淡胖大有齿痕苔白，脉沉细或沉迟	温补脾肾	黄芪建中汤合右归丸
气阴两虚		面色少华，头昏目眩，五心烦热，失眠盗汗或自汗	舌红苔剥，脉细弱	益气养阴	生脉散
肝肾阴虚		腰膝酸软，头晕耳鸣，五心烦热，失眠多梦，遗精	舌红少苔，脉细数	滋补肝肾	六味地黄丸
外感温热		发热不退，口渴欲饮，面赤咽痛，头晕乏力	舌红绛苔黄，脉滑数或细数	清热解毒，滋阴凉血	犀角地黄汤合玉女煎

四、白血病

白血病是一类造血干细胞的克隆性恶性疾病。临床以发热、贫血、出血为主要表现，并伴有不同程度的肝、脾和淋巴结肿大。

1. 西医病因　①生物因素；②物理因素；③化学因素；④遗传因素；⑤其他血液病。
2. 中医病因病机　主要病因为热毒和正虚，病性为本虚标实。正气亏虚为本，温热毒邪为标，多以标实为主。病位在骨髓，表现在营血，与肾、肝、脾有关。

五、急性白血病

1. 临床表现

（1）正常骨髓造血功能受抑制的表现：贫血、发热、出血。

（2）白血病细胞增殖浸润表现：①淋巴结和肝脾肿大。②骨骼和关节疼痛——胸骨下端局部压痛。③眼部——眼球突出，复视或失明。④口腔和皮肤——牙龈增生、肿胀；可出现蓝灰色斑丘疹或皮肤粒细胞肉瘤，局部皮肤隆起、变硬，呈紫蓝色皮肤结节。⑤中枢神经系统白血病——急淋白血病最常见。轻者表现为头痛、头晕；重者有呕吐、颈项强直，甚至抽搐、昏迷。⑥睾丸浸润——睾丸出现无痛性肿大。

2. 实验室检查

（1）血象：贫血程度轻重不等，但呈进行性加重，晚期一般有严重贫血，多为正常细胞性贫血。大多数患者白细胞增多，超过 $10 \times 10^9/L$ 以上者称为白细胞增多性白血病。低者可 $< 10 \times 10^9/L$，称为白细胞不增多性白血病。血涂片分类检查可见数量不等的原始和幼稚细胞，约50%的患者血小板低于 $60 \times 10^9/L$，晚期血小板往往极度减少。

（2）骨髓象：具有决定性诊断价值。骨髓原始细胞≥20%定为 AL 的诊断标准 2011。

（3）细胞化学：协助形态学鉴别各类白血病。

（4）免疫学检查：根据白血病细胞表达的系列相关抗原，确定其系列来源。

（5）染色体和基因改变：白血病常伴有特异的染色体和基因改变。

（6）血液生化改变：血清尿酸浓度增高，尿酸排泄量增加。

3. 诊断　根据临床表现、血象和骨髓象特点，即可确诊。

六、慢性髓细胞白血病

1. 临床表现

（1）慢性期：1~4年。乏力、低热、多汗或盗汗、体重减轻等；常以脾大为最显著体征，可达脐平面上下；肝大较少见；胸骨中下段压痛；眼底充血及出血；白细胞淤滞症。

（2）加速期：几个月至数年。发热、虚弱、进行性体重下降、骨骼疼痛，逐渐出现贫血和出血。脾持续或进行性肿大。原来治疗有效的药物无效。

（3）急变期：终末期，预后极差，往往数月内死亡。

2. 实验室检查及其他检查

（1）慢性期：①血象示白细胞数明显增高；②骨髓增生明显至极度活跃，以粒细胞为主；③绝大部分患者粒细胞出现 Ph 染色体；④血清及尿中尿酸浓度增高，血清乳酸脱氢酶增高；⑤中性粒细胞碱性磷酸酶（NAP）测定多降低。

（2）加速期：外周血或骨髓原始细胞≥10%，外周血嗜碱性粒细胞>20%，不明原因的血小板进行性减少或增加。

（3）急变期：外周血中原粒+早幼粒细胞>30%；骨髓中原始细胞或原淋+幼淋或原单+幼单>20%，原粒+早幼粒细胞>50%，出现髓外原始细胞浸润。

3. 诊断 凡有不明原因的持续性白细胞数增高，根据典型的血象、骨髓象改变，脾大，Ph 染色体阳性，BCR-ABL 融合基因阳性即可做出诊断。Ph 染色体尚可见于 1% AML、5% 儿童 ALL 及 25% 成人 ALL，应注意鉴别。

4. 西医治疗

（1）细胞淤滞症紧急处理：见急性白血病，需并用羟基脲和别嘌呤醇。

（2）化学治疗：羟基脲为当前首选化疗药物 2017；白消安现已较少使用；其他如 Ara-C、高三尖杉酯碱、靛玉红、异靛甲、二溴卫茅醇、6-MP、美法仑、6TG、环磷酰胺、砷剂及其他联合化疗亦有效，在上述药物无效时考虑使用。

（3）其他治疗：干扰素-α、甲磺酸伊马替尼；异基因造血干细胞移植。

5. 中医辨证论治 2001 2003 2006 2010 2017

证型	证候		治法	方药
阴虚内热	多汗盗汗、头晕目眩、虚烦消瘦、面部潮红、口干口苦、手足心热	发热、衄血、斑疹	滋阴清热，解毒祛瘀	青蒿鳖甲汤
瘀血内阻	形体消瘦、面色晦暗、胸骨按痛、胁下积块按之坚硬、刺痛		活血化瘀	膈下逐瘀汤
气血两虚	面色萎黄或苍白、头晕心悸、神疲气短、自汗、食欲减退		补益气血	八珍汤
热毒壅盛	壮热汗出、口渴喜冷饮、身疼骨痛、左胁下积块进行性增大、硬痛不移	舌红苔黄、脉数	清热解毒，佐扶正祛邪	清营汤合犀角地黄汤

七、原发免疫性血小板减少症

1. 西医病因 感染、免疫因素、脾的作用、雌激素。

2. 中医病因病机 有血热伤络、阴虚火旺及气不摄血及瘀血阻滞之不同。病位在血脉，与心、肝、脾、肾关系密切 2006。病理性质有虚实之分，热盛迫血为实，阴虚火旺、气不摄血为虚。

3. 临床表现 2017

（1）急性型：常见于儿童。有上呼吸道感染史，特别是病毒感染史。起病急，部分患者可有畏寒、寒战、发热。全身皮肤出现瘀点、瘀斑，可有血疱及血肿形成。鼻出血、牙龈出血、口腔黏膜及舌出血常见。当血小板低于 $20×10^9/L$ 时，可有内脏出血；颅内出血可致剧烈头痛、意识障碍、瘫痪及抽搐，是致死的主要原因。出血量过大或范围过于广泛者，可出现程度不等的贫血、血压降低甚至失血性休克。

（2）慢性型：主要见于青年和中年女性。起病隐匿，多为皮肤、黏膜出血，如瘀点、瘀斑，外伤后出血不止等，鼻出血、牙龈出血亦常见。严重内脏出血较少见，月经过多常见，在部分患者可为唯一临床症状。患者病情可因感染等而骤然加重，出现广泛、严重的皮肤黏膜及内脏出血。病程在半年以上者，部分可出现轻度脾肿大。

4. **实验室检查** 2016

（1）血小板：①急性型血小板多在 $20 \times 10^9/L$ 以下，慢性型常在 $50 \times 10^9/L$ 左右。②血小板平均体积偏大，易见大型血小板。③出血时间延长，血块收缩不良。④血小板功能一般正常。

（2）骨髓象：①急性型骨髓巨核细胞数量轻度增加或正常，慢性型骨髓巨核细胞数量显著增加。②巨核细胞发育成熟障碍，急性型者尤甚，表现为巨核细胞体积变小，胞浆内颗粒减少，幼稚巨核细胞增加。③有血小板形成的巨核细胞显著减少（<30%）。④红系及粒、单核系正常。

（3）血小板生存时间：90%以上的患者血小板生存时间明显缩短。

5. **诊断要点** 2000 2005 ①广泛出血累及皮肤、黏膜及内脏；②至少2次检查血小板计数减少；③脾不大；④骨髓巨核细胞增多或正常，有成熟障碍；⑤排除其他继发性血小板减少症。

6. **西医治疗** ①糖皮质激素（首选），泼尼松 2010 2011 2012；②脾切除；③免疫抑制剂，长春新碱、环磷酰胺、硫唑嘌呤；④急症处理：血小板悬液输注、静脉注射丙种球蛋白、血浆置换、大剂量甲泼尼龙。

7. **中医辨证论治** 2001 2003 2004 2006

证型		证候	治法	方药
血热妄行	衄血、斑疹	起病急骤，发热口渴，便秘尿黄，腹痛，尿血便血	舌红苔薄黄，脉弦数或滑数	清热凉血	犀角地黄汤
阴虚火旺		斑色紫红、较多、下肢尤甚，时发时止，头晕耳鸣，颧红盗汗	舌红少津，苔薄或少，脉细数	滋阴降火，清热止血	茜根散或玉女煎
气不摄血		斑色暗淡，时起时消，过劳加重，心悸气短，头晕目眩，面色苍白	舌淡苔白，脉弱	益气摄血，健脾养血	归脾汤
瘀血内阻		斑色青紫，月经有血块，毛发枯黄，面色黧黑，下睑色青	舌紫暗有瘀斑瘀点，脉细涩或弦	活血化瘀止血	桃红四物汤

八、骨髓增生异常综合征

1. **西医病因** 原发性 MDS 的病因尚不明确，继发性 MDS 见于烷化剂、放射线、有机毒物等密切接触者。

2. **中医病因病机** 与先天不足、后天失调、饮食所伤、药毒中伤等因素相关。

3. **临床表现**

（1）分型：难治性贫血（RA）、环形铁粒幼细胞难治性贫血（RAS）、难治性贫血伴原始细胞增多（RAEB）、难治性贫血伴原始细胞增多转变型（RAEB-t）、慢性粒-单核细胞性白血病（CMML）。

（2）几乎所有患者都有贫血症状。约60%患者有中性粒细胞减少，使得易发感染。40%~60%患者有血小板减少，随疾病进展可出现进行性血小板减少。RA 和 RARS 患者多以贫血为主，临床进展缓慢。RAEB 和 RAEB-t 多以全血细胞减少为主，贫血、出血及感染易见，可伴脾大，病情进展快。CMML 以贫血为主，可有感染和（或）出血，脾大常见。

4. 实验室检查及其他检查

(1) 血象和骨髓象：持续性（≥6个月）一系或多系血细胞减少，血红蛋白<100g/L、中性粒细胞<1.8×10^9/L、血小板<100×10^9/L。骨髓增生度在活跃以上，少部分呈增生减低。

(2) 细胞遗传学改变：40%~70%的MDS有克隆性染色体核型异常，多为缺失性改变。

(3) 病理检查：骨小梁旁区和间区出现3~5个或更多的呈簇状分布的原粒和早幼粒细胞。

(4) 造血祖细胞体外集落培养：常出现集落"流产"，形成的集落少或不能形成集落。

5. 诊断 根据患者血细胞减少和相应的症状及病态造血、细胞遗传学异常、病理学改变，MDS的诊断不难确立。参照维也纳诊断标准，MDS诊断需要满足2个必要条件和1个确定标准。

(1) 必要条件：①持续（≥6个月）一系或多系血细胞减少。红细胞（HGB<110g/L）、中性粒细胞（ANC<1.5×10^9/L）、血小板（PLT<100×10^9/L）；②排除其他可导致血细胞减少或发育异常的造血系统及非造血系统疾患。

(2) 确定标准：①骨髓涂片中红细胞系、中性粒细胞系、巨核细胞系中任一系至少10%有发育异常；②环状铁幼粒红细胞占有核红细胞比例≥15%；③骨髓涂片中原始细胞达5%~19%；④染色体异常，特殊的MDS相关的核型，如del（5q），del（20q），+8或-7/del（7q）。

6. 中医辨证论治

证型	证候		治法	方药
气血两虚	面色萎黄，头晕目眩，失眠多梦，耳鸣眼花，神疲气短，动则尤甚	舌胖大淡红，苔薄白，脉虚无力	益气补血	八珍汤
气阴两虚	唇甲淡白，神疲气短，口干舌燥，五心烦热，潮热盗汗，失眠多梦	舌胖大或瘦小，淡红，苔少或无苔，脉细数	益气养阴	大补元煎
阴虚内热	五心烦热，虚烦不眠，低热盗汗，口干咽燥，腰膝酸软，尿赤便结	舌瘦小紫红或绛红，苔薄少，脉细数	滋阴清热	清骨散
阴阳两虚	畏寒肢冷，腰膝酸软，口干舌燥，午后低热，自汗盗汗，失眠多梦	舌胖大或瘦小，淡红或淡白，苔少，脉沉细	阴阳双补	右归丸和左归丸
瘀毒内阻	面色淡暗，肌肤甲错，皮肤瘀斑，胁下癥积，胸胁苦满，大便干结	舌紫暗有瘀斑瘀点，苔薄白，脉细涩	化瘀解毒	桃仁红花煎

血液及造血系统疾病鉴别诊断

病名	鉴别疾病	鉴别要点
缺铁性贫血	慢性病贫血	血清铁蛋白及骨髓细胞外铁↑。血清铁、血清转铁蛋白饱和度及总铁结合力均↓
	地中海贫血	慢性溶血。骨髓铁染色示细胞内铁、细胞外铁均↑，血清铁和铁蛋白均↑，总铁结合力不↑。血红蛋白电泳可检出异常血红蛋白
	铁粒幼细胞性贫血	铁失利用性贫血，血清铁、运铁蛋白饱和度及血清铁蛋白均↑，总铁结合力↓。骨髓小粒含铁血黄素颗粒、铁粒幼细胞均↑，有环状铁粒幼细胞

续表

病名	鉴别疾病	鉴别要点
再生障碍性贫血	阵发性睡眠性血红蛋白尿	典型者有血红蛋白尿，易鉴别。不典型者无血红蛋白尿，有全血细胞减少，骨髓增生减低。可伴全血细胞减少，网织红细胞计数有轻度↑，脾脏可能肿大，酸溶血试验、糖水试验及尿含铁血黄素试验均为阳性
	骨髓增生异常综合征	常有慢性贫血，可有全血细胞减少，骨髓增生活跃或明显活跃。血象和骨髓象三系中均可见到病态造血。早期髓系细胞相关抗原表达增多，可有染色体核型异常
	低增生性白血病	贫血、出血和发热，全血细胞↓，骨髓增生↓，可有幼稚细胞，但骨髓象有原始或幼稚细胞↑，原始细胞的增多达到白血病诊断标准
白细胞减少症与粒细胞缺乏症	白细胞不增多型白血病	多伴贫血、血小板减少及不同部位出血，浓缩外周血涂片可找到幼稚细胞，骨髓检查最具有鉴别价值
	急性再生障碍性贫血	急性起病，多有出血且贫血显著，白细胞↓，中性粒细胞↓明显，同时伴有血小板及网织红细胞明显↓，骨髓象呈现三系细胞↓
急性白血病	骨髓增生异常综合征	骨髓中原始细胞少于20%。全血细胞↓和染色体异常，外周血中有原始和幼稚细胞
	某些感染引起的白细胞异常	据血象可鉴别
	巨幼细胞贫血	骨髓中原始细胞不增多，幼红细胞 PAS 反应常为阴性
	急性粒细胞缺乏症恢复期	多有明确病因，血小板正常，早幼粒细胞中无 Auer 小体
慢性髓细胞性白血病	其他原因引起的脾大	血吸虫病、慢性疟疾、黑热病、肝硬化、脾功能亢进等
	骨髓纤维化	骨髓纤维化外周血白细胞数一般比 CMML 少，多不超 $30 \times 10^9/L$。NAP 阳性。幼红细胞持续出现于外周血中，泪滴状红细胞易见
	类白血病反应	常并发于严重感染、恶性肿瘤等基础疾病。原发病控制后，白细胞恢复正常

第六单元　内分泌与代谢疾病

☆重点提示

本单元糖尿病应作为重点首先复习。对于其中医的病因病机、诊断、并发症及中医辨证论治都应掌握。对于甲状腺功能亢进和糖尿病的内容，主要要求掌握其病因病机及中西医治疗。其他内容了解即可。

一、甲状腺功能亢进症

1. 西医病因、发病机制　本病是在遗传的基础上，因精神刺激、感染等应激因素而诱发的器官特异性自身免疫病。由于遗传基因的缺陷，受某些因素的诱发，特异性抑制性 T 淋巴细胞功能降低，导致辅助性 T 淋巴细胞和 B 淋巴细胞功能增强，产生针对甲状腺的自身抗体。

2. 中医病因病机　病因主要为情志失调 2000 和体质因素。基本病机为气滞痰凝，气郁化火，耗气伤阴 2001 2003 2005。病位在颈前，与肝、肾、心、胃等脏腑关系密切。

3. 临床表现 2016

（1）高代谢综合征：怕热多汗，皮肤温暖湿润，但体重下降，疲乏无力。

(2) 精神神经系统：神经过敏，有时出现幻觉，甚至出现亚躁狂症。

(3) 心血管系统：常诉心悸、气促，稍活动即明显加重 2010。

(4) 消化系统：患者食欲亢进、易饥多食，大便次数增多。

(5) 骨骼肌肉系统：肌肉软弱无力，可伴周期性麻痹。

(6) 生殖系统：女性患者常有月经减少，甚而闭经。男性多阳痿。

(7) 甲状腺肿：呈弥漫性肿大。

(8) 眼征：分浸润性突眼、非浸润性突眼。

(9) 皮肤及肢端表现：胫前黏液性水肿。

(10) 心脏：心律失常以早搏最为常见，阵发性或持续性心房纤颤或心房扑动、房室传导阻滞等也可发生。收缩压上升，舒张压降低，脉压差增大。

(11) 甲状腺危象：表现为高热、大汗、心动过速（140次/分以上）、烦躁、焦虑不安、谵妄、恶心、呕吐、腹泻，严重者可有心衰、休克甚昏迷等。

4. 实验室及其他检查

(1) 血清TSH测定较T_3、T_4灵敏度高，是反映甲状腺功能最有价值的指标。

(2) 甲状腺摄^{131}I率：甲亢时甲状腺摄^{131}I率增高，3小时大于25%，24小时大于45%，且高峰前移。

(3) 甲状腺激素测定：血清游离甲状腺素（FT_4）、血清游离三碘甲状腺原氨酸（FT_3），直接且准确地反映甲状腺功能状态，敏感性和特异性明显优于TT_4、TT_3。

5. 诊断 临床表现为怕热、多汗、易激动、易饥多食、消瘦、手颤、腹泻、心动过速及眼征、甲状腺肿大等，在甲状腺部位听到血管杂音和触到震颤具有诊断意义。对一些轻症或临床表现不典型的病例，常需借助实验室检查，才能明确诊断。在确诊甲亢的基础上，排除其他原因所致的甲亢，结合患者眼征、弥漫性甲状腺肿、TSAb阳性，即可诊断为GD。

6. 西医治疗 ①一般治疗；②抗甲状腺药物治疗，常用的有硫脲类的甲硫氧嘧啶和丙硫氧嘧啶、咪唑类的甲巯咪唑等；③辅助药物治疗，如β受体阻滞剂、碘化物；④^{131}I放射性治疗。甲减为主要并发症；⑤手术治疗；⑥甲状腺危象的治疗。

7. 中医辨证论治 2006 2008 2016 2017

证型	证候		治法	方药
气滞痰凝	颈前肿胀、烦躁易怒、心悸失眠	胸闷，两胁胀满，善太息，腹胀便溏	舌淡红苔白腻，脉弦滑	疏肝理气，化痰散结	逍遥散合二陈汤
肝火旺盛		易饥多食，恶热多汗，面红烘热，头晕目眩，口苦咽干，大便秘结	舌红苔黄，脉弦数	清肝泻火，消瘿散结	龙胆泻肝汤
阴虚火旺		汗多，易饥多食，消瘦，口干咽燥，五心烦热	舌红苔少，脉细数	滋阴降火，消瘿散结	天王补心丹
气阴两虚		消瘦神疲，气短汗多，口干咽燥，手足心热，纳差	舌红苔少，脉细数无力	益气养阴，消瘿散结	生脉散加味

二、糖尿病

1. 西医病因与发病机制

(1) 1型糖尿病：大多是自身免疫性疾病，遗传因素和环境因素共同参与其发病过程。是以胰岛B细胞破坏、胰岛素分泌缺乏为特征的自身免疫性疾病。

(2) 2型糖尿病：复杂的遗传因素和环境因素（增龄、现代生活方式、营养过剩、体力活动不足、子宫内环境以及应激、化学毒物等）共同作用的结果。其发病与胰岛素抵抗和胰岛素分泌的相对性缺乏有关，两者皆呈不均一性。

2. 中医病因病机 2002 2004 2006 2008 2011 主要病机是阴津亏损，燥热偏盛。病因有禀赋不足、饮食不节、情志失调、劳欲过度或外感热邪等。

3. 临床表现及分类

（1）临床表现：①代谢紊乱症状群（三多一少）；②反应性低血糖及昏迷；③急慢性并发症或伴发病。

（2）分类：①1型糖尿病，如自身免疫性 T_1DM，特发性 T_1DM；②2型糖尿病；③特殊类型糖尿病；④妊娠糖尿病。

4. 常见并发症

（1）急性并发症：糖尿病酮症酸中毒，高渗高血糖综合征。

（2）感染性并发症：皮肤化脓性感染、真菌感染、肺结核、泌尿道感染。

（3）慢性并发症

①大血管病变：糖尿病性心脏病、脑血管病、下肢动脉硬化闭塞症。

②微血管病变 2016：糖尿病肾病、糖尿病性视网膜病变。

③神经病变：周围神经病变，中枢神经系统并发症，自主神经病变。

④糖尿病足。

⑤其他：如视网膜黄斑病、白内障、皮肤病等。

5. 实验室检查 ①尿糖测定；②血糖测定；③葡萄糖耐量试验（OGTT）；④糖化血红蛋白和糖化血浆白蛋白；⑤血浆胰岛素和C-肽测定。

6. 诊断 2002 2004

（1）糖化血红蛋白 HbA1c≥6.5%。

（2）空腹血糖（FPG）≥7.0mmol/L。

（3）OGTT 2小时血糖≥11.1mmol/L。

（4）有高血糖的典型症状或高血糖危象，随机血糖≥11.1mmol/L。

7. 西医治疗

（1）糖尿病教育；饮食、运动治疗，自我监测血糖。

（2）口服降糖药 2020：①磺脲类（如格列苯脲）；②噻唑烷二酮类（如罗格列酮）2010；③双胍类：如二甲双胍 2012 2017，适用于无明显消瘦的患者以及伴血脂异常、高血压或高胰岛素血症的患者；④α-葡萄糖苷酶抑制药：阿卡波糖（拜糖平）2010 2017；⑤格列奈类。

（3）胰岛素：适应证：①T_1DM 替代治疗。②T_2DM 患者经饮食及口服降糖药治疗未获得良好控制。③T_2DM 糖尿病无明显诱因出现体重显著下降者，应该尽早使用胰岛素治疗。④新诊断的 T_2DM，GHbA1c>9%或空腹血糖>11.1mmol/L，首选胰岛素。⑤糖尿病酮症酸中毒、高渗高血糖综合征和乳酸性酸中毒伴高血糖者。⑥各种严重的糖尿病其他急性或慢性并发症。⑦糖尿病手术、妊娠和分娩。⑧某些特殊类型糖尿病。

8. 中医辨证论治 2001 2003 2005 2006 2011 2017

证型		证候		治法	方药
上消（肺热伤津证）	消渴	口干舌燥，多汗	舌边尖红，苔薄黄，脉洪数	清热润肺，生津止渴	消渴方
中消（胃热炽盛证）		大便干燥	苔黄，脉滑实有力	清胃泻火，养阴增液	玉女煎
下消（肾阴亏虚证）		腰膝酸软，头晕耳鸣，皮肤瘙痒	舌红少苔，脉细数	滋阴固肾	六味地黄丸

续表

证型	证候		治法	方药
气阴两虚	能食与便溏并见，或饮食减少，四肢乏力	舌质淡红，苔白而干，脉弱	益气健脾，生津止渴	七味白术散
阴阳两虚	面色黧黑，耳轮焦干，腰膝酸软，形寒畏冷	舌淡苔白，脉沉细无力	滋阴温阳，补肾固涩	金匮肾气丸
痰瘀互结	形体肥胖，胸脘腹胀，肌肉酸胀，四肢沉重	舌暗或有瘀斑，苔厚腻，脉滑	活血化瘀祛痰	平胃散合桃红四物汤
脉络瘀阻	面色晦暗，胸中闷痛，肢体麻木，夜间加重	舌暗或有瘀斑，苔薄白，脉沉涩	活血通络	血府逐瘀汤

（消渴合并于气阴两虚至脉络瘀阻行）

并发症

证型	证候	治法	方药
疮痈	反复发作或日久难愈，高热神昏，舌红苔黄，脉数	清热解毒	五味消毒饮合黄芪六一散
白内障、雀目、耳聋	初期视物模糊，渐至昏蒙，直至失明。耳鸣、耳聋，逐渐加重	滋补肝肾，益精养血	杞菊地黄丸、羊肝丸、磁朱丸

三、血脂异常

1. 西医病因

（1）原发性血脂异常：①属遗传性脂代谢紊乱疾病，部分由先天性基因缺陷所致。②获得性因素：高脂肪、高胆固醇、高脂肪酸饮食；体重增加；增龄；高糖膳食、吸烟等。

（2）继发性高脂血症：①全身系统性疾病如糖尿病、甲状腺功能减退、肾病等。②药物如噻嗪类利尿剂、β受体阻滞剂等。③雌激素缺乏。

2. 中医病因病机　病因为素体肥胖，饮食不节，恣食肥甘，过逸少动，情志不畅或年老体衰，先天禀赋不足等。病位在脾、肾、肝。病机是肝脾肾亏虚，痰浊瘀血，阻滞经脉，而致膏脂布化失度。

3. 临床表现　①黄色瘤、早发性角膜环和脂血症眼底病变。②动脉粥样硬化。

4. 实验室检查

（1）血脂：①血清胆固醇，TC<5.20mmol/L为合适范围；5.2～6.19mmol/L为边缘升高；≥6.2mmol/L为升高。②甘油三酯，TG≥2.3mmol/L为升高。

（2）脂蛋白：①低密度脂蛋白-胆固醇，LDL-C 3.4～4.09mmol/L为边缘升高；≥4.1mmol/L为升高。②高密度脂蛋白-胆固醇，HDL-C<1.0mmol/L为降低。

5. 诊断

（1）病史：原发性血脂异常者部分有家族史。继发性血脂异常者常有糖尿病、肾病、肝胆系统疾病史或不良饮食习惯及引起高脂血症的药物应用史。

（2）体征：①形体肥胖。②出现黄斑瘤、腱黄瘤、皮下结节状黄色瘤。③高脂血症性眼底病变、角膜环。

（3）辅助检查：无论有无临床表现，血脂异常主要依据患者血脂水平做出诊断。

6. 西医治疗

（1）治疗原则：继发性血脂代谢异常——治疗基础疾病；原发性血脂代谢异常——饮食控制、增加运动、戒烟限酒等，疗效不明显者，应用药物或其他治疗。

(2) 控制目标

	极高危	高危	中危和低危
含义	ASCAD患者	LDL-C≥4.9mmol/L 或 TC≥6.2mmol/L；糖尿病患者1.8mmol/L≤LDL-C<4.9mmol/L 或 3.1mmol/L≤TC<7.2mmol/L	/
目标值（LDL-C）	<1.8mmol/L	<2.6mmol/L	<3.4mmol/L
	基线值较高不能达目标值者，LDL-C至少降低50%。极高危患者LDL-C基线在目标值以内者，LDL-C仍应降低30%左右		

(3) 生活方式干预：饮食治疗、增加运动。

(4) 常用药物治疗。①HMG-CoA还原酶抑制剂（他汀类）：阿托伐他汀、辛伐他汀、普伐他汀、瑞舒伐他汀。②胆酸螯合剂：考来烯胺、考来替泊。③贝特类：非诺贝特、苯扎贝特。④烟酸类：烟酸、阿昔莫司。⑤普罗布考。⑥肠道胆固醇吸收抑制剂：依折麦布。⑦高纯度鱼油制剂。

四、高尿酸血症与痛风

1. 西医病因、发病机制　痛风分为原发性和继发性两大类。发病机制为尿酸排泄减少或生成增多，有时两种同时存在。体液中的尿酸过饱和，导致尿酸盐结晶、沉积，引起反应性关节炎等痛风的组织学改变，并可形成痛风石疾病。

2. 中医病因病机　内因为先天不足，正气亏虚，腠理不密，卫外失固；外因为风、寒、湿、热之邪，乘虚侵袭人体。病位在四肢关节，与肝脾肾相关。基本病机为正气不足，外邪侵袭机体，经脉痹阻，不通则痛。

3. 临床表现　95%为男性，初次发作年龄40岁以后；女性多在绝经期后。部分有痛风家族史，多有漫长的高尿酸血症史。

(1) 无症状期：仅有持续性或波动性高尿酸血症而无临床症状。

(2) 急性关节炎期：通常是首发症状。起病急骤，凌晨关节疼痛惊醒，进行性加重，剧痛如刀割样或咬噬样，于24~48小时达到高峰。首次发作多为单关节炎，多首发于第1跖趾关节。局部红、肿、热、痛，功能受限，触痛明显。可伴有发热、头痛、恶心、心悸、寒战、不适及白细胞升高、血沉增快等全身表现。

(3) 痛风石及慢性关节炎期：痛风石是痛风的特征性临床表现，常见于耳轮、跖趾、指间和掌指关节，常为多关节受累，且多见于关节远端，表现为关节肿胀、僵硬、畸形及周围组织的纤维化和变性。

(4) 肾脏病变：痛风性肾病；尿酸性尿路结石。

4. 实验室检查及其他检查　测血尿酸、尿尿酸；滑囊液检查（诊断金标准）；X线检查关节间隙狭窄、关节面不规则、痛风石沉积，骨质呈类圆形穿凿样或虫噬样缺损、边缘呈尖锐的增生钙化；超声检查尿酸性结石及混合性结石均能显影。

5. 诊断

(1) 男性和绝经后女性血尿酸>420μmol/L（7.0mg/dL）、绝经前女性>350μmol/L（5.8mg/dL）可诊断为高尿酸血症。

(2) 中老年男性如出现特征性关节炎表现、尿路结石或肾绞痛发作，伴有高尿酸血症应考虑痛风。关节液穿刺或痛风石活检证实为尿酸盐结晶可做出诊断。X线检查、CT或MRI扫描对明确诊断具有一定的价值。急性关节炎期诊断有困难者，秋水仙碱试验性治疗有诊断意义。

6. 西医治疗

（1）一般治疗：避免高嘌呤食物，严格戒饮各种酒类，每日饮水应在2000mL以上；避免受凉受潮、过度疲劳、精神紧张，穿鞋要舒适、防止关节损伤，慎用影响尿酸排泄的药物等；防治伴发疾病。

（2）急性期治疗：卧床休息，抬高患肢，避免关节负重，并立即给予抗炎药物（秋水仙碱为特效药；非甾体抗炎药吲哚美辛、萘普生、布洛芬、保泰松等；糖皮质激素）。

（3）发作间歇期和慢性期治疗：促进尿酸排泄，丙磺舒、磺吡酮及苯溴马隆等，服药期间宜大量饮水，保持尿量在2000mL以上，并服用碳酸氢钠碱化尿液；抑制尿酸合成，别嘌醇；关节活动障碍者理疗或体疗。

（4）肾脏病变的治疗：积极控制血尿酸水平的基础上碱化尿液，多饮多尿。痛风性肾病，在使用利尿剂选择螺内酯（安体舒通）或碳酸酐酶抑制剂乙酰唑胺，降压可用血管紧张素转化酶抑制剂。

7. 中医辨证论治

证型	证候			治法	方药
风寒湿阻	关节肿痛、屈伸不利	游走性疼痛，肢体重着，肌肤麻木，阴雨天加重	苔薄白，脉弦紧或濡缓	祛风散寒，除湿通络	蠲痹汤
风湿热郁		遇热痛甚，病势急，发热，口渴心烦，汗出不解	舌红苔黄腻，脉滑数	清热除湿，祛风通络	白虎加桂枝汤
痰瘀痹阻		关节肿大，僵直畸形，皮下结节，破溃流浊	舌紫暗或有瘀点瘀斑，苔白腻，脉细涩	化痰祛瘀，通络止痛	桃红饮
肝肾亏虚		缠绵不愈，麻木不仁，腰膝酸痛，神疲乏力	舌淡苔白，脉细弱	补益肝肾，祛风通络	独活寄生汤

内分泌与代谢疾病鉴别诊断

病名	鉴别疾病	鉴别要点
甲状腺功能亢进症	亚急性甲状腺炎	甲状腺肿大、触痛。白细胞正常或↑血沉↑，TGAb、TPOAb正常或轻度↑
	慢性淋巴细胞性甲状腺炎	多见于中年女性，甲状腺弥漫性肿大，峡部明显，质地较坚实。TGAb、TPOAb阳性且滴度较高
	多结节性毒性甲状腺肿、甲状腺腺瘤及恶性肿瘤	鉴别的主要手段是甲状腺B超和甲状腺放射性核素扫描，高分辨力的超声对甲状腺结节诊断，尤其是结节良恶性的鉴别有较大的诊断价值
	单纯性甲状腺肿	甲状腺肿大，但无甲亢症状，甲状腺摄^{131}I率可↑，但高峰不前移，T_3抑制试验可被抑制，TRH兴奋试验正常，T_3、T_4正常
	神经官能症	心悸、手颤、乏力、多汗等，与甲亢相似，但无突眼，甲状腺不肿大，血清T_3、T_4水平及甲状腺摄^{131}I率等检查结果正常
糖尿病	肾性糖尿	尿糖阳性，但血糖及OGTT正常
	甲亢、胃空肠吻合术后	进食后0.5~1小时血糖过高，出现糖尿，但FPG和2小时PG正常

续表

病名	鉴别疾病	鉴别要点
高尿酸血症与痛风	继发性高尿酸血症或痛风	高尿酸血症程度较重，40%的患者24h尿尿酸排出增多；肾脏受累多见，痛风肾、尿酸结石发生率较高，甚至急性肾衰竭等
	关节炎	类风湿关节炎、化脓性关节炎与创伤性关节炎、假性痛风
	肾结石	高尿酸血症或不典型痛风可以肾结石为最先表现，继发性高尿酸血症者尿路结石的发生率更高。对尿路平片阴性而B超阳性的肾结石患者应常规检查血尿酸并分析结石的性质

第七单元　风湿性疾病

☆重点提示

本单元内容考查变化不大，着重复习各类疾病的中医病因病机及辨证论治，尤其是类风湿关节炎和系统性红斑狼疮的辨证论治。对于临床表现、诊断、实验室检查等内容了解即可。另外应注意这三种疾病之间的鉴别。

一、类风湿关节炎

1. 西医病因、病理

（1）病因：抗原驱动、T细胞介导及遗传相关的自身免疫病。感染和自身免疫反应是类风湿关节炎的中心环节，而遗传、神经内分泌和环境因素增加了患者的易感性。感染因素；遗传因素；内分泌、寒冷、潮湿、疲劳、外伤、吸烟及精神刺激。

（2）病理：基本病理改变为滑膜炎。类风湿结节是血管炎的一种表现。

2. 中医病因病机　本病多因禀赋不足，感受外邪引起关节、经络的痹阻，不通而痛。病位在关节、经络，与肝、肾有关。急性期以标实为主，多为寒湿、湿热、痰浊、瘀血内阻，缓解期以肝肾不足为主，或虚实夹杂。

3. 临床表现

（1）临床特点：受累关节以腕关节、掌指关节和近端指间关节最常见，其次为足、膝、踝、肘、肩、颈、颞颌及髋关节。

（2）关节表现：①晨僵；②疼痛与压痛（最早症状）2016；③肿胀 2017；④关节畸形；⑤关节功能障碍。

（3）关节外表现：①类风湿结节；②类风湿血管炎；③肺——咳嗽、气短；④心脏——伴发心包炎、心肌炎和心内膜炎；⑤神经系统——脑脊髓实质及周围神经病变等；⑥其他——干燥综合征等。

4. 诊断　①晨僵至少1小时（≥6周）；②3个或3个以上关节肿（≥6周）；③腕、掌指关节或近端指间关节肿（≥6周）；④对称关节肿（≥6周）；⑤类风湿皮下结节；⑥手和腕关节的X线片有关节端骨质疏松和关节间隙狭窄；⑦类风湿因子阳性（滴度正常的阳性率＜5%）。符合4项即可诊断。

5. 西医治疗

（1）一般治疗：强调患者教育及整体和规范治疗的理念。包括营养支持，适度休息，急性期关节制动，恢复期关节功能锻炼，配合适当物理治疗等。

（2）药物治疗：①非甾体抗炎药布洛芬、萘普生、双氯芬酸、塞来昔布、依托考昔；②改善病情的抗风湿药甲氨蝶呤、柳氮磺吡啶、来氟米特、抗疟药氯喹、青霉胺、金制剂金诺芬、环孢素A；③糖皮质激素泼尼松；④植物药制剂雷公藤多苷 2011、白芍总苷、青藤碱；⑤生物制剂肿瘤坏死因子-α拮抗剂、白细胞介素1和6拮抗剂、抗CD20单抗以及T细胞共刺激信号抑制剂。

（3）外科治疗：急性期采用滑膜切除术，必须同时应用DMARDs药物治疗。晚期患者关节畸形、失去功能者，可采用关节成形术或关节置换术。

6. 中医辨证论治 2005 2006 2010 2016 2018

证型		证候		治法	方药
活动期					
湿热痹阻	发热、关节肿痛	口苦，纳呆恶心，困乏无力，下肢沉重酸胀	苔黄腻，脉滑数	清热利湿，祛风通络	四妙丸
阴虚内热		盗汗，口干咽燥，手足心热，小便赤涩，大便秘结	舌干红少苔，脉细数	养阴清热，祛风通络	丁氏清络饮，兼湿热者合三妙散
寒热错杂		低热，形寒肢凉，阴雨天疼痛加重，得温则舒	舌红苔白，脉弦细或数	祛风散寒，清热化湿	桂枝芍药知母汤
缓解期					
痰瘀互结	关节变形、活动受限	痛处不移，皮肤按之稍硬，肌肤紫暗，面色黧黑，肢体顽麻	舌暗红或瘀点瘀斑，苔薄白，脉弦涩	活血化瘀，祛痰通络	身痛逐瘀汤合指迷茯苓丸
肝肾亏损		肌肉萎缩，骨节僵硬，筋脉拘急，腰膝酸软	舌淡苔薄，脉细弱	益肝肾，补气血，祛风湿，通经络	独活寄生汤

二、系统性红斑狼疮

1. 西医病因、病理、发病机制

（1）病因：①遗传素质；②环境因素——阳光，药物、化学试剂、微生物病原体等，某些食物成分；③雌激素——女性占绝对多数，育龄期、妊娠期发病率明显增加。

（2）病理：①坏死性血管炎是造成多系统损害的病理学基础；②几乎都有肾组织病变。狼疮肾炎分为正常或轻微病变型、系膜病变型、局灶增殖型、弥漫增殖型、膜性病变型、肾小球硬化型。

（3）发病机制：免疫系统紊乱贯穿了SLE的整个发病过程，自身抗体可以与循环中的自身抗原形成免疫复合物而致病。免疫复合物的形成和沉积是SLE发病的主要机制。

2. 中医病因病机　病因：先天不足、六淫外伤、瘀血阻络、情志内伤、劳倦过度、阳光暴晒等。病机：素体虚弱，真阴不足，热毒内盛，痹阻脉络，内侵脏腑。病位在经络、血脉，与心、脾、肾关系密切。

3. 临床表现

症状：①活动期患者常伴有发热（长期低中度热多见，合并感染时可见持续高热）。②对称性多关节疼痛、肿胀，不伴骨质破坏；肌痛，肌无力。③鼻梁和双颧颊部蝶形红斑；口、鼻黏膜溃疡。④狼疮肾炎（SLE最常见和严重的临床表现），无症状性蛋白尿和（或）血尿、高血压，甚至肾病综合征、急进性肾炎综合征等，晚期尿毒症，个别首诊即为慢性肾衰竭。肾衰竭是SLE死亡的常见原因。⑤心包炎、心肌炎、心律失常、心功能不全。⑥狼疮肺炎、肺间质性病变。⑦轻者有偏头痛、性格改变、记忆力减退或轻度认知障碍；重者可出现脑血管意外、昏迷、癫痫持续状态等。⑧活动期约半数患者贫血，以及白细胞减少和（或）血小板减少，短期内出现重度贫血常是自身免疫性溶血所致。血小板减少常引起女性患者月经过多，皮肤黏膜及内脏出血。⑨不同程度的食欲减退、恶心、呕吐、腹痛腹泻、便血等症状。血清转氨酶常升高，仅少数出现严重肝损害和黄疸。⑩眼部受累包括结膜炎、葡萄膜炎、眼底改变、视神经病变等。妊娠可使病情加重或复发，抗磷脂抗体阳性者可出现异常妊娠如流产、早产等。

4. 实验室检查及其他检查

（1）一般检查：血沉增高，活动期血细胞一系或多系减少，尿中可见蛋白、红细胞、白细胞、管型等。

（2）自身抗体：①抗核抗体敏感性为 95%，但特异性差；②抗双链 DNA 抗体特异性高达 95%，敏感性 70%，对确诊 SLE 和判断狼疮的活动性参考价值大 2020；③抗 Sm 抗体特异性高，但敏感性较低。

（3）补体 2021：CH50、C3、C4 降低，有助于 SLE 的诊断，提示疾病处于进展期，常伴有严重的系统损害。

（4）病理检查：①狼疮带试验；②肾活检。

5. 诊断　①颧部红斑；②盘状红斑；③光过敏；④口腔溃疡；⑤关节炎；⑥浆膜炎；⑦肾脏病变；⑧神经系统病变，癫痫发作或精神症状；⑨血液系统异常，溶血性贫血或血白细胞减少或淋巴细胞绝对值减少或血小板异常；⑩免疫学异常；⑪抗核抗体阳性。在上述症状中，如果有≥4 项阳性，则可诊断。

6. 西医治疗

（1）轻型 SLE：对症治疗无效时，及早服用小剂量糖皮质激素。

（2）重型 SLE：①糖皮质激素泼尼松或泼尼松龙，未见效及早加用细胞毒药物；②免疫抑制剂环磷酰胺或硫唑嘌呤。

（3）狼疮危象：大剂量甲泼尼龙冲击治疗。

（4）妊娠生育：无重要脏器损害、病情稳定 1 年以上，细胞毒免疫抑制剂（环磷酰胺、甲氨蝶呤等）停用半年以上，泼尼松维持量 <10mg/d，可以妊娠。有习惯性流产史或抗磷脂抗体阳性者，应加服低剂量阿司匹林 50~100mg/d。

7. 中医辨证论治

证型	证候		治法	方药
气营热盛		高热，满面红赤，口渴喜冷饮，尿赤而少，关节疼痛	舌红绛苔黄，脉滑数或洪数	清热解毒，凉血化斑	清瘟败毒饮
阴虚内热		手足心热，面色潮红，渴喜冷饮，目赤齿衄，烦躁不寐	舌质红少苔或苔薄黄，脉细数	养阴清热	玉女煎合增液汤
热郁积饮		胸闷胸痛，心悸怔忡，咽干口渴，烦热不安，红斑皮疹	舌红苔厚腻，脉滑数，结代	清热蠲饮	葶苈大枣泻肺汤合泻白散
瘀热痹阻	发热、皮肤红斑	手足瘀点，两手白紫，两腿青斑，口糜肌衄，鼻衄肌衄，关节肿痛，烦躁尿赤	舌光红刺或有瘀斑，脉细弦或涩数	清热凉血，活血散瘀	犀角地黄汤
脾肾两虚		畏寒肢冷，午后烘热，尿少浮肿，腹大如鼓	舌胖苔薄腻，脉弦细弱	滋肾填精，健脾利水	济生肾气丸
气血两亏		心悸怔忡，健忘失眠，多梦，面色不华，肢体麻木	舌淡苔薄白，脉细缓	益气养血	八珍汤
脑虚瘀热		身灼热，肢厥，神昏谵语，或昏聩不语，或痰壅气粗	舌謇，色鲜绛，脉细数	清心开窍	清宫汤送服安宫牛黄丸/至宝丹
瘀热伤肝		两胁胀痛，月经提前，经血暗紫带块，烦躁易怒	舌紫暗或瘀斑，脉弦	疏肝清热，凉血活血	茵陈蒿汤合柴胡疏肝散

风湿性疾病鉴别诊断

病名	鉴别疾病	鉴别要点
类风湿关节炎	系统性红斑狼疮	多为女性，X线无关节骨质改变，常伴面部红斑等皮肤损害，多数有肾损害或多脏器损害，血清抗核抗体和抗双链DNA抗体显著↑

第八单元　神经系统疾病

重点提示

本单元历年考查频率一般。癫痫主要复习其中医的病因病机及辨证论治，每个分型的证候、治法、方药都要熟悉。急性脑血管病也要重点复习中医病因病机和辨证论治。另外，对于影像学检查的内容也要了解。

一、癫痫

1. 中医病因病机　病因为七情失调，先天因素，脑部外伤，饮食不节，劳累过度，或患他病之后。病机为顽痰闭阻心窍、肝经风火内动。

2. 临床表现

（1）全面性强直-阵挛发作（大发作）2010 2011：以意识丧失和全身抽搐为特征。发作表现可分为强直期、阵挛期和惊厥后期三个阶段。

（2）失神发作（小发作）2010：多见于儿童和少年。以短暂意识障碍为特征。

（3）癫痫持续状态：患者出现强直阵挛性发作持续5分钟以上就有可能发生神经元损伤，对于GTCS的患者若发生持续时间超过5分钟就该考虑癫痫持续状态的诊断。病人始终处于昏迷状态，随反复发作而间歇期越来越短，体温升高，昏迷加深。

3. 实验室检查

（1）脑电图：是诊断癫痫最常用的一种辅助检查方法，40%~50%的癫痫病人在发作间歇期的首次检查可见棘波、尖波或棘-慢波、尖-慢波等痫性放电波形。癫痫发作患者出现局限性痫样放电提示局限性癫痫，普遍性痫样放电提示全身性癫痫。少数可多次检查始终正常。

（2）影像学检查：可确定脑结构性异常或病变，对癫痫及癫痫综合征诊断和分类有帮助，有时可做出病因诊断，如颅内肿瘤、灰质异位等。

4. 诊断　根据发作史，特别是可靠目击者提供的详细发作过程和表现，辅以脑电图痫性放电即可诊断。

5. 西医治疗

（1）抗癫痫药物的选择：①大发作首选苯妥英钠、卡马西平，次选丙戊酸钠；②典型失神发作及肌阵挛发作首选丙戊酸钠，次选乙琥胺、氯硝西泮；非典型失神发作首选乙琥胺或丙戊酸钠，次选氯硝西泮；③部分性发作和继发全面性发作首选卡马西平，其次为苯妥英钠、丙戊酸钠或苯巴比妥；④儿童肌阵挛发作首选丙戊酸钠，其次为乙琥胺或氯硝西泮。

（2）手术治疗：适应证包括①难治性癫痫；②癫痫灶不在脑的主要功能区且手术易于到达，术后不会遗留严重神经功能障碍；③脑器质性病变所致。常用方法包括前颞叶切除术，选择性杏仁核、海马切除术，癫痫病灶切除术，大脑半球切除术等。

（3）癫痫持续状态：①首选地西泮。②苯妥英钠用于地西泮控制发作后防止复发。③苯巴比妥钠与地西泮并用效果较好。④异戊巴比妥钠对呼吸中枢的抑制作用较苯巴比妥钠为轻，有明显肝肾功能不全者两药均应慎用。⑤氯硝西泮药效是地西泮的5倍，对各型癫痫状态均有效,对呼吸及心脏抑制作用较强。⑥10%水合氯醛加25~30mL植物油保留灌肠 2017,适用于肝功能不全或不宜使用苯巴比妥类患者。⑦发作难以控制者必要时行全身麻醉。⑧支持和对症治疗——保持呼吸道通畅;防护舌咬伤、摔伤和骨折;预防脑水肿和继发感染;高热可物理降温,维持水、电解质平衡等。

6. 中医辨证论治

发作期

证型	证候		治法	方药
阳痫	突然昏仆、不省人事、四肢抽搐、口吐涎沫、怪叫	面色潮红,牙关紧闭,两目上视,喉中痰鸣,移时苏醒如常人	舌红苔黄腻,脉弦数或滑	急以开窍醒神,继以泻热涤痰息风	黄连解毒汤合定痫丸
阴痫		面色晦暗萎黄,手足清冷,双眼半开半闭,僵卧拘急	舌淡苔白厚腻,脉沉细或迟	温阳除痰,顺气定痫	五生丸合二陈汤

休止期

证型	证候		治法	方药
肝火痰热	性情急躁,心烦失眠,口苦咽干,时吐痰涎,大便秘结	舌红苔黄,脉弦滑数	清肝泻火,化痰息风	龙胆泻肝汤合涤痰汤
脾虚痰湿	神疲乏力,眩晕时作,面色不华,胸闷痰多,恶心欲呕,纳少便溏	舌淡胖苔白腻,脉濡弱	健脾和胃,化痰息风	醒脾汤
肝肾阴虚	头晕目眩,两目干涩,心烦失眠,腰膝酸软	舌红少苔,脉细数	补益肝肾,育阴息风	左归丸
瘀阻清窍	发则猝然昏仆,抽搐,颜面口唇青紫	舌紫暗或瘀斑,脉涩或沉弦	活血化瘀,通络息风	通窍活血汤

二、脑血管疾病

(一)西医病因

血管壁病变,最常见的是动脉硬化;心脏病及血流动力学改变(高血压、低血压、血压波动);血流成分改变及血液流变学异常(血液黏稠度升高,凝血异常)。

1. 短暂性脑缺血发作 微栓子,脑血管痉挛,血液成分、血流动力学改变,颈部动脉受压学说。

2. 动脉硬化性脑梗死 动脉管腔狭窄和血栓形成,>500μm的供血动脉常见;血管痉挛。

3. 脑栓塞 栓子的来源为三类。①心源性最常见,最多见的直接原因是慢性心房纤颤 2016,其次是风湿性心脏病、感染性心内膜炎、心肌梗死或心肌病的附壁血栓;②非心源性,主动脉弓及其发出的大血管的动脉粥样硬化斑块和附着物脱落,及其他较少见的各种栓子;③来源不明,约30%不能确定原因。

4. 腔隙性梗死 高血压,动脉粥样硬化,血流动力学异常与血液成分异常,各种类型小栓子。

5. 脑出血 高血压合并小动脉硬化最常见;脑动脉粥样硬化;继发于脑梗死;先天性脑血管畸形或动脉瘤;血液病;抗凝或溶血栓治疗;其他,如脑动脉炎、淀粉样血管病或肿瘤侵袭血管壁破裂出血等。

6. 蛛网膜下腔出血 先天性动脉瘤最常见,脑血管畸形和高血压动脉硬化性动脉瘤,颅底异常血管网、各种感染引起的动脉炎、肿瘤破坏血管、血液病、抗凝治疗的并发症。

(二) 临床表现

1. 短暂性脑缺血发作（TIA） 2013 2017

(1) 颈内动脉系统 TIA：较多见。发作性单肢无力或轻偏瘫及对侧面部轻瘫，当主侧半球受累时可见失语症，也可有失读、失写症等。特征性改变是伴有病变侧单眼一过性黑矇或失明或病变侧 Horner 征；部分视野缺损常见，偏盲则较少见。

(2) 椎-基底动脉系统 TIA：①跌倒发作；②短暂性全面性遗忘症；③双眼视力障碍发作。

2. 动脉硬化性脑梗死 ①颈内动脉闭塞：病灶侧单眼一过性黑矇，偶可为永久性视力障碍，或病灶侧 Horner 征这一特征性病变；常见症状有对侧偏瘫、偏身感觉障碍和偏盲等；主侧半球受累可有失语症。②大脑中动脉闭塞：主干闭塞——"三偏征"。上下肢瘫痪程度基本相等；可有不同程度的意识障碍；主侧半球受累可出现失语症，非主侧半球受累可见体象障碍。皮层支闭塞——上分支闭塞时可出现病灶对侧偏瘫和感觉缺失，面部及上肢重于下肢，Broca 失语和体象障碍；下分支闭塞时常出现 Wernicke 失语、命名性失语和行为障碍等，而无偏瘫。深穿支闭塞——对侧中枢性上下肢均等性偏瘫，可伴有面舌瘫；对侧偏身感觉障碍，有时可伴有对侧同向性偏盲；主侧半球病变可出现皮质下失语。

3. 脑栓塞 2008 ①意识障碍。②局限性神经缺失症状：约 4/5 脑栓塞累及大脑中动脉主干及其分支，出现失语、偏瘫、单瘫、偏身感觉障碍和局限性癫痫发作等。约 1/5 发生在椎-基底动脉系统，表现为眩晕、复视、共济失调、交叉瘫、四肢瘫、发音及吞咽困难等；较大栓子偶可栓塞在基底动脉主干，造成突然昏迷、四肢瘫或基底动脉尖综合征。③原发疾病表现。④脑外多处栓塞证据。

4. 腔隙性梗死 急性发病或渐进性、亚急性起病，可归纳为 21 种临床综合征，较为典型的有 6 种：①纯运动性轻偏瘫——有 7 种少见的变异型（合并运动性失语；无面瘫的 PMH；合并水平凝视麻痹；合并动眼神经交叉瘫的 Weber 综合征；合并外展神经交叉瘫；伴有急性发作的精神错乱，注意力、记忆力障碍；闭锁综合征）。②纯感觉性卒中——感觉障碍严格沿人体中轴分隔，感觉异常仅位于面口部和手部者称口手综合征。③共济失调性轻偏瘫。④构音障碍-手笨拙综合征。⑤感觉运动性卒中。⑥腔隙状态——严重精神障碍、痴呆、假性球麻痹、双侧锥体束征、类帕金森综合征和尿便失禁等。

5. 脑出血 急性期常见的主要表现有头痛、头晕、呕吐、意识障碍、肢体瘫痪、失语、大小便失禁等。发病时常有显著的血压升高，一般在 180/110mmHg 以上，体温升高，尤其是脑桥出血常引起高热。常见的有：①基底节区（内囊区）出血——壳核出血、丘脑出血、尾状核头出血；②脑叶出血——额叶出血、顶叶出血、颞叶出血、枕叶出血；③脑桥出血；④小脑出血；⑤脑室出血。

6. 蛛网膜下腔出血 2005 2018 突然剧烈头痛、呕吐。可有局限性或全身性抽搐、短暂意识不清甚至昏迷。多有脑膜刺激征，动眼神经麻痹，少数有感觉障碍或轻偏瘫等神经系统局灶体征。

(三) 实验室及其他检查

1. 影像学检查 应常规做头颅 CT 检查，一般在发病 24 小时后显示低密度梗死灶，但 CT 对脑干、小脑的较小梗死灶显示不清。MRI 可显示早期缺血性梗死，脑干、小脑梗死比 CT 显示清晰。功能性 MRI 弥散加权成像（DWI）可在发病 2 小时内即显示缺血病变。DSA 可发现血管狭窄和闭塞部位，以及动脉炎、血管畸形、动脉瘤等。临床疑诊脑出血时应首选 CT 检查 2001 2003。

2. 腰穿检查 一般在不能做 CT 检查，临床又难以做出脑血管病定性诊断时才选择做腰穿检查。但应注意有颅内压明显增高时不宜进行。

3. **经颅多普勒（TCD）** 可提示血管狭窄、动脉粥样硬化斑。

（四）诊断

1. **短暂性脑缺血发作** 其诊断主要依靠病史。①多数在50岁以上发病；②有高血压、高脂血症、糖尿病、心脏病病史及吸烟等不良嗜好；③突然局灶性神经功能障碍发作，持续数分钟，或可达数小时，24小时内完全恢复；④不同病人的局灶性神经功能障碍症状常按一定的血管支配区刻板地反复出现；⑤发作间歇期无神经系统定位体征。诊断确立后需要进一步明确病因。

2. **动脉硬化性脑梗死** ①起病急，多于安静状态下发病；②多见于有动脉硬化、高血压、糖尿病及心脏病病史的中老年人；③有颈内动脉系统和（或）椎－基底动脉系统体征和症状，如偏瘫、偏身感觉障碍、失语、共济失调等，部分可有头痛、呕吐、昏迷等全脑症状 2005，并在发病后数小时至几天内逐渐加重；④头颅CT、MRI发现梗死灶，或排除脑出血、瘤卒中和炎症性疾病等。

3. **脑栓塞** ①无前驱症状，突然发病，病情进展迅速且多在几分钟内达高峰；②局灶性脑缺血症状明显，伴有周围皮肤、黏膜和（或）内脏和肢体栓塞症状；③明显的原发疾病和栓子来源；④脑CT和MRI能明确脑栓塞的部位、范围、数目及性质（出血性与缺血性）。

4. **腔隙性梗死** ①中年以后发病，有长期高血压病史；②临床表现符合腔隙综合征之一；③CT或MRI影像学检查可证实存在与神经功能缺失一致的病灶；④EEG、腰椎穿刺或DSA等均无肯定的阳性发现；⑤预后良好，多数患者可在短期内恢复。

5. **脑出血** ①50岁以上，多有高血压病史，在体力活动或情绪激动时突然起病，发病迅速；②早期有意识障碍及头痛、呕吐等颅内压增高症状，并有脑膜刺激征及偏瘫、失语等局灶症状；③头颅CT示高密度阴影。

6. **蛛网膜下腔出血** ①突然剧烈头痛、呕吐，脑膜刺激征阳性即高度；②眼底检查发现玻璃体膜下出血，脑脊液检查呈均匀血性，压力增高，可临床确诊；③CT检查证实临床诊断，进一步明确原因。

（五）西医治疗

	短暂性脑缺血发作	脑栓塞	动脉硬化性脑梗死	腔隙性梗死
抗血小板聚集	阿司匹林、氯吡格雷	阿司匹林、氯吡格雷	阿司匹林（溶栓及抗凝时不可用）	阿司匹林
抗凝	肝素、低分子肝素、华法林	肝素、低分子肝素、华法林	肝素、低分子肝素	
血管扩张剂	早期使用	同左，部分心源性可用罂粟碱	慎用或不用	急性期可用
脑保护	钙拮抗剂（尼莫地平等）	钙拮抗剂（尼莫地平等）	钙拮抗剂、镁离子、抗兴奋性氨基酸递质、自由基清除剂、酶的抑制剂、抑制内源性毒性产物、神经营养因子、神经节苷脂、腺苷与纳洛酮、亚低温治疗	尼莫地平、氟桂利嗪
溶栓		同"脑血栓形成"；脂肪栓用扩容剂、血管扩张剂、5%碳酸氢钠，感染性栓塞用抗生素	尿激酶、重组的组织型纤溶酶原激活剂	

	脑出血	蛛网膜下腔出血
脱水、降颅压	甘露醇、呋塞米、甘油、10%血清白蛋白	甘露醇、呋塞米、甘油果糖、白蛋白
其他	保持安静，防止继续出血；维持水电解质平衡和加强营养；调整血压，防治并发症，必要时手术	制止继续出血，防治继发性血管痉挛（早期使用尼莫地平），去除引起出血的病因（必要时手术）和预防复发

（六）中医辨证论治

1. 辨证要点　辨中经络与中脏腑；辨闭证与脱证；辨阴闭与阳闭；辨病势顺逆。
2. 短暂性脑缺血发作

证型	证候		治法	方药
肝肾阴虚、风阳上扰	头晕目眩、肢体麻木不遂	目胀耳鸣，心中烦热，语言謇涩，瞬时即过	舌红苔薄白，脉弦细数	平肝息风，育阴潜阳	镇肝熄风汤
气虚血瘀、脉络瘀阻		动则加剧，语言謇涩，口角流涎	舌暗淡或瘀点，脉沉细无力	补气养血，活血通络	补阳还五汤
痰瘀互结、阻滞脉络		头重如蒙，胸脘痞闷，移时恢复如常	舌暗苔黄厚腻，脉滑数	豁痰化瘀，通经活络	黄连温胆汤合桃红四物汤

3. 动脉硬化性脑梗死、脑栓塞、腔隙性梗死、脑出血、蛛网膜下腔出血

证型	证候		治法	方药
肝阳暴亢，风火上扰	口眼歪斜、语言不利、半身不遂、手足麻木	头晕头痛，耳鸣目眩	舌红苔黄，脉弦	平肝潜阳，活血通络	天麻钩藤饮
风痰瘀血，痹阻脉络		肌肤不仁，手足拘挛，关节酸痛，恶寒发热	舌苔薄白，脉浮数	祛风化痰通络	真方白丸子
痰热腑实，风痰上扰		口黏痰多，腹胀便秘，头晕目眩	舌红苔黄腻或厚燥，脉弦滑	通腑泄热，化痰理气	星蒌承气汤
气虚血瘀		软弱无力，形体肥胖，气短声低，面色萎黄	舌淡暗或瘀斑，脉细弱	益气养血，化瘀通络	补阳还五汤
阴虚风动		头晕头痛，耳鸣目眩，膝酸腿软	舌红苔黄，脉弦细数或弦滑	滋阴潜阳，镇肝息风	镇肝熄风汤
脉络空虚，风邪入中		口角流涎，恶寒发热，肌体拘急，关节酸痛	舌苔薄白，脉浮弦	祛风通络，养血和营	大秦艽汤
痰热内闭清窍	突然昏仆、不省人事	口噤目张，气粗息高，颜面潮红，大便干结	舌红苔黄腻，脉弦滑数	清热化痰，醒神开窍	至宝丹/安宫牛黄丸，继羚羊角汤
痰湿蒙闭心神		牙关紧闭，口噤不开，痰涎壅盛，四肢欠温	舌淡苔白滑腻，脉沉	辛温开窍，豁痰息风	涤痰汤
元气败脱，心神涣散		目合口开，息微肢冷，二便自遗，肢体软瘫	舌痿，脉微欲绝	益气回阳，救阴固脱	大剂参附汤合生脉散

三、帕金森病

1. 西医病因　遗传因素、年龄因素、环境因素。
2. 中医病因病机　病机为肝风内动，筋脉失养。其病位在筋脉，与肝、肾、脾关系密切。
3. 临床表现

（1）典型表现：大多60岁后发病，起病隐袭，缓慢发展，逐渐加剧。初发症状以震颤（静止性震颤，拇指与屈曲的食指呈搓丸样动作）最多，其次为步行障碍、肌强直（铅管样强

直、齿轮样强直）和运动迟缓（面具脸；扣纽扣、系鞋带等困难；字越写越小呈小写征）。症状常自一侧上肢开始，逐渐波及同侧下肢、对侧上肢及下肢，常成"N"字形进展，亦有自一侧下肢开始者。症状出现先后因人而异。

(2) 其他症状：①Myerson 征（反复叩击眉弓上缘产生持续眨眼反应）；②眼睑阵挛（闭合眼睑轻度颤动）或眼睑痉挛（眼睑不自主闭合）；③口、咽和腭肌运动障碍致讲话缓慢、发音弱、流涎，严重时吞咽困难；④脂颜和多汗；⑤消化道蠕动障碍致顽固性便秘；⑥部分晚期出现轻度认知功能减退和视幻觉，通常不严重。抑郁症常见。

2. 实验室检查及其他检查

(1) 血常规、脑脊液检查、尿常规及血液生化；CT、MRI；脑电图无显著异常。

(2) 尿中多巴胺的代谢产物高香草酸减少。

(3) 基因检测 DNA 印迹技术、PCR、DNA 序列分析等在少数家族性 PD 患者可能发现基因突变。

(4) 正电子发射断层扫描或单光子发射计算机断层可发现脑内多巴胺转运载体功能显著降低，且疾病早期即可发现，故对 PD 的早期诊断、鉴别诊断及病情进展监测均有一定的价值。

3. 诊断与鉴别诊断

(1) 诊断：①中老年发病，缓进性病程；②四项主征（静止性震颤、肌强直、运动迟缓、姿势步态异常）中至少具备两项，前两项至少具备其中之一；症状不对称；③左旋多巴治疗有效；④患者无眼外肌麻痹、小脑体征、直立性低血压、锥体系损害和肌萎缩等。

(2) 鉴别诊断

①继发性 PD：有明确病因可寻，如感染、药物、中毒、动脉硬化和外伤等。

②特发性震颤：震颤以姿势性或运动性为特征，发病年龄早，饮酒或用普萘洛尔后震颤可显著减轻，无肌强直和运动迟缓，1/3 患者有家族史。

4. 西医治疗

(1) 药物治疗：①抗胆碱能药物苯海索（安坦）、丙环定（开马君）、苯托品及环戊丙醇等；②金刚烷胺；③左旋多巴及复方左旋多巴；④DA 受体激动剂——非麦角类 DA 受体激动剂普拉克索、罗匹尼罗等，麦角类 DA 受体激动剂溴隐亭、培高利特（已被 FDA 禁用）；⑤单胺氧化酶 B 抑制剂思吉宁；⑥儿茶酚-邻位-甲基转移酶抑制剂恩托可朋、答是美等。

(2) 外科治疗：丘脑手术对震颤有效，苍白球手术对运动迟缓有效；脑深部电刺激。

(3) 细胞移植及基因治疗、康复治疗。

5. 中医辨证论治

证型		证候	治法	方药
风阳内动	头摇肢颤、肢体麻木	头晕耳鸣，面赤烦躁，口苦而干，尿赤便干	舌红苔黄，脉弦	镇肝息风，舒筋止颤	天麻钩藤饮合镇肝熄风汤
痰热风动		头晕目眩，胸脘痞闷，口苦口黏，口吐痰涎	舌胖大有齿痕，舌红苔黄腻，脉弦滑数	清热化痰，平肝息风	导痰汤合羚角钩藤汤
气血亏虚		面白，表情淡漠，气短乏力，心悸健忘，眩晕	舌胖大淡红苔薄白滑，脉沉细弱	益气养血，濡养筋脉	人参养荣汤
髓海不足		腰膝酸软，失眠心烦，头晕耳鸣，善忘	舌红苔白或红绛无苔，脉细数	填精补髓，育阴息风	龟鹿二仙膏
阳气虚衰		畏寒肢冷，心悸气短自汗，小便清长，大便溏	舌质淡，舌苔薄白，脉沉迟无力	补肾助阳，温煦筋脉	地黄饮子

神经系统疾病鉴别诊断

病名	鉴别疾病	鉴别要点
癫痫	晕厥	发病前常先有头晕、胸闷、心慌、黑蒙等，清醒后常有肢体发冷、乏力等，平卧后可逐渐恢复
	基底动脉型偏头痛	意识丧失前常有梦样感觉；偏头痛为双侧，多伴有眩晕、共济失调、双眼视物模糊或眼球运动障碍，脑电图可有枕区棘波，EEG 正常
	假性癫痫发作	双眼上翻、手足抽搐和过度换气，精神刺激后发作，哭叫、出汗和闭眼等，暗示治疗可终止。脑电图系统监测有鉴别意义
	低血糖症	血糖水平＜2mmol/L 可产生局部癫痫样抽动或四肢强直发作，伴意识丧失，病史有助于诊断
短暂性脑缺血发作	局灶性癫痫	特别是单纯部分发作，常表现为持续数秒至数分钟的肢体抽搐，从躯体的一处开始，并向周围扩展。较可靠的鉴别方法是进行 24 小时脑电图监测，如有局限性癫痫放电则可确诊为癫痫。CT 或 MRI 检查可发现脑内灶性病变
	梅尼埃病	发作性眩晕、恶心、呕吐与椎–基底动脉 TIA 相似，但每次发作持续时间往往超过 24 小时，可达 3~4 天，伴耳鸣、耳阻塞感、听力减退等，除眼球震颤外，无其他神经系统定位体征

第九单元　理化因素所致疾病

重点提示

本单元虽几乎每年都有涉及，但变化不大，重点基本考查几种中毒的临床表现及诊断的内容，考生只需将几种典型症状，如蒜味、樱桃红色等关键词对照记忆即可。另外，一些个别情况的西药治疗也应了解。其余内容了解即可。

一、急性一氧化碳中毒

1. 临床表现

（1）急性中毒

①轻度中毒：COHb 浓度达 20%~30%。头痛、头晕、乏力、恶心呕吐等。

②中度中毒 2005：COHb 浓度达 30%~40%。昏迷或浅昏迷、皮肤口唇黏膜呈樱桃红色。

③重度中毒 2018：COHb 浓度＞50%。深昏迷，各种反射消失。

（2）急性 CO 中毒迟发脑病 2016："假愈期" 2~60 天，表现有精神意识障碍；锥体外系神经障碍；锥体系神经损害；大脑皮质局灶症；周围神经炎等。

2. 实验室检查　①血液 COHb 测定 2010；②血气分析；③头部 CT 检查；④脑电图检查；⑤心电图检查。

3. 诊断　①有 CO 接触史；②皮肤黏膜呈樱桃红色；③血中 COHb 测定有确诊价值（停止接触 CO 超过 8 小时多降至正常）；④除外其他引起昏迷的疾病；⑤迟发脑病。

4. 西医治疗

（1）纠正缺氧：高压氧治疗 2015。

（2）防治脑水肿：20% 甘露醇、呋塞米、肾上腺皮质激素。

（3）促进脑细胞恢复：ATP、辅酶A、细胞色素C、大剂量维生素C、胞磷胆碱等。

（4）对症治疗：昏迷期间加强护理，保持呼吸道通畅，必要时进行气管切开，防治肺部感染、压疮等并发症发生。

（5）迟发脑病治疗：高压氧、糖皮质激素、血管扩张剂、神经细胞营养药、抗帕金森病药物。

二、有机磷杀虫药中毒

1. 临床表现

（1）胆碱能兴奋或危象：口服中毒10分钟至2小时发生，呼吸道吸入约30分钟，皮肤吸收2~6小时。①毒蕈碱样症状（M样症状）2016——腺体分泌增加，大汗、多泪、流涎；平滑肌痉挛，瞳孔缩小，胸闷、气短、呼吸困难，恶心、呕吐、腹痛、腹泻；括约肌松弛，大小便失禁；气道分泌物增多，咳嗽、气促，双肺干湿啰音，肺水肿。②烟碱样症状（N样症状）2016 2018——肌纤维颤动，全身紧缩或压迫感，甚至全身骨骼肌强直性痉挛，呼吸肌麻痹引起呼吸停止；血压升高和心律失常。③中枢神经系统症状——头晕、头痛、倦怠、烦躁、言语不清、不同程度的意识障碍。脑水肿甚至呼吸中枢麻痹。乐果和马拉硫磷口服中毒者稳定数天至1周后再次出现胆碱能危象，称为反跳。

（2）迟发性多发性神经病：急性重、中度中毒后2~3周，胆碱能症状消失后出现的感觉、运动型多发性神经病。腓肠肌酸痛及压痛；下肢无力远端明显，肢体远端手、袜套式感觉减退。

（3）中间型综合征：急性中毒后24~96小时，抬头困难、肩外展及髋屈曲困难；眼外展及眼球活动受限，眼睑下垂，睁眼困难，可有复视；颜面肌或咀嚼肌无力、声音嘶哑和吞咽困难；呼吸肌麻痹。多见于含二甲氧基的化合物中毒，如倍硫磷、乐果、氧乐果等。

2. 实验室检查　ChE活力是诊断OPI中毒的特异性实验指标2006。呕吐物、清洗液、尿液或血液中测到相应毒物或其代谢产物可明确有机磷农药的具体名称甚至浓度，有助于诊断和治疗。

3. 诊断 2015　OPI接触史。呼出气体或呕吐物或皮肤等部位有特异性的大蒜味，有胆碱能兴奋或危象的临床表现，特别是流涎、多汗、瞳孔缩小、肌纤维颤动和意识障碍等，结合及时测定的实验室检查结果。

4. 西医治疗

（1）迅速清除毒物 2002 2004。

（2）解毒药物的使用。①胆碱酯酶复能药 2006 2010，如碘解磷定、氯解磷定、双复磷等。②胆碱受体阻断药阿托品 2004 2006 2011 2019：对毒蕈碱样症状和对抗呼吸中枢抑制有效。

（3）对症治疗。

第十单元　内科常见危重症

> **重点提示**
>
> 本单元虽不是重点单元，但是每年考试也会多少涉及。休克的内容，主要掌握其分型、诊断及治疗。

休克

1. 概念、分类及常见病因

（1）概念：是由于各种致病因素引起有效循环血容量突然下降使全身各组织和重要器官灌注不足，从而导致一系列代谢紊乱、细胞受损及脏器功能障碍。如果不及时纠正可引起多脏器功能不全综合征（MODS），最终导致死亡。

（2）分类：按病因分为低血容量性、烧伤性、创伤性、感染性、过敏性、心源性、神经源性。按休克的血流动力学状态分为低血容量性休克、心源性休克、分布性休克、梗阻性休克。

（3）常见病因：失血与失液、烧伤、创伤、感染、过敏、急性心力衰竭、强烈的神经刺激。

2. 中医病因病机 邪毒内陷、脏气内伤、失血亡津。

3. 临床表现

（1）多脏器功能不全综合征（MODS）：是休克的主要死因之一。

（2）中枢神经系统：轻者意识模糊，重者昏迷。

（3）心血管系统：心率增快是休克最敏感的指标。

（4）肺部：休克是导致急性肺损伤或急性呼吸窘迫综合征的高危因素之一。常表现为喘憋、呼吸窘迫，病情进展往往需要机械通气治疗。

（5）肾：急性肾衰竭是休克的主要并发症，可使死亡率明显升高。

（6）消化系统：①急性胃黏膜损害、麻痹性肠梗阻，以及肠道黏膜屏障完整性受损，肠道细菌移位，细菌和毒素进入血液。②肝功能损伤，转氨酶和乳酸脱氢酶轻度增加；若低灌注加重则肝广泛受损，转氨酶明显升高，同时凝血因子和血清白蛋白下降。③胆红素明显升高。④还可引起急性胰腺炎和胆囊炎等。

（7）血液系统：①失血性休克血红蛋白和血细胞比容明显降低；②许多患者扩容后稀释性血小板减少，脓毒血症休克还可出现免疫性血小板破坏，弥散性血管内凝血时血小板也因消耗而减少。

（8）免疫系统：在休克过程中存在广泛的免疫功能不全。

（9）代谢：早期可见应激性高血糖，也可伴有高脂血症。晚期可出现低血糖，负氮平衡。

4. 诊断标准 ①有诱发休克的病因；②意识异常；③脉搏细速超过100次/分或不能触及；④四肢湿冷，胸骨部位皮肤指压痕阳性（压后再充盈时间＞2秒），皮肤花纹、黏膜苍白或发绀，尿量＜30mL/h或无尿；⑤收缩压＜80mmHg；⑥脉压＜20mmHg；⑦原有高血压者收缩压较原有水平下降30%以上。凡符合①、②、③、④中的两项，或⑤、⑥、⑦中的一项者，即可成立诊断。

5. 西医治疗 纠正休克状态的同时针对病因治疗，包括支持生命器官的微循环灌注、改善代谢和保护器官功能等。①一般处理：监测血压、心率、呼吸、血氧饱和度、神志和尿量等；静脉通路；吸氧。②对因治疗。③液体复苏是各类休克的基本治疗（心源性休克慎用）；慎用葡萄糖溶液；补液初期补液量大、速度快，应严密观察血压、心率情况。④纠正酸碱平衡和电解质紊乱，定期监测血气分析，补碱性液体改善酸中毒。⑤血管活性药物多巴胺，去甲肾上腺素，肾上腺素，抗胆碱能药物山莨菪碱、阿托品和戊乙奎醚（后两者为临床首选药物）。⑥糖皮质激素。⑦防治MODS，在临床工作中对MODS的预防意义远大于治疗。

6. 中医辨证论治

证型		证候		治法	方药
气阴耗伤	神志不清	面色苍白，气短息促，心烦口渴，汗出热黏	舌红，脉细数无力或散大	益气固脱，敛阴生脉	生脉散
真阴衰竭		心悸，面色潮红，汗出如油，口渴欲饮，饮不解渴，身热心烦	舌光干枯无苔，脉虚数或结代	育阴潜阳，复脉救逆	三甲复脉汤
阳气暴脱		面色苍白或青灰，冷汗淋漓，四肢厥冷，息促气微，体温不升	舌淡，脉微欲绝	回阳救逆	四逆汤
热毒炽盛		壮热，口渴，烦躁	舌红苔黄燥，脉沉细而数或沉数	清里泄热解毒	黄连解毒汤
气滞血瘀		口唇青紫，皮肤瘀斑，腹胀，胸闷气促	舌暗紫，脉沉细涩或结代	理气开闭，活血通脉	四逆散合血府逐瘀汤
心气不足		怔忡不安，气短而促	舌淡，脉细促或结代	补养心气	炙甘草汤

第十一单元　肺系病证

重点提示

本单元重点掌握喘证的辨证论治。

喘证

1. 概述　喘即气喘、喘息。临床表现以呼吸困难，甚至张口抬肩，鼻翼扇动，不能平卧为特征者谓之喘证。

2. 病因病机

（1）喘证的常见病因：①外邪侵袭。②饮食不当。③情志所伤。④劳欲久病。

（2）喘证的主要病机：病位在肺肾，涉及肝脾心。肺失宣降，肺气上逆；气无所主，肾失摄纳。

3. 诊断与鉴别诊断

（1）诊断要点：以喘促短气，呼吸困难，甚至张口抬肩，鼻翼扇动，不能平卧，口唇发绀为特征。多有慢性咳嗽、哮病、肺痨、心悸等病史，每遇外感及劳累而诱发。

（2）鉴别诊断：①喘证与气短——同为呼吸异常。喘证呼吸困难，张口抬肩，摇身撷肚，实证气粗声高，虚证气弱声低；短气主要表现呼吸浅促，或短气不足以息，似喘而无声，亦不抬肩撷肚。气短不若喘证呼吸困难之甚，但气短进一步加重，亦可呈虚喘表现。②喘证与哮病——喘指气息而言，为呼吸气促困难，甚则张口抬肩，摇身撷肚。哮指声响而言，必见喉中哮鸣有声，亦伴呼吸困难。喘未必兼哮，而哮必兼喘。

4. 辨证论治

（1）喘证的辨证要点：①辨虚实。②实喘辨外感与内伤。③虚喘辨病变脏腑。

（2）喘证的治疗原则：以虚实为纲。实喘——治肺，祛邪利气；虚喘——培补摄纳。

(3) 分证论治 2016

证型		证候		治法	方药
实喘					
风寒壅肺	喘促短气/呼吸困难	痰多稀薄而带泡沫,恶寒无汗	苔薄白而滑,脉浮紧	宣肺散寒	麻黄汤合华盖散
表寒肺热		息粗鼻扇,形寒身热,身痛	舌边红,苔薄白,脉浮数	解表清里,化痰平喘	麻杏石甘汤
痰热郁肺		咳嗽痰多,质黏色黄,身热有汗	舌红苔薄黄,脉滑数	清热化痰,宣肺平喘	桑白皮汤
痰浊阻肺		痰多黏腻色白,咯吐不利	苔白腻,脉滑	祛痰降逆,宣肺平喘	二陈汤合三子养亲汤
肺气郁痹		情志刺激诱发,咽中如窒,平素忧思抑郁	苔薄,脉弦	开郁降气平喘	五磨饮子
虚喘					
肺气虚耗		气怯声低,咳声低弱,自汗畏风	舌淡红,脉细数	补肺益气养阴	生脉散合补肺汤
肾虚不纳		呼多吸少,气不得续	舌淡苔白,脉沉弱	补肾纳气	金匮肾气丸合参蛤散
正虚喘脱		张口抬肩,端坐不能平卧,咳喘欲绝	脉浮大无根	扶阳固脱,镇摄肾气	参附汤送服黑锡丹

第十二单元 心系病证

重点提示

本单元中重点掌握不寐的辨证论治。

不寐

1. 概述 不寐是以不能获得正常睡眠为特征的一类病证,主要表现为睡眠时间、深度的不足,轻者入睡困难,或寐而不酣,时寐时醒,或醒后不能再寐,重则彻夜不寐。

2. 病因病机

(1) 不寐的常见病因:①饮食不节。②情志失常。③劳逸失调。④病后体虚。

(2) 不寐的基本病机: 阳盛阴衰,阴阳失交 2015。病位在心,与肝脾肾相关。

3. 辨证论治

(1) 不寐的辨证要点:①虚证——阴血不足、心失所养→体质瘦弱,面色无华,神疲懒言,心悸健忘。多与肝、脾、肾失调有关。②实证——邪热扰心→心烦易怒,口苦咽干,便秘溲赤。多由心火亢盛,肝郁化火所致。

(2) 不寐的治疗原则及方法:补虚泻实,调整脏腑阴阳。实证——泻其有余;虚证——补其不足。在此基础上安神定志。

(3) 分证论治 2016 2017 2020

证型		证候		治法	方药
肝火扰心		急躁易怒，目赤耳鸣	舌红苔黄，脉弦而数	疏肝泻火，镇心安神	龙胆泻肝汤
痰热扰心		胸闷脘痞，泛恶嗳气，头重目眩	舌红苔黄腻，脉滑数	清化痰热，和中安神	黄连温胆汤
心脾两虚	难以入睡	心悸健忘，腹胀便溏，面色少华	舌淡苔薄，脉细无力	补益心脾，养血安神	归脾汤
心肾不交		心悸多梦，头晕耳鸣，腰膝酸软	舌红少苔，脉细数	滋阴降火，交通心肾	六味地黄丸合黄连阿胶汤
心胆气虚		触事易惊，终日惕惕，胆怯心悸	舌淡，脉弦细	益气镇惊，安神定志	安神定志丸合酸枣仁汤

第十三单元 脾系病证

重点提示

本单元考生需熟记辨证论治。

一、胃痞

1. 概述 胃痞是以自觉心下痞塞，胸膈胀满，触之无形，按之柔软，压之不痛为主要症状的病证。

2. 病因病机
(1) 胃痞的常见病因：①感受外邪。②内伤饮食。③情志失调。④药物所伤。
(2) 胃痞的病机：中焦气机不利，脾胃升降失职。

3. 诊断与鉴别诊断
(1) 胃痞的诊断要点：①主症——胃脘痞塞，满闷不适，按之柔软，触之无形，压之不痛。或伴有纳呆、嗳气等。②发病与病程——发病缓慢，时轻时重，反复发作，病程漫长。③诱因——饮食、情志、起居、寒温等。
(2) 鉴别诊断：①胃痞与胃痛——两者病位同在胃脘部，且常相兼出现。胃痛以疼痛为主，胃痞以满闷不适为患，可累及胸膈；胃痛病势多急，压之可痛，而胃痞起病较缓，压无痛感。②胃痞与鼓胀——两者均为自觉腹部胀满的病证，但鼓胀以腹部胀大如鼓，皮色苍黄，脉络暴露为主症，胃痞则以自觉满闷不舒，外无胀形为特征；鼓胀发于大腹，胃痞则在胃脘；鼓胀按之腹皮绷急，胃痞却按之柔软。③胃痞与结胸——两者病位皆在脘部，然结胸以心下至小腹硬满而痛，拒按为特征；胃痞则在心下胃脘，以满而不痛、手可按压、触之无形为特点。

4. 辨证论治
(1) 胃痞的辨证要点：①辨虚实。②辨寒热。
(2) 胃痞的治疗原则：调理脾胃升降，行气除痞消满。

(3) 分证论治

证型		证候		治法	方药
实痞					
饮食内停	自觉心下痞塞	进食尤甚，拒按，嗳腐吞酸	苔厚腻，脉滑	消食和胃，行气消痞	保和丸
痰饮中阻		头晕目眩，身重困倦，呕恶纳呆	苔厚腻，脉沉滑	除湿化痰，理气和中	二陈平胃汤
湿热阻胃		恶心呕吐，口干不欲饮，口苦纳少	舌红苔黄腻，脉滑数	清热化湿，和胃消痞	泻心汤合连朴饮
肝胃不和		心烦易怒，善太息，呕吐苦水	舌淡红苔薄白，脉弦	疏肝解郁，和胃消痞	越鞠丸合枳术丸
虚痞					
脾胃虚弱		纳呆便溏，神疲乏力，少气懒言	舌淡，苔薄白，脉细弱	补气健脾，升清降浊	补中益气汤
胃阴不足		脘腹痞闷，嘈杂，饥不欲食	舌红少苔，脉细数	养阴益胃，调中消痞	益胃汤

二、腹痛

1. 概述 腹痛是以胃脘以下、耻骨毛际以上的部位发生疼痛为主要表现的病证。
2. 病因病机

（1）腹痛的病因：①外感时邪。②饮食不节。③情志失调。④阳气素虚。⑤跌仆损伤。⑥腹部术后。

（2）腹痛的病机：脏腑气机阻滞，气血运行不畅，经脉痹阻，不通则痛；脏腑经络失养，不荣则痛。

3. 诊断与鉴别诊断

（1）腹痛的诊断要点：①主症——胃脘以下、耻骨毛际以上部位的疼痛。急性腹痛：病因外感，突然剧痛，伴发症状明显。慢性腹痛：病因内伤，起病缓慢，痛势缠绵。②特点——涉及肠胃者可伴有腹泻或便秘。膀胱湿热可见腹痛牵引前阴，小便淋沥，尿道灼痛。蛔虫作痛者多伴嘈杂吐涎，时作时止。瘀血腹痛者常有外伤史或手术史。表里同病者痛连腰背，伴恶寒发热、恶心呕吐。

（2）腹痛与胃痛的鉴别：首先是部位不同，胃痛在心下胃脘处，腹痛在胃脘以下，耻骨毛际以上；其次是伴随症状不同，胃痛常伴有恶心、嗳气等胃病症状，腹痛可伴有便秘、腹泻或尿频、尿急等症状。

4. 辨证论治

（1）腹痛的辨证要点：首辨腹痛性质，次辨腹痛部位。

（2）腹痛的治疗原则：以"通"立法。

(3) 分证论治 2016 2017

证型	证候		治法	方药
寒邪内阻	腹部疼痛	腹痛拘急，遇寒痛甚，得温痛减	苔白腻，脉弦紧	散寒温里，理气止痛	良附丸合正气天香散
湿热壅滞		腹部胀痛，痞满拒按，便秘尿赤	苔黄腻，脉滑数	泄热通腑，行气导滞	大承气汤
饮食积滞		脘腹胀满，嗳腐吞酸，厌食呕恶	苔厚腻，脉滑	消食导滞，理气止痛	枳实导滞丸
肝郁气滞		胀满不舒，得嗳气、矢气则舒	苔薄白，脉弦	疏肝解郁，理气止痛	柴胡疏肝散
瘀血内停		痛如针刺，痛处固定	舌紫暗，脉细涩	活血化瘀，和络止痛	少腹逐瘀汤
中脏虚寒		腹痛绵绵，喜温喜按，形寒肢冷	舌淡苔薄白，脉弦细	温中补虚，缓急止痛	小建中汤

三、泄泻

1. 概述　泄泻是以排便次数增多，粪便稀溏甚至泻出如水样为主要表现的病证。

2. 病因病机

(1) 泄泻的常见病因：①感受外邪。②饮食所伤。③情志失调。④病后体虚。⑤禀赋不足。

(2) 泄泻的病机：脾病湿盛，脾胃运化功能失调，肠道分清泌浊、传导功能失司。病位在肠，主病之脏属脾，同时与肝、肾密切相关。

3. 诊断与鉴别诊断

(1) 泄泻的诊断要点：①主症——粪质稀溏，或完谷不化，或如水样，大便次数增多，每日三五次，甚至十余次。②兼症——腹痛、腹胀、肠鸣、纳呆。③病史、诱因——起病或急或缓。暴泻者多有暴饮暴食或误食不洁食物的病史。迁延日久，时发时止者，常由外邪、饮食、情志等因素而诱发。

(2) 鉴别诊断：①泄泻与痢疾——两者均为大便次数增多、粪质稀薄的病证。泄泻以大便次数增加，粪质稀溏，甚则如水样，或完谷不化为主症，大便不带脓血，也无里急后重，腹痛或无。而痢疾以腹痛、里急后重、便下赤白脓血为特征。②泄泻与霍乱——霍乱是一种上吐下泻同时并作的病证，来势急骤，变化迅速，病情凶险，起病时先突然腹痛，继则吐泻交作，所吐之物均为未消化之食物，气味酸腐恶臭；所泻之物多为黄色粪水，如米泔，常伴恶寒、发热，部分患者在吐泻之后，津液耗伤，迅速消瘦，或发生转筋，腹中绞痛。若吐泻剧烈，可致津竭阳衰之危候。

4. 辨证论治

(1) 泄泻的治疗原则：运脾化湿。急性泄泻重在化湿，佐以分利，久泻当重健脾。

（2）分证论治 2016 2017

证型	证候		治法	方药
寒湿内盛	排便次数增多，粪便稀溏	泄泻清稀，甚如水样	苔白腻，脉濡缓	芳香化湿，解表散寒	藿香正气散
湿热伤中		泻下急迫，肛门灼热	舌红苔黄腻，脉滑数	清热利湿，分利止泻	葛根黄芩黄连汤
食滞肠胃		臭如败卵，泻后痛减	苔厚腻，脉滑	消食导滞，和中止泻	保和丸
脾胃虚弱		时溏时泄，稍进油腻则大便次数增多	舌淡苔白，脉细弱	健脾益气，化湿止泻	参苓白术散
肾阳虚衰		黎明前脐腹作痛，肠鸣即泻，形寒肢冷	舌淡苔白，脉沉细	温肾健脾，固涩止泻	四神丸
肝气乘脾		攻窜作痛，情志诱发	舌淡红，脉弦细	抑肝扶脾	痛泻要方

四、便秘

1. 概述　便秘是指大便排出困难，排便周期延长，或周期不长，但粪质干结，排出艰难，或不硬，虽有便意，但便而不畅的病证。

2. 病因病机

（1）便秘的常见病因：①饮食不节。②情志失调。③年老体虚。④感受外邪。

（2）便秘的基本病机：热结、气滞、寒凝、气血阴阳亏虚引起肠道传导失司所致。

3. 诊断与鉴别诊断

（1）便秘的诊断要点：①排便间隔时间超过自己的习惯1天以上，或两次排便时间间隔3天以上。②大便便质干结，排出艰难，或欲大便而艰涩不畅。③常伴腹胀、腹痛、口臭、纳差及神疲乏力、头眩心悸等症。④本病常有饮食不节、情志内伤、劳倦内伤等病史。

（2）便秘与肠结鉴别：两者皆为大便秘结不通。但肠结多为急病，因大肠通降受阻所致，表现为腹部疼痛拒按，大便完全不通，且无矢气和肠鸣音，严重者可吐出粪便。便秘多为慢性久病，因大肠传导失常所致，表现为腹部胀满，大便干结艰行，可有矢气和肠鸣音，或有恶心呕吐，食纳减少。

4. 辨证论治

（1）便秘的治疗原则：以通下为主，决不可单纯用泻下药。

（2）分证论治

证型	证候		治法	方药
热秘	大便排出困难	口干口臭，面红心烦	舌红苔黄燥，脉滑数	泻热导滞，润肠通便	麻子仁丸
气秘		便而不爽，肠鸣矢气，腹中胀痛	苔薄腻，脉弦	顺气导滞	六磨汤
冷秘		腹痛拘急，手足不温，呃逆呕吐	苔白腻，脉弦紧	温里散寒，通便止痛	温脾汤
气虚秘		汗出短气，便后乏力	舌淡苔白，脉弱	益气润肠	黄芪汤
血虚秘		面色无华，口唇色淡	舌淡苔少，脉细	养血润燥	润肠丸
阴虚秘		如羊屎状，形体消瘦，潮热盗汗	舌红少苔，脉细数	滋阴通便	增液汤
阳虚秘		四肢不温，腹中冷痛	舌淡苔白，脉沉迟	温阳通便	济川煎

第十四单元 肝胆病证

> **重点提示**
>
> 本单元考生需熟记辨证论治。

一、胁痛

1. 概述 胁痛是指以一侧或两侧胁肋部疼痛为主要表现的病证。

2. 病因病机

（1）胁痛的常见病因：情志不遂、跌仆损伤、饮食所伤、外感湿热、劳欲久病。

（2）胁痛的基本病机：肝络失和，其病理变化可归结为"不通则痛"与"不荣则痛"两类。病位在肝胆，与脾胃肾相关。病理因素有气滞、血瘀、湿热。

3. 诊断与鉴别诊断

（1）胁痛的诊断要点 2016：①一侧或两侧胁肋部疼痛，其性质可为刺痛、胀痛、灼痛、隐痛、钝痛等。②可伴胸闷、腹胀、嗳气呃逆、急躁易怒、口苦纳呆、厌食恶心等。

（2）胁痛与悬饮鉴别：悬饮为咳唾引痛胸胁，呼吸或转侧加重，患侧肋间饱满，呈浊音，或见发热。

4. 辨证论治

（1）胁痛的治疗原则：疏肝和络止痛。

（2）分证论治

证型	证候		治法	方药
肝郁气滞	胁肋部疼痛	胀痛，走窜不定，因情志变化而增减	苔薄白，脉弦	疏肝理气	柴胡疏肝散
肝胆湿热		灼热疼痛，口苦口黏，胸闷纳呆	舌红苔黄腻，脉弦滑数	清热利湿	龙胆泻肝汤
瘀血阻络		刺痛，痛有定处，痛处拒按	舌紫暗，脉沉涩	祛瘀通络	血府逐瘀汤/复元活血汤
肝络失养		隐痛，悠悠不休，遇劳加重	舌红少苔，脉细弦数	养阴柔肝	一贯煎

二、黄疸

1. 概述 黄疸是以目黄、身黄、小便黄为主症的一种病证。目睛黄染尤为本病重要特征。

2. 病因病机

（1）黄疸的病因：①外感湿热疫毒。②饮食不节。③脾胃虚弱。

（2）黄疸的病机：脾胃运化失健，肝胆疏泄不利，致胆汁输泄失常，胆液不循常道，外溢肌肤，下注膀胱。病位在肝、胆、脾、胃。

3. 诊断与鉴别诊断

（1）黄疸的诊断要点：①临床表现——"三黄"（目黄、身黄、小便黄），目睛黄染为主要特征。②伴随症状——常伴食欲减退、恶心呕吐、胁痛腹胀等症。③病史追述——外感湿热疫毒，内伤饮食不节，或有胁痛、癥积病史。

（2）黄疸与萎黄的鉴别：两者均可出现身黄。萎黄为脾胃虚弱，气血不足，肌肤失养，主症为肌肤萎黄不泽，目睛及小便不黄，常伴头昏倦怠、心悸少寐，纳少便溏等。

4. 辨证论治

(1) 黄疸的辨证要点：辨阳黄、阴黄。

(2) 黄疸的治疗原则：化湿邪，利小便。阳黄应配以清热解毒，必要时通利腑气；阴黄应配以健脾温化；急黄当以清热解毒、凉营开窍为主。

(3) 分证论治

证型		证候		治法	方药
阳黄					
热重于湿	身目发黄，黄色鲜明	发热口渴，口干而苦	苔黄腻，脉弦数	清热利湿	茵陈蒿汤
湿重于热		头重身困，胸脘痞满	苔厚腻微黄，脉濡数	利湿化浊	茵陈四苓散
胆腑郁热		右胁胀闷疼痛，身热不退	舌红苔黄，脉弦滑数	清泄胆热	大柴胡汤
热毒炽盛（急黄）		其色如金，皮肤瘙痒	舌红绛，苔黄燥，脉弦滑	清热解毒	犀角散
阴黄					
寒湿困脾	身目发黄，黄色晦暗	脘痞纳少，神疲畏寒	舌淡苔腻，脉濡缓	温中散寒，健脾渗湿	茵陈术附汤
脾虚血亏		肢软乏力，大便溏薄	舌淡苔薄，脉濡细	健脾益气	黄芪建中汤

三、积证

1. 概述 积证是以腹内结块，或痛或胀，结块固定不移，痛有定处为主要临床表现的一类病证。

2. 病因病机

(1) 积证的病因：情志失调、饮食所伤、感受外邪、他病续发、正气亏虚所致。

(2) 积证的病机：气机阻滞，瘀血内结。病位在肝脾胃肠。病理因素以血瘀为主。

3. 诊断与鉴别诊断

(1) 积证的诊断要点：①腹内结块，或痛或胀。触之有形，固定不移，以痛为主，痛有定处。②有情志失调、饮食不节、外邪侵袭，或黄疸、胁痛、虫毒、久疟、虚劳等病史。

(2) 鉴别诊断

①积证与鼓胀：鼓胀以腹部胀大、脉络暴露为临床特征，疼痛不显，以胀为主。

②积证与腹痛（瘀血内停）：均有腹部刺痛，痛处不移，瘀血内停的腹痛甚者，亦可有腹部结块。但积证以腹内结块为主症，兼有腹痛。瘀血内停腹痛日久有可能转化为积证。

4. 辨证论治

(1) 积证的治疗原则：初期邪实——消散；中期邪实正虚——消补兼施；后期正虚为主——养正除积。

(2) 分证论治

证型		证候		治法	方药
气滞血阻	腹内结块	质软不坚，胁肋疼痛，脘腹痞满	舌暗苔薄白，脉弦	理气活血，通络消积	大七气汤
瘀血内结		质地较硬，刺痛，面色晦暗	舌有瘀斑，脉细涩	祛瘀软坚，扶正健脾	膈下逐瘀汤合六君子汤
正虚瘀结		久病体弱，积块坚硬，肌肉瘦削	舌淡紫，脉细数	补益气血，活血化瘀	八珍汤合化积丸

四、聚证

1. 概述 聚证是以腹内结块，或痛或胀，聚散无常，痛无定处为主要临床表现的一类病证。

2. 病因病机

（1）聚证的病因：情志失调、食滞痰阻。

（2）聚证的病机：气机逆乱。病位在肝脾。

3. 诊断与鉴别诊断

（1）聚证的诊断要点：①腹内结块，或痛或胀，以胀为主，聚散无常，时作时止，痛无定处。②多属胃肠道的炎症、痉挛、梗阻等病变，结合 X 片、B 超及钡剂造影等检查明确诊断。

（2）鉴别诊断：①聚证与气鼓——均有脘腹满闷、胀痛。鼓胀之气鼓以腹部膨隆，叩之如鼓为主；聚证以腹中气聚，局部可见结块，望之有形，按之柔软，聚散无常，痛无定处为主。②聚证与胃痞——胃痞的胃脘满闷是自觉症状，无结块可扪及。聚证有腹部时聚时散的结块，结块消散时，脘腹胀闷好转。

4. 辨证论治

（1）聚证的治疗原则：病在气分，应以疏肝理气、行气消聚为治疗原则。

（2）分证论治

证型	证候		治法	方药
肝气郁滞	腹内结块，聚散无常	结块柔软，时聚时散，随情绪变化起伏	苔薄，脉弦	疏肝解郁，行气散结	逍遥散合木香顺气散
食滞痰阻		腹部时有条索状物聚起，便秘纳呆	苔腻，脉弦滑	理气化痰，导滞散结	六磨汤

五、鼓胀

1. 概述　鼓胀是指腹部胀大如鼓的一类病证，临床以腹大胀满，绷急如鼓，皮色苍黄，脉络显露为特征，故名鼓胀。

2. 病因病机

（1）鼓胀的病因：①黄疸、胁痛、积聚迁延不愈。②情志不遂。③酒食不节。④血吸虫感染。

（2）鼓胀的病机：肝、脾、肾三脏功能受损，气滞、血瘀、水停腹中。

3. 诊断与鉴别诊断

（1）鼓胀的诊断要点：①初起脘腹作胀，食后尤甚，继而腹部胀满如鼓，重者腹壁青筋显露，脐孔突起。②常伴乏力、纳差、尿少及齿衄、鼻衄、皮肤紫斑等出血现象，可见面色萎黄、黄疸、手掌殷红、面颈胸部红丝赤缕、血痣及蟹爪纹。③常有酒食不节、情志内伤、虫毒感染或黄疸、胁痛、癥积等病史。

（2）鼓胀与水肿的鉴别诊断

	鼓胀	水肿
病变脏腑	肝、脾、肾	肺、脾、肾
病机	肝脾肾受损，气、血、水互结于腹中	肺脾肾功能失调，水湿泛溢肌肤
症状	以腹部胀大为主，四肢肿不甚明显，晚期方伴肢体浮肿	浮肿多从眼睑开始，继则延及头面及肢体，或下肢先肿，后及全身

4. 辨证论治

（1）鼓胀的辨证要点：首辨虚实标本的主次。

（2）鼓胀的治疗原则：标实为主→行气、活血、祛湿利水或暂用攻逐之法，同时配以疏肝健脾。本虚为主→温补脾肾或滋养肝肾法，同时配合行气活血利水。

（3）分证论治

证型		证候	治法	方药
气滞湿阻	腹部胀大如鼓	按之不坚，食后胀甚，得嗳气、矢气稍减	苔薄白腻，脉弦	疏肝理气，运脾利湿	柴胡疏肝散合胃苓汤
水湿困脾		按之如囊裹水，脘腹痞胀，尿少便溏	苔白腻，脉缓	温中健脾，行气利水	实脾饮
水热蕴结		脘腹胀急，烦热口苦，渴不欲饮	舌边尖红，苔黄腻，脉弦数	清热利湿，攻下逐水	中满分消丸合茵陈蒿汤
瘀结水留		脘腹坚满，青筋显露，胁痛如针刺	舌紫暗，脉细涩	活血化瘀，行气利水	调营饮
阳虚水盛		形似蛙腹，神倦怯寒，肢冷浮肿	舌胖苔白，脉沉细无力	温补脾肾，化气利水	附子理苓汤/济生肾气丸
阴虚水停		口干而燥，心烦失眠	舌红绛少苔，脉弦细数	滋肾柔肝，养阴利水	六味地黄丸合一贯煎

第十五单元　肾系病证

重点提示

本单元考生需熟记水肿的辨证论治。

水肿

1. 概述　水肿为体内水液潴留，泛滥肌肤，表现以头面、眼睑、四肢、腹背，甚至全身浮肿为特征的一类病证。

2. 病因病机

（1）水肿的病因：①风邪外袭。②疮毒内犯。③外感水湿。④饮食不节。⑤禀赋不足。

（2）水肿的病机：肺失通调，脾失转输，肾失开合，三焦气化不利，水液泛滥肌肤。病位在肺脾肾，而关键在肾。

3. 诊断与鉴别诊断

（1）水肿的诊断要点：①水肿从眼睑或下肢开始，继则累及四肢全身。②轻者仅眼睑或足胫浮肿，重者全身尽肿，甚则气喘不能平卧，腹大胀满。更严重者可出现尿闭或尿少，恶心呕吐，口中秽味，鼻衄、齿衄，头痛，抽搐，神昏谵语等危象。③可有乳蛾、心悸、疮毒、紫癜及久病体虚病史。

（2）水肿与鼓胀的鉴别：两者均见肢体水肿，腹部膨隆。鼓胀以单腹胀大，腹壁青筋暴露，四肢多不肿，反见瘦削，后期或可伴见轻度肢体浮肿为主症；水肿则头面或下肢先肿，继及全身，严重时出现腹水，腹部膨隆，但无腹壁青筋暴露。

4. 辨证论治

（1）水肿的辨证要点：首辨阳水、阴水。①阳水发病急，病程短，多表现为表证、热证、实证。肿多从头面开始，由上而下，继及全身，肿处皮肤绷急光亮，按之凹陷即起。②阴水发病缓，病程长，多表现为里证、寒证、虚证。肿多由下而上，继及全身，肿处皮肤松弛，按之凹陷不易恢复，甚则按之如泥。

（2）水肿的治疗原则：阳水以祛邪为主，应予发汗、利水或攻逐，同时配合清热解毒、理气化湿等法。阴水当以扶正为主，健脾、温肾，同时配以利水、养阴、活血、祛瘀等法。

（3）分证论治 2017

证型		证候		治法	方药
阳水					
风水泛溢	眼睑浮肿，延及全身/全身水肿	来势迅速，恶寒发热，肢节酸楚	苔薄白，脉浮滑	散风清热，宣肺行水	越婢加术汤
湿毒浸淫		身发疮痍，甚则溃烂，恶风发热	舌红苔薄黄，脉浮数	宣肺解毒，利湿消肿	麻黄连翘赤小豆汤合五味消毒饮
水湿浸渍		下肢明显，按之没指，胸闷纳呆	苔白腻，脉沉缓	健脾化湿，通阳利水	五皮饮合胃苓汤
湿热壅盛		皮肤绷急光亮，胸脘痞闷，烦热口渴	舌红苔黄腻，脉沉数	分利湿热	疏凿饮子
阴水					
脾阳虚衰	水肿日久	脘腹胀闷，纳减便溏	舌淡苔白滑，脉沉缓	温运脾阳，以利水湿	实脾饮
肾阳衰微		腰酸冷痛，四肢厥冷，怯寒神疲	舌淡胖苔白，脉沉细	温肾助阳，化气行水	济生肾气丸合真武汤
瘀水互结		肿势不一，皮肤瘀斑，腰部刺痛	舌紫暗苔白，脉沉细涩	活血祛瘀，化气行水	桃红四物汤合五苓散

第十六单元　气血津液病证

重点提示

本单元重点掌握血证的治疗原则、汗证的辨证论治。

一、郁证

1. 概述　郁证系由于情志不舒、气机郁滞所致，以心情抑郁、情绪不宁、胸部满闷、胁肋胀痛，或易怒喜哭，或咽中如有异物梗塞等为主要临床表现的一类病证。脏躁、梅核气等病证属本病范畴。

2. 病因病机　病因总属情志所伤，肝失疏泄，脾失健运，心失所养，脏腑阴阳气血失调所致。其病机主要为气机郁滞，脏腑功能失调。病位主要在肝，但可涉及心、脾、肾。

3. 诊断与鉴别诊断

（1）郁证的诊断要点：①忧郁不畅，情绪不宁，胸胁胀满疼痛，或咽中如有炙脔，吞之不下，咯之不出等症状。②多有忧愁、焦虑、悲哀、恐惧、愤懑等情志内伤的病史。③多发于中青年女性。

（2）鉴别诊断

①郁证梅核气与虚火喉痹：皆有咽部异物感，梅核气因情志抑郁而起病，自觉咽中有物梗塞，但无咽痛及吞咽困难，咽中梗塞的感觉与情绪波动有关；虚火喉痹多因感冒、长期吸烟及嗜食辛辣引发，咽部除有异物感外，尚觉咽干、灼热、咽痒，与情绪无关。②郁证梅核气与噎膈：皆有咽中有物梗塞感觉。梅核气无吞咽困难；噎膈梗塞感觉主要在胸骨后部，与情绪波动无关，吞咽困难程度日渐加重。

4. 辨证论治

（1）郁证的辨证要点：首辨受病脏腑与六郁的关系，次辨证候虚实。

（2）郁证的治疗原则：理气开郁、调畅气机、怡情易性。

（3）分证论治

证型	证候		治法	方药
肝气郁结	精神抑郁，胁肋胀痛，不思饮食	苔薄腻，脉弦	疏肝解郁，理气畅中	柴胡疏肝散
气郁化火	急躁易怒，口苦而干，头痛目赤	舌红苔黄，脉弦数	疏肝解郁，清肝泻火	丹栀逍遥散
痰气郁结（梅核气）	咽中如有物梗塞，吞之不下，咯之不出	苔白腻，脉弦滑	行气开郁，化痰散结	半夏厚朴汤
心神失养（脏躁）	情绪不宁	精神恍惚，悲忧善哭，喜怒无常	舌淡苔薄白，脉弦细	甘润缓急，养心安神	甘麦大枣汤
心脾两虚	头晕神疲，心悸胆怯，失眠健忘	舌淡苔薄白，脉细弱	健脾养心，补益气血	归脾汤
心阴亏虚	心悸健忘，失眠多梦，五心烦热，盗汗，口咽干燥	舌红少津，脉细数	滋阴养血，补心安神	天王补心丹
气滞血瘀	头痛失眠，健忘，胸胁疼痛	舌紫暗或瘀点，脉弦涩	活血化瘀，理气解郁	血府逐瘀汤
肝肾阴虚	眩晕耳鸣，目干畏光，视物昏花，面红目赤	舌干红，脉弦细数	滋养阴精，补益肝肾	杞菊地黄丸

注：上表中"情绪不宁"一列为"心神失养（脏躁）"行及其相邻行共用标记。

二、血证

1. 概述　血证是指凡血液不循常道，或上溢于口鼻诸窍，或下泄于前后二阴，或渗出于肌肤，所形成的一类出血性疾患。

2. 病因病机

（1）血证的常见病因：①感受外邪。②情志过极。③饮食不节。④劳欲体虚。⑤久病之后。

（2）血证的病机：火热熏灼、迫血妄行，气虚不摄、血溢脉外，瘀血阻络、血不循经。

3. 诊断与鉴别诊断

（1）各类血证的诊断要点

①鼻衄：血自鼻道外溢；非因外伤、倒经所致者。②齿衄：血自齿龈或齿缝外溢；排除外伤所致者。③咳血：血由肺、气道而来，经咳嗽而出，或觉喉痒胸闷，一咯即出，血色鲜红，或夹泡沫，或痰血相兼，痰中带血。④吐血：血随呕吐而出，常伴有食物残渣等胃内容物，血色多为咖啡色或紫暗色，也可为鲜红色，大便色黑如漆，或呈暗红色；有胃痛、胁痛、黄疸、癥积等病史；发病急骤、吐血前多有恶心、胃脘不适、头晕等症。⑤便血：大便色鲜红、暗红或紫暗，甚至黑如柏油样，次数增多；有胃肠疾病或肝病病史。⑥尿血：小便中混有血液或夹有血丝；排尿时无疼痛。⑦紫斑：肌肤出现青紫斑点，小如针尖，大者融合成片，压之不退色；紫斑好发于四肢，尤以下肢为甚，常反复发作。重者可伴有鼻衄、齿衄、尿血、便血及崩漏；小儿及成人皆可患此病，但以女性为多见。

（2）鉴别诊断：①远血与近血——远血血色如黑漆色或暗紫色，近血血色多鲜红或暗红。②紫斑与出疹、丹毒——均有局部肤色的改变。紫斑呈点状者需与出疹的疹点区别。紫斑隐于皮内，压之不退色，触之不碍手；疹高出于皮肤，压之退色，摸之碍手。丹毒以皮肤色红如丹得名，轻者压之退色，重者压之不退色，其局部皮肤灼热肿痛，与紫斑有别。

4. 辨证要点

（1）血证的辨证要点：首辨病证，次辨病变脏腑，再辨证候虚实。

（2）血证的治疗原则：治火、治气、治血。①治火：实火——清热泻火；虚火——滋阴降火。②治气：实证——清气降气；虚证——补气益气。③治血：选用凉血止血、收敛止血或祛瘀止血的方药。

（3）分证论治

鼻衄

证型	证候		治法	方药
热邪犯肺	鼻道出血	口干咽燥，身热恶风	舌红苔薄，脉数	清泄肺热，凉血止血	桑菊饮
胃热炽盛		血色鲜红，口渴欲饮，口干臭秽	舌红苔黄，脉数	清胃泻火，凉血止血	玉女煎
肝火上炎		头痛目眩，烦躁易怒	舌红，脉弦数	清肝泻火，凉血止血	龙胆泻肝汤
气血亏虚		血色淡红，神疲乏力	舌淡，脉细无力	补气摄血	归脾汤

齿衄

证型	证候		治法	方药
胃火炽盛	齿龈出血	血色鲜红，齿龈红肿疼痛，口臭	舌红苔黄，脉洪数	清胃泻火，凉血止血	加味清胃散合泻心汤
阴虚火旺		血色淡红，齿摇不坚	舌红少苔，脉细数	滋阴降火，凉血止血	六味地黄丸合茜根散

咳血

证型	证候		治法	方药
燥热伤肺	咳嗽，痰中带血	口干鼻燥，身热	舌红少津，苔薄黄，脉数	清热润肺，宁络止血	桑杏汤
肝火犯肺		胸胁胀痛，烦躁易怒，口苦	舌红苔薄黄，脉弦数	清肝泻肺，凉血止血	泻白散合黛蛤散
阴虚肺热		口干咽燥，潮热盗汗	舌红，脉细数	滋阴润肺，宁络止血	百合固金汤

吐血

证型	证候		治法	方药
胃热壅盛	呕吐出血	脘腹胀闷，嘈杂不适，口臭便秘	舌红，苔黄腻，脉滑数	清胃泻火，化瘀止血	泻心汤合十灰散
肝火犯胃		口苦胁痛，心烦易怒	舌红绛，脉弦数	泻肝清胃，凉血止血	龙胆泻肝汤
气虚血溢		血色暗淡，神疲乏力	舌淡，脉细弱	健脾益气摄血	归脾汤

便血

证型	证候		治法	方药
肠道湿热	大便出血	大便稀溏，腹痛，口苦	舌红苔黄腻，脉濡数	清化湿热，凉血止血	地榆散合槐角丸
气虚不摄		食少体倦，面色萎黄	舌淡，脉细	益气摄血	归脾汤
脾胃虚寒		便血紫暗，腹部隐痛，喜热饮	舌淡，脉细	健脾温中，养血止血	黄土汤

尿血

证型		证候		治法	方药
下焦湿热	尿血	小便黄赤灼热，心烦口渴，面赤口疮	舌红，脉数	清热利湿，凉血止血	小蓟饮子
肾虚火旺		头晕耳鸣，颧红潮热，腰膝酸软	舌红，脉细数	滋阴降火，凉血止血	知柏地黄丸
脾不统血		体倦乏力，气短声低，面色无华	舌淡，脉细弱	补中健脾，益气摄血	归脾汤
肾气不固		久病尿血，头晕耳鸣，腰脊酸痛	舌淡，脉沉弱	补益肾气，固摄止血	无比山药丸

紫斑

证型		证候		治法	方药
血热妄行	皮肤出现青紫斑点	发热，口渴，便秘	舌红苔黄，脉弦数	清热解毒，凉血止血	十灰散
阴虚火旺		颧红心烦，手足心热	舌红少苔，脉细数	滋阴降火，宁络止血	茜根散
气不摄血		久病不愈，神疲乏力	舌淡，脉细弱	补气摄血	归脾汤

三、痰饮

1. 概述　痰饮指体内水液输布、运化失常，停积于某些部位的一类病证。
2. 痰饮的分类　痰饮、悬饮、溢饮、支饮。
3. 病因病机
（1）痰饮的常见病因：①外感寒湿。②饮食不当。③劳欲体虚。
（2）痰饮的基本病机：三焦气化失宣，肺、脾、肾功能失调，津液停积机体某部位而成。病变脏腑为肺脾肾，以脾首当其冲。
4. 诊断与鉴别诊断
（1）痰饮的诊断要点
①痰饮：心下满闷，呕吐清水痰涎，胃肠沥沥有声，形体昔肥今瘦，属饮停胃肠。
②悬饮 2015：胸胁饱满，咳唾引痛，喘促不能平卧，或肺痨病史，属饮流胁下。
③溢饮 2015：身体疼痛而沉重，甚则肢体浮肿，当汗出而不汗出，或伴咳喘，属饮溢肢体。
④支饮：咳逆倚息，短气不得平卧，其形如肿，属饮邪支撑胸肺。
（2）鉴别诊断
①悬饮与胸痹：均有胸痛；胸痹为心前区闷痛，且可引及左侧肩背，历时较短，休息或用药后缓解；悬饮为胸胁胀痛，持续不解，多伴咳喘，转侧呼吸时疼痛加重等肺系证候。
②溢饮与水肿（风水相搏证）：后者分表实、表虚。表实者，水肿而无汗，身体疼重，与水泛肌表之溢饮基本相同。如见肢体浮肿而汗出恶风，则属表虚，与溢饮有异。
5. 辨证论治
（1）痰饮的治疗原则：以温化为总则。

（2）分证论治 2017

证型		证候		治法	方药
痰饮					
脾阳虚弱	饮停胃肠	脘腹喜温畏冷，泛吐清水痰涎	苔白滑，脉弦细而滑	温脾化饮	苓桂术甘汤合小半夏加茯苓汤
饮留胃肠		水走肠间，沥沥有声	苔腻，脉沉弦	攻下逐饮	甘遂半夏汤/己椒苈黄丸
悬饮					
邪犯胸肺		胸胁刺痛，心下痞硬，寒热往来	苔薄，脉弦数	和解宣利	柴枳半夏汤
饮停胸胁	饮流胁下	胸胁疼痛，咳唾引痛，不能平卧	苔白，脉沉弦	泻肺祛饮	椒目瓜蒌汤合十枣汤
络气不和		如灼如刺，闷咳不舒，呼吸不畅	舌暗苔薄，脉弦	理气和络	香附旋覆花汤
阴虚内热		咳呛时作，少量黏痰，口干咽燥	舌红少苔，脉细数	滋阴清热	沙参麦冬汤合泻白散
溢饮					
表寒里饮	饮溢肢体	肢体浮肿，恶寒无汗	苔白，脉弦紧	发表化饮	小青龙汤
支饮					
寒饮伏肺	饮邪支撑胸肺	痰吐白沫量多，天冷受寒加重	苔白滑，脉弦紧	宣肺化饮	小青龙汤
脾肾阳虚		心悸气短，咳而气怯，怯寒肢冷	舌胖大，苔白润，脉沉细滑	温脾补肾	金匮肾气丸合苓桂术甘汤

四、汗证

1. 概述　汗证指由于阴阳失调，腠理不固，而致汗液外泄失常的病证。其中，不因外界环境因素的影响，而白昼时时汗出，动辄益甚者，称为自汗；寐中汗出，醒来自止者，称为盗汗。

2. 病因病机　汗证的主要病机为阴阳失调，腠理不固，营卫失和，汗液外泄失常。

3. 诊断与鉴别诊断

（1）汗证的诊断要点：①不因外界环境影响，出现头面、颈胸、四肢或全身出汗超出正常者为诊断的主要依据。②昼日汗出，动则益甚为自汗，睡眠中汗出津津，醒后汗止为盗汗。

（2）鉴别诊断

①汗证与脱汗：脱汗表现为大汗淋漓，汗出如珠，常同时出现声低息微，精神疲惫，四肢厥冷，脉微欲绝或散大无力，多在疾病危重时出现，为病势危急的征象，故脱汗又称为绝汗。

②汗证与战汗：战汗主要出现于急性热病过程中，表现为突然恶寒战栗，全身汗出，发热，口渴，烦躁不安，为邪正交争的征象。若汗出之后，热退脉静，气息调畅，为正气拒邪，病趋好转。

③汗证与黄汗：黄汗汗出色黄，染衣着色，常伴口中黏苦，渴不欲饮，小便不利等湿热内郁表现。

4. 辨证论治

（1）汗证的辨证要点：应着重辨明阴阳虚实。

（2）汗证的治疗原则：虚证治以益气、养阴、补血、调和营卫；实证当清肝泄热，化湿和营；虚实夹杂者，据虚实的主次适当兼顾。

（3）分证论治

证型		证候	治法	方药
自汗				
营卫不和	醒时汗出	恶风，周身酸楚，微热头痛，心悸失眠	苔薄白，脉浮或缓	调和营卫	桂枝汤
肺气虚弱		恶风，动则益甚，体虚易感，体倦乏力	苔薄白，脉细弱	益气固表	玉屏风散
心肾亏虚		胸闷气短，腰酸腿软，面白唇淡，小便频数	舌淡胖润有齿痕，苔白，脉沉细	益气温阳	芪附汤
热郁于内		发热面赤，气粗口渴，烦躁不安，便干溲赤	舌红苔黄厚，脉洪大或滑数	清泄里热	竹叶石膏汤
盗汗				
心血不足	睡则汗出，醒则自止	心悸怔忡，失眠多梦，眩晕气短，口唇色淡	舌淡苔薄，脉虚细	补血养心	归脾汤
阴虚火旺		虚烦少寐，五心烦热，形体消瘦，午后潮热	舌红少津，少苔，脉细数	滋阴降火	当归六黄汤
脱汗				
脱汗		病情危重，大汗淋漓，汗出如油，精神疲惫，四肢厥冷，气短息微	舌萎少津，脉微欲绝，或脉大无力	益气回阳固脱	参附汤
战汗				
战汗		急性热病中，突然全身恶寒战栗，而后汗出，发热口渴，躁扰不宁	舌红苔薄黄，脉细数	扶正祛邪	针对原发病辨证论治
黄汗				
黄汗		汗出色黄，染衣着色，身目黄染，胁肋胀痛，小便短赤	舌红苔黄腻，脉弦滑数	清热化湿	龙胆泻肝汤

五、内伤发热

1. 概述 内伤发热是以内伤为病因，脏腑功能失调，气、血、阴、阳失衡为基本病机，以发热为主要临床表现的病证。

2. 病因病机

（1）内伤发热的常见病因：①久病体虚。②饮食劳倦。③情志失调。④外伤出血。

（2）内伤发热的病机：气、血、阴、阳亏虚和气、血、痰、湿郁结壅遏而致发热。

3. 诊断与鉴别诊断

（1）内伤发热的诊断要点：①起病缓慢，病程较长，多为低热，或自觉发热，而体温并不升高，表现为高热者较少。不恶寒，或虽有怯冷，但得衣被则温。常兼见头晕、神疲、自汗、盗汗、脉弱等症。②一般有气、血、阴、阳亏虚或气郁、血瘀、湿阻的病史，或有反复发热史。无感受外邪所致的头身疼痛、鼻塞、流涕、脉浮等症。

（2）内伤发热与外感发热的鉴别：外感发热表现的特点为因感受外邪而起，起病较急，病程较短，发热初期大多伴有恶寒，其恶寒得衣被而不减。发热的热度大多较高，发热的类型随病种的不同而有所差异。初起常兼有头身疼痛、鼻塞、流涕、咳嗽、脉浮等表证。外感发热由感受外邪、正邪相争所致，属实证者居多。

4. 辨证论治

（1）内伤发热的辨证要点：主要辨证候虚实。

（2）内伤发热的治疗原则：实证——解郁、活血、除湿；虚证——益气、养血、滋阴、温阳。

（3）分证论治

证型	发热特点	证候		治法	方药
阴虚发热	午后或夜晚发热	手足心热，盗汗，咽干	舌红少苔，脉细数	滋阴清热	清骨散/知柏地黄汤
血虚发热	低热	头晕眼花，面白少华	舌质淡，脉细弱	益气养血	归脾汤
气虚发热	或低或高	倦怠乏力，气短懒言	舌淡苔薄白，脉细弱	益气健脾，甘温除热	补中益气汤
阳虚发热	发热而欲近衣	形寒怯冷，四肢不温	舌淡胖，苔白润，脉沉细无力	温补阳气，引火归原	金匮肾气丸
气郁发热	低热或潮热	胁肋胀满，精神抑郁	舌红苔黄，脉弦数	疏肝理气，解郁泄热	丹栀逍遥散
痰湿郁热	低热，午后热甚	胸闷脘痞，渴不欲饮	苔黄腻，脉濡数	燥湿化痰，清热和中	黄连温胆汤合中和汤
血瘀发热	午后或夜晚发热	痛处固定，面色晦暗	舌有瘀斑，脉涩	活血化瘀	血府逐瘀汤

第十七单元 肢体经络病证

重点提示

本单元内容腰痛较为重要。

一、痿证

1. 概述　痿证是指肢体筋脉弛缓，软弱无力，不能随意运动，或伴有肌肉萎缩的一种病证。

2. 病因病机　病机要点为热毒炽盛、肺热津伤、湿热浸淫、脾胃虚弱、肝肾髓枯等五种，亦有夹痰、夹瘀、夹积等。病位在筋脉肌肉，与肝、肾、肺、胃关系最为密切，病久可涉及五脏。

3. 诊断与鉴别诊断

（1）痿证的诊断要点：①肢体筋脉弛缓不收，软弱无力，甚则瘫痪，部分患者伴有肌肉萎缩。②可有睑废、视歧、声嘶低暗、抬头无力等症状，甚则呼吸、吞咽出现异常。③部分患者发病前有感冒、腹泻病史，有的患者有神经毒性药物接触史或家族遗传史。

（2）痿证与偏枯的鉴别：偏枯亦称半身不遂，是中风症状，病见一侧上下肢偏废不用，常伴有语言謇涩、口眼歪斜，久则患肢肌肉枯瘦，其瘫痪是由于中风而致。

4. 辨证论治

（1）痿证的辨证要点：重在辨脏腑病位，审标本虚实。

（2）分证论治

证型		证候	治法	方药
热毒炽盛，气血两燔		颜面红斑赤肿，皮肤瘙痒，壮热口渴，咽痛咯咳 舌红绛苔黄燥，脉洪数	清热解毒，凉血活血	清瘟败毒饮
肺热津伤，筋失濡润		皮肤枯燥，心烦口渴，咳呛少痰，咽干不利 舌红苔黄，脉细数	清热润燥，养肺生津	清燥救肺汤
湿热浸淫，气血不运	筋脉软弱无力	身体困重，胸痞脘闷，小便短赤涩痛 苔黄腻，脉细数	清热利湿，通利筋脉	加味二妙散
脾胃亏虚，精微不运		食少便溏，腹胀，面浮不华，气短神疲 苔薄白，脉细	补脾益气，健运升清	参苓白术散合补中益气汤
肝肾亏损，髓枯筋痿		腰脊酸软，不能久立，目眩耳鸣 舌红少苔，脉细数	补益肝肾，滋阴清热	大补阴煎

二、腰痛

1. 概述　腰痛是以腰脊或脊旁部位疼痛为主要表现的一种病证。
2. 病因病机　病因可概括为外感、内伤两个方面。外感以感受风寒湿邪或湿热之邪为主；内伤多属肾虚。另外，由于外伤，损伤经脉，气滞血瘀亦能发生腰痛。
3. 诊断与鉴别诊断

（1）腰痛的诊断要点：①急性腰痛，轻微活动即可引起一侧或两侧腰部疼痛加重，脊柱两旁常有明显压痛。②慢性腰痛，腰部多隐痛或酸痛。常因体位不当、劳累过度、天气变化等因素而加重。③常有居处潮湿阴冷、涉水冒雨、跌仆闪挫或劳损等相关病史。

（2）腰痛与肾痹的鉴别：腰痛以腰部疼痛为主；肾痹指腰背强直弯曲，不能屈伸，行动困难而言，多骨痹日久而成。

4. 辨证论治

（1）腰痛的辨证要点：腰痛辨证应辨外感与内伤。

（2）腰痛的基本治则：感受外邪属实，治宜祛邪通络，根据寒湿、湿热的不同，分别予以温散或清利；外伤腰痛属实，治宜活血祛瘀，祛邪通络为主；内伤致病多属虚，治宜补肾壮腰为主，兼调养气血。虚实兼见者，宜辨主次轻重，标本兼顾。

（3）分证论治

证型		证候	治法	方药
寒湿腰痛		冷痛重着，寒冷和阴雨天加重 舌淡苔白腻，脉沉而迟缓	散寒行湿，温经通络	甘姜苓术汤
湿热腰痛		重着而热，身体困重，小便短赤 苔黄腻，脉濡数	清热利湿，舒筋止痛	四妙丸
瘀血腰痛	腰部疼痛	痛如针刺，痛处拒按，日轻夜重 舌暗紫，脉涩	活血化瘀，通络止痛	身痛逐瘀汤
肾虚腰痛				
肾阴虚		隐隐作痛，面色潮红，盗汗遗精 舌红少苔，脉弦细数	滋补肾阴，濡养筋脉	左归丸
肾阳虚		局部发凉，喜温喜按，肢冷畏寒 舌淡，脉沉细无力	补肾壮阳，温煦筋脉	右归丸

第六篇　中西医结合外科学

第一单元　中医外科证治概要

> **重点提示**
>
> 本单元要求熟悉中医外科学对疾病的命名原则；中医外科学的专业术语是本单元的重点内容，且要注意鉴别，如无头疽、有头疽等；此外应掌握中医外科疾病的病因病机，对中医外科学中内治法的原则和外治法中的一般常用方法应有一定的了解。

一、中医外科命名与专业术语

1. 中医外科学疾病命名原则 2005　一般依据疾病发病部位、穴位、脏腑、病因、形态、颜色、特征、范围、病程、传染性等命名。

2. 专业术语

（1）疡：一切外科疾病的总称，疡科即外科。

（2）疮疡：广义指一切体表外科疾病的总称；狭义指发于体表的化脓性疾病。

（3）肿疡：体表外科疾病尚未溃破的肿块。

（4）胬肉：疮疡溃破，过度生长后高突于疮面或者暴翻于疮口之外的肉芽组织。

（5）痈：气血被邪毒壅聚而发生的化脓性疾病。分内痈、外痈。内痈指生于脏腑的化脓性疾病；外痈指生于体表皮肉之间的化脓性疾病。

（6）疽：气血被邪毒阻滞而发于皮肉筋骨的疾病。分有头疽、无头疽。有头疽指发于肌肤间的急性化脓性疾病；无头疽指发于骨骼或关节等深部组织的化脓性疾病。

（7）根盘，根脚：根盘为肿疡基底部边缘清楚的坚硬区；根脚为肿疡之基底根部。

（8）应指：患处化脓，或有其他液体，手按压有波动感。

（9）护场 2010：疮疡发病过程中，正邪交争所形成的局部肿胀的范围。

（10）袋脓：疮疡溃后疮口缩小，脓液积于空腔不易排出，状如袋脓。

（11）痔：发于人体孔窍中的小肉突出。

（12）痰：发于皮里膜外、肌肉筋骨间的包块。

（13）结核：皮里膜外浅表部位的病理性肿块。

（14）岩：肿块坚硬无比，高低不平，固定不移，称为岩。

（15）漏：溃疡疮口处脓水淋漓不止，久不收口，犹如滴漏。包括瘘管和窦道。

（16）五善：肝善、心善、脾善、肺善、肾善。

（17）七恶：肝恶、心恶、脾恶、肺恶、肾恶、脏腑败坏、气血衰竭。

（18）顺证：外科疾病发展按照应有的顺序出现症状。

（19）逆证：外科疾病发展不按照应有的顺序，出现不良症状。

（20）溃疡：一切外科疾病已溃破的疮面。

（21）瘤：瘀血、痰滞、浊气停留于人体组织之中，聚而成形所结成的块状物。

二、病因病机

1. 致病因素 2000 2002 2005　外感六淫、情志内伤、饮食不节、外来伤害、劳伤虚损、感受特殊之毒、痰饮瘀血等。

2. 发病机理

（1）气血凝滞：气血化生不及或运行障碍而导致其功能失常的病理变化。

（2）经络阻滞：外科疾病总的发病机理，同时身体经络的局部衰弱也能成为外科疾病发病的条件。

（3）脏腑失和：脏腑功能失和可导致疮疡的发生。

三、诊法与辨证

1. 诊法　望法、闻法、问法、切法。

2. 辨证

（1）阴阳辨证 2000 2007：既是八纲辨证的总纲，又是外科疾病辨证的总纲。

（2）局部辨证 2002：辨肿、肿块、结节、痛、痒、脓等。

四、治法

1. 内治法 2006 2022

（1）消法：一切肿疡初起的治法总则。

（2）托法：补托法用于正虚毒盛，正气不能托毒外达；透托法用于毒气虽盛而正气未衰者。

（3）补法：适用于溃疡后期。

2. 外治法

（1）药物疗法 2022

①膏药：太乙膏、千捶膏均可用于红肿热痛明显之阳证疮疡。

②油膏：肿疡期用金黄膏、玉露膏清热解毒、消肿止痛、散瘀化痰，适用于疮疡阳证。回阳玉龙膏有温经散寒、活血化瘀的作用，适用于阴证。溃疡期可选用生肌玉红膏、红油膏、生肌白玉膏。

③箍围药：金黄散、玉露散可用于红肿热痛明显的阳证疮疡；疮形肿而不高，痛而不甚，微红微热，属半阴半阳证者，可用冲和膏；疮形不红不热，漫肿无头，属阴证者，可用回阳玉龙膏。

④草药、掺药（腐蚀药一般含有汞、砒成分）、酊剂、洗剂等。

（2）手术疗法：常用的方法有切开法、火针烙法、砭镰法、挑治法、挂线法、结扎法等。

第二单元　无　菌　术

重点提示

本单元的重点为几个概念的掌握，如无菌术的定义、灭菌和消毒之间的区别等。另应注意几种化学药物的使用，考试中也可能涉及。

一、概述

1. 无菌术　为了预防伤口的感染，针对感染来源所采取的一系列预防措施，由灭菌法、抗菌法和一定的操作规则及管理制度所组成。

2. 灭菌　杀灭一切活的微生物。

3. 消毒 消毒系指杀灭病原微生物和其他有害微生物，不要求清除或杀灭所有微生物（如芽孢等）。

二、手术器械和物品的消毒与灭菌

1. 化学消毒法

（1）药物浸泡消毒法：①2%中性戊二醛水溶液。②70%～75%酒精。③10%甲醛溶液。④0.1%苯扎溴铵（新洁尔灭）溶液。⑤0.1%氯己定（洗必泰）溶液。

（2）甲醛气体熏蒸法。

（3）环氧乙烷（过氧乙酸）熏蒸法。

2. 物理灭菌法 高压蒸气灭菌法、煮沸灭菌法、干热灭菌法 2006 。

三、手术人员和病人手术区域的准备

手术人员和病人的准备

（1）手术人员：一般准备，手臂消毒，穿无菌手术衣和戴无菌手套。

（2）病人：手术前皮肤准备，手术区皮肤消毒，手术区铺无菌巾。

第三单元 麻 醉

重点提示

本单元的重点是局部麻醉的内容。要求掌握全身麻醉、局部麻醉、椎管内麻醉等不同麻醉的基本定义；区别酯类局麻药和酰胺类局麻药；了解麻醉药物的毒性和过敏反应两类不良反应。另应注意气管内插管术是为了麻醉时更好地辅助或机械通气，以及有利于麻醉药物的吸入。

一、概述

1. 麻醉方法的分类 2022 针刺镇痛与辅助麻醉、全身麻醉（吸入麻醉、非吸入性麻醉）、局部麻醉（表面麻醉、局部浸润麻醉、神经阻滞麻醉、区域阻滞麻醉）、椎管内麻醉、复合麻醉等。

2. 麻醉方法的选择 ①充分估计病人的病情和一般情况。②根据手术需要。③按麻醉药和麻醉方法本身的特点进行选择。④麻醉者的技术和经验。

二、麻醉前准备与用药

1. 麻醉前准备

（1）麻醉前1～2天应访视患者，获得有关病史、体检和精神状态资料；解除病人的焦虑心理。

（2）对病人耐受麻醉手术的程度做出客观判断，并确定麻醉前的病情分级。

2. 麻醉前用药

（1）目的：解除精神紧张和恐惧心理，控制不良反应，提高痛阈，对抗麻醉不良反应等。

（2）麻醉前用药：催眠类（巴比妥）、麻醉性镇痛类（吗啡）、镇静安定药、抗胆碱类（阿托品等）、特殊药物。

三、局部麻醉

1. 常用局麻药

（1）酯类局麻药：普鲁卡因、丁卡因等。

（2）酰胺类局麻药：利多卡因、布比卡因、罗哌卡因等。

（3）短效（普鲁卡因）、中效（利多卡因）、长效（丁卡因、罗哌卡因和布比卡因）。

2. 局部麻醉方法和临床应用

（1）黏膜表面麻醉：适用于浅表手术，内镜检查也常用此法。

（2）局部浸润麻醉：将麻醉药注射入手术区的组织内，阻滞神经末梢达到麻醉效果。

（3）区域阻滞麻醉：手术区四周和底部注射麻醉药物，阻滞神经纤维，适用于皮下小囊肿摘除，浅表小肿块活检等。

（4）神经阻滞麻醉：有臂丛神经阻滞、颈丛神经阻滞。

3. 局麻药的不良反应与防治

（1）中毒反应：过度兴奋状态，昏迷甚至呼吸停止，心肌收缩无力，心排血量减少，动脉血压下降，房室传导阻滞，甚至出现心房颤动或心搏停止。应严格控制局麻药剂量。出现中枢兴奋或惊厥时，注射苯巴比妥钠或安定；呼吸抑制则供氧；心血管功能抑制者，应用血管活性药和静脉补液等。

（2）过敏反应：可见皮疹或荨麻疹，结膜充血和脸面浮肿，血管神经性水肿，支气管哮喘和呼吸困难，甚至过敏性休克。病急时先用肾上腺素皮下或肌注。应用肾上腺皮质激素，改善血管通透性，支气管哮喘发作时用氨茶碱，喉头水肿应及时吸氧，呼吸困难时及时做气管切开，过敏性休克时，应紧急综合治疗。

四、椎管内麻醉

1. 蛛网膜下腔麻醉　并发症 2015 2017 有术后头痛（最常见）、腰背痛、尿潴留、下肢瘫痪。

2. 硬膜外麻醉　适于胸壁、上肢、下肢、腹部和肛门会阴区等部位的手术。术后并发症 2016 有神经损伤、硬膜外血肿、硬膜外脓肿、脊髓前动脉综合征等。

五、全身麻醉

全麻可分为吸入麻醉和静脉麻醉。并发症有喉痉挛、呼吸停止、血压下降。

六、气管内插管与拔管术

1. 气管内插管的适应证　颌面、颈部、五官等需全麻大手术；开胸手术，需要肌肉松弛而使用肌肉松弛剂的上腹部或其他部位手术；急性消化道梗阻或急症饱食患者的手术等。

2. 拔管指征　患者完全清醒，呼之有明确反应；呼吸道通气量正常，肌张力完全恢复；吞咽反射、咳嗽反射恢复；循环功能良好，血氧饱和度正常。

第四单元　体液与营养代谢

> **重点提示**
>
> 本单元的重点是水电解质紊乱和酸碱失衡，要求掌握代谢性酸中毒、代谢性碱中毒、呼吸性酸中毒的发生机制和临床表现。

一、体液代谢的失调

1. 水和钠的代谢紊乱

（1）等渗性缺水：急性缺水或混合性缺水，水钠成比例丧失。

（2）低渗性缺水：慢性缺水或继发性缺水，失钠多于失水。

（3）高渗性缺水：原发性缺水，失水多于失钠 2022。

2. 钾的异常

（1）低钾血症 2000 2006：血钾低于 3.5mmol/L，表现为肌无力、肠麻痹等。

(2) 高钾血症：血钾高于 5.5mmol/L。

二、酸碱平衡失调

1. 代谢性酸中毒 2011 2016 非挥发性酸生成过多和排出障碍，或 HCO_3^- 丢失太多引起，表现为呼吸深快、带有酮味等。

2. 代谢性碱中毒 2010 体内由于酸丢失过多或碱摄入过多，使血浆 HCO_3^- 相对或绝对增高所致，表现为呼吸浅慢、嗜睡等。

3. 呼吸性酸中毒 由于肺通气、弥散及肺循环功能障碍，不能充分排出体内生成的 CO_2，使血液 $PaCO_2$ 增加而形成高碳酸血症。有呼吸困难、躁动不安、发绀等临床表现。

第五单元 输　　血

☆重点提示

应当严格掌握输血的不良反应及并发症和自体输血的适应证、禁忌证，特别是非常普遍的发热、过敏等反应和严重危及生命的急性溶血等反应，其他内容了解即可。

一、输血的适应证和禁忌证

1. 适应证 ①急性出血；②贫血或低蛋白血症；③凝血异常；④重症感染。

2. 禁忌证 脑出血、恶性高血压、充血性心力衰竭、急性肾衰伴明显氮质血症、急性肺水肿、肺栓塞、肝功能衰竭及各种黄疸应慎重输血。

二、输血的不良反应及并发症

1. 发热反应

(1) 临床表现：一般表现为畏寒或寒战、高热、体温可达 39~41℃、出汗、可伴有恶心、呕吐、皮肤潮红、心悸、心动过速、头痛，反应持续 30 分钟至 2 小时后逐渐缓解。

(2) 处理：停止输血，保暖，给予退热剂、镇静剂，伴寒战者可肌注异丙嗪 25mg 或哌替啶 25~50mg。高热者予以物理降温或针刺等。

2. 过敏反应

(1) 临床表现：皮肤局限性或全身性瘙痒、皮肤红斑、荨麻疹。严重者可出现咳嗽、喘鸣、呼吸困难，以及腹痛、腹泻、喉头水肿，甚至窒息、过敏性休克、昏迷、死亡。

(2) 处理：轻症者可用抗组胺药或糖皮质激素，重者立即停止输血，立即皮下或肌注 1:1000 肾上腺素 0.5~1mL 和/或氢化可的松 100mg 加入 500mL 葡萄糖盐水中静脉滴注，酌情使用镇静剂以及升压药等。

3. 溶血反应

(1) 临床表现：病人突然感到头痛、腰痛背痛、心前区紧迫感、呼吸急促，小便颜色酱油样（血红蛋白尿），严重时伴寒战、高热、黄疸、黏膜及皮下出血、少尿或无尿、休克等。

(2) 处理：抗休克、保护肾功能、使用肝素、必要时行血浆交换治疗。使用多巴胺、间羟胺升压。

4. 循环超负荷

(1) 临床表现：输血中或输血后，突然心率加快、呼吸急促、发绀或咳吐血性泡沫痰，静脉压升高、颈静脉怒张、肺部可闻及大量湿啰音。

(2) 处理：立即停止输液、输血，取半卧位，吸氧，速效毛地黄制剂及利尿剂，四肢轮流上止血带。

5. 细菌污染反应
(1) 临床表现：轻者可仅有发热，重者可出现败血症和中毒性休克。
(2) 处理：采取有效的抗休克、抗感染治疗。

三、自体输血

1. 适应证　①有大出血的手术和创伤；②估计出血量在1000mL以上的择期手术；③血型特殊者（无相应供血者，输血困难）；④体外循环或低温下的心内直视手术以及其他较大的择期手术与急诊手术，可考虑采用血液稀释法。

2. 禁忌证 2016　①血液受胃肠道内容物或尿液等污染；②血液可能有癌细胞的污染；③心、肺、肝、肾功能不全者；④贫血或凝血因子缺乏者；⑤血液内可能有感染者；⑥胸腹开放性损伤超过4小时者。

四、成分输血

1. 优点　提高疗效、减少反应、合理使用、经济。
2. 主要血液成分制品　①少浆全血；②红细胞成分；③浓缩白（粒）细胞；④浓缩血小板。

第六单元　围术期处理

重点提示

本单元了解即可。

一、术前准备

1. 一般准备　心理准备，生理准备（适应性训练、输血补液、预防感染、肠道准备、皮肤准备）。
2. 特殊准备　高血压、心脏病、糖尿病、呼吸功能障碍、肝脏疾病、肾脏疾病、肾上腺皮质功能不全的针对性处理。

二、术后处理

1. 术后监护与处理　心电、动静脉、呼吸功能、肾功能、体温监测。
2. 术后不适的处理
(1) 恶心呕吐：持续胃肠减压，并可辅以止吐药。
(2) 腹胀：持续胃肠减压，放置肛管，高渗液低压灌肠等。
(3) 呃逆：早期可压迫眶上缘，针刺内关、足三里、天突、鸠尾等。顽固性呃逆可采用膈神经封闭。

三、术后并发症的防治与切口处理

1. 术后常见并发症的防治
(1) 术后出血：以预防为主，改善病人凝血功能，术中严格止血。关闭切口前确保手术野无任何出血点。一旦确诊，应积极治疗，必要时可再次手术止血。
(2) 肺不张和肺部感染：鼓励并协助患者咳嗽排痰。同时使用足量、有效的抗生素，严重痰液阻塞时，可采用支气管镜吸痰，必要时考虑行气管切开术。
(3) 应激性溃疡：消除病因。安置胃管，以冰盐水加去甲肾上腺素液灌注或局部灌注止血药。全身或局部应用抗酸剂、质子泵抑制剂、H$^+$抑制剂。胃镜检查或经胃镜治疗。手术治疗。
(4) 切口并发症：切口裂开、切口感染。

2. 切口处理

(1) 切口的分类：①清洁切口（Ⅰ类切口）。②可能污染切口（Ⅱ类切口）。③污染切口（Ⅲ类切口）。

(2) 切口愈合分级：①甲级——愈合优良，无不良反应。②乙级——愈合欠佳。③丙级——切口化脓，需要行切开引流等处理。

(3) 缝线的拆除时间：头、面、颈部4～5日拆线，下腹部、会阴部6～7日，胸部、上腹部、背部、臀部7～9日，四肢10～12日 2017，减张缝线14日 2018。

第七单元　疼痛与治疗

重点提示

本单元的重点是慢性疼痛的常用药物治疗，其他内容了解即可。

一、慢性疼痛的治疗

1. 药物治疗

(1) 麻醉性镇痛药：吗啡、哌替啶、芬太尼、二氢埃托啡、可待因等。

(2) 解热镇痛抗炎药：阿司匹林、吲哚美辛、布洛芬、芬必得、双氯芬酸钠、保泰松等。

(3) 催眠镇静药：地西泮、硝基安定、艾司唑仑、苯巴比妥、异戊巴比妥、戊巴比妥等。

(4) 抗癫痫药：苯妥英钠、卡马西平。

(5) 抗忧郁药：丙米嗪、阿米替林、多塞平（多虑平）等。

2. 神经阻滞　星状神经节阻滞和腰神经节阻滞。

3. 椎管内注药

(1) 蛛网膜下腔注药。

(2) 硬脊膜外腔注药。

4. 痛点注射。

二、手术后的镇痛

1. 镇痛药物　吗啡、哌替啶、芬太尼、布比卡因。

2. 镇痛方法

(1) 口服给药。

(2) 椎管内镇痛：①蛛网膜下腔镇痛。②硬膜外腔镇痛。

(3) 胃肠外给药：肌肉注射、静脉注射、其他途径（经皮贴剂给药、经口腔黏膜吸收用药）。

(4) 病人自控镇痛（PCA）。

三、癌症疼痛与治疗

按阶梯口服用药

(1) 第一阶梯用药：为解热镇痛药，如阿司匹林。替代药物有消炎痛、扑热息痛、布洛芬、双氯芬酸、萘普生等，适用于轻度疼痛。

(2) 第二阶梯用药：为弱阿片类镇痛药，如可待因。替代药物有强痛定、羟考酮、曲吗多、右丙氧芬等。适用于中度疼痛。

(3) 第三阶梯用药：为强效阿片类镇痛药，如吗啡。替代药物有氢吗啡酮、羟吗啡酮、左马喃、美沙酮、芬太尼贴剂和丁丙诺啡等，适用于重度疼痛。

第八单元 外科感染

> ☆**重点提示**
>
> 外科感染是外科疾病中最为重要的内容，也是考试中分值比例较大的单元。考生要重点复习局部化脓性感染，疖、痈、丹毒等均为常考知识点。特异性感染中气性坏疽也是临床的常见病证，故也应熟悉了解。从考查方式上看，中医的病因病机及西医的致病菌为考试的常考内容。另外，疾病的中西医病名也要牢记，往年曾对此做过考查。

一、浅部组织的化脓性感染

1. 疖和疖病

（1）临床表现 2000 2005：初起毛囊处有红、肿、热、痛的小结节，逐渐肿大并隆起，数天后出现脓栓，继而脱落，脓液排出，炎症消退。一般无全身症状。可出现全身不适、畏寒、发热、头痛、厌食等。面部"危险三角区"的疖，沿眼内眦静脉和眼静脉感染到颅内，出现眼部周围红肿、硬块、疼痛，并有全身寒战高热、头痛、昏迷，甚至死亡。

（2）西医治疗：以局部治疗为主。初起可热敷、理疗、药物外敷，促其吸收消散。如成脓有波动感变软时，可切开引流。有全身症状的疖和疖病应给予抗生素治疗，并增加营养。面部疖应避免切开、挤压。

（3）中医辨证治疗

暑疖——清热利湿解毒——清暑汤加减 2008 2009 2012。

蝼蛄疖——补益气血，托毒生肌——托里消毒散加减。

疖病——祛风清热利湿——防风通圣散加减。

2. 痈

（1）临床表现 2006：早期在局部呈片状稍隆起的紫色浸润区，质地坚韧，边界不清。随后中央形成多个脓栓，破溃后呈蜂窝眼状。常有局部淋巴结肿大、疼痛。

大多数病人有畏寒发热、食欲不振、白细胞计数增高等表现。

（2）西医治疗：静脉使用抗生素。糖尿病患者控制血糖。初起热敷、理疗、药物外敷，成脓后切开引流。

（3）中医辨证治疗

热毒蕴结——和营托毒，清热利湿——仙方活命饮加减 2018。

阴虚火盛——滋阴生津，清热托毒——竹叶黄芪汤加减 2017。

气血两虚——调补气血——十全大补汤加减。

3. 急性蜂窝织炎

（1）临床表现：由溶血性链球菌引起的病变扩展迅速，不易局限，有时引起脓毒血症；由金黄色葡萄球菌感染引起的则易局限形成脓肿；由厌氧菌感染引起的可出现捻发音。发生部位浅者红、肿、热、痛等局部症状明显，范围扩大迅速，进而中心坏死、化脓，出现波动感。部位深者局部红肿不明显，但局部水肿、压痛明显，并伴有全身症状。发生于口底、颌下、颈部的急性蜂窝织炎可因炎症水肿扩展引起喉头水肿，出现呼吸困难，有发生窒息的危险。

（2）西医治疗：加强营养支持、止痛，应用抗生素治疗。初起理疗，药物外敷。脓成及时切开引流。位于口底、颌下者早期切开减压引流。

（3）中医辨证治疗

锁喉痈——散风清热，化痰解毒——普济消毒饮加减。

臀痈——清热解毒，和营利湿——黄连解毒汤合仙方活命饮加减。

足发背——清热解毒，和营利湿——五神汤加减。

4. 丹毒

（1）临床表现 2005 2008：好发于下肢和头面部。常有头痛、畏寒、发热等全身症状。起病急，局部出现片状红疹，颜色鲜红，中间较淡，边缘清楚，略为隆起，压之退色。红肿向四周扩展时，中央红色逐渐消退、脱屑，转为棕黄色。红肿区时有水疱形成，局部有烧灼样疼痛。常伴有附近淋巴结肿大、疼痛。

（2）西医治疗：注意休息，抬高患肢；局部湿热敷；全身应用青霉素或磺胺药。

（3）中医辨证治疗

风热毒蕴——疏风清热解毒——普济消毒饮 2003。

肝脾湿火——清肝泻热利湿——龙胆泻肝汤或柴胡清肝汤加减 2011。

湿热毒蕴——利湿清热解毒——五神汤合萆薢渗湿汤加减 2002 2004。

胎火胎毒——凉血清热解毒——犀角地黄汤加减 2012。

5. 浅部急性淋巴管炎和淋巴结炎

（1）临床表现：急性淋巴管炎分为网状淋巴管炎（丹毒）和管状淋巴管炎。管状淋巴管炎常见于四肢，尤以下肢多见，常合并手足癣感染。管状淋巴管炎又分为深、浅两种。浅部淋巴管受累常在伤口或感染灶肢体近侧出现一条或数条"红线"，硬且明显压痛。深部淋巴管炎看不到红线，但肢体明显肿胀和压痛。伴有全身不适、畏寒发热、头痛、乏力、食欲不振等。急性淋巴结炎早期有局部淋巴结肿大和压痛，炎症继续向淋巴结周围蔓延，也可发展形成脓肿。

（2）西医治疗：及时处理原发病灶，抬高患肢，局部休息。早期全身使用抗生素。急性淋巴结炎形成脓肿应切开引流。

（3）中医辨证治疗

红丝疔——清热解毒——五味消毒饮加减 2004。

颈痈——散风清热，化痰消肿——牛蒡解肌汤加减 2005 2007 2008 2011 2017。

腋痈——清肝解郁，消肿化毒——柴胡清肝汤加减。

胯腹痈——清热利湿解毒——五神汤合萆薢渗湿汤加减。

委中毒——和营祛瘀，清热利湿——活血散瘀汤加减。

6. 脓肿

（1）临床表现：浅表脓肿可见局部隆起，红、肿、热、痛明显，压之剧烈，有波动感。深部脓肿红肿及波动感不明显，但局部疼痛、水肿，有压痛等症状，患处可发生功能障碍。

（2）西医治疗：有全身症状者应用敏感抗生素治疗并对症处理。脓肿形成者，应切开引流。

（3）中医辨证治疗

余毒流注——清热解毒，凉血通络——黄连解毒汤合犀角地黄汤加减。

火毒结聚——清火解毒透脓——五味消毒饮合透脓散加减。

瘀血流注——和营祛瘀，清热化湿——活血散瘀汤加减。

暑湿流注——清热解毒化湿——清暑汤加减。

二、手部急性化脓性感染

1. 脓性指头炎

(1) 临床表现：初起时指端有针刺样疼痛，当指动脉被压时转为搏动性疼痛。多伴有发热，全身不适，白细胞计数增高等。晚期大部分组织因缺血坏死神经末梢受压和营养障碍而麻痹，疼痛反而减轻，因指骨缺血坏死，可形成慢性骨髓炎。

(2) 西医治疗：初起可采用热敷，并酌情使用抗生素或内服中药治疗。出现跳痛，指头张力增高即应切开减压引流。

(3) 中医辨证治疗

火毒结聚——清热解毒——五味消毒饮加减。

热盛肉腐——泻火解毒，透脓止痛——黄连解毒汤合五味消毒饮加减。

2. 急性化脓性腱鞘炎和化脓性滑囊炎

(1) 临床表现：①急性化脓性腱鞘炎——除手指末节外，患指呈明显均匀肿胀，皮肤高度紧张，轻度屈曲使腱鞘处于松弛位。②化脓性滑囊炎——小指腱鞘炎可蔓延到尺侧滑液囊，拇指腱鞘炎可蔓延到桡侧滑液囊而引起滑囊炎，同时还有小鱼际或大鱼际处的剧烈肿胀疼痛和压痛。

(2) 西医治疗：早期治疗与脓性指头炎相同。如治疗无好转，应及早切开减压引流。

(3) 中医辨证治疗：参照"脓性指头炎"。

3. 掌深部间隙感染

(1) 临床表现：①掌深部间隙感染——掌心凹陷消失、隆起，皮肤紧张发白，压痛明显，中指、无名指、小指半屈位，手背肿胀严重，伴有高热、头痛、脉快等全身症状。②鱼际间隙感染——大鱼际处和拇指指蹼肿胀，压痛显著，掌中凹陷存在，食指半屈位，拇指半屈并外展，活动受限，不能对掌，同时伴全身症状。

(2) 西医治疗：早期行理疗外敷药物，并使用大剂量抗生素，及早切开引流。

(3) 中医辨证治疗：参照"脓性指头炎"。

三、全身性感染

1. 西医治疗　原发感染灶的处理、抗菌药物的应用、支持疗法、对症治疗、减轻中毒症状和防治休克。

2. 中医辨证治疗

疔疮走黄——凉血清热解毒——五味消毒饮合黄连解毒汤加减。

火陷——凉血解毒，泄热养阴，清心开窍——清营汤加减 2016。

干陷——补养气血，托毒透邪，佐以清心安神——托里消毒散加减。

虚陷——温补脾肾——附子理中汤加减。

四、特异性感染

1. 破伤风

(1) 临床表现

①潜伏期：潜伏期越短，死亡率越高。②前驱症状：有头昏、头痛、失眠、乏力、烦躁不安，咀嚼肌酸胀，反射亢进。一般持续10～24小时。③典型症状：苦笑面容、颈项强直、角弓反张状、呼吸困难，肌肉阵发性痉挛和抽搐。④并发症：呼吸困难窒息是破伤风病人死亡的主要原因，肺部感染，水电解质紊乱和酸中毒，肌肉撕裂骨折。

(2) 西医治疗：①消除毒素来源，扩创引流。②中和游离毒素，使用破伤风抗毒素。③控制和解除痉挛。④应用抗生素，防止其他细菌感染。⑤支持治疗。⑥保持呼吸道通畅。

(3) 中医辨证治疗

风毒在表——驱风镇痉——玉真散合五虎追风散加减。

风毒入里——祛风镇痉，清热解毒——木萸散加减。
阴虚邪留——益胃养阴，疏风通络——沙参麦冬汤加减。

2. 气性坏疽 2016

（1）临床表现：通常在伤后 1~4 日出现此创伤并发症。病情突然恶化，烦躁不安，有恐惧或欣快感；皮肤、口唇变白，大量出汗，脉搏快，体温逐步上升。可发生溶血性贫血、黄疸、血红蛋白尿、酸中毒，全身情况可在 12~24 小时全面迅速恶化。伤肢沉重或疼痛，持续加重，犹如胀裂，止痛剂不能奏效；局部肿胀与创伤所能引起的程度不成比例，并迅速向上、下蔓延。伤口中有大量浆液性或浆液血性渗出物，有时可见气泡从伤口中冒出。皮下可触及捻发音。伤口可有恶臭。

（2）西医治疗：急症清创；应用抗生素，首选青霉素；高压氧治疗；全身支持疗法。

（3）中医辨证治疗

湿热火盛，燔灼营血——清火利湿，凉血解毒——黄连解毒汤、犀角地黄汤合三妙丸。
气血不足，心脾两虚——益气补血，养心健脾——八珍汤合归脾汤。

第九单元 损 伤

重点提示

本单元是考试的常考点。重点在于损伤的各种类型，如颅脑损伤、胸部损伤、腹部损伤、烧伤等，注意临床表现与鉴别。另外，损伤的五步急救措施——复苏、通气、止血、包扎、固定，无论是对于考试还是临床应用都应了解。

一、颅脑损伤

1. 脑震荡

（1）临床表现：一过性昏迷；近事遗忘症 2006；较重者昏迷期间可有皮肤苍白、出汗、血压下降、心动徐缓、呼吸浅慢等，随着意识的恢复很快趋于正常，清醒后可有头痛、头晕、恶心、呕吐等症状；神经系统检查无阳性体征。

（2）西医治疗：对症治疗，输液、吸氧，适量给予镇静止痛剂和调节血管药物。恶心呕吐较重者，静脉应用脱水药。

2. 脑挫裂伤

临床表现：①昏迷；②局灶症状和体征，随脑受损的部位、范围和程度不同而异，如大脑功能区受损可立即呈现相应的神经功能障碍或体征，如运动区损伤出现锥体束征、肢体抽搐或偏瘫，如语言中枢损伤出现失语等；③颅内压增高与脑疝；④其他，常合并蛛网膜下腔出血而出现脑膜刺激征，如合并颅底骨折则引起脑脊液漏。

二、胸部损伤

1. 肋骨骨折

（1）临床表现：有明确的外伤史，局部疼痛，受伤的局部胸壁有时肿胀，按之有压痛，甚至可有骨摩擦感。

（2）西医治疗：①闭合性单处肋骨骨折——止痛，固定胸廓和防治并发症。②闭合性多根多处肋骨骨折——清除呼吸道分泌物，对咳嗽无力不能有效排痰或呼吸衰竭者，要行气管插管或气管切开。③胸壁反常呼吸运动的局部处理——包扎固定法、牵引固定法、内固定法。④开放性肋骨骨折——需彻底清创，如胸膜已穿破，尚需行胸膜腔引流术，多根多处肋骨骨折者于清创后用不锈钢丝做内固定术，手术后应用抗生素。

(3) 中医辨证治疗

气滞血瘀——活血化瘀，理气止痛——复元活血汤加减。

肺络损伤——宁络止血，止咳平喘——十灰散合止嗽散加减。

筋骨不续——续筋接骨，理气活血——接骨紫金丹加减。

肝肾不足——调补肝肾，强筋壮骨——六味地黄丸加减。

气血亏虚——益气养血——八珍汤加减。

2. 气胸与血胸

(1) 气胸：胸膜腔内积气，可分为闭合性气胸、开放性气胸、张力性气胸。闭式胸膜腔引流的穿刺部位——液体一般选在腋中线和腋后线之间的第6~8肋间隙插管引流。气体常选锁骨中线第2肋间隙 2015。

(2) 血胸：小量血胸无需穿刺抽吸。若积血量较多，应早期进行胸膜腔穿刺。

三、腹部损伤

1. 脾破裂　脾破裂可分为中央型破裂、包膜下破裂和真性破裂。真性脾破裂表现为急性失血性休克和血性腹膜炎的症状。

2. 肝破裂　表现为腹腔内出血引起的腹膜刺激征，常引起出血性休克，右肩部放射性疼痛。有腹膜刺激征，出现移动性浊音；指检在直肠膀胱陷凹内有饱满隆起的感觉。胆囊及胆总管损伤者可出现陶土样便、黄疸、胆红素尿、皮肤发痒。胆管创伤后胆汁外溢，可造成胆瘘及胆汁性腹膜炎。

3. 胰腺损伤　较重的胰腺损伤表现为上腹部剧烈疼痛及弥漫性腹膜炎征象；刺激膈肌而出现肩背部疼痛，伴恶心、呕吐、腹胀；可因疼痛与大量体液丢失而出现休克。脐周皮肤可呈青紫色。

4. 十二指肠及小肠损伤　主要临床表现为腹痛、腹胀、恶心呕吐、腹部压痛及反跳痛、腹肌紧张、肠鸣音减弱或消失、移动性浊音、肝浊音界缩小或消失，严重时可出现休克。

5. 结肠与直肠损伤　主要表现为细菌性腹膜炎。

四、泌尿系损伤

1. 肾损伤　临床表现：休克、血尿、疼痛、发热 2010 等症状。腰腹部有肿块和触痛。

2. 膀胱损伤　临床表现：膀胱破裂可产生休克、腹痛、排尿困难和血尿等。膀胱损伤时，可行导尿试验。导尿管可顺利插入膀胱，仅流出少量血尿或无尿流出。经导尿管注入灭菌生理盐水200mL，片刻后吸出。液体外漏时吸出量会减少，腹腔液体回流时吸出量会增多。若液体进出量差异很大，提示膀胱破裂 2016。

3. 尿道损伤

(1) 临床表现 2010：休克、肉眼血尿、疼痛、排尿困难。

(2) 紧急处理：应尽早采取抗休克措施。尿潴留未能立即手术者，可进行耻骨上膀胱穿刺造瘘引流尿液 2017。尿道损伤或轻度裂伤者排尿有困难时，予以保留导尿1周，并用抗生素。

五、烧伤

1. 临床表现

(1) 全身表现：①生命体征变化（脉搏、心率加快，呼吸加深、频率加快）；②发热（38℃左右）；③其他（口渴、尿少、纳差、便秘等）。

(2) 局部表现：①疼痛；②红斑；③水疱；④渗出；⑤焦痂。

(3) 并发症：休克、全身性感染、应激性溃疡、肝功能衰竭、心力衰竭、急性肾功能不全、成人呼吸窘迫综合征、多系统器官功能障碍综合征。

2. 诊断

（1）烧伤面积的估计 2015 2020：①中国新九分法——按体表面积划分为11个9%的等份，另加1%，构成100%的体表面积，即头颈部：1×9%；躯干前后包括外阴：3×9%；两上肢：2×9%；双下肢包括臀部：5×9%+1%，共为11×9%+1%。②手掌法——患者并指的掌面约占体表面积的1%。

（2）深度烧伤的鉴别：Ⅰ°烧伤——仅伤及表皮浅层。表面呈红斑状，干燥无渗出，有烧灼感，3~7天痊愈，短期内可有色素沉着。浅Ⅱ°烧伤——伤及表皮的生发层、真皮乳头层。局部红肿明显，有薄壁大水疱形成，内含淡黄色澄清液体，水疱皮如被剥脱，创面红润、潮湿，疼痛明显。如不发生感染，1~2周内愈合，一般不留瘢痕，多数有色素沉着。深Ⅱ°烧伤——伤及皮肤的真皮层，介于浅Ⅱ°和Ⅲ°之间，也可有水疱，但去疱皮后创面微湿，红白相间，痛觉较迟钝。Ⅲ°烧伤——为全层皮肤烧伤，甚至达到皮下、肌肉或骨骼。创面无水疱，呈蜡白或焦黄色，甚至炭化，痛觉消失，局部温度低，皮层凝固性坏死后形成焦痂，触之如皮革，痂下可见树枝状栓塞的血管。

3. 治疗

（1）现场急救：尽快消除致伤因素，脱离现场，保护烧伤部位，积极实施危及生命损伤的救治。

（2）防治休克：尽快恢复血容量。

（3）防治感染：纠正休克，正确处理创面，合理选择抗生素，给予营养支持、水与电解质紊乱的纠正、脏器功能的维护等综合措施。

六、冷伤

临床表现

（1）Ⅰ°冻伤：伤及表皮层。局部红肿，有发热、痒、刺痛的感觉。

（2）Ⅱ°冻伤：伤及真皮层。有水疱形成，自觉疼痛，知觉迟钝。

（3）Ⅲ°冻伤：伤及皮肤全层或深至皮下组织。创面由白变为黑褐色，知觉消失，其周围红肿疼痛，可出现血疱。

（4）Ⅳ°冻伤：损伤深达肌肉、骨骼等组织。伤处出现坏死，周围有炎症反应。

七、咬蜇伤

毒蛇咬伤

（1）临床表现：①神经毒——毒蛇咬伤者表现为头昏头痛、胸闷恶心、四肢乏力麻木、眼睑下垂，重者声音嘶哑、语言不利、呼吸困难、瞳孔散大、全身瘫痪、惊厥抽搐，终致呼吸麻痹而死亡。②血液毒——毒蛇咬伤者短期内即出现全身中毒症状，重者可有广泛的皮下出血或瘀斑，以及内脏出血，最终因循环衰竭、休克而死亡。③混合毒——毒蛇咬伤者兼见上述两种表现。

（2）辨证治疗

风毒（神经毒）——活血通络，驱风解毒——活血驱风解毒汤加减。

火毒（血液毒）——泻火解毒，凉血活血——龙胆泻肝汤合五味消毒饮加减。

风火毒——清热解毒，凉血息风——黄连解毒汤合五虎追风散加减。

蛇毒内陷——清营凉血解毒——清营汤加减。

第十单元　常见体表肿物

> **重点提示**
> 本单元要求掌握常见体表肿物的鉴别，应熟悉脂肪瘤、纤维瘤、神经纤维瘤等的临床表现。

1. 脂肪瘤 2000　单发或多发。好发于肩、背、臀部。边界清楚，呈圆形、扁圆形或分叶状，无痛，有假性波动感，基底活动度不大。
2. 纤维瘤 2005　多见于面、颈、胸背部，质地较硬，生长缓慢。与周围组织无粘连，活动度大，无压痛，很少引起压迫症状和功能障碍。
3. 神经纤维瘤　数目不定，大小不一，突出皮肤表面，或软或硬，沿神经干走向生长，呈念珠状或蚯蚓结节状，皮肤出现咖啡斑。
4. 皮脂腺囊肿 2003 2010 2017　多呈圆形，直径多在1~3cm，略隆起。质软，界清，表面与皮肤粘连，稍可移动，肿物中央皮肤表面可见一小孔，有时可见一黑色粉样小栓。
5. 血管瘤

（1）毛细血管瘤：色鲜红或暗红，边缘不规则，不高出皮肤的斑片状，或高出皮肤，分叶，似草莓样。大小不一，界限清楚，柔软可压缩，压之可退色。

（2）海绵状血管瘤：紫红或暗红色，柔软如海绵，大小不等，边界清楚，位于皮下或黏膜下组织内者可境界不清。指压柔软，有波动感。

（3）蔓状血管瘤：外观常见蚯蚓状蜿蜒迂曲的血管，有压缩性和膨胀性，紫红色，有搏动、震颤及血管杂音，局部温度稍高。肿瘤周围有交通的小动脉，压之搏动消失。

第十一单元　甲状腺疾病

> **重点提示**
> 本单元的重点为甲亢及甲状腺癌的诊断和治疗，对甲状腺良性肿瘤、甲状腺炎只需做一般了解。

一、单纯性甲状腺肿

1. 临床表现　甲状腺肿大；压迫症状，单纯性甲状腺肿体积较大时可压迫气管、食管和喉返神经。
2. 西医治疗　药物治疗（干甲状腺制剂、左旋甲状腺素）、手术治疗。
3. 中医辨证治疗

肝郁脾虚——疏肝解郁，健脾益气——四海舒郁丸加减。

肝郁肾虚——疏肝补肾，调摄冲任——四海舒郁丸合右归丸加减 2016。

二、慢性淋巴性甲状腺炎

1. 临床表现　无痛性弥漫性甲状腺肿，峡部显著，两侧多对称；肿块质硬，表面光滑，病程较长者可扪及结节；多伴甲状腺功能减退，早期可有甲亢表现。
2. 西医治疗　常用甲状腺激素替代疗法和免疫抑制治疗。甲状腺肿大有明显压迫症状者及合并恶性病变者应手术治疗，行甲状腺峡部切除、甲状腺大部切除及根治性切除。手术后大多继发甲减，需长期服用甲状腺制剂。

3. 中医辨证治疗

气滞痰凝——疏肝理气，化痰散结——海藻玉壶汤加减。

肝郁胃热——清肝泄胃，解毒消肿——普济消毒饮合丹栀逍遥散加减。

脾肾阳虚——温补脾肾，化痰散结——阳和汤加减。

三、甲状腺功能亢进症的外科治疗

1. 手术治疗指征 中度以上的原发性甲亢；继发性甲亢，或高功能甲状腺腺瘤；胸骨后甲状腺肿并发甲亢；腺体较大伴有压迫症状的甲亢；抗甲状腺药物或 ^{131}I 治疗后复发，或不适宜药物及 ^{131}I 治疗的甲亢；妊娠早、中期的甲亢患者又符合上述适应证者。

2. 术后并发症 术后呼吸困难和窒息（最危急）2016、喉返神经损伤、喉上神经损伤、手足抽搐、甲状腺危象、甲状腺功能减退。

3. 中医辨证治疗

肝郁痰结——疏肝理气，软坚散结——柴胡疏肝散合海藻玉壶汤加减。

肝火旺盛——清肝泻火，解郁散结——龙胆泻肝汤合藻药散加减。

胃火炽盛——清胃泻火，生津止渴——白虎加人参汤合养血泻火汤加减。

阴虚火旺——滋阴清热，化痰软坚——知柏地黄合当归六黄汤加减。

气阴两虚——益气养阴，泻火化痰——生脉散合补中益气汤加减。

四、甲状腺肿瘤

1. 甲状腺腺瘤

（1）临床表现：颈前无痛性肿块为首发症状。颈部出现圆形或椭圆形结节，质韧有弹性，表面光滑，边界清楚，无压痛，多为单发，随吞咽上下移动。有时可压迫气管移位，可引起甲亢及发生恶性变。

（2）中医辨证治疗

肝郁气滞——疏肝解郁，软坚化痰——逍遥散合海藻玉壶汤加减。

痰凝血瘀——活血化瘀，软坚化痰——海藻玉壶汤合神效瓜蒌散加减。

肝肾亏虚——养阴清火，软坚散结——知柏地黄丸合消瘰丸加减。

2. 甲状腺癌

（1）临床表现：甲状腺肿块；压迫症状；转移及扩散；髓样癌常有家族史，癌肿可产生 5-羟色胺和降钙素，临床上可出现腹泻、心悸、脸面潮红和血钙降低等症状。

（2）检查：①放射免疫测定血浆降钙素。②放射性同位素检查。③影像学检查。X线检查对诊断颈部有无转移及气管、血管有无受累有帮助；B超检查可检测甲状腺肿块的形态、大小、数目，可确定其为囊性还是实性。④穿刺细胞学检查与病理切片。

（3）西医治疗：手术治疗、内分泌治疗、外放射治疗、放射性核素治疗、化学治疗。

（4）中医辨证治疗

气郁痰凝——理气开郁，化痰消坚——海藻玉壶汤合逍遥散加减。

气血瘀滞——理气化痰，活血散结——桃红四物汤合海藻玉壶汤加减。

瘀热伤阴——养阴和营，化痰散结——通窍活血汤合养阴清肺汤加减 2017。

第十二单元　胸部疾病

> **重点提示**
>
> 本单元的重点为原发性支气管肺癌和食管癌，要求掌握肺癌和食管癌的临床表现与检查、外科治疗和中医辨证治疗。

一、原发性支气管肺癌

1. 临床表现与检查

（1）临床表现：咳嗽、血痰、胸痛、发热、气短及胸闷。

（2）检查：痰液细胞学检查是肺癌确诊的重要手段之一；X线摄片、CT等能提高肺癌的确诊率。

2. 外科治疗　全肺切除术、肺叶切除术、袖状肺叶切除术、胸腔镜下肺段或肺叶切除术。

3. 中医辨证治疗

气滞血瘀——行气化瘀，软坚散结——血府逐瘀汤加减。

脾虚痰湿——健脾除湿，化痰散结——六君子汤合海藻玉壶汤加减。

阴虚内热——养阴清热，软坚散结——百合固金汤加减。

热毒炽盛——清热泻火，解毒散肿——白虎承气汤加减。

气阴两虚——益气养阴，清肺解毒——沙参麦冬汤加减，或四君子汤合清燥救肺汤化裁。

二、食管癌

1. 临床表现与检查

（1）临床表现

①早期症状：吞咽食物梗噎感，胸骨后疼痛，食管内异物感，咽喉部干燥与紧缩感，食物吞咽缓慢并有滞留感。

②中晚期症状：吞咽困难、梗阻症状，严重者常伴有反流，持续吐黏液，胸骨后或背部肩胛区持续性绞痛，出血，呕血或黑便，声音嘶哑，体重减轻和厌食。

（2）检查：食管拉网细胞学检查是诊断早期食管癌比较有效的方法；食管镜检查可以在直视下观察肿瘤大小、形态和部位。

2. 外科治疗

（1）手术适应证：全身情况良好，有较好的心肺功能储备，无明显远处转移征象者。

（2）手术禁忌证：全身情况差，已呈现恶病质，有严重心肺或肝肾功能不全者；X线造影及其他影像学检查发现病变侵犯范围大，已有明显外侵现象及穿孔征象或侵及邻近重要脏器者，已有远处转移者。

3. 中医辨证治疗

痰气交阻——开郁，化痰，润燥——启膈散合逍遥散加减。

痰湿内蕴——除湿化痰，降逆止呕——二陈汤合旋覆代赭汤加减。

瘀毒内结——活血化瘀，解毒祛邪——桃仁四物汤合犀角地黄汤加减。

津亏热结——清热养阴——五汁安中饮加味。

阴枯阳衰——滋阴壮阳，益气养血——大补元煎加减。

第十三单元 乳房疾病

> **重点提示**
>
> 本单元的重点内容为各种乳腺疾病的鉴别诊断及乳腺癌的临床表现和诊断治疗；对于乳腺的良性肿瘤、炎症性疾病和增生疾病只需要做一般的了解。

一、急性乳腺炎

1. 病因病理　原因为乳汁淤积和细菌入侵。致病菌以金黄色葡萄球菌为主，少数可为链球菌感染。常发生于产后哺乳期的最初3~4周内。

2. 临床表现与检查

（1）临床表现：乳房肿胀疼痛；发热；初起可见骨节酸痛、胸闷、呕吐、恶心等，化脓时可见口渴、纳差、小便黄、大便干结等。初起时患部压痛，结块或有或无，皮色微红或不红。化脓时患部肿块逐渐增大，结块明显，皮肤红热水肿，触痛显著，拒按。脓已成时肿块变软，按之有波动感。

（2）检查：血常规检查、患部穿刺抽脓、B型超声波检查。

3. 西医治疗　①早期用含有100万U青霉素的等渗盐水20mL注射在炎性结块四周。②应用广谱抗菌药物（青霉素、红霉素、头孢类抗生素等）。③脓肿形成后宜及时切开排脓。④感染非常严重或脓肿切开引流损伤乳管者，可终止乳汁分泌。

4. 中医辨证治疗

肝胃郁热——疏肝清胃，通乳散结——瓜蒌牛蒡汤加减 2004 2006 2016。

热毒炽盛——清热解毒，托里透脓——五味消毒饮合透脓散 2000。

正虚毒恋——益气和营，托毒生肌——托里消毒散加减。

气虚凝滞——疏肝活血，温阳散结——四逆散加味。

二、乳腺增生病

1. 临床表现与检查

（1）临床表现：乳房内肿块；乳房胀痛；乳头溢液；可伴胸闷不舒，失眠多梦，疲乏无力等。乳房内可扪及多个形态不规则的肿块，边界都不甚清楚，与皮肤及深部组织无粘连，推之能活动，多有压痛。

（2）检查：①X线钼靶摄片为边缘模糊不清的阴影或有条索状组织穿越其间。②B超为不均匀的低回声区以及无回声囊肿。③切除（或切取）活检是最确切的诊断方法。

2. 西医治疗

（1）药物治疗：①维生素类药物：口服维生素B_6与维生素E，或口服维生素A。②激素类药物：黄体酮、达那唑、丙酸睾丸酮等。

（2）手术治疗：如有癌变，行乳癌根治手术；如有乳癌家族史，或切片检查发现上皮细胞增生活跃，行单纯乳房切除术。

3. 中医辨证治疗

肝郁气滞——疏肝理气，散结止痛——逍遥散加减 2008。

痰瘀凝结——活血化瘀，软坚祛痰——失笑散合开郁散加减。

气滞血瘀——行气活血，散瘀止痛——桃红四物汤合失笑散加减。

冲任失调——调理冲任，温阳化痰，活血散结——二仙汤加减 2017。

三、乳房纤维腺瘤

1. 临床表现与检查

（1）临床表现 2003 2005 2015：乳房肿块多发生于乳房外上象限；乳房轻微疼痛；乳房内可扪及单个或多个圆形或卵圆形肿块，质地坚韧，表面光滑，边缘清楚，无粘连，极易推动。患乳外观无异常，腋窝淋巴结不肿大。

（2）检查：钼靶X线乳房摄片、B型超声波检查、活体组织病理切片检查。

2. 中医辨证治疗

肝气郁结——疏肝解郁，化痰散结——逍遥散加减 2017。

血瘀痰凝——疏肝活血，化痰散结——逍遥散合桃红四物汤加味。

四、乳腺癌

1. 临床表现与检查

（1）临床表现 2010 2015：乳房内包块；局部皮肤改变，包块表面皮肤出现明显的凹陷性酒窝征，皮肤呈橘皮样改变；乳头部抬高或内陷；炎性乳癌见整个乳房高度肿胀，质地坚硬，无明显的局限性包块。乳房的触诊一般应在月经期后进行，检查的顺序是内上、外上、外下、内下四个象限及乳晕区域。

（2）检查：X线检查、B超、针刺活检、细胞学等。

2. 西医治疗　手术治疗、放射治疗、化学药物治疗、内分泌疗法。

3. 中医辨证治疗

肝郁气滞——疏肝解郁，理气化痰——逍遥散加减。

冲任失调——调摄冲任，理气散结——二仙汤合开郁散加减。

毒热蕴结——清热解毒，活血化瘀——清瘟败毒饮合桃红四物汤加减。

气血两虚——调理肝脾，益气养血——人参养荣汤加减。

第十四单元　胃与十二指肠疾病

> **重点提示**
>
> 本单元较为重要。胃及十二指肠溃疡急性穿孔及出血均应掌握其临床表现、诊断及治疗方法。瘢痕性幽门梗阻考试涉及较少，且本单元的考查重点也不在此，考生在复习时熟悉即可。

一、胃及十二指肠溃疡急性穿孔

1. 临床表现及检查

（1）症状：剧烈腹痛；休克症状；恶心呕吐；全身情况（蜷曲静卧，面色苍白，脉搏细速。6～12小时后体温开始明显上升，常伴脱水、感染、麻痹性肠梗阻、休克）。

（2）体征：腹部压痛及腹肌强直，腹腔内积气积液。

（3）检查：X线提示膈下半月状游离气体 2004 2009 2010。

2. 诊断与鉴别诊断　既往溃疡病史，突发上腹部剧烈疼痛扩散全腹，伴轻度休克，腹膜刺激征明显，并多有肝浊音界缩小或消失。需与下列疾病鉴别。

（1）急性胆囊炎：大多右上腹绞痛，Murphy征阳性，B超示胆结石 2008。

（2）急性胰腺炎：疼痛位于上腹偏左并放射至背部，血尿淀粉酶显示改变。

（3）急性阑尾炎穿孔：体征局限于右下腹，无腹壁板样强直。

3. 治疗

（1）非手术治疗：适用于穿孔小或空腹穿孔，不伴休克及重要脏器严重病变者；单纯性溃疡穿孔；年龄较轻，溃疡病史不长，非顽固性溃疡；就诊时腹腔炎症已有局限趋势者。

（2）手术治疗：适用于不适合非手术治疗的患者；经过非手术治疗 6~12 小时，症状体征不见缓解者。

二、胃及十二指肠溃疡大出血

1. 临床表现及检查　主要表现为呕血和黑便，上腹压痛，肠鸣音活跃，检查可发现红细胞计数及血红蛋白、红细胞压积呈进行性下降。急诊胃镜检查，可直接观察溃疡的部位、大小、深度等。

2. 治疗

（1）内科紧急处理：建立输液通道，应用止血药物，抗酸抗溃疡治疗，经胃管注入冰的生理盐水，经选择性动脉造影栓塞止血，纤维胃镜下应用激光、电凝止血。

（2）外科治疗：①耐受力良好者采用胃大部切除术。②难忍长时间手术者，切开胃前壁，对出血部位的血管做"8"字缝合，确定不再出血后再将前壁缝合。③耐受力尚可，但估计难以承受胃大部切除术者可行溃疡局部切除术，施行迷走神经切断加幽门成形或胃-空肠吻合及溃疡出血点缝扎术。

三、胃及十二指肠溃疡瘢痕性幽门梗阻

1. 临床表现与检查

（1）临床表现：食欲减退、恶心、上腹部饱胀及沉重感。完全性梗阻时，呕吐频繁，呕吐量大且多含宿食，有酸臭味，呕吐物中不含胆汁，呕吐后上腹饱胀感减轻，腹痛消失，明显消瘦，伴严重脱水，营养不良。

（2）检查：①实验室检查：呈血液浓缩状，血清钾、氯化物和血浆蛋白均低于正常，二氧化碳结合力和非蛋白氮增高，尿比重升高，偶可见尿酮。②X 线钡餐检查。③纤维胃镜检查。

2. 西医治疗

（1）手术前处理：胃肠减压，洗胃，纠正血容量及水、电解质和代谢紊乱，降低胃酸分泌，并开始肠外营养支持。

（2）手术方式：胃大部切除术、迷走神经干切断加胃窦部切除。

3. 中医辨证治疗

脾胃虚寒——温中健脾，和胃降逆——丁香透膈散加减。

痰湿阻胃——涤痰化浊，和胃降逆——导痰汤加减。

胃中积热——清泻胃热，和中降逆——大黄黄连泻心汤加减。

气阴两虚——益气生津，降逆止呕——麦门冬汤加减。

四、胃癌

1. 临床表现及检查

（1）临床表现：胃部痛、食欲减退、消瘦、乏力、恶心、呕吐、出血和黑便。

（2）检查：①X 线钡餐检查。②内窥镜检查。③胃液及大便隐血试验可以为发现胃癌提供线索。④超声波检查。

2. 西医治疗

（1）手术治疗：治疗胃癌的主要手段。胃癌根治术应遵循以下三点要求：①充分切除原发癌灶；②彻底廓清胃周围淋巴结；③完全消灭腹腔游离癌细胞和微小转移灶。

（2）化学治疗。

（3）放射治疗。

3. 中医辨证治疗

肝胃不和——疏肝和胃，降逆止痛——逍遥散合旋覆代赭汤加减。
脾胃虚寒——温中散寒，健脾和胃——附子理中汤加减。
胃热伤阴——养阴清热，和胃止痛——竹叶石膏汤合玉女煎加减。
气血双亏——补气养血，健脾补肾——十全大补汤加减。
脾虚痰湿——健脾化湿，软坚散结——参苓白术散合二陈汤加减。
瘀毒内阻——活血祛瘀，解毒养阴——失笑散合膈下逐瘀汤加减。

第十五单元　原发性肝癌

> **重点提示**
>
> 本单元的重点为原发性肝癌的临床表现与治疗，要求掌握原发性肝癌的临床表现、检查、西医治疗和中医辨证治疗。

1. 临床表现

（1）症状：肝区疼痛、腹胀、消瘦、乏力、纳差、上腹肿块。
（2）体征：肝肿大、黄疸、腹水。
（3）临床分型：单纯型、硬化型、炎症型。
（4）并发症：上消化道出血、肝昏迷、肝癌结节破裂。

2. 检查

（1）甲胎蛋白（AFP）检测：对原发性肝癌的诊断价值很大，特异性较高。
（2）肝功能及酶学检查：血清碱性磷酸酶 γ-GT 增高。
（3）超声检查。
（4）X 线检查：肝右叶的癌肿可发现右膈肌抬高，运动受限或局部隆起；肝左叶或巨大肝癌在行胃肠钡餐造影时可见胃及结肠肝曲被推压现象。
（5）CT：可以明确病灶的数目位置大小及与重要血管的关系。
（6）核磁共振显像（MRI）。
（7）肝血管造影。
（8）肝穿刺活组织检查。

3. 西医治疗

（1）手术治疗：肝区段切除术、左右半肝切除术、肝中叶切除术、左右肝三叶切除术等。
（2）介入治疗：肝动脉灌注 TAI + TAE 无水酒精瘤内注射经皮射频治疗。
（3）生物治疗。
（4）放射治疗。

4. 中医辨证治疗

气滞血瘀——疏肝理气，活血化瘀——小柴胡汤合大黄䗪虫丸加减。
脾虚湿困——益气健脾，化湿祛痰——四君子汤合逍遥散加减。
肝胆湿热——清利湿热，活血化瘀——茵陈蒿汤合鳖甲煎丸加减。
肝肾阴虚——养阴散结，凉血解毒——青蒿鳖甲汤合一贯煎加减。

第十六单元　门静脉高压症

> ☆重点提示
>
> 本单元内容虽然较少，但因其临床的普遍性也应作为重点了解。门静脉高压症是继发于肝硬化后的症状，它表现为脾大、脾功能亢进，交通支扩张，呕血、黑便，腹水等。其中以交通支扩张危害最大，交通支的扩张，特别是食管胃底静脉曲张容易引起曲张静脉破裂而出血。本单元主要了解食管胃底静脉破裂出血的临床表现和外科处理。

1. 临床表现及检查　脾肿大、脾功能亢进，呕血、柏油样黑便，腹水，及非特异性全身症状。可参考以下辅助检查。

（1）血象：白细胞记数减少至 $3 \times 10^9/L$ 以下；血小板计数减少至 $(70 \sim 80) \times 10^9/L$ 及以下。

（2）肝功能。

（3）X 线检查：上消化道造影显示食管及胃底静脉曲张，表现为食管、胃底黏膜紊乱，呈蚯蚓状或蚕食样。

（4）内镜检查：最好在出血 24 小时内进行，阳性率高。

（5）B 超检查及多普勒测定：是目前最方便的测定方法。

（6）特殊检查：肝活检、免疫学检查、脾静脉造影。

（7）门静脉压力的测定：术前及术中测定门静脉压力对诊断、选择手术方法及其预后判断均有帮助。

2. 西医治疗　主要为预防和控制食管胃底曲张静脉破裂出血。

（1）非手术治疗：补充血容量；应用血管活性药物，如加压素、生长抑素等；内镜下行硬化剂注射，食管曲张静脉套扎术；三腔管压迫止血；经颈静脉肝内门体分流术。

（2）手术治疗：分流术、断流术、转流术。

3. 中医辨证治疗

瘀血内结——祛瘀软坚，兼调脾胃——膈下逐瘀汤加减。

寒湿困脾——温中健脾，行气利水——实脾饮加茵陈。

气随血脱——益气固脱——独参汤。

第十七单元　急　腹　症

> ☆重点提示
>
> 本单元为复习的重点内容。急性阑尾炎、肠梗阻、胆道疾病、急性胰腺炎等典型疾病的临床表现及辅助检查均为本单元的重点。对上述疾病的外科处理方法，也应有一定的了解。

一、急性阑尾炎

1. 临床表现及检查

（1）腹痛：转移性右下腹疼痛。

（2）胃肠道症状。

（3）全身症状：乏力、头晕、头痛、汗出等。

(4) 体征：右下腹压痛、反跳痛及腹肌紧张，脓肿时右下腹可触及包块。

2. 诊断与鉴别诊断

(1) 诊断：根据转移性右下腹疼痛的病史和右下腹局限性压痛的特点，一般即可做出诊断。

(2) 鉴别诊断

①胃、十二指肠溃疡穿孔：有上消化道溃疡病史，突然出现上腹部剧烈疼痛并迅速波及全腹。腹膜刺激征明显，多有肝浊音界消失，可出现休克，X线可见膈下游离气体。

②急性胃肠炎：有饮食不洁史，肠鸣音亢进，无腹膜刺激征，大便有脓细胞及未消化食物。

③急性胆囊炎、胆石症：右上腹持续性疼痛，阵发性加剧，可伴右肩部放射痛，腹膜刺激征以右上腹为甚，墨菲征阳性。

④右侧输尿管结石：突然剧烈绞痛，向会阴部及大腿内侧放射，有肾区叩击痛，可伴尿频、尿急、尿痛或肉眼血尿等，无发热。X线可发现阳性结石。

⑤异位妊娠破裂：常有急性失血症状和下腹疼痛症状，有停经史，妇科检查阴道内有血液，阴道后穹隆穿刺有血等。

3. 治疗

(1) 手术治疗：绝大多数急性阑尾炎一旦发作，应早期实行阑尾切除术 2008 2018。

(2) 中医辨证治疗

瘀滞——行气活血，通腑泄热——大黄牡丹汤合红藤煎剂加减 2005 2016 2017。

湿热——通腑泄热，利湿解毒——复方大柴胡汤加减 2006 2009。

热毒——通腑排毒，养阴清热——大黄牡丹汤合透脓散加减。

二、肠梗阻

1. 分类 ①按发病的基本原因分：机械性肠梗阻、动力性肠梗阻（麻痹性肠梗阻、痉挛性肠梗阻）、血运性肠梗阻。②按肠壁有无血运障碍分：单纯性肠梗阻、绞窄性肠梗阻。③按梗阻部位分：高位小肠梗阻、低位小肠梗阻或结肠梗阻。④按梗阻程度分：完全性肠梗阻和不完全性肠梗阻。⑤按梗阻进展速度分：急性肠梗阻、慢性肠梗阻。

2. 临床表现及检查 腹痛，呕吐，腹胀，停止排气排便。腹部膨胀，有腹膜刺激征。肠胀气时呈鼓音，绞窄性肠梗阻时可出现移动性浊音。肠鸣音亢进，呈高调金属音或气过水声；麻痹性肠梗阻时肠鸣音减弱或消失。直肠肿瘤引起肠梗阻时，可触及直肠内肿物；肠套叠、绞窄性肠梗阻时，指套可染有血迹。X线可见肠管气液平面。

3. 诊断与鉴别诊断

(1) 诊断：典型的肠梗阻有痛、呕、胀、闭四大症状 2015，腹部可见肠型及肠蠕动波，肠鸣音亢进，可出现全身脱水的体征，结合腹部X线检查，明确诊断并不困难。

(2) 鉴别诊断：判断是机械性还是动力性梗阻；是单纯性还是绞窄性梗阻；是高位还是低位梗阻；是完全性还是不完全性梗阻；是什么原因引起的梗阻。

4. 治疗

(1) 非手术疗法：禁食与胃肠减压，纠正水、电解质、酸碱平衡紊乱，防治感染和毒血症，灌肠疗法，颠簸疗法，穴位注射阿托品，嵌顿疝的手法复位纳回，腹部推拿按摩等。

(2) 手术疗法：解除梗阻病因，切除病变肠管行肠吻合术，短路手术，肠造口术或肠外置术。

(3) 中医辨证治疗

气滞血瘀——行气活血，通腑攻下——桃核承气汤加减。

肠腑热结——活血清热，通里攻下——复方大承气汤加减 2001 2003。
肠腑寒凝——温中散寒，通里攻下——温脾汤加减 2004。
水结湿阻——理气通下，攻逐水饮——甘遂通结汤加减。
虫积阻滞——消导积滞，驱蛔杀虫——驱蛔承气汤加减。

三、胆道感染及胆石症

1. 急性胆道感染

（1）急性胆囊炎：突发右上腹阵发性绞痛；疼痛常放射至右肩部、肩胛部和背部；右上腹可有不同程度和范围的压痛、反跳痛及肌紧张，Murphy 征阳性。

（2）急性梗阻性化脓性胆管炎：发病急，进展快，除 Charcot 三联征（腹痛、寒战高热、黄疸）外，还可出现休克、中枢神经系统受抑制表现，即 Reynolds 五联征。

（3）中医辨证论治

蕴热证（肝胆蕴热）——疏肝清热，通下利胆——金铃子散合大柴胡汤加减。

湿热证（肝胆湿热）——清胆利湿，通气通腑——茵陈蒿汤合大柴胡汤加减 2017。

毒热证（肝胆脓毒）——泻火解毒，通腑救逆——黄连解毒汤合茵陈蒿汤加减。

2. 胆石症

（1）临床表现：①胆囊结石——阵发性绞痛，可向右肩胛部放射。高脂肪餐、暴饮暴食、过度疲劳可诱发胆绞痛。右上腹有程度不同的压痛。②肝外胆管结石——发作期间见 Charcot 三联征。③肝内胆管结石——急性发作时肝区疼痛，寒战发热，可有轻度黄疸、肝脏不对称增大、肝区叩击痛。不发作期间症状不典型。

（2）西医治疗：排石疗法、电针排石、溶石疗法、碎石疗法、取石疗法、外科手术。

（3）中医辨证治疗

肝郁气滞——疏肝利胆，理气开郁——金铃子散合大柴胡汤加减。

肝胆湿热——疏肝利胆，清热利湿——茵陈蒿汤合大柴胡汤加减。

肝胆脓毒——泻火解毒，养阴利胆——茵陈蒿汤合黄连解毒汤加味。

肝阴不足——滋阴柔肝，养血通络——一贯煎加减。

四、急性胰腺炎

1. 西医病理　分为急性水肿性胰腺炎、急性出血坏死性胰腺炎。

2. 临床表现与检查 2003 2007 2010　①症状：腹痛、恶心、呕吐、腹胀。②体征：发热、黄疸、腹膜炎体征、休克、皮肤瘀斑、手足搐搦、呼吸窘迫综合征和多器官功能衰竭。③检查：胰酶测定（血、尿淀粉酶测定是最常用的诊断方法）、腹部 B 超、增强 CT 扫描。

3. 临床分型　轻型急性胰腺炎、重型急性胰腺炎。

4. 诊断与鉴别诊断

（1）诊断：急性胰腺炎表现为急性、持续性腹痛（偶无腹痛），血清淀粉酶活性增高≥正常值上限 3 倍，影像学提示胰腺有或无形态改变，排除其他疾病者。可有或无其他器官功能障碍。少数病例血清淀粉酶活性正常或轻度增高。

（2）鉴别诊断

①消化道溃疡穿孔：有溃疡病史，初起即为持续性剧痛，腹肌紧张呈板状腹，肝浊音界缩小或消失，腹部 X 线片示有膈下游离气体。

②急性胆囊炎：右上腹绞痛，向右肩背部放射，呕吐后腹痛稍有减轻，伴寒战发热，右上腹压痛、肌紧张。

③急性肠梗阻：多有手术或腹膜炎病史，伴有呕吐、不排便、不排气。可闻及气过水声或金属音，腹部透视有肠内气液平面、闭袢影像等。

④急性肾绞痛：阵发性绞痛，血尿。

5. 治疗

（1）非手术治疗：禁食，胃肠减压，补充血容量，抑制胰腺分泌和抑制胰酶活性，支持疗法，防治感染，腹腔灌洗，脏器支持治疗。

（2）手术治疗：引流术、坏死组织清除术和规则性胰腺切除术。

（3）中医辨证治疗

肝郁气滞——疏肝理气，清热燥湿通便——柴胡清肝饮、大柴胡汤、清胰汤Ⅰ号。

脾胃实热——清热泻火，通里逐积，活血化瘀——大陷胸汤、大柴胡汤、清胰合剂。

脾胃湿热——清热利湿，行气通下——龙胆泻肝汤、清胰汤Ⅰ号。

蛔虫上扰——清热通里，制蛔驱虫——清胰汤Ⅱ号、乌梅汤等。

第十八单元 腹 外 疝

重点提示

本单元的重点是对腹股沟直疝和斜疝的掌握，对于其他特殊类型的疝，如股疝、切口疝、白疝等只需做一般了解。

一、概述

1. 西医病因病理

（1）病因：腹壁强度降低，腹内压力增高。

（2）病理：典型的腹外疝由疝囊、疝内容物和疝外被盖三部分组成。

2. 临床类型

（1）易复性疝：疝内容物很容易回纳回腹腔。

（2）难复性疝 2010：疝内容物不能回纳或不能完全回纳回腹腔，但是不引起严重症状。

（3）嵌顿性疝 2003 2010：疝囊颈较小，腹内压突然增高，疝内容物卡于疝囊颈，不能回纳。

（4）绞窄性疝等：肠管嵌顿后引起血流被阻断。

（5）其他：肠管壁疝（Richter 疝）、Litter 疝。

二、腹股沟斜疝

1. 临床表现

（1）易复性斜疝：咳嗽时可扪及膨胀性冲击感，平卧或用手法将包块向腹环处推挤，包块可回纳消失。

（2）难复性斜疝：坠胀感、牵引痛稍重，包块不能完全回纳，消化不良和便秘等。

（3）嵌顿性和绞窄性斜疝：常发生在高强度劳动或剧烈咳嗽及腹内压骤增时，表现为包块突然增大，伴有明显疼痛，包块变硬无弹性，触痛明显，不能回纳。

2. 西医治疗

（1）非手术疗法：1岁以内的婴儿用棉线束带或绷带压住腹股沟管内环，老年体弱或因故不适于手术者可用疝带治疗。

（2）手术疗法：①疝高位结扎，多用于婴幼儿。②疝修补术，如内环修补、腹股沟管壁修补（弗格森法、巴西尼法、麦可威法）、无张力疝修补术。③疝成形术。

三、腹股沟直疝

包块位于腹股沟内侧和耻骨结节的外上方，多呈半球状，从不进入阴囊。起立时出现，平卧时消失。

四、股疝

常在腹股沟韧带下方卵圆窝处出现一半球形肿块，一般约核桃大小，除部分病人在久站或咳嗽时感到患处胀痛外，无其他明显症状。常用腹股沟上、下修补法治疗。

第十九单元 肛肠疾病

> **重点提示**
>
> 本单元要求掌握痔的分类、临床表现和治疗，对于内痔、外痔的鉴别是考试的常考点。肛门周围脓肿等疾病只需做一定了解。

一、痔

1. 痔的分类与病理

（1）分类

①内痔：是发生于齿线上，由直肠上静脉丛淤血扩张屈曲所形成的柔软静脉团。好发于膀胱截石位3、7、11点处。

内痔分期：

Ⅰ期内痔：无明显自觉症状。痔核小，便时粪便带血，或滴血，量少，无痔核脱出。镜检痔核小，质软，色红。

Ⅱ期内痔：周期性、无痛性便血。呈滴血或射血状，量较多，痔核较大，便时痔核能脱出肛外，便后能自行还纳。

Ⅲ期内痔：便血少或无便血。痔核大，呈灰白色，便时痔核经常脱出肛外，甚至行走、咳嗽、喷嚏、站立时也会脱出肛门，不能自行还纳，须用手托、平卧休息或热敷后方能复位。

Ⅳ期内痔（嵌顿性内痔）：平时或腹压稍大时痔核即脱出肛外，手托亦常不能复位。痔核常位于肛外，易感染，形成水肿、糜烂和坏死，疼痛剧烈。指诊肛门括约肌松弛，肛内可触及较大、质硬的痔核。镜检见痔核表面纤维组织增生变厚呈灰白色，长期便血者可引起贫血。

②外痔：是发生于齿线下，由痔外静脉丛扩大曲张，或痔外静脉丛破裂，或反复发炎纤维增生所形成的疾病。

③混合痔：是直肠上下静脉丛淤血扩张屈曲相互沟通吻合而形成的静脉团。

（2）病理：肛垫内正常纤维弹力结构的破坏伴有肛垫内静脉的曲张和慢性炎症纤维化，肛垫出现病理性肥大且向远侧移位后而形成痔。

2. 临床表现与检查

（1）临床表现：①症状——便血、脱出、疼痛、肿胀、异物感、黏液外溢、瘙痒、便秘等。②体征——血栓性外痔可见肛门缘周围有暗紫色椭圆形肿块突起，表面水肿。结缔组织性外痔可见肛门缘有不规则赘皮突起。内痔或混合痔一般不能见之于外。当痔核发生脱出时，可见脱出痔块呈暗紫色，时有活动性出血点。

（2）检查：①指诊——内痔可触及颗粒状柔软肿块，血栓性外痔触之质硬，剧痛，不能活动。②肛门镜检查——内痔可见直肠下端齿线上黏膜呈大小不等的圆形或椭圆形肿块，质软，色红，或黏膜变厚，肿块表面糜烂渗出或粗糙，呈紫红色或暗红色，并有少量分泌物，有时肿块表面可见活动性出血点。

3. 西医治疗

（1）一般治疗：多摄入纤维性食物，养成良好的排便习惯，热水坐浴等。

(2) 外治：①熏洗法——适用于各期内痔及内痔脱出或外痔肿胀明显或脱肛者。②外敷法——用于各期内痔、外痔感染发炎及手术后换药。③塞药法——用于Ⅰ、Ⅱ期内痔。④枯痔法——用于Ⅱ、Ⅲ期内痔。⑤其他——冷冻疗法、激光疗法、胶圈套扎疗法、结扎术。

(3) 手术治疗：痔切除术、血栓性外痔剥离术、外痔剥离内痔结扎术、外切内注结扎术、吻合器痔上黏膜环切术。

4. 中医辨证治疗

风伤肠络——清热凉血祛风——凉血地黄汤加减 2002 2004 2006 2012 2017。

湿热下注——清热渗湿止血——脏连丸加减。

气滞血瘀——清热利湿，祛风活血——止痛如神汤加减 2000 2011。

脾虚气陷——补气升提——补中益气汤加减。

二、肛周脓肿

1. 病因病理　病因为肛窦感染，病理改变分为肛窦炎、肛周炎、脓肿、瘘道四期。

2. 临床表现与检查　肛门周围突发肿块，继则剧烈疼痛，局部红肿灼热，坠胀不适，结块，伴有不同程度的全身症状，易肿，易脓，易溃，不易敛，溃后易形成肛瘘。体格检查见肛周肿块，局部皮肤发红，有压痛，成脓后可触及波动感。直肠镜检查可见直肠黏膜有明显局限性肿胀、发红；B超和CT检查可发现脓腔。

3. 西医治疗　非手术治疗主要为运用抗生素，温水坐浴或局部理疗，口服泻剂或石蜡油减轻排便疼痛；手术疗法为切开引流术、切开挂线疗法、分次手术。

4. 中医辨证治疗

热毒蕴结——清热解毒，消肿止痛——仙方活命饮或黄连解毒汤加减。

火毒炽盛——清热解毒透脓——透脓散加减。

阴虚毒恋——养阴清热，祛湿解毒——青蒿鳖甲汤合三妙丸加减。

三、直肠癌

1. 临床表现与检查

(1) 临床表现：排便习惯改变（常见早期症状），出血，脓血便，大便变细或变形，转移征象。

(2) 检查：大便隐血检查、内镜检查、直肠指诊（最重要）、腹部或盆腔B超检查、CT检查、癌胚抗原（CEA）。

2. 西医治疗　手术治疗、放射治疗、化学治疗。

3. 中医辨证治疗

脾虚湿热——清热利湿，理气健脾——四妙散合白头翁汤加减。

湿热瘀毒——清热解毒，通腑化瘀，攻积祛湿——木香分气丸加减。

脾肾寒湿——祛寒胜湿，健脾温肾——参苓白术散合吴茱萸汤加减。

肾阳不固，痰湿凝聚——益肺补肾，祛湿化痰——导痰汤加减。

第二十单元　泌尿与男性生殖系统疾病

> **重点提示**
>
> 本单元的重点为泌尿系结石、前列腺增生症的临床表现和诊断。对于睾丸炎等只需做一般了解。

一、泌尿系结石

1. 临床表现与检查

(1) 临床表现：①上尿路结石 2017：疼痛（肾绞痛、腰腹部钝痛、放射痛）、血尿、梗阻。②下尿路结石：膀胱结石——排尿突然中断，疼痛放射至阴茎头部和远端尿道；尿道结石——突发性尿线变细、排尿费力、呈点滴状、尿流中断，甚至发生急性尿潴留。

(2) 检查：腹部平片、静脉尿路造影、B超等有助于诊断。

2. 西医治疗

(1) 一般治疗：大量饮水、调节饮食与尿pH值、控制感染。

(2) 肾绞痛的治疗：消炎痛栓、阿托品、哌替啶、黄体酮等。

(3) 体外冲击波碎石：适用于直径≤2.5cm的上尿路结石。

(4) 手术治疗：①腔镜手术——输尿管镜取石或碎石术、经皮肾镜取石或碎石术。②开放手术——肾盂、肾窦、肾实质切开取石术以及肾部分切除术、肾切除术、输尿管切开取石术、膀胱切开取石术。

3. 中医辨证治疗

湿热蕴结——清热利湿，通淋排石——八正散加减 2016。

气滞血瘀——行气活血，通淋排石——金铃子散合石韦散加减。

肾气不足——补益肾气，通淋排石——济生肾气丸加减。

二、睾丸炎与附睾炎

1. 临床表现

(1) 急性非特异性睾丸炎：睾丸肿痛，向腹股沟放射，阴囊皮肤发红肿胀。

(2) 腮腺炎性睾丸炎：常在腮腺炎后4~7天发病，可由单侧累及双侧。

(3) 急性附睾炎：突发性阴囊疼痛，坠胀不适。患侧阴囊肿胀，阴囊皮肤发红发热疼痛，沿精索放射至腹股沟，甚至放射至腰部，疼痛剧烈。附睾肿大发硬，触痛明显，附睾睾丸界限不清，形成脓肿时可有波动感，脓溃则有瘘管。

(4) 慢性附睾炎：阴囊轻度坠胀不适或疼痛，可放射至下腹部及同侧大腿内侧，休息后好转。患侧附睾局限性增厚肿大，精索及输精管增粗，与睾丸界限清楚。

2. 西医治疗　卧床休息，将阴囊托起，口服止痛退热药，并选用有效抗生素。冰敷防肿胀，热敷退炎症。

3. 中医辨证治疗

湿热下注——清热利湿，解毒消肿——龙胆泻肝汤加减 2005。

火毒炽盛——清火解毒，活血透脓——仙方活命饮加减。

脓出毒泄——益气养阴，清热除湿——滋阴除湿汤加减。

寒湿凝滞——温经散寒止痛——暖肝煎加减。

三、前列腺炎

1. 临床表现与检查

(1) 临床表现：①急性细菌性前列腺炎——全身症状（发热，寒战，乏力，恶心呕吐等）、局部症状（腰骶部等坠胀、疼痛，排便或久坐后加重）、尿路症状（尿频、尿急、尿痛、尿滴沥、尿潴留、血尿等）、直肠症状（胀满，里急后重，用力排便时肛门疼痛，尿道口溢出白色黏液）、性功能障碍、前列腺触诊（肿大、触痛明显）。②慢性前列腺炎——疼痛、尿路症状、尿道口滴白、性功能障碍、神经衰弱症状、虹膜炎等，前列腺触诊可见腺体正常或稍大，两侧叶不对称，表面软硬不均，中央沟存在等。

(2) 检查：①尿三杯试验。②前列腺液检查每高倍视野白细胞10个以上或少于10个。

③免疫学检查：急性前列腺炎患者前列腺液 IgA 和 IgG 水平增高，慢性患者的前列腺液 IgA 增加最明显，其次为 IgG。

2. 西医治疗　①一般治疗：加强锻炼，性生活规律，注意饮食，避免久坐等。②抗生素治疗：复方新诺明、喹诺酮类。③心理治疗。④外治法：前列腺按摩、熏洗坐浴疗法、药物离子投入疗法、针灸、理疗等。

3. 中医辨证治疗

湿热下注——清热利湿——八正散或龙胆泻肝汤加减。

气滞血瘀——活血化瘀，行气止痛——前列腺汤加减 2004 2006 。

阴虚火旺——滋阴降火——知柏地黄汤加减。

肾阳虚衰——温补肾阳——济生肾气丸加减。

四、前列腺增生症

1. 临床表现与检查

(1) 尿频：最常见的早期症状，夜间更加明显。

(2) 排尿困难：出现残余尿。

(3) 血尿、尿潴留。

(4) 直肠指检：可于直肠前壁触及增生的前列腺。

(5) 尿流率检查：可检查下尿路有无梗阻和梗阻的程度。

(6) 血清前列腺特异抗原测定、B 超检查等。

2. 西医治疗

(1) 一般治疗：防止受凉，预防感染，戒烟禁酒，多饮水等。

(2) 药物治疗：激素类药物、α受体阻滞剂及植物药等。

(3) 手术治疗：开放性手术包括经耻骨上前列腺摘除术、耻骨后前列腺摘除术、经会阴前列腺摘除术。经尿道前列腺电切术、等离子双极切除术等是非开放性腔内手术。

3. 中医辨证治疗

湿热下注——清热利湿，通闭利尿——八正散加减。

气滞血瘀——行气活血，通窍利尿——沉香散加减 2006 。

脾肾气虚——健脾温肾，益气利尿——补中益气汤加减 2016 。

肾阳衰微——温补肾阳，行气化水——济生肾气丸加减 2006 。

肾阴亏虚——滋补肾阴，清利小便——知柏地黄丸加减 2001 2003 2005 。

第二十一单元　周围血管疾病

重点提示

周围血管疾病种类繁多。本单元要求掌握下列四类疾病的临床表现，对其治疗方法重点了解血栓闭塞性脉管炎。

一、血栓闭塞性脉管炎

1. 临床表现与检查

(1) 症状：①疼痛为最突出的症状，患肢伴发凉、麻木、足底弓疼痛；"间歇性跛行"。②患肢发凉。③感觉异常，甚至出现部分感觉丧失区。

(2) 体征：①皮肤颜色改变。②游走性血栓性浅静脉炎。③营养障碍。④动脉搏动减弱或消失。⑤雷诺现象。⑥坏疽和溃疡，大多发生干性坏疽，待部分组织坏死后脱落即形成溃疡，此时如继发感染即变为湿性坏疽。Ⅰ级——坏疽、溃疡只限于趾部；Ⅱ级——坏疽、溃疡延及跖趾（掌指）关节或跖（掌）部；Ⅲ级——坏疽、溃疡延及全足背（掌背）或侵及跟踝（腕）关节或腿部。

（3）检查：在室温下（15～25℃）患者的皮肤温度低于正常体温2℃时，则表示血液供应不足。

2. 西医治疗

（1）药物治疗：扩血管药物（妥拉苏林、罂粟碱、烟酸）、抗血小板聚集药（阿司匹林、潘生丁）、改善微循环药物（前列腺素E_1、己酮可可碱）、止痛剂、抗生素。

（2）手术治疗：腰交感神经节切除术，血管重建，大网膜移植术，截肢（趾、指）术，神经压榨术。

（3）高压氧疗法。

3. 中医辨证治疗

寒湿——温阳通脉，祛寒化湿——阳和汤加减 2008 2010。

血瘀——活血化瘀，通络止痛——桃红四物汤加减 2016。

热毒——清热解毒，化瘀止痛——四妙勇安汤加减 2006 2010 2017。

气血两虚——补气养血，益气通络——十全大补丸加减。

肾虚——肾阳虚者温补肾阳；肾阴虚者滋补肾阴——肾阳虚者附桂八味丸加减；肾阴虚者六味地黄丸加减。

二、动脉硬化性闭塞症

1. 临床表现与检查　主要为肢体发凉、间歇性跛行，可有肢体麻木、沉重无力、酸痛、刺痛及烧灼感，继而出现静息痛。体征为皮肤温度下降，皮肤颜色变化，肢体失养，动脉搏动减弱或消失。超声多普勒可清晰地显示血管腔形态及血流状态。

2. 西医治疗　①非手术治疗：降血脂、扩血管、抗凝祛聚、去纤溶栓、抗生素应用、体液补充等。②手术疗法：经皮腔内血管成形术、动脉旁路转流术、动脉内膜剥脱术、截肢术。

3. 中医辨证治疗

寒凝血脉——温经散寒，活血化瘀——阳和汤加减 2016。

血瘀脉络——活血化瘀，通络止痛——桃红四物汤加减。

热毒蕴结——清热解毒，利湿通络——四妙勇安汤加减。

脾肾阳虚——补肾健脾，益气活血——八珍汤合左归丸或右归丸加减。

三、下肢深静脉血栓形成

1. 临床表现与检查

（1）临床表现：①中央型——患肢沉重、胀痛或酸痛，股三角区疼痛。下肢肿胀明显，患侧髂窝股三角区有疼痛和压痛；胫前有压陷痕，患侧浅静脉怒张。可伴发热，肢体皮肤温度可升高。②周围型——大腿或小腿肿痛、沉重、酸胀，皮温一般升高不明显，皮肤颜色正常或稍红。局限于小腿深静脉者小腿剧痛，不能行走，行走则疼痛加重，跛行，腓肠肌压痛明显，Homans征阳性。③混合型——下肢沉重、酸胀、疼痛，股三角及腘窝和小腿肌肉疼痛，压痛明显。

（2）检查：超声多普勒、放射性核素、数字减影血管造影、凝血系列指标检查。

2. 西医治疗　卧床，抬高患肢，适当活动；溶栓疗法；抗凝疗法；祛聚疗法；祛纤疗法；手术疗法。

3. 中医辨证治疗

湿热蕴阻，气滞血瘀——理气活血，清热利湿——桃红四物汤合萆薢渗湿汤加减。

气虚血瘀，寒湿凝滞——益气活血，通阳利水——补阳还五汤合阳和汤加减。

四、单纯性下肢静脉曲张

1. 临床表现与检查

（1）临床表现：下肢浅静脉扩张、迂曲，状如蚯蚓，下肢沉重、酸胀感，下肢皮肤色素沉着，溃疡形成。患肢小腿下段、足踝部或足背部肿胀，并可有压陷痕，血栓性浅静脉炎，出血。

（2）检查：①深静脉通畅试验；②大隐静脉瓣膜功能试验；③交通静脉瓣膜功能试验。

2. 西医治疗

（1）一般措施：弹力袜。

（2）硬化剂注射和压迫疗法。

（3）手术治疗：大隐静脉高位结扎加剥脱术。

3. 中医辨证治疗

气血瘀滞——行气活血，祛瘀除滞——柴胡疏肝散加减。

湿热瘀阻——清热利湿，活血祛瘀——萆薢渗湿汤合大黄䗪虫丸加减。

第二十二单元　皮肤及性传播疾病

> **重点提示**
>
> 本单元主要掌握临床表现与中医辨证论治。考查以皮肤病为主，重点掌握带状疱疹、湿疹、癣。性病较少考查，了解淋病、梅毒即可。

一、带状疱疹

1. 临床表现　前驱症状；不规则红斑，簇集性丘疱疹，水疱；皮疹多沿某一周围神经分布，排列呈带状，发于身体一侧，不超过正中线，好发部位为肋间神经、颈部神经、三叉神经及腰骶神经支配区；神经痛。临床可有多种类型：顿挫性、出血性、坏疽性、泛发性；角膜溃疡、眼带状疱疹、Ramsay-Hunt综合征、内脏带状疱疹。

2. 诊断　春秋季节常见，皮疹簇集性、呈带状排列、单侧分布，神经痛。病程2～3周，愈后极少复发。

3. 西医治疗　抗病毒药物、止痛药物、维生素药物、免疫调节剂、皮质类固醇激素。

4. 中医辨证治疗

肝经郁热——清泻肝火，解毒止痛——龙胆泻肝汤加减 2018。

脾虚湿蕴——健脾利湿，清热解毒——除湿胃苓汤加减 2016。

气滞血瘀——理气活血，通络止痛——柴胡疏肝散合桃红四物汤加减。

二、癣

1. 临床表现

（1）黄癣：初起毛发根部出现红色丘疹或脓疱，干后黄痂，逐渐增厚扩大，形成碟形黄癣痂，上有毛发贯穿。痂皮下为鲜红湿润的糜烂面或浅表溃疡，鼠尿臭味。遗留永久性脱发，严重时只在头皮的边缘保留残余的头发。瘙痒剧烈，可伴发热，局部淋巴结肿大。也可侵犯头皮外的光滑皮肤及甲部，偶见侵犯内脏器官。

（2）白癣：好发于头顶中间，也可在额顶部或枕部。开始时为大小不一的灰白色鳞屑性斑片，圆形或椭圆形，日久蔓延扩大，形成大片。患部头发一般距头皮2～4mm处折断，断发极易拔除。患部皮肤无炎症反应。病程缠绵，数年不愈，但至青春期大多自愈，新发再生，不留瘢痕。若患处发生感染化脓，则该处头发永不再生而留有瘢痕。

（3）黑点癣：发病初起为散在性、局限性点状红斑，以后发展为大小不等的圆形或不规则形灰白色鳞屑斑，边缘清楚。病发长出头皮后即折断，远望形如黑点，自觉瘙痒。进展缓慢，可经年不愈，因毛囊被破坏而形成瘢痕。亦可侵犯光滑的皮肤及指（趾）甲。

2. 诊断

（1）黄癣：皮损为以毛发为中心的黄癣痂，伴鼠尿臭味，发展缓慢，毛发脱落，形成永久性脱发。直接镜检为发内菌丝孢子，滤过紫外线检查显示暗绿色荧光，培养为许兰毛癣菌。

（2）白癣：皮损为白色鳞屑斑，断发有白色菌鞘，愈后不留瘢痕，青春期可自愈。镜检发外密集小孢子，滤过紫外线检查显示亮绿色荧光，培养为大小孢子菌或铁锈色小孢子菌或羊毛状小孢子菌。

（3）黑点癣：皮损为小片白色鳞屑斑，低位断发，形如黑点，进展缓慢，有的至青春期可自愈，病久可形成瘢痕。镜检可见发内呈链状排列稍大的小孢子，培养为堇色毛菌和断发毛癣菌。

3. 西医治疗　抗菌疗法（灰黄霉素、酮康唑）；局部治疗（碘酊、硫黄软膏、复方苯甲酸软膏、硝酸咪康唑霜剂及洗剂）。

4. 中医辨证治疗

头癣：虫毒湿聚——祛风除湿，杀虫止痒——苦参汤加减。

三、湿疹

1. 临床表现与诊断

（1）急性湿疹：急性发病，皮损多为密集的粟粒大小的丘疹、丘疱疹，基底潮红，丘疹、丘疱疹或水疱顶端抓破后流滋、糜烂及结痂，皮损中心较重，外周有散在丘疹、红斑、丘疱疹。病变常为片状或弥漫性，无明显边界。皮损呈多形性，常有数种皮损共存。可发生在身体的任何部位，亦可泛发全身，常发于头面、耳后、手足、阴囊、外阴、肛门等，多呈对称分布。可发展成亚急性或慢性湿疹。

（2）亚急性湿疹：常由于急性湿疹未能及时治疗，或处理不当，致病程迁延所致。皮损较急性湿疹轻，以丘疹、结痂、鳞屑为主，仅有少量水疱及轻度糜烂。自觉瘙痒剧烈。

（3）慢性湿疹：由急性和亚急性湿疹处理不当、长期不愈或反复发作而成。部分病例一开始即表现为慢性湿疹的症状。皮损表现为皮肤肥厚粗糙、浸润，色暗红或紫褐色，有不同程度的苔藓样变。皮损表面常附有鳞屑伴抓痕、血痂、色素沉着，部分皮损可出现新的丘疹或水疱，抓破后有少量流滋。皮损多局限于某一部位，发生于手足及关节部位者常易出现皲裂，自觉疼痛，影响活动。阵发性瘙痒，夜间或精神紧张、饮酒、食辛辣发物时瘙痒加剧。病程较长，反复发作，时轻时重。

2. 西医治疗

（1）全身治疗：抗组胺类药物，镇静剂，非特异性脱敏疗法，普鲁卡因静脉注射，皮质类固醇激素，抗生素。

（2）局部治疗：急性湿疹或湿敷或用干燥疗法，亚急性湿疹可用糊剂，慢性湿疹以止痒、抑制表皮细胞增生、促进真皮炎症浸润吸收为原则。

3. 中医辨证治疗

湿热浸淫——清热利湿——萆薢渗湿汤合三妙丸加减。

脾虚湿蕴——健脾利湿——除湿胃苓汤加减。

血虚风燥——养血润肤，祛风止痒——当归饮子加减。

四、荨麻疹

1. 临床表现　发病突然，在皮肤上出现大小形态不一的鲜红或白色的风团。少数患者也可仅有水肿性红斑，可因搔抓刺激，风团互相融合成片，有时在风团表面出现水疱，消退迅速，不留痕迹。以后又不断成批发生，时隐时现，可泛发全身。分为急性和慢性两种。急性者，骤发速愈，一般经1周左右可以痊愈。慢性者，病程在1～2个月以上，反复发作，迁延数月，甚至数年。

2. 诊断和鉴别诊断

（1）诊断：突然发作，皮损为大小不等、形状不一的风团及水肿性斑块，皮疹时隐时现，发无定处，剧烈瘙痒，消退后不留痕迹。部分病人可有腹痛、腹泻、发热、关节痛等症状。严重者可有呼吸困难，甚至窒息，结合各项检查有助于病因诊断。

（2）鉴别诊断

①接触性皮炎：明确接触史。皮损多局限于接触部位，有红斑、肿胀、丘疹、水疱、糜烂、渗出等。但以单一皮损为主，如不接触致敏物，一般不再复发。

②多形性红斑：损害多在手足背、颜面、耳等处，为红斑、水疱，呈环形，时轻时重，不易消退。

3. 西医治疗

（1）全身治疗：抗组胺类药物，肾上腺皮质激素，拟交感神经药，维生素类，组胺球蛋白及肽酶治疗慢性荨麻疹。

（2）局部治疗：外搽止痒洗剂，如荷酚液、1%麝香草酚、2%碳酸等。

4. 中医辨证治疗

风寒束表——疏风散寒，调和营卫——麻黄桂枝各半汤加减。

风热犯表——疏风清热止痒——消风散加减。

胃肠湿热——疏风解表，通腑泄热——防风通圣散加减。

血虚风燥——养血祛风，润燥止痒——当归饮子加减。

五、淋病

1. 临床表现　有不洁性交或间接接触传染史。潜伏期一般为2～10天，平均3～5天。

（1）男性淋病

①急性淋病：尿道口红肿发痒及轻度刺痛，继而有稀薄黏液流出，排尿不适，24小时后症状加剧。排尿开始时有尿道外口刺痛或灼热痛，排尿后疼痛减轻。尿道口溢脓，开始为浆液性分泌物，以后逐渐出现黄色黏稠的脓性分泌物。

②慢性淋病：尿痛轻微，排尿时仅感尿道灼热或轻度刺痛，常可见终末血尿。尿道外口不见排脓，挤压阴茎根部或用手指压迫会阴部，尿道外口仅见少量稀薄浆液性分泌物。

（2）女性淋病

①急性淋病：淋菌性宫颈炎，淋菌性尿道炎，淋菌性前庭大腺炎。

②慢性淋病：幼女淋菌性外阴阴道炎，并发盆腔炎、输卵管炎子宫内膜炎，播散性淋病，其他部位淋病。

2. 诊断

（1）感染史：有与淋病患者性交或不洁性交或共同生活史，慢性期患者曾有淋病病史。

（2）典型症状：主要表现为尿道炎、阴道炎等，出现急性、慢性尿道炎症及局部红、肿、热、痛，有分泌物或呈脓性。

（3）实验室检查：尿道、阴道等处分泌物及局部刮片、挤压液和抽取液涂片或培养，淋球菌呈阳性，血清学检查可作为诊断参考。

3. 西医治疗　青霉素类，壮观霉素（淋必治），喹诺酮类。

4. 中医辨证治疗

湿热毒蕴（急性淋病）——清热利湿，解毒化浊——龙胆泻肝汤酌加土茯苓、红藤、萆藓等。热毒入络者合清营汤加减。

阴虚毒恋（慢性淋病）——滋阴降火，利湿祛浊——知柏地黄丸酌加土茯苓、萆薢等。

六、梅毒

1. 临床表现

（1）一期梅毒：疳疮（硬下疳）2015 2017 2022，发生于不洁性交后2~4周，常发生在外生殖器部位，少数发生在唇、咽、宫颈等处，男性多发生在阴茎的包皮、冠状沟、系带或龟头上。

（2）二期梅毒：杨梅疮 2017，一般发生在感染后7~10周或硬下疳出现后6~8周。早期症状有流感样综合征，继而出现皮肤黏膜损害、骨损害、眼梅毒、神经梅毒等。

（3）三期梅毒：亦称晚期梅毒。此期病程长，易复发，除皮肤黏膜损害外，常侵犯多个脏器。

（4）潜伏梅毒（隐性梅毒）：未经治疗或用药剂量不足，无临床症状，血清反应阳性，排除其他可引起血清反应阳性的疾病存在，脑脊液正常，称为潜伏梅毒。

（5）胎传梅毒：母体内的梅毒螺旋体导致胎儿感染的梅毒。

2. 诊断

（1）病史：①多有不洁性交史，或有与梅毒病人密切接触史，或有与梅毒病人共用物品史；②曾有性病史，或有硬下疳、二期或三期梅毒表现的病史。

（2）症状体征：皮肤、黏膜、阴部、肛门、口腔等处有梅毒性表现，感染期较长者有内脏受损的症状、体征。

（3）实验室检查：梅毒螺旋体检查和梅毒血清试验阳性。

3. 西医治疗　抗生素治疗首选青霉素。

4. 中医辨证治疗

肝经湿热——清热利湿，解毒驱梅——龙胆泻肝汤加减。

血热蕴毒——凉血解毒，泄热散瘀——清营汤合桃红四物汤加减。

毒结筋骨——活血解毒，通络止痛——五虎汤加减。

肝肾亏损——滋补肝肾，填髓息风——地黄饮子加减。

心肾亏虚——养心补肾，祛瘀通阳——苓桂术甘汤加减。

七、尖锐湿疣

1. 临床表现与诊断

（1）病史：有与尖锐湿疣患者不洁性交或生活接触史。潜伏期1~12个月，平均3个月。

（2）皮损特点：淡红色或暗红褐色、柔软的表皮赘生物。赘生物大小不一，单个或群集分布，外观上常表现为点状、线状、重叠状、乳头瘤状、鸡冠状、菜花状、蕈状等不同形态。

（3）好发部位：男性好发于阴茎龟头、冠状沟、系带；同性恋者发生于肛门、直肠；女性好发于外阴、阴蒂、宫颈、阴道和肛门。

（4）醋酸白试验：3%~5%的醋酸液涂擦或湿敷3~10分钟，阳性者局部变白，病灶稍隆起，在放大镜下观察更明显。

2. 西医治疗　口服或注射抗病毒药物和免疫增强剂，外涂、激光、冷冻、电灼，较大者可手术切除。

3. 中医辨证治疗

湿毒下注——利湿化浊，清热解毒——萆薢化毒汤加黄柏、土茯苓、大青叶。

湿热毒蕴——清热解毒，化浊利湿——黄连解毒汤加苦参、萆薢、土茯苓、大青叶、马齿苋等。

第七篇　中西医结合妇产科学

第一单元　女性生殖系统解剖

> **重点提示**
> 本单元内容考试较少涉及，考生在复习时主要对内生殖器的功能了解即可，对于解剖结构等知识点，熟悉即可。

一、骨盆

1. 骨盆的组成　包括骨盆的骨骼、骨盆的关节、骨盆的韧带 2008 2012 。
2. 骨盆的分界　以耻骨联合上缘、髂耻缘及骶岬上缘的连线为界，将骨盆分为假骨盆和真骨盆两部分 2018 。
3. 骨盆的类型　分为女型、扁平型、类人猿型、男型。

二、内、外生殖器

1. 外阴的范围和组成
（1）外阴指生殖器的外露部分，包括两股内侧从耻骨联合到会阴之间的区域。
（2）包括阴阜、大阴唇、小阴唇、阴蒂、阴道前庭（前庭球、前庭大腺、尿道外口、阴道口和处女膜）2005 。
2. 内生殖器及其功能　阴道，是性交器官，也是月经血排出及胎儿娩出的通道；子宫，是孕育胚胎、胎儿和产生月经的器官 2000 2001 ；输卵管，是精子与卵子相遇受精的场所；卵巢为一对性腺，呈扁椭圆形，外侧以骨盆漏斗韧带与盆壁相连，内侧以卵巢固有韧带与子宫相连，表面无腹膜。

第二单元　女性生殖系统生理

> **重点提示**
> 本单元内容较为基础，其中卵巢的功能及周期性变化、月经周期的调节的内容需重点掌握。卵巢各种激素的作用，尤其是孕激素经常在考题中出现。另外，中医学对月经及妇女其他相关的生理认识，在中医基础理论中也重复过，此部分较为简单，着重在于理解。

一、月经及月经期的临床表现

1. 概念　伴随卵巢周期性变化而出现的子宫内膜周期性脱落及出血。初潮年龄多在13～14岁，可早在11岁或迟至15岁。
2. 正常表现　正常月经具有周期性和自限性。月经周期多为21～35日，平均28日。经期一般为 2~8 日，多为 4~6 日。经量通常 20~60mL。月经血一般呈暗红色，不凝，出血量多时可有血凝块。

二、卵巢功能及周期性变化

1. 功能　产生卵子并排卵和产生女性激素。
2. 周期性变化　卵泡的发育及成熟，排卵，黄体形成及退化。
3. 卵巢激素及其生理作用

（1）雌激素 2011 2016：促进子宫肌细胞增生肥大、使子宫内膜腺体及间质增生修复、使宫颈口松弛、促进输卵管肌层发育及上皮的分泌活动、促进第二性征发育、协同卵泡刺激素（FSH）、维持促进骨基质代谢等。

（2）孕激素：在雌激素的基础上发挥作用，使基础体温升高 2001 2003 2005 2017。

（3）孕激素与雌激素的协同和拮抗作用：孕激素在雌激素作用的基础上促使女性生殖器和乳房的发育；雌激素促进子宫内膜增生及修复，孕激素则限制子宫内膜增生，并使增生期内膜转化为分泌期。

（4）雄激素：对生殖系统、机体代谢均产生影响。

三、子宫内膜及其他生殖器的周期性变化

1. 子宫内膜周期性变化　①子宫内膜的组织学变化：增生期、分泌期、月经期。②子宫内膜分为基底层和功能层。功能层是胚胎植入的部位，由基底层再生而来，受卵巢性激素的影响呈现周期性变化，若未受孕功能层则坏死脱落形成月经。

2. 其他生殖器的周期性变化　阴道黏膜的周期性变化（阴道上段表现最明显）、宫颈黏液的周期性变化、输卵管的周期性变化（形态和功能）、乳房的周期性变化。

四、月经周期的调节

1. 下丘脑促性腺激素释放激素（GnRH）　分泌呈脉冲式。
2. 腺垂体生殖激素　分泌的激素有促性腺激素，对 GnRH 的脉冲式刺激起反应，亦呈脉冲式分泌。
3. 卵巢性激素的反馈作用　其对下丘脑和垂体具有反馈调节作用。

五、中医对月经、带下及其产生机理的认识

1. 月经　月经指有规律、周期性的子宫出血。女子 14 岁（二七）左右初潮，49 岁（七七）左右绝经。特殊的月经生理现象有并月、居经（季经）、避年、暗经、激经（盛胎、垢胎）2018。月经是肾气、天癸、冲任、气血协调作用于胞宫，并在其他脏腑、经络的协同作用下，使胞宫定期藏泻而产生的生理现象，是女性生殖功能正常的反映。在月经周期中，肾阴阳消长、气血盈亏具有周期性的消长变化，形成胞宫定期藏泻的节律。

2. 带下　生理性带下是润泽于阴户和阴道的无色透明、黏而不稠、无特殊气味的液体。有时略呈白色，也称白带。肾气旺盛，并化生天癸，在天癸作用下，任脉广聚脏腑所化水谷之精津，使任脉所司的阴精、津液旺盛充沛，下注于胞中，流于阴股，形成生理性带下，此过程又得到督脉的温化和带脉的约束。

第三单元　妊娠生理

重点提示

本单元知识点较少，对于胎盘、胎膜、脐带、羊水的作用应有所了解，其他内容熟悉即可。虽然考查概率不大，也要对大部分知识留有印象。

一、受精与受精卵发育、输送及着床
1. 相关概念　精子和次级卵母细胞结合形成受精卵的过程称为受精。在受精后的第6~7日，晚期囊胚之透明带消失以后侵入子宫内膜的过程，称为受精卵植入。
2. 受精与受精卵发育、输送及着床的机制　受精卵着床需要经过定位、黏着、穿透3个阶段。受精卵着床后，子宫内膜迅速发生蜕膜变，此时的子宫内膜称蜕膜。

二、胎儿附属物的形成和功能
胎儿附属物包括胎盘、胎膜、脐带、羊水 2009。
1. 胎盘　维持胎儿生长发育的重要器官，包括羊膜、叶状绒毛膜、底蜕膜三部分。
2. 胎膜　由绒毛膜和羊膜构成。
3. 脐带　胎儿与胎盘的条索状组织。
4. 羊水　来源于母体血清和胎儿的尿液。胚胎在羊水中生长发育。

三、中医对妊娠生理的认识
中医称妊娠为"重身""怀子"或"怀孕"。
妊娠的机制：受孕的机制在于肾气充盛，天癸成熟，冲任二脉功能正常，男女两精相合，就可以构成胎孕。

四、妊娠诊断
1. 早期妊娠的诊断 2016
（1）临床表现：停经、早孕反应、尿频等。
（2）妇科检查：乳房增大、阴道及宫颈变松软。有黑加征。
（3）辅助检查：妊娠试验、B超检查。
2. 中、晚期妊娠的诊断
（1）临床表现：子宫增大、胎动、胎心音、胎体。
（2）辅助检查：B超检查、彩色多普勒超声。
3. 胎产式、胎先露、胎方位
（1）胎产式：是指胎体的纵轴与母体纵轴的关系。
（2）胎先露：是指最先进入骨盆入口的胎儿部分。
（3）胎方位：是指胎儿先露的指示点与母体骨盆的关系。

第四单元　产前保健

重点提示
本单元内容较为次要，考生只需对预产期的推算、产前检查等内容熟悉即可。

一、孕妇监护
1. 产前检查时间　应从确诊早孕时开始，目前推荐的产前检查孕周分别是：妊娠6~13^{+6}周，14~19^{+6}周，20~24周，25~28周，29~32周，33~36周，37~41周（每周1次），高危孕妇酌情增加次数。
2. 预产期推算　按末次月经第一日算起，月份减3或加9，日数加7（农历日数加14） 2001 2003 2008 2012。
3. 产前检查的步骤及方法
（1）腹部检查：①望诊——腹形及大小，有无妊娠纹、手术瘢痕及水肿等。②触诊——

软尺测耻上子宫长度及腹围值,四步触诊法检查子宫大小、胎产式、胎先露、胎方位及先露部是否衔接。③听诊——靠近胎背上方的腹壁听胎心音最清楚。

(2) 产道检查:①骨产道检查,包括骨盆外测量及内测量,首次产检应做骨盆外测量。②软产道检查。

(3) 肛门指诊检查:可了解胎先露部、骶骨前面弯曲度等。

二、孕期用药

1. 西医孕期用药原则　①必须有明确的指征;②选用有效且对胎儿相对安全的药物;③尽量单一用药,避免联合用药;④尽可能用疗效肯定的老药,避免用对胎儿影响难以确定的新药;⑤严格掌握剂量和用药持续时间,及时停药;⑥妊娠早期病情允许,尽量推迟到中晚期再用药。

2. 中医孕期用药原则　妊娠期间,凡峻下、滑利、祛瘀、破血、耗气、散气以及一切有毒药品,都应慎用或禁用。如病情需要,适当选用,所谓"有故无殒,亦无殒也"。但须严格掌握剂量,并"衰其大半而止",以免动胎、伤胎。

第五单元　正常分娩

☆重点提示

本单元知识点也比较集中,考生在复习时主要对临产的诊断,特别是临产的标志要熟悉,一些典型的症状都要牢记。其次要对产程各期的临床表现熟悉了解,尤其是每个产程的典型表现,也是历年考试经常考查的内容。其他内容通读即可。

一、决定分娩的四因素

1. 产力　将胎儿及其附属物从子宫内逼出的力量。
2. 产道　胎儿娩出的通道,分骨产道和软产道。
3. 胎儿　决定分娩的重要因素之一。
4. 精神心理因素　能够影响机体内部的平衡、适应力和健康。

二、枕先露的分娩机制

枕先露临床经过及处理 2022:包括衔接、下降、仰屈、内旋转、仰伸、复位及外旋转、胎肩及胎儿娩出等动作。

三、先兆临产及临产的诊断

1. 先兆临产

(1) 假临产 2015:分娩发动之前,孕妇常出现不规则子宫收缩,称为"假临产"。特点是宫缩持续时间短而不恒定,宫缩强度并不逐渐增强,间歇时间长而不规律;宫颈管不缩短,宫口不扩张;常在夜间出现清晨消失;镇静剂能抑制假临产。

(2) 胎儿下降感:胎先露下降进入骨盆入口后,子宫底下降,产妇多有轻松感,呼吸较前轻快,进食量增多。

(3) 见红:在临产前24～48小时,因宫颈内口附近的胎膜与该处的子宫壁分离,毛细血管破裂经阴道排出少许血液,与宫颈黏液相混排出,称见红,是分娩即将开始比较可靠的征象。

2. 临产诊断　临产开始的标志为有规律而且逐渐增强的子宫收缩,持续30秒及以上,间歇5～6分钟,同时伴有进行性宫颈管消失,宫口扩张和胎先露部下降 2006 2015。

四、分娩的临床经过及处理

1. 各产程的临床经过及处理

(1) 第一产程

表现：规律宫缩、宫口扩张（从 1cm 扩张到 10cm）、胎先露下降程度、胎膜破裂 2005 2009。

处理：子宫收缩；宫口扩张及胎先露下降；胎膜破裂 2006。

(2) 第二产程

表现：产妇有排便感，并不自主地向下屏气。会阴膨隆和变薄，肛门松弛，胎头于宫缩时露出于阴道口，露出部分不断增大，在宫缩间歇期胎头又回缩至阴道内。当胎头双顶径超过骨盆出口，宫缩间歇期胎头也不再回缩。产程继续进展，胎头娩出，然后胎肩、胎体娩出。

处理：密切监测胎心，指导产妇屏气，接生准备，接产。

(3) 第三产程 2017

表现：胎儿娩出后子宫迅速收缩，剥离面不断增加，最终胎盘完全从子宫壁剥离而排出，子宫体上升而外露的脐带不再回缩。

处理：清理新生儿呼吸道、处理脐带、协助胎盘娩出，检查胎盘胎膜，检查软产道，预防产后出血，产后观察。

2. 中医关于分娩的认识　《妇婴新说》指出："分娩之期，或早或迟……大约自受胎之日计算，应以二百八十日为准，每与第十次经期暗合也。"与西医学计算为 280 天基本一致。

孕妇分娩，又称临产，分娩前多有征兆，如胎位下移，小腹坠胀，有便意感，或"见红"等。《胎产心法》说："临产自有先兆，须知凡孕妇临产，或半月数日前，胎胚必下垂，小便多频数。"此外，古人还有试胎（试月）、弄胎的记载。《达生编》提出了"睡、忍痛、慢临盆"的临产调护六字要诀。

第六单元　正常产褥

重点提示

本单元内容不多，主要掌握产褥期的临床表现。另外，母体变化特点大致了解即可。

一、产褥期母体的变化 2006

①生殖系统：子宫复旧、子宫颈恢复、阴道外阴逐渐恢复及盆底组织变化。②乳房：泌乳。③循环系统与血液系统：血容量 2~3 周恢复，血沉 3~4 周恢复。

二、产褥期临床表现

①体温：一般不超过 38℃，脉搏、呼吸、血压均有不同下降。②子宫复旧：在产后 10 天左右。③产后宫缩痛：产后 1~2 日出现。④恶露：血性恶露、浆液恶露、白色恶露。⑤褥汗：夜间或初醒时排汗明显，不属病态。

第七单元　妇产科疾病的病因与发病机制

重点提示

本单元内容较少，重点掌握中医常见病因，其他内容熟悉即可。

病因
1. 西医病因　生物因素、精神因素、营养因素、理化因素、免疫因素、先天及遗传因素。
2. 中医常见病因　淫邪致病（寒热湿为主）、情志因素、生活失调、体质因素。
3. 中医常见病机　脏腑功能失常、气血失调、冲任督带损伤、胞宫胞脉胞络受损。

第八单元　妇产科疾病的中医诊断与辨证要点

重点提示

本单元重点掌握"产后三审"的内容，其余了解即可。

一、月经病的诊断与辨证要点
以月经的期、量、色、质、气味及伴随月经周期性出现突出症状的特点，结合全身证候与舌脉征象进行辨证。

二、带下病的诊断与辨证要点
以带下的量、色、质、气味异常的特点，结合全身与局部症状的临床特点来分析。

三、妊娠病的诊断与辨证要点
根据妊娠病不同临床主症的特点，结合全身兼证和舌脉征象，运用脏腑、气血、八纲辨证的方法进行综合分析和证候归纳。

四、产后病的诊断与辨证要点
产后病的辨证应注重"产后三审"，即一审小腹痛与不痛，以辨恶露有无停滞；二审大便通与不通，以验津液之盛衰；三审乳汁与饮食多少，以察胃气的强弱。

五、杂病的诊断与辨证要点
根据各病症不同临床主证的证候特点，结合全身兼证和舌脉征象，运用脏腑、气血、八纲辨证的方法进行综合分析和证候归纳。

第九单元　治法概要

重点提示

本单元内容较少，了解即可。

一、内治法
1. 内分泌治疗。
2. 中医内治法　调理气血、滋肾补肾、疏肝养肝、健脾和胃、清热解毒、利湿除痰、调理奇经、调节肾－天癸－冲任－胞宫生殖轴。

二、外治法
1. 药物治疗　熏洗坐浴法、冲洗法、纳药法、敷贴法、保留灌肠、宫腔注药法。
2. 物理疗法　电疗法、光线疗法、热疗法、冷冻疗法、激光疗法。

第十单元 妊娠病

> ☆重点提示
>
> 本单元为妇科学的重点内容。考生需重点掌握妊娠剧吐的中西医治疗、先兆流产的临床表现及治疗。异位妊娠的临床表现和中医治疗在考试中也偶有涉及。注意区别子肿、子晕、子痫,其各自的辨证论治都应熟悉了解。

一、妊娠剧吐

（一）概念

妊娠早期,孕妇频繁恶心呕吐,不能进食,以致发生体液失衡及新陈代谢障碍,甚至危及孕妇生命。本病属中医"妊娠恶阻"范畴,亦称"恶阻""阻病""子病""病儿"等。

（二）中医发病机理

发病机理是冲气上逆,胃失和降。常见病因病机有脾胃虚弱、肝胃不和、痰滞。

（三）临床表现

停经6周左右出现恶心呕吐频繁,食入即吐,伴头晕、倦怠乏力等。明显消瘦,精神萎靡,面色苍白,严重可见黄疸、昏迷等。妇科检查可见妊娠子宫大小与停经月份相符。

（四）诊断

根据停经6周左右出现频繁呕吐不能进食的临床表现,结合以下实验室检查明确诊断:①妊娠试验阳性;②尿液检查;③血液检查;④必要时进行心电图检查、眼底检查及神经系统检查。

（五）西医治疗

止呕（口服维生素B_6、维生素B_6-多西拉敏复合制剂、甲氧氯普胺）,纠正脱水、电解质紊乱及酸碱失衡。

（六）中医辨证论治 2002 2004 2005 2006 2016 2017

证型	证候		治法	方药
脾胃虚弱	妊娠早期,恶心呕吐	口淡,吐清水或食物,头晕神疲嗜睡	舌淡苔白,脉缓滑无力	健脾和胃,降逆止呕	香砂六君子汤
肝胃不和		呕吐酸水,口苦咽干,头晕而胀,胸胁胀痛	舌红苔薄黄,脉弦滑数	清肝和胃,降逆止呕	橘皮竹茹汤加黄连/黄连温胆汤合左金丸
痰滞		呕吐痰涎,胸闷头晕,口中淡腻,心悸气短	舌淡胖苔白腻,脉滑	化痰除湿,降逆止呕	青竹茹汤

二、流产

（一）概念 2022

妊娠不足28周、胎儿体重不足1000g而终止者称流产。妊娠期阴道少量流血,时下时止,或淋漓不断,而无腰酸腹痛者,称为"胎漏"。妊娠期出现腰酸腹痛,小腹下坠,或阴道少量流血者,称为"胎动不安"。妊娠12周内胚胎自然殒堕者,称"堕胎"。妊娠12~28周内胎儿已成形而自然殒堕者,称为"小产",或"半产"。凡堕胎或小产连续发生3次或3次以上者,称为"滑胎"。

（二）临床类型与临床表现

1. 先兆流产　妊娠28周前出现少量阴道流血，下腹痛或腰背痛。妇科检查：子宫颈口未开，胎膜未破，子宫大小与停经周数相符。经治疗及休息后症状消失，可继续妊娠。中医称"胎漏""胎动不安" 2002 2004 2008 2012 。

2. 难免流产　多由先兆流产发展而来。阴道流血增多，阵发性腹痛逐渐加剧，或胎膜破裂出现阴道流水。

3. 不全流产　妊娠物已部分排出体外，尚有部分残留于宫腔内，由难免流产发展而来。因宫腔内残留部分妊娠产物，影响子宫收缩，致使子宫出血持续不止，甚至因流血过多而发生失血性休克。妇科检查宫颈口已扩张，不断有血液自宫颈口内流出，有时尚可见胎盘组织堵塞于宫颈口，或部分妊娠产物已排出于阴道内，而部分仍留在宫腔内。一般子宫小于停经周数。

4. 完全流产　妊娠物已完全排出，流血逐渐停止，腹痛随之消失。

5. 稽留流产　胚胎或胎儿已死亡，滞留在宫腔内未及时自然排出，又称过期流产。胚胎或胎儿死后子宫不增大反缩小，早孕反应消失。

6. 复发性流产　与同一性伴侣自然流产连续发生3次或3次以上。

7. 流产合并感染　严重时感染可扩展到盆腔、腹腔，甚至全身，并发盆腔炎、腹膜炎、败血症及感染性休克等 2011 。

（三）诊断与鉴别诊断

1. 诊断　根据患者有停经、早孕反应或反复流产史，有阴道流血，或伴有腹痛，结合必要的检查手段即可诊断流产。

2. 鉴别诊断　注意各种类型流产的鉴别诊断。早期流产应与异位妊娠、葡萄胎、异常子宫出血及子宫肌瘤等鉴别。

（四）西医治疗

1. 先兆流产　应卧床休息，禁忌性生活，黄体功能不足的患者给予黄体酮和维生素E，甲状腺机能减退者给予甲状腺素片 2008 。

2. 难免流产　一旦确诊，应尽早使胚胎及胎盘组织完全排出。早期流产应及时行负压吸宫术，对妊娠产物进行认真检查，并送病理检查。晚期流产，可用缩宫素促使子宫收缩。当胎儿及胎盘排出后需检查是否完全，必要时清宫。

3. 不全流产　及时行刮宫术或钳刮术，以清除宫腔内残留组织。必要时输血输液，并给予抗生素预防感染。

4. 完全流产　如无感染征象，一般不需特殊处理。

5. 稽留流产　确诊后应尽早清宫。若凝血功能正常，先给3~5天雌激素以提高子宫肌对缩宫素的敏感性。若子宫小于12孕周，采用刮宫术 2001 。子宫大于12孕周者，应静脉滴注缩宫素，也可用米非司酮加米索前列醇使胎儿、胎盘自然排出。若凝血功能障碍，应尽早使用肝素、纤维蛋白原及输新鲜血等。

6. 复发性流产　孕前需查出引起复发性流产的原因。若宫颈机能不全宜在妊娠12~14周行宫颈环扎术 2017 。黄体功能不足者，尽早肌注黄体酮。

7. 流产合并感染　控制感染的同时尽快清除宫内残留物。

（五）胎漏、胎动不安、滑胎的中医病因病机

1. 主要发病机制为冲任损伤，胎元不固。

2. 胎漏、胎动不安的常见病因病机有肾虚、气血虚弱、血热和血瘀。

3. 滑胎病因病机主要有肾虚和气血虚弱。

（六）中医辨证论治

1. 胎漏、胎动不安 2008 2010 2012 2015 2017 2022

证型		证候		治法	方药
肾虚	妊娠期阴道流血，腰酸腹痛下坠	血色淡暗，头晕耳鸣，两膝酸软，小便频数	舌淡苔白，脉沉细滑尺弱	补肾益气，固冲安胎	寿胎丸加党参、白术
气血虚弱		血色淡红稀薄，神疲肢倦，面白头晕，心悸气短	舌淡苔薄白，脉细滑	补气养血，固肾安胎	胎元饮
血热		血稠色深红或鲜红，心烦口渴，溲赤便结	舌红苔黄，脉滑数	清热凉血，固冲安胎	保阴煎或当归散
血瘀		宿有癥疾，血色暗红	舌暗边有瘀点，脉弦滑	活血消癥，补肾安胎	桂枝茯苓丸合寿胎丸

2. 滑胎 2006 2011

证型		证候		治法	方药
肾气亏损	屡孕屡堕，月经量少	初潮迟，头晕耳鸣，腰膝酸软，夜尿频多，眼眶暗黑	舌淡暗，脉沉弱	补肾益气，调固冲任	补肾固冲丸
气血虚弱		面色白或萎黄，头晕心悸，神疲乏力	舌淡苔薄，脉细弱	益气养血，调固冲任	泰山磐石散

三、异位妊娠

（一）概念

受精卵在子宫体腔以外着床称异位妊娠，习称宫外孕。

（二）病因病理

1. **病因** 主要有输卵管炎症、输卵管手术史、输卵管发育不良或功能异常、宫内节育器及盆腔内肿瘤压迫、子宫内膜异位症形成的粘连、受精卵游走等。其中输卵管炎症是输卵管妊娠最主要的病因 2016。

2. **病理** 输卵管妊娠流产（壶腹部妊娠，8~12周）；输卵管妊娠破裂（峡部，6~8周）；继发腹腔妊娠；陈旧性宫外孕；子宫变化。

（三）临床特点

1. **症状** 停经、腹痛、阴道流血、晕厥休克。
2. **体征** 贫血貌，休克表现。下腹部明显压痛和反跳痛，腹肌紧张常较轻。内出血多时，叩诊有移动性浊音。阴道内可见来自宫腔的少量血液，后穹隆常饱满，有触痛。子宫颈摇举痛。子宫稍大变软，但小于停经月份。子宫一侧可触及肿块，触痛。

（四）诊断与鉴别诊断

1. **诊断** 结合病史、临床表现及如下检查以确诊：血β-hCG测定 2020、超声诊断、阴道后穹隆穿刺、腹腔镜检查、诊断性刮宫 2000 2018。

2. **鉴别诊断** 与流产、急性输卵管炎、黄体破裂、卵巢囊肿蒂扭转相鉴别。

（五）中西医结合处理原则及方法

1. **西医治疗** 药物治疗（适用于早期输卵管妊娠、要求保留生育能力的年轻患者。可采用化学药物治疗、中医中药治疗）；手术治疗。

2. 中医辨证论治 2012 2015

分型		证型	治法	方药
未破损期		胎阻胞络	活血祛瘀，杀胚消癥	宫外孕Ⅱ号方加紫草、蜈蚣、水蛭、天花粉
已破损期	不稳定型	胎元阻络、气虚血瘀	益气化瘀，消癥杀胚	宫外孕Ⅰ号方加党参、黄芪、紫草、蜈蚣、天花粉
	休克型	气陷血脱	回阳救逆，益气固脱	参附汤合生脉散加黄芪、柴胡、炒白术
	包块型	瘀结成癥	活血化瘀，消癥散结	理冲汤加土鳖虫、水蛭、炙鳖甲

（3）外治法：外敷中药及中药保留灌肠适用于未破损型或陈旧性宫外孕。

四、妊娠期高血压疾病

（一）病理生理变化

全身小血管痉挛，内皮损伤及局部缺血是妊娠期高血压疾病的基本病理生理变化 2017。

（二）中医病因病机

脾肾两虚、气滞湿阻、阴虚肝旺、脾虚肝旺、肝风内动和痰火上扰。

（三）分类与临床表现

分类	临床表现
妊娠期高血压	妊娠20周后出现BP≥140/90mmHg，产后12周内恢复正常，产后方可确诊
子痫前期	①轻度：妊娠20周后出现BP≥140/90mmHg；尿蛋白≥0.3g/24h或随机尿蛋白（+）。②重度：BP≥160/110mmHg；尿蛋白≥5.0g/24h或随机尿蛋白（+++）；血肌酐>106μmol/L；血小板<100×10^9/L；微血管病性溶血（血LDH升高）；血清ALT或AST升高；持续性头痛或其他脑神经症状或视觉障碍；持续性上腹部疼痛
子痫	子痫前期孕妇抽搐而不能用其他原因解释
慢性高血压并发子痫前期	高血压孕妇妊娠前无尿蛋白，妊娠20周后出现尿蛋白≥0.3g/24h；或孕后突然尿蛋白增加，或血压进一步升高或血小板<100×10^9/L
妊娠合并慢性高血压	孕20周前收缩压≥140mmHg和（或）舒张压≥90mmHg，但妊娠期无明显加重；或孕20周后首次诊断高血压并持续到产后12周后

（三）诊断与鉴别诊断

1. 诊断　根据病史、高血压、尿蛋白、水肿、辅助检查进行诊断。
2. 鉴别诊断　子痫前期应与慢性肾炎合并妊娠相鉴别。子痫应与癫痫、脑炎等相鉴别。

（四）子痫前期及子痫的西医治疗原则

1. 子痫前期的西医治疗原则　休息、镇静、解痉、降压、合理扩容、必要时利尿、密切监测母胎状态、适时终止妊娠。
2. 子痫的西医治疗原则　控制抽搐，纠正缺氧和酸中毒，降低颅压，控制血压，抽搐控制后终止妊娠。

（五）子肿、子晕、子痫的辨证论治 2001 2005 2006 2010 2011 2016 2017

证型	证候		治法	方药
脾肾两虚	食欲不振，下肢逆冷，腰酸膝软	舌淡胖边有齿痕苔滑腻，脉沉滑无力	健脾温肾，行水消肿	白术散合五苓散
气滞湿阻	头晕胀痛，胸闷胁胀，脘胀纳少	苔薄腻，脉弦滑	理气行滞，除湿消肿	天仙藤散

续表

证型	证候		治法	方药
阴虚肝旺	头晕目眩，头痛耳鸣，颜面潮红，心烦口干	舌红绛少苔，脉弦细滑数	滋阴养血，平肝潜阳	杞菊地黄丸加天麻、钩藤、石决明
脾虚肝旺	胸闷心烦，呕逆泛恶，神疲肢软，纳少嗜卧	舌淡胖有齿痕苔腻，脉弦滑缓	健脾利湿，平肝潜阳	半夏白术天麻汤
肝风内动	头痛眩晕，突发四肢抽搐，两目直视，角弓反张	舌红苔薄黄，脉细弦滑	滋阴清热，平肝息风	羚角钩藤汤
痰火上扰	胸闷烦躁泛恶，面浮肢肿，气粗痰鸣	舌红苔黄腻，脉弦滑数	清热豁痰，息风开窍	牛黄清心丸

五、前置胎盘

（一）概念、分类及临床表现

1. 概念　妊娠28周后，胎盘附着于子宫下段，甚至胎盘下缘达到或覆盖宫颈内口，其位置低于胎先露部。

2. 分类　完全性前置胎盘、部分性前置胎盘、边缘性前置胎盘、低置胎盘。

3. 临床表现　妊娠晚期或临产时，发生无诱因无痛性反复阴道流血2017。子宫软，无压痛，子宫大小与停经月份相符，胎先露高浮。

（二）诊断要点及治疗

1. 诊断　病史、临床表现、辅助检查。

2. 治疗　卧床休息、抑制宫缩、止血、纠正贫血和预防感染，适时终止妊娠。

（三）对母儿的危害性

产时产后出血、植入性胎盘、贫血及感染、围生儿预后不良。

六、胎盘早剥

（一）病因病理及临床表现

1. 病因　孕妇血管病变、机械因素、宫腔内压力骤减、其他高危因素。

2. 病理　底蜕膜出血，形成血肿，使胎盘从附着处分离。

3. 临床表现　阴道流血、腹痛，伴子宫张力增高和子宫压痛，尤以胎盘剥离处最明显。0级为分娩后回顾性产后诊断。Ⅰ级为外出血，子宫软，无胎儿窘迫。Ⅱ级为胎儿宫内窘迫或胎死宫内。Ⅲ级为产妇出现休克症状，伴或不伴弥散性血管内凝血。

（二）诊断要点及治疗原则

1. 诊断　依据病史、症状、体征、结合实验室检查结果做出临床诊断。

2. 治疗原则　早期识别，积极处理休克，及时终止妊娠，控制DIC，减少并发症。

第十一单元　胎膜早破

重点提示

本单元重点掌握胎膜早破的西医病因。

胎膜早破

1. 西医病因　生殖道感染、羊膜腔压力增高、胎膜受力不均、创伤、营养因素等。

2. 诊断

(1) 临床表现：孕妇主诉阴道流液或外阴湿润等。

(2) 实验室及其他检查：阴道酸碱度检查（pH≥6.5）、阴道液涂片检查、羊膜镜检查、超声检查、羊膜腔感染检测、胰岛素样生长因子结合蛋白-1（IGFBP-1）、可溶性细胞间黏附分子-1（sICAM-1）、胎盘α微球蛋白-1（PAMG-1）检测等。

3. 西医处理

(1) 期待疗法：卧床休息，保持外阴部清洁，预防感染，抑制子宫收缩，促胎肺成熟。

(2) 终止妊娠：经阴道分娩、剖宫产。

第十二单元 分娩期并发症

重点提示

本单元对于产后出血的概念、病因的内容要重点复习。

一、产后出血

1. 概念、病因

(1) 概念：胎儿娩出后24小时内失血量≥500mL，剖宫产时≥1000mL。居我国孕产妇死亡原因首位。

(2) 病因：子宫收缩乏力 2017、胎盘因素、软产道损伤、凝血功能障碍。

2. 临床表现　胎儿娩出后阴道大量出血，24小时出血量≥500mL，继发休克。检查可见宫底升高、轮廓不清、胎盘、胎膜缺损，阴道、会阴、宫颈裂伤等。

3. 西医治疗

(1) 子宫收缩乏力：按摩子宫，应用宫缩剂，采用宫腔纱条填塞法压迫止血、结扎盆腔血管或行髂内动脉或子宫动脉栓塞，必要时行子宫次全切除或子宫全切除术。

(2) 胎盘因素：取出胎盘，钳刮术或刮宫术。

(3) 软产道损伤：缝合，行裂伤修补术。

(4) 凝血功能障碍：输新鲜全血，补充血小板、纤维蛋白原或凝血酶原复合物、凝血因子等。

4. 中医辨证论治

证型	证候		治法	方药
气虚	血色鲜红，头晕目花，心悸怔忡，气短懒言，面色苍白	舌淡，脉虚细	补气固冲，摄血止崩	升举大补汤
血瘀	色暗红有血块，小腹疼痛拒按，血块下后腹痛减轻	舌紫暗或瘀点瘀斑，脉沉涩	活血化瘀，理血归经	化瘀止崩汤

二、子宫破裂

1. 病因及临床表现

(1) 病因：梗阻性难产、瘢痕子宫、子宫收缩药物使用不当、产科手术损伤。

(2) 临床表现：先兆子宫破裂表现为病理缩复环、下腹部压痛、胎心率的变化及血尿。子宫破裂在先兆子宫破裂的基础上突然发生剧烈腹痛，有休克及明显的腹部体征。

2. 预防　做好产前检查，密切观察产程进展，严格掌握宫缩剂使用的适应证、禁忌证、规范手术操作等。

第十三单元 产后病

> ☆重点提示
>
> 本单元历年考查点也比较集中。重点复习产褥感染的病理、临床表现，及产后缺乳、产后排尿异常的辨证论治。对于晚期产后出血的病因病机、治疗及产后关节痛的辨证论治也应了解。

一、中医对产后病的认识

（一）产后"三冲""三病""三急"

产后三冲是指产后败血上冲，冲心、冲胃、冲肺。产后三急指产后呕吐、盗汗、泄泻，三者并见必危。产后三病指产后病痉、病郁冒、大便难。

（二）产后"三审"

先审小腹痛与不痛，以辨有无恶露停滞；次审大便通与不通，以验津液之盛衰；再审乳汁的行与不行及饮食多少，以察胃气之强弱。

（三）产后用药"三禁"

即禁大汗，以防亡阳；禁峻下，以防亡阴；禁通利小便，以防亡津液。

二、晚期产后出血

1. 概念、病因及临床表现

（1）概念：分娩24小时后，在产褥期内发生的子宫大量出血，称晚期产后出血。

（2）病因：胎盘胎膜残留、蜕膜残留、子宫胎盘附着面感染或复旧不全、剖宫产术后子宫伤口裂开，或产后子宫滋养细胞肿瘤、子宫黏膜下肌瘤等。

（3）临床表现：阴道流血，腹痛，发热，头晕，休克，贫血貌，可触及子宫增大、变软，宫口松弛，有时可触及残留组织和血块。

2. 中医病因病机　本病的发生机制主要是冲任不固，气血运行失常 2011。常见病因病机有气虚、血热和血瘀。

3. 中西医治疗

（1）西医治疗：止血；抗感染；清除宫内残留物；对于产后及剖宫产术后阴道大量流血者，必要时应行开腹探查术。

（2）中医辨证论治 2000 2002 2004 2009 2021

证型	证候	治法	方药
气虚	恶露色淡红质稀，无臭气，神疲懒言，四肢无力，小腹空坠	舌淡苔薄白，脉细弱	补脾益气，固冲摄血	补中益气汤
血热	恶露量多，色鲜红或紫红，质黏稠，有臭气，口燥咽干	舌红苔少，脉细数	清热凉血，安冲止血	保阴煎
血瘀	恶露量时多时少，色紫暗，有血块，小腹疼痛拒按，块下痛减	舌紫暗或瘀斑瘀点，脉沉涩	活血化瘀，调冲止血	生化汤合失笑散

三、产褥感染

1. 西医病因

（1）诱因：产妇体质虚弱、营养不良、产程延长等。

(2) 病原体种类：外源性如衣原体、支原体以及淋病奈瑟菌等；内源性为孕期及产褥期生殖道寄生大量需氧菌、厌氧菌、假丝酵母菌及支原体等，以厌氧菌为主。

2. 病理 2006 ①急性外阴、阴道、宫颈炎；②急性子宫内膜炎、子宫肌炎；③急性盆腔结缔组织炎、急性输卵管炎；④血栓静脉炎；⑤脓毒血症及败血症；⑥急性盆腔腹膜炎及弥漫性腹膜炎。

3. 临床表现

(1) 发热：一般出现在产后 3~7 天。

(2) 腹痛：多从下腹部开始，逐渐波及全腹，可有压痛、腹肌紧张及反跳痛。

(3) 恶露异常：恶露明显增多，混浊，或呈脓性，有臭味。

(4) 下肢血栓静脉炎：可见下肢持续性疼痛、肿胀，站立时加重，行走困难。如形成脓毒血症、败血症，则可出现持续高热、寒战、谵妄、昏迷、休克，甚至死亡。

4. 西医治疗 一般治疗；抗生素（青霉素类和头孢类，加用甲硝唑）；引流通畅；血栓性静脉炎的治疗；手术治疗。

5. 中医辨证论治 2001 2002 2003 2006 2017

证型	证候	治法	方药
感染邪毒	高热寒战，小腹疼痛拒按，恶露紫暗如败酱，气臭秽，口渴引饮	舌红苔黄而干，脉数有力	清热解毒，凉血化瘀	五味消毒饮合失笑散
热入营血	高热汗出，烦躁不安，皮肤斑疹隐隐	舌红绛苔黄燥，脉弦细而数	清营解毒，散瘀泄热	清营汤
热陷心包	高热不退，神昏谵语，甚至昏迷，面色苍白，四肢厥冷	舌红绛，脉微而数	清心开窍	清营汤送服安宫牛黄丸或紫雪丹

四、产后缺乳

1. 概念 产后哺乳期内，产妇乳汁甚少或无乳可下者称产后缺乳。

2. 中医病因病机 发病机制为气血化源不足，或乳汁运行受阻。常见病因病机是气血虚弱、肝郁气滞和痰浊阻滞。

3. 中医辨证论治 2006 2010 2016 2017

证型	证候	治法	方药
气血虚弱	乳汁清稀，乳房柔软无胀感，面色少华，神疲乏力，食欲不振，心悸头晕	舌淡白，脉虚细	补气养血，佐以通乳	通乳丹
肝郁气滞	乳汁浓稠，乳房胀硬疼痛，情志抑郁，微热，食欲不振	舌暗红苔微黄，脉弦数	疏肝解郁，通络下乳	下乳涌泉散
痰浊阻滞	乳房硕大，乳汁不稠，形体肥胖，胸闷痰多，纳少便溏	舌淡胖苔腻，脉沉细	健脾化痰通乳	苍附导痰丸合漏芦散

五、产后关节痛

1. 概念、中医病因病机 产妇在产褥期内，出现肢体或关节酸楚、疼痛、麻木、重着者。本病多因产后气血虚弱，风、寒、湿等邪乘虚而入，使气血凝滞，"不通则痛"，或经脉失养，"不荣则痛"，导致肢体关节疼痛。常见病因病机有血虚、血瘀、风寒和肾虚。

2. 中医辨证论治 2008 2010 2017

证型	证候		治法	方药
血虚	肢体麻木，面色萎黄，头晕心悸	舌淡苔少，脉细弱	养血益气，温经通络	黄芪桂枝五物汤
血瘀	关节刺痛，按之痛甚，恶露量少色暗，小腹疼痛拒按	舌紫暗，脉涩	养血活络，行瘀止痛	生化汤加桂枝、牛膝或身痛逐瘀汤
风寒	屈伸不利，痛处游走不定，恶寒发热	舌淡苔薄白，脉浮紧	养血祛风，散寒除湿	独活寄生汤
肾虚	产后腰膝、足跟痛，艰于俯仰，头晕耳鸣，夜尿多	舌淡暗，脉沉细弦	补肾养血，强腰壮骨	养荣壮肾汤

六、产后排尿异常

1. 概念、中医病因病机　产后膀胱充盈而不能自行排尿或排尿困难者称为产后尿潴留。病机为膀胱气化不利。常见病因病机有肺脾气虚、肾阳亏虚、血瘀、气滞。产后排尿失去控制，不能自主排出者称为尿失禁。病因病机有肺脾气虚、肾气亏虚。

2. 中医辨证论治 2017

证型		证候		治法	方药
产后尿潴留	肺脾气虚	小腹坠胀，气短乏力，面色㿠白	舌淡苔薄白，脉缓弱	益气生津，宣肺利水	补气通脬饮
	肾阳亏虚	腰膝酸软，面色晦暗	舌淡，脉沉细迟弱	补肾温阳，化气利水	济生肾气丸
	血瘀	小腹刺痛，乍寒乍热	舌紫暗苔薄白，脉沉涩	养血活血，祛瘀利尿	加味四物汤
	气滞	情志抑郁，胸胁胀痛，烦闷不安	舌淡红，脉弦	理气行滞，行水利尿	木通散
产后小便频数与失禁	肺脾气虚	气短懒言，倦怠乏力，小腹下坠，面色不华	舌淡苔薄白，脉缓弱	益气固摄	黄芪当归散
	肾气亏虚	夜尿频多，头晕耳鸣，腰膝酸软，面色晦暗	舌淡苔白滑，脉沉细无力	温阳化气，补肾固脬	肾气丸

第十四单元　外阴色素减退性疾病

重点提示

本单元考试很少涉及，考生在复习时整体通读了解即可。重点熟悉各临床表现。

一、外阴慢性单纯性苔藓

1. 临床表现　外阴瘙痒剧烈，早期皮肤暗红或粉红，角化过度则呈白色，局部皮肤增厚似皮革或苔藓样变。

2. 中医辨证论治 2017

证型	证候		治法	方药
肝郁气滞	性情抑郁，经前乳房胀痛，胸闷嗳气，两胁胀痛	舌暗苔薄，脉细弦	疏肝解郁，养血通络	黑逍遥散去生姜，加川芎

续表

证型	证候		治法	方药
湿热下注	外阴奇痒，带下量多，色黄气秽，胸闷烦躁，口苦口干，溲赤便秘	舌红苔黄腻，脉弦数	清热利湿，通络止痒	龙胆泻肝汤去木通

二、外阴硬化性苔藓

1. **临床表现** 外阴瘙痒或无不适，晚期出现性交困难；皮肤粉红或白色，萎缩变薄，干燥皲裂，晚期皮肤菲薄，阴道口挛缩狭窄，甚至仅容指尖。

2. 中医辨证论治

证型	证候	证候	治法	方药
肝肾阴虚	夜间尤甚，头晕目眩，双目干涩，腰膝酸楚	舌红苔少，脉细数	补益肝肾，养荣润燥	归肾丸合二至丸
血虚化燥	头晕眼花，心悸怔忡，气短乏力，面色萎黄	舌淡苔薄，脉细	益气养血，润燥止痒	人参养荣汤
脾肾阳虚	腰背酸楚，小便频数，四肢欠温，形寒畏冷，面浮肢肿，纳差便溏	舌淡胖苔薄白，脉沉细无力	温肾健脾，养血润燥	右归丸

第十五单元　女性生殖系统炎症

重点提示

掌握生殖系统各类炎症的病因病理、临床表现和中医西医的治疗，尤其是中医的辨证论治。

一、外阴炎

（一）临床表现

外阴瘙痒，或灼热、痒痛，排尿时疼痛加剧，或阴部干涩，灼热瘙痒。外阴皮肤黏膜红肿、溃疡、糜烂、脓水淋漓，严重者腹股沟淋巴结肿大，压痛，体温升高等急性炎症反应。

（二）中医辨证论治

证型	证候	证候	治法	方药
湿热下注	带下增多，色黄质稠，气味秽臭，伴烦躁易怒，口干口苦	舌苔黄腻，脉弦数	清热利湿，杀虫止痒	龙胆泻肝汤
湿毒浸渍	带下增多，色黄秽臭，尿黄便秘	舌红苔黄糙，脉滑数	清热解毒，除湿止痒	五味消毒饮
肝肾阴虚	五心烦热，头晕目眩，烘热汗出，腰酸耳鸣	舌红少苔，脉细数	滋肾降火，调补肝肾	知柏地黄汤

二、阴道炎症

（一）滴虫阴道炎、外阴阴道假丝酵母菌病、细菌性阴道病、萎缩性阴道炎的病因

1. **滴虫阴道炎** 阴道毛滴虫。有直接传播、间接传播、医源性传播。
2. **外阴阴道假丝酵母菌病** 假丝酵母菌。感染途径为内源性传染、性交、衣物传染。
3. **细菌性阴道病** 加德纳菌、厌氧菌及人型支原体。与频繁性交或阴道灌洗有关。

4. 萎缩性阴道炎　卵巢功能减退，阴道上皮糖原减少，抵抗力下降，致病菌过度繁殖。

（二）各种阴道炎的临床表现

1. 滴虫阴道炎　白带多，呈灰黄色稀白泡沫状 2002 2004 2006。
2. 外阴阴道假丝酵母菌病　白带多，呈凝乳状或豆渣样 2004 2008 2015。
3. 细菌性阴道病　灰白色、均质、稀薄、腥臭味白带 2008 2015。
4. 萎缩性阴道炎　阴道分泌物增多及外阴瘙痒、灼热感。

（三）中西医治疗方法

1. 西医治疗　包括局部治疗和全身用药。
（1）滴虫阴道炎：1%乳酸或0.5%醋酸液阴道冲洗，甲硝唑栓；口服甲硝唑。
（2）外阴阴道假丝酵母菌病：2%～3%苏打液外阴及阴道冲洗或坐浴；制霉菌素、酮康唑、克霉唑、咪康唑栓等局部外用；口服伊曲康唑，氟康唑。
（3）细菌性阴道病：甲硝唑栓或2%克林霉素软膏；口服甲硝唑。
（4）萎缩性阴道炎：1%乳酸或0.5%醋酸液阴道冲洗，己烯雌酚片或甲硝唑；口服己烯雌酚或尼尔雌醇。

2. 中医辨证论治 2018

证型	证候		治法	方药
肝经湿热	外阴瘙痒，头晕目胀，心烦口苦，胸胁、少腹胀痛，尿黄便结	舌红苔黄腻，脉弦数	清热利湿，杀虫止痒	龙胆泻肝汤
湿虫滋生	阴部瘙痒，如虫行状，灼热疼痛，心烦少寐，胸闷呃逆，口苦咽干，小便黄赤	舌红苔黄腻，脉滑数	清热利湿，解毒杀虫	萆薢渗湿汤

三、子宫颈炎症

（一）病因病理

1. 病因　病原体感染如淋病奈瑟菌、沙眼衣原体、生殖支原体、葡萄球菌、链球菌、大肠埃希菌、厌氧菌等，也可由机械性刺激或损伤并发感染而发病。
2. 病理　包括急性子宫颈炎和慢性子宫颈炎（慢性子宫颈管黏膜炎、子宫颈息肉、子宫颈肥大）。

（二）临床表现及诊断

1. 病史　常有分娩、流产、手术感染史，不洁性生活、宫颈损伤或病原体感染等病史。
2. 临床表现　阴道分泌物增多，呈淡黄色或脓性，甚至有血性白带或性交后出血，或伴有外阴瘙痒或腰酸，下腹坠痛。
3. 妇科检查　可见宫颈充血、水肿、黏膜外翻，有脓性白带从宫颈口流出，量多。
4. 实验室及其他检查
（1）实验室检查：阴道分泌物检查白细胞增多，宫颈刮片或做TCT宫颈细胞学检查。
（2）其他检查：B型超声、彩色超声多普勒了解宫颈及盆腔情况，阴道镜检查或活检。

（三）中西医治疗方法

1. 西医治疗　①急性子宫颈炎治疗：淋病奈瑟菌性宫颈炎常用药物如头孢曲松钠、头孢克肟或氨基糖苷类，治疗沙眼衣原体药物主要有四环素类、红霉素类。②慢性子宫颈管黏膜炎：选用相应抗感染药物。③子宫颈息肉：行息肉摘除术，将切除组织送病理。④子宫颈肥大：一般无须治疗。

2. 中医辨证论治 2008

证型	证候	舌脉	治法	方药
热毒蕴结	黄绿如脓，质稠臭秽，小腹胀痛，腰骶酸楚，小便黄赤，阴部灼痛瘙痒	舌红苔黄，脉滑数	清热解毒，燥湿止带	止带方合五味消毒饮
湿热下注	黄白相兼，质稠味臭，少腹胀痛，胸胁胀痛，心烦易怒，口干苦不欲饮	舌红苔黄腻，脉滑数	疏肝清热，利湿止带	龙胆泻肝汤
脾虚湿盛	质稀，无臭味，面色萎黄，精神倦怠，小腹坠胀，纳差便溏	舌淡胖有齿痕苔腻，脉缓弱	健脾益气，升阳除湿	完带汤
肾阳虚损	色白质稀，清冷如水，淋漓不止，腰脊酸楚，形寒肢冷，尿频清长	舌淡苔薄白，脉沉迟	温肾助阳，涩精止带	内补丸

四、盆腔炎性疾病

(一) 病因病理

主要有产后体虚，宫腔内手术操作感染，经期产褥期卫生不洁等。若病情迁延，可致盆腔炎性疾病后遗症。

(二) 临床表现

1. 盆腔炎性疾病　腹痛、发热、阴道分泌物增多。下腹部肌紧张、压痛、反跳痛。阴道充血，有大量脓性分泌物，穹隆明显触痛。宫颈充血、水肿，举痛明显，宫体稍大，较软，压痛，活动受限。输卵管压痛明显，有时扪及包块。

2. 盆腔炎性疾病后遗症　下腹部疼痛，痛连腰骶，伴低热起伏，易疲劳，劳则复发，带下增多，月经不调，甚至不孕。

(三) 中西医治疗方法

1. 西医治疗　抗生素治疗（多采用广谱抗生素及联合用药），手术治疗。

2. 中医辨证论治 2016 2017

证型		证候	舌脉	治法	方药
盆腔炎性疾病	热毒炽盛	高热恶寒，口干苦，便秘溲赤，带下量多，色黄秽臭	舌红苔黄糙，脉洪数	清热解毒，凉血化瘀	五味消毒饮合大黄牡丹皮汤
	湿热瘀结	寒热往来，带下量多色黄质稠味臭，小便短赤	舌红有瘀点苔黄厚，脉滑数	清热利湿，化瘀止痛	仙方活命饮
盆腔炎性疾病后遗症	湿热瘀结	低热起伏，带下量多色黄质黏，胸闷纳呆，口干不欲饮	舌红胖大苔黄腻，脉滑数	清热利湿，化瘀止痛	银甲丸/当归芍药散
	气滞血瘀	经血量多有块，经行情志抑郁，乳房胀痛	舌紫暗有瘀斑瘀点，脉弦涩	活血化瘀，理气止痛	膈下逐瘀汤
	寒湿凝滞	小腹冷痛，喜热恶寒，带下淋沥，腰骶冷痛	舌暗红苔白腻，脉沉迟	祛寒除湿，活血化瘀	少腹逐瘀汤
	气虚血瘀	下腹部疼痛结块，缠绵日久，疲乏无力，食少纳呆	舌暗红有瘀点，脉弦涩无力	益气健脾，化瘀散结	理冲汤

第十六单元 月 经 病

> ☆重点提示
>
> 本单元是妇产科学的重点单元,要点较多,考点也较为分散,在复习时必须按部就班地对知识点逐个进行复习。重点掌握每种疾病的中医病因病机和辨证论治,对于各类月经病的临床表现也应了解。本单元考查的侧重点基本都是中医的辨证论治,其他内容可结合中医诊断学的知识联合记忆。

一、排卵障碍性异常子宫出血

（一）中医对排卵障碍性异常子宫出血的认识

1. 排卵障碍性异常子宫出血 包括中医学的崩漏及月经不调。

2. 崩漏 指妇女在非行经期间阴道大量流血或持续淋漓不断,前者称"崩中"或"经崩",后者称"漏下"或"经漏"。

3. 月经不调 指月经的周期、经期和经量发生异常的一组月经病的总称,包括月经先期、月经后期、月经先后无定期、月经过多、月经过少、经期延长以及经间期出血等。

（二）排卵障碍性异常子宫出血的病因病理、临床类型及表现

1. 下丘脑-垂体-卵巢轴功能调节失常,与子宫内膜出血自限机制有关。

2. 分为无排卵性异常子宫出血、排卵性异常子宫出血。

3. 中医病因病机为冲任损伤,不能制约经血,胞宫蓄溢失常。

4. 无排卵性异常子宫出血的表现是子宫不规则出血、月经周期紊乱、经期长短不一、经量不定,甚至大出血 2002 2004 2005。排卵性异常子宫出血分为排卵性月经过多、黄体功能不足、子宫内膜不规则脱落、排卵期出血、稀发排卵。

（三）常用诊断方法、鉴别诊断要点

1. 诊断方法 根据病史、临床表现和实验室及其他检查（诊断性刮宫、B超、宫腔镜检查、基础体温测定、激素测定、血常规及凝血功能测定、宫腔镜检查）以明确诊断。

2. 鉴别要点 应与异常妊娠或妊娠并发症、生殖器官肿瘤、生殖器官感染及全身性疾病如血液病、内分泌失调等引起的阴道流血相鉴别。并注意有无放置宫内节育器、口服避孕药及服用性激素药物等。

（四）中西医治疗原则

1. 西医治疗 无排卵性异常子宫出血以止血、调整月经周期、促进排卵和手术为主。排卵性异常子宫出血以改善黄体功能和治疗子宫内膜不规则脱落为主。

2. 崩漏应根据病情的缓急轻重、出血的久暂,采用"急则治其标,缓则治其本"的原则,灵活运用"塞流""澄源""复旧"三法 2017。

3. 中医辨证论治

(1) 无排卵性异常子宫出血（崩漏） 2001 2002 2004 2005 2007 2008

证型		证候		治法	方药
肾虚	肾阳虚	色淡质清稀，腰痛如折，畏寒肢冷，面色晦暗或有暗斑，小便清长	舌淡暗苔白润，脉沉迟无力	温肾固冲，止血调经	右归丸
	肾阴虚	色鲜红，质稠，头晕耳鸣，腰膝酸软，手足心热	舌红苔少，脉细数	滋肾益阴，固冲止血	左归丸合二至丸
脾虚		色淡质稀，神倦懒言，面色㿠白，不思饮食，面浮肢肿	舌淡胖有齿痕，脉缓无力	补气摄血，固冲调经	固本止崩汤/固冲汤
血热证	虚热	血色鲜红而质稠，口燥咽干，心烦潮热，大便干结	舌红少苔，脉细数	滋阴清热，止血调经	保阴煎合生脉散
	实热	色深红，质稠，口渴烦热，溲黄便结	舌红，苔黄，脉滑数	清热凉血，止血调经	清热固经汤
血瘀		色紫暗有块，小腹疼痛拒按，块下痛减	舌紫暗或瘀斑，脉涩	活血化瘀，止血调经	逐瘀止血汤

(2) 排卵性异常子宫出血 2000 2002 2003 2005

证型		证候		治法	方药
排卵性月经过多（月经过多）	气虚	色淡红，质稀，肢倦神疲，气短懒言，面色㿠白，小腹空坠	舌淡苔薄，脉缓弱	补气升提，固冲止血	举元煎或安冲汤
	血热	色深红或鲜红，质黏稠，口渴心烦，溲黄便结	舌红苔黄，脉滑数	清热凉血，固冲止血	保阴煎
	血瘀	色紫暗，质稠，有血块，经行腹痛，块下痛减	舌紫暗或瘀点，脉涩	活血化瘀，固冲止血	桃红四物汤
黄体功能不足（月经先期）	脾气虚	色淡质稀，神疲气短，面色萎黄，小腹空坠，食少纳差	舌淡，脉缓弱	健脾益气，固冲调经	补中益气汤
	肾气虚	量少，色淡暗，质稀薄，腰膝酸软，头晕耳鸣，夜尿频多	舌淡暗，苔薄白，脉沉细	补肾益气，固冲调经	固阴煎
	阳盛血热	量多，经色深红质稠，面红颧赤，心烦口渴，溲黄便结	舌红苔黄，脉滑数	清热降火，凉血调经	清经散
	肝郁血热	色深红质稠有块，乳房胀痛，胸胁胀满，口苦咽干	舌红苔薄黄，脉弦数	疏肝解郁，清热调经	丹栀逍遥散
	阴虚血热	量少，色鲜红，手足心热，咽干口燥，潮热盗汗，心烦失眠	舌红少苔，脉细数	养阴清热，固冲调经	两地汤
子宫内膜不规则脱落（经期延长）	气虚	量多色淡质稀，神倦气短，肢软无力，小腹空坠，面色㿠白	舌淡苔薄白，脉缓弱	补气摄血，固冲调经	举元煎
	虚热	量少色鲜红，质稍稠，口燥咽干，手足心热，两颧潮红	舌红少苔，脉细数	养阴清热，凉血调经	两地汤合二至丸
	湿热蕴结	量少色深红，质稠，腰腹胀痛，小便短赤，大便黏滞	舌红苔黄腻，脉滑数	清热利湿，止血调经	固经丸
	血瘀	经行不畅，色暗有块，小腹疼痛拒按，面色晦暗或有暗斑	舌紫暗有瘀斑，脉弦涩	活血化瘀，固冲调经	桃红四物汤合失笑散

续表

证型		证候	治法	方药
排卵期出血（经间期出血）	肾阴虚	色鲜红质稠，腰膝酸软，头晕耳鸣，手足心热 舌红少苔，脉细数	滋肾养阴，固冲止血	加减一阴煎
	湿热证	色深红质稠，带下量多，质黏腻，小腹时痛，小便短赤 舌红苔黄腻，脉滑数	清热除湿，凉血止血	清肝止淋汤
	脾气虚	色淡质稀，神疲肢倦，气短懒言，食少腹胀 舌淡苔薄，脉缓弱	健脾益气，固冲摄血	归脾汤
	血瘀	经间期少量出血，血色紫暗，有块，小腹疼痛拒按 舌紫暗有瘀点，脉涩	活血化瘀，理血归经	逐瘀止血汤

二、闭经

（一）概念

年过16岁，第二性征已经发育尚未来经者或者年龄超过14岁第二性征没有发育者称原发性闭经；月经已来潮又停止超过6个月或3个周期以上者称继发性闭经。

（二）病因及分类

（1）原发性闭经。

（2）继发性闭经：①下丘脑性闭经；②垂体性闭经；③卵巢性闭经；④子宫性闭经；⑤其他内分泌功能异常。

（三）中医病因病机

病因病机有虚实两端。主要包括肾气亏损、肝肾阴虚、气血虚弱、阴虚血燥、痰湿阻滞、气滞血瘀和寒凝血瘀。

（四）诊断

根据病史、临床表现（原发或继发闭经）、体格检查、妇科检查、实验室检查（孕激素试验、雌孕激素序贯试验、垂体兴奋试验、激素测定）及影像学检查（盆腔超声检查、子宫输卵管造影、CT或MRI、宫腔镜检查、腹腔镜检查、染色体检查、靶器官检查）可确诊。

（五）中西医治疗

1. 西医治疗　全身治疗、性激素治疗、辅助生殖技术、手术治疗。

2. 中医辨证论治 2001 2002 2003 2004 2006 2008 2011 2021

证型	证候		治法	方药
肾气亏损	腰腿酸软，头晕耳鸣，倦怠乏力，夜尿频多，性欲淡漠，面色晦暗，眼眶暗黑	舌淡暗，脉沉细	补肾益气，养血调经	加减苁蓉菟丝子丸
肝肾阴虚	头晕耳鸣，腰腿酸软，两目干涩，面色少华	舌红苔少，脉沉细弱	滋补肝肾，养血调经	育阴汤
气血虚弱	神疲肢倦，头晕眼花，心悸气短，面色萎黄，唇色淡红	舌淡苔少，脉沉缓或细弱	益气健脾，养血调经	人参养荣汤
阴虚血燥	两颧潮红，五心烦热，盗汗，骨蒸劳热，干咳咳血，口干咽燥	舌红苔少，脉细数	养阴清热，养血调经	加减一阴煎
气滞血瘀	胸胁、乳房胀痛，少腹胀痛拒按，精神抑郁，烦躁易怒，嗳气叹息	舌紫暗，脉沉弦或沉涩	行气活血，祛瘀通经	血府逐瘀汤

续表

证型	证候		治法	方药
痰湿阻滞	形体肥胖，胸闷呕恶，倦怠嗜睡，面浮肢肿，带下量多，色白质稠	苔白腻，脉沉缓或滑	燥湿化痰，活血通经	丹溪治湿痰方或苍附导痰丸
寒凝血瘀	小腹冷痛拒按，得热痛减，形寒肢冷，面色青白	舌紫暗苔白，脉沉紧	温经散寒，活血通经	温经汤

三、痛经

1. **中医病因病机** 痛经的病机主要为"不通则痛"和"不荣则痛"。常见病因病机有气滞血瘀、寒凝血瘀、湿热瘀阻、气血虚弱、肝肾亏损及阳虚内寒。

2. **中医辨证论治** 2004 2005 2006 2007 2008 2009 2010 2016 2017

证型	证候		治法	方药
气滞血瘀	色紫暗有块，块下痛减，经前胸胁乳房胀满或胀痛	舌紫暗或有瘀点，脉弦滑	理气活血，逐瘀止痛	膈下逐瘀汤
寒凝血瘀	小腹冷痛，拒按，得热痛减，色暗有块，畏寒肢冷	舌暗，苔白腻，脉沉紧	温经散寒，化瘀止痛	少腹逐瘀汤
湿热瘀阻	小腹灼热感，经色暗红质稠，低热起伏，小便黄赤	舌红，苔黄腻，脉滑数	清热除湿，化瘀止痛	清热调血汤
气血虚弱	小腹隐痛，喜揉喜按，月经量少色淡质稀，神疲乏力，面色无华	舌淡，苔薄，脉细弱	补气养血，调经止痛	黄芪建中汤
肝肾亏损	小腹绵绵作痛，经色淡，量少，腰膝酸软，头晕耳鸣	舌淡，脉沉细弱	滋肾养肝，调经止痛	调肝汤
阳虚内寒	冷痛喜按，得热则舒，经量少色暗淡，腰腿酸软，小便清长	舌淡胖苔白润，脉沉	温经扶阳，暖宫止痛	温经汤（《金匮要略》）

四、多囊卵巢综合征

（一）西医病理、中医病因病机

1. **西医病理** 双侧卵巢较正常增大2～5倍，呈灰白色，胞膜增厚、坚韧。子宫内膜呈现不同程度的增生性改变。

2. **中医病因病机** 肾虚、痰湿阻滞、肝经湿热和气滞血瘀。

（二）临床表现及诊断

1. **临床表现** 月经失调、不孕、多毛、痤疮、肥胖、黑棘皮症、其他男性化体征如秃发等。

2. **实验室及其他检查** 激素测定（血清FSH偏低，LH升高，LH/FSH≥2～3）、基础体温的测定（呈单相型）、诊断性刮宫、B超检查、腹腔镜检查。

3. **诊断标准** ①稀发排卵或无排卵；②雄激素水平升高的临床表现和（或）高雄激素血症；③卵巢多囊改变。上述3条中符合2条，并排除其他致雄激素水平升高的病因。

（三）西医治疗

药物治疗（调整月经周期——短效避孕药、孕激素；高雄激素血症的治疗；胰岛素抵抗的治疗；促排卵治疗）、手术治疗。

（四）中医辨证论治 2016

证型		证候		治法	方药
肾虚证	肾阴虚	形体瘦小，头晕耳鸣，腰膝酸软，手足心热，便秘溲黄	舌红少苔，脉细数	滋阴补肾，调补冲任	左归丸
	肾阳虚	头晕耳鸣，腰膝酸软，形寒肢冷，小便清长，大便不实	舌淡苔白，脉沉无力	温肾助阳，调补冲任	右归丸
痰湿阻滞		带下量多，头晕头重，胸闷泛恶，四肢倦怠	舌胖大色淡，苔白腻，脉滑	燥湿除痰，活血调经	苍附导痰丸合佛手散
肝经湿热		带下量多色黄，毛发浓密，经前胸胁乳房胀痛	苔黄腻，脉弦数	清肝解郁，除湿调经	龙胆泻肝汤
气滞血瘀		经行腹痛拒按，精神抑郁，胸胁胀满	舌紫暗或有瘀点，脉沉涩	行气活血，祛瘀通经	膈下逐瘀汤

五、经前期综合征

（一）中医对经前期综合征的认识

本病属于中医的"经行头痛""经行乳房胀痛""经行发热""经行身痛""经行泄泻""经行浮肿"等范畴。常见的病因病机有肝郁气滞、肝肾阴虚、脾肾阳虚、心肝火旺、气滞血瘀、痰火上扰等。

（二）临床表现

1. 症状　躯体症状（头痛、乳房胀痛、腹部胀满、肢体浮肿、体重增加等）、精神症状（易怒、焦虑、抑郁等）、行为改变（思想不集中、工作效率低、自杀意图等）。

2. 体征　每随月经周期见颜面及下肢凹陷性水肿，体重增加，或乳房胀痛，且有触痛性结节，或口腔黏膜溃疡，或见荨麻疹、痤疮。

3. 中医辨证论治 2006 2017

证型	证候		治法	方药
肝郁气滞	胸闷胁胀，精神抑郁，头晕目眩，烦躁易怒，少腹胀痛	舌红或紫暗，脉弦	疏肝解郁，养血调经	柴胡疏肝散
肝肾阴虚	烦躁失眠，口干不欲饮，烘热汗出，腰酸腿软	舌红少苔，脉细数	滋肾养肝，育阴调经	一贯煎
脾肾阳虚	经行泄泻，腰腿酸软，身倦无力，形寒肢冷	舌淡苔白滑，脉沉缓	温肾健脾，化湿调经	右归丸合苓桂术甘汤
心肝火旺	狂躁易怒，头痛头晕，面红目赤，口舌生疮，溲黄便干	舌红苔薄黄，脉弦滑数	疏肝解郁，清热调经	丹栀逍遥散
气滞血瘀	头痛剧烈，腹痛拒按，月经量少，经色紫暗有块	舌紫暗或有瘀点，脉弦涩	理气活血，化瘀调经	血府逐瘀汤
痰火上扰	烦躁不安，胸闷泛恶，痰多不寐，面红目赤，大便干结	舌红苔黄腻，脉弦滑而数	清热化痰，宁心安神	生铁落饮

六、绝经综合征

（一）概念

妇女在绝经前后出现性激素波动或减少所致的一系列躯体及精神心理症状。属于中医"绝经前后诸证""经断前后诸证"范畴 2000。

（二）内分泌变化

雌激素下降，孕激素减少，雄激素（睾酮和雄烯二酮）产生，促性腺激素显著升高，促性腺激素释放，血抑制素浓度下降，抗米勒管激素水平下降。

（三）中医病因病机

常见病因病机是肝肾阴虚、脾肾阳虚、肾虚肝郁、心肾不交和肾阴阳两虚。

（四）临床表现

月经紊乱、血管舒缩症状、自主神经失调症状、精神神经症状、泌尿生殖道症状、骨质疏松、阿尔茨海默症、心血管病变。

（五）西医治疗

1. 性激素补充疗法　以雌激素（口服戊酸雌二醇、结合雌激素、尼尔雌醇）为主，辅以孕激素。

2. 非激素类药物　缓解血管舒缩症状及精神神经症状者可口服盐酸帕罗西汀；防治骨质疏松选用钙剂、降钙素、双磷酸盐类等。

（六）中医辨证论治 2012 2017

证型	证候	治法	方药
肝肾阴虚	烘热汗出，头晕目眩，腰膝酸软，口燥咽干，月经紊乱，失眠多梦	舌红少苔，脉细数	滋养肝肾，育阴潜阳	杞菊地黄丸
脾肾阳虚	精神萎靡，面色晦暗，腰背冷痛，小便清长，夜尿频数，面浮肢肿	舌胖嫩边有齿印，脉沉细弱	温肾扶阳	右归丸
肾虚肝郁	阵发性烘热汗出，腰膝酸软，烦躁易怒，乳房胀痛，胸闷善叹息	舌偏暗苔薄白，脉弦细	滋肾养阴，疏肝解郁	一贯煎
心肾不交	心悸怔忡，腰膝酸软，多梦易惊，烘热汗出，眩晕耳鸣，失眠健忘	舌偏红少苔，脉细数	滋阴降火，交通心肾	天王补心丹
肾阴阳两虚	时而烘热汗出，时而畏寒肢冷，腰酸乏力，头晕耳鸣，浮肿便溏	舌淡苔薄，脉沉弱	滋阴补肾，调补冲任	二仙汤合二至丸

第十七单元　女性生殖器官肿瘤

重点提示

本单元主要掌握子宫肌瘤的临床表现、手术的处理原则。其余内容了解即可。

一、宫颈癌

1. 病因病理

（1）病因：高危型HPV的持续感染是主要危险因素 2016 2017，16、18型所致的宫颈癌约占全部宫颈癌的70%；性行为及分娩次数；其他如吸烟。

（2）病理：浸润性鳞状细胞癌（占宫颈癌的75%~80%）2016、腺癌、腺鳞癌、腺性基底细胞癌。

2. 分期、临床表现和诊断方法

（1）分期：Ⅰ期、Ⅱ期、Ⅲ期、Ⅳ期。

（2）表现：阴道流血、阴道排液、晚期癌的症状。

（3）诊断：病史、症状、宫颈细胞学检查、HPV检测、阴道镜检查、子宫颈活组织检查、子宫颈锥切术。

3. 西医治疗　手术治疗、放射治疗、化疗。

二、子宫肌瘤

1. 分类、病理、变性

（1）分类：按肌瘤生长部位分为宫体肌瘤、宫颈肌瘤。按肌瘤与子宫壁的关系分为肌壁间肌瘤、浆膜下肌瘤、黏膜下肌瘤。

（2）病理：巨检（实质性球形，表面光滑，质地较硬，切面呈灰白色）、镜检（由梭形平滑肌细胞和不等量纤维结缔组织构成）。

（3）变性：肌瘤失去原有的典型结构。常见玻璃样变（最常见）、囊性变、红色样变（多见于妊娠期或产褥期）、肉瘤样变（极少见）、钙化。

2. 临床表现和诊断

（1）临床表现：月经异常、下腹包块、压迫症状、白带增多、不孕、继发性贫血。妇检子宫增大，表面不规则单个或多个结节状突起，黏膜下肌瘤位于宫腔内者子宫均匀增大，脱出于宫颈外口者，阴道窥器检查即可看到宫颈口处有肿物，粉红色，表面光滑，宫颈外口边缘清楚。

（2）诊断：病史、体征和妇科检查。

3. 西医治疗原则　药物治疗（促进性腺激素释放激素类似物、米非司酮等）、手术治疗、介入治疗、妊娠合并子宫肌瘤的处理。

4. 中医辨证论治 2001 2003 2006 2008 2010 2016

证型	证候		治法	方药
气滞血瘀	经前乳房胀痛，胸胁胀闷，小腹胀痛或有刺痛	舌边瘀点，脉弦涩	行气活血，化瘀消癥	膈下逐瘀汤
痰湿瘀阻	带下量多，色白质黏稠，脘痞多痰，形体肥胖，嗜睡肢倦	舌胖紫暗，苔白腻，脉沉滑	化痰除湿，活血消癥	开郁二陈汤
气虚血瘀	小腹空坠，月经色淡有块，神疲气短，纳少便溏，面色无华	舌淡暗边有瘀点，脉细涩	益气养血，消癥散结	理冲汤
肾虚血瘀	经色紫暗有血块，腰酸膝软，头晕耳鸣，夜尿频多	舌淡暗边有瘀点，脉沉涩	补肾活血，消癥散结	金匮肾气丸合桂枝茯苓丸
湿热瘀阻	经色红有块质黏稠，带下量多色黄秽臭，腰骶酸痛，溲黄便结	舌暗红边有瘀点，苔黄腻，脉滑数	清热利湿，活血消癥	大黄牡丹汤

三、子宫内膜癌

1. 西医病因病理　两种发病类型：Ⅰ型即雌激素相关型，占多数，预后好；Ⅱ型为非雌激素相关型，预后不良。巨检分为局灶型和弥散型。

2. 转移途径　主要为直接蔓延、淋巴转移，晚期血行转移。

3. 诊断

（1）病史：有绝经过渡期月经紊乱史、绝经后阴道流血。

（2）辅助检查：分段诊断性刮宫是确诊本病的主要依据；B型超声检查；宫腔镜检查；其他。

4. 西医治疗原则　手术治疗是内膜癌的首选治疗方法；放疗；化疗；孕激素。

第十八单元　妊娠滋养细胞疾病

> **重点提示**
>
> 本单元重点掌握葡萄胎的临床表现、检查、治疗及随访，尤其是随访的时间及随访期间避孕的时长。

葡萄胎

1. 诊断

（1）病史：有停经史，时间多为2~4个月。

（2）临床表现：停经后阴道流血，下腹痛，子宫异常增大变软，妊娠呕吐及子痫前期征象，甲状腺功能亢进现象，贫血与感染 2017。

（3）实验室及其他检查：①HCG测定：葡萄胎时血清中β-HCG浓度明显高于正常妊娠月份的相应值 2017。②超声检查：常用又准确。B超示子宫腔内呈"落雪状"或"蜂窝状"影像，超声多普勒检查能探测到子宫血流杂音而探测不到胎心。

2. 西医治疗及随访

（1）西医治疗：清宫、子宫切除术 2016、卵巢黄素化囊肿的处理、预防性化疗。

（2）随访：①HCG定量测定：在葡萄胎排空后每周一次直至HCG正常后3周，后每月一次至HCG正常后6个月，然后再每2个月一次，共6个月，自第一次阴性后共计一年。②应注意月经是否规则，有无阴道异常流血、咳嗽、咯血及其他转移灶症状，并做妇科检查，定期或必要时做盆腔B型超声、X线胸片或CT检查。葡萄胎随访期间必须严格避孕6个月。

第十九单元　子宫内膜异位症及子宫腺肌病

> ☆**重点提示**
>
> 本单元中子宫内膜异位症为考试常考的知识点，其中医病因病机、辨证论治都应掌握。另外，对于临床表现及实验室检查也应了解。

一、子宫内膜异位症

1. 西医病因病理、中医病因病机

（1）病因：种植学说、体腔上皮化生学说、诱导学说等。

（2）病理：异位内膜随卵巢激素的变化而发生周期性出血，使周围纤维组织增生和粘连，出现紫褐色斑点或小泡，最后发展为大小不等的紫蓝色结节或包块。巨检下卵巢子宫内膜异位症最为多见 2016。

（3）中医病因病机：瘀血阻滞冲任胞宫为基本病机 2016，病因为气滞血瘀、寒凝血瘀、肾虚血瘀、气虚血瘀、瘀热互结、痰瘀互结。

2. 临床特征、实验室及其他检查

（1）临床表现：下腹痛和痛经、性交痛、不孕、月经失调、其他特殊症状。盆腔检查扪及与子宫相连的囊性包块或盆腔内有触痛性结节。

（2）检查：B超检查、CA125值检测、腹腔镜检查（为"金标准"）2008。

3. 西医治疗　药物治疗（非甾体抗炎药、避孕药、孕激素、孕激素受体拮抗剂、孕三烯酮、促性腺激素释放激素激动剂）、手术治疗、药物与手术联合治疗、根治性手术。

4. 中医辨证论治 2006　2010　2011　2016　2017

证型	证候	治法	方药
气滞血瘀	经血紫暗有块，块下痛减，胸闷乳胀	舌紫暗或有瘀点，脉弦涩	理气活血，活血祛瘀	膈下逐瘀汤
寒凝血瘀	小腹冷痛拒按，得热痛减，经色紫暗，形寒肢冷、面色青白	舌紫暗苔薄白，脉沉弦	温经散寒，活血祛瘀	少腹逐瘀汤
瘀热互结	灼热感，拒按，遇热痛增，心烦口渴，溲黄便结	舌红有瘀点苔黄，脉弦数	清热凉血，活血祛瘀	清热调血汤
痰瘀互结	小腹掣痛拒按，形体肥胖，头晕沉重，胸闷纳呆，呕恶痰多	舌淡胖而紫暗，苔白滑或白腻，脉细	理气化痰，活血逐瘀	苍附导痰汤合桃红四物汤
气虚血瘀	喜按喜温，经色淡质稀，面色少华，神疲乏力，纳差便溏	舌淡暗边有齿痕，苔白腻，脉细无力	益气活血，化瘀散结	理冲汤
肾虚血瘀	痛引腰骶，经色淡暗质稀，头晕耳鸣，腰膝酸软，性欲减退	舌淡暗或瘀点，脉沉细而涩	补肾益气，活血化瘀	归肾丸合桃红四物汤

二、子宫腺肌病

1. 病因病理
（1）病因：与多次妊娠和分娩时子宫壁创伤及慢性子宫内膜炎有关。
（2）病理：子宫多呈均匀增大，剖面可见其肌层明显增厚且硬，腔中偶见陈旧血液。
2. 临床表现　经量增多、经期延长、进行性加剧痛经、子宫均匀增大、质硬有压痛。
3. 西医治疗　药物治疗、手术治疗。

第二十单元　子宫脱垂

> ☆ 重点提示
>
> 本单元重点掌握子宫脱垂的病因病机及临床分度。对于中医的辨证论治也应熟悉了解。

1. 病因　妊娠、分娩、衰老、长期腹压增加、医源性原因。
2. 临床表现及分度　Ⅰ度：轻型，宫颈外口距处女膜缘小于4cm，未达处女膜缘；重型，宫颈外口已达处女膜边缘，在阴道口可见到宫颈。Ⅱ度：轻型，宫颈也脱出阴道口外，宫体仍在阴道内；重型，宫颈及部分宫体已脱出阴道口。常有腰骶部疼痛或下坠感。Ⅲ度：宫颈及宫体全部脱出至阴道口外。常伴排尿排便异常。
3. 中西医治疗方法
（1）西医治疗：保守治疗（使用子宫托）、手术治疗（曼氏手术、阴式子宫全切除及阴道前后壁修补术、阴道封闭术、盆底重建手术）。
（2）中医辨证论治 2000　2005　2006　2008　2011　2016　2017

证型	证候	治法	方药
中气下陷	劳则加剧，小腹下坠，神倦乏力，少气懒言，面色无华	舌淡苔薄，脉缓弱	补益中气，升阳举陷	补中益气汤

续表

证型	证候		治法	方药
肾气亏虚	久脱不复，腰酸腿软，头晕耳鸣，小便频数，小腹下坠	舌淡苔薄，脉沉弱	补肾固脱，益气升提	大补元煎
湿热下注	表面红肿疼痛，溃烂流液，色黄气秽	舌红苔黄腻，脉弦数	清热利湿	龙胆泻肝汤合五味消毒饮

第二十一单元　不孕症

> **重点提示**
>
> 本单元内容也相对比较少，需要了解不孕症的概念、分类及检查方法，中医的辨证论治要重点掌握。根据症状和实验室检查判断疾病类型、选择合理的药物，这是复习的目的。

1. 概念、分类　女性无避孕性生活至少12个月而未孕。分为原发性不孕、继发性不孕。
2. 西医病因　①女性因素60%~70%。②男性因素10%~30%。③不明原因：10%~20%。
3. 中医病因病机　肾虚（肾气虚、肾阳虚、肾阴虚）、肝气郁结、痰湿内阻、瘀滞胞宫、湿热内蕴。
4. 检查与诊断　常用卵巢功能检查、输卵管通畅检查、免疫试验、宫腔镜检查、腹腔镜检查、染色体检查、CT或MRI检查等。结合病史、临床表现、体格检查可确诊。
5. 西医治疗　纠正盆腔器质性病变、诱导排卵、不明原因不孕的治疗、辅助生殖技术。
6. 中医辨证论治 2001　2003　2005　2008　2010　2015　2017

证型		证候		治法	方药
肾虚证	肾气虚弱	头晕耳鸣，腰膝酸软，精神疲倦，小便清长	舌淡苔薄，脉沉细尺弱	补肾益气，温养冲任	毓麟珠
	肾阴虚	形体消瘦，腰酸耳鸣，头目眩晕，五心烦热	舌红苔少，脉细数	滋阴养血，调冲益精	养精种玉汤合清骨滋肾汤
	肾阳虚	面色晦暗，腰酸腿软，性欲淡漠，大便不实，小便清长	舌淡苔白，脉沉细	温肾益气，调补冲任	温肾丸
肝气郁结		经前乳房小腹胀痛，经血夹块，抑郁或急躁易怒，胸胁胀满	舌暗红，脉弦	疏肝解郁，养血理脾	开郁种玉汤
痰湿壅阻		带下量多质稠，肥胖，头晕心悸，胸闷呕恶	苔白腻，脉滑	燥湿化痰，调理冲任	启宫丸
瘀滞胞宫		小腹疼痛拒按，腰骶疼痛	舌暗或紫，脉涩	活血化瘀，调理冲任	少腹逐瘀汤
湿热内蕴		赤白带下，腰骶酸痛，少腹坠痛，或低热起伏	舌红苔黄腻，脉弦数	清热除湿，活血调经	仙方活命饮

第二十二单元　计划生育

> **重点提示**
> 本单元在考试中偶有涉及，复习时着重注意几种避孕方法，以及人流的适应证、禁忌证。

一、避孕

1. 临床常用避孕方法　宫内节育器、激素避孕及其他避孕方法。
2. 放置宫内节育器的适应证、禁忌证及并发症

（1）适应证：已婚育龄妇女自愿要求以 IUD 避孕而无禁忌证者 2002。

（2）禁忌证：①妊娠或妊娠可疑。②生殖道急性炎症。③人工流产出血多，怀疑有妊娠组织物残留或感染可能；中期妊娠引产、分娩或剖宫产胎盘娩出后，子宫收缩不良出血或潜在感染可能。④生殖器肿瘤。⑤生殖器畸形如纵隔子宫、双子宫等。⑥宫颈内口过松、重度陈旧性宫颈裂伤或子宫脱垂。⑦严重的全身性疾病。⑧宫腔＜5.5cm 或＞9.0cm（除外足月分娩后、大月份引产后或放置含铜无支架宫内节育器）。⑨近 3 个月内有月经失调、阴道不规则流血。⑩有铜过敏史。

（3）并发症：子宫穿孔、节育器异位；节育器嵌顿或断裂；节育器下移或脱落；带器妊娠。

二、人工流产

1. 负压吸引术

适应证：妊娠 10 周内要求终止妊娠而无禁忌证的患者及妊娠 10 周内因某种因素而不宜继续妊娠者。

禁忌证：生殖器官急性炎症；各种疾病的急性期，或严重的全身性疾病不能耐受手术者；术前两次体温高于 37.5℃者。

2. 药物流产

适应证：妊娠 7 周以内者，手术有恐惧心理者，高危人流对象等。

禁忌证：有使用米非司酮、米索前列醇的禁忌证；过敏体质、宫外孕、妊娠剧吐等。

三、节育措施常见不良反应的中医药治疗

1. 月经异常

证型	证候		治法	方药
肝郁血瘀	胸胁、乳房胀痛，嗳气口苦	舌暗红苔薄，脉弦涩	理气化瘀止血	四草止血方
阴虚血瘀	潮热颧红，咽干口燥，手足心热	舌红苔少，脉细数	养阴清热，化瘀止血	二至丸
气虚血瘀	神疲体倦，面色㿠白，气短懒言，小腹空坠	舌淡苔薄，脉缓弱	益气化瘀止血	举元煎合失笑散
瘀热互结	心烦口渴，或伴发热，溲赤便结	舌红苔薄，脉弦数	清热凉血，化瘀止血	清经散

2. 流产术后出血

证型	证候		治法	方药
瘀阻胞宫	血色紫暗，有血块，小腹阵发性疼痛，腰骶酸胀	舌紫暗，脉细涩	活血化瘀，固冲止血	生化汤

续表

证型	证候		治法	方药
气血两虚	血色淡红，小腹坠胀，腰酸下坠，神疲乏力，纳食、夜寐欠佳	舌淡红，脉细无力	益气养血，固冲止血	八珍汤
湿热壅滞	血色紫暗如败酱，质黏腻，有臭气，小腹作痛，腰酸下坠，纳呆口腻，小便黄	舌红苔黄腻，脉细数	清利湿热，化瘀止血	固经丸

第八篇　中西医结合儿科学

第一单元　儿科学基础

> ☆重点提示
>
> 本单元基本都为基础记忆性内容。其中小儿年龄分期标准、生长发育指标及小儿按诊的内容均为考试的常考点，须重点记忆。另外，脱水、小儿辨证的内容也应熟悉。

一、小儿年龄分期与生长发育

1. 年龄分期标准、各年龄期特点及预防保健

（1）胎儿期：从受精卵形成到小儿出生。依靠母体而生存。

（2）新生儿期：从出生后脐带结扎开始，至出生后28天。发病率高，常有产伤、感染、窒息、出血、溶血及先天畸形等疾病发生。

（3）婴儿期：从出生到满1周岁 2001 2005。生长发育迅速，容易发生消化系统、呼吸系统的疾病和各种传染病。

（4）幼儿期：1周岁后至3周岁 2017。智力发育迅速，但识别能力差，要注意加强营养。

（5）学龄前期：3周岁后至入小学前。加强思想品德教育，具有较大的可塑性，易患肾炎、风湿热等疾病。

（6）学龄期：6~7周岁后至青春期之前。换上恒牙 2004，大脑发育已经与成人相同，发病率较前有所降低，但要注意预防近视和龋齿等。

（7）青春期：女孩11~12岁到17~18岁，男孩13~14岁到18~20岁 2008，发育迅速，第二性征逐渐明显，形体增长出现第二个高峰，应进行生理、心理的教育。

2. 小儿体格生长指标

（1）体重：小儿初生体重平均3kg。生后3月龄的婴儿体重约为出生时的2倍；12月龄时婴儿体重约为出生时的3倍，是第一个生长高峰；2岁时婴儿体重约为出生时的4倍；2岁后到11~12岁前每年体重增长约2kg。公式：1~6个月体重（kg）=出生时体重（kg）+0.7×月龄；7~12个月体重（kg）=6+0.25×月龄；1岁至青春期前体重（kg）=8+年龄×2 2000 2008 2011。

（2）身高：小儿初生时身长约50cm。出生后第一年增长25cm。以后用公式推算：身高（cm）=75+7×年龄 2000 2002 2004 2006 2008 2011 2012。

（3）颅骨发育：后囟最迟于生后2~4个月闭合。颅骨缝在生后3~4个月闭合，前囟关闭在生后12~18个月 2004 2006 2009 2017。

（4）头围：新生儿平均头围34cm，2岁时48cm，5岁时50cm，15岁时接近成人，为54~58cm 2003 2006 2009 2010 2016。

（5）胸围：出生时平均为32cm。比头围小1~2cm，1周岁左右头、胸围相等，以后胸围

逐渐大于头围，1 岁至青春前期胸围超过头围的厘米数约等于小儿岁数减 1。

(6) 牙齿：2 岁以内乳牙的数目可用公式推算：牙齿数 = 月龄 - 4（或 6）。

(7) 脊柱：6～7 岁时固定。

(8) 长骨发育：3 个月——头状骨、钩骨；1 岁——下桡骨骺；2～2.5 岁——三角骨；3 岁——月骨；3.5～5 岁——大、小多角骨；5～6 岁——舟骨；6～7 岁——下尺骨骺；9～10 岁——豆状骨；10 岁出全，共 10 个。故 1～9 岁腕部骨化中心的数目约为其岁数加 1。

3. 各年龄段呼吸、脉搏、血压常数

(1) 呼吸、脉搏：各年龄小儿呼吸脉搏（每分钟）见下表。

年龄	呼吸	脉搏	呼吸：脉搏
新生儿	45～40	140～120	1:3
≤1 岁	40～30	130～110	1:(3～4)
1^+～3 岁	30～25	120～100	1:(3～4)
3^+～7 岁	25～20	100～80	1:4
7^+～14 岁	20～18	90～70	1:4

(2) 血压：计算公式：收缩压(mmHg) = 80 + 2 × 年龄，舒张压(mmHg) = 收缩压 × 2/3 2022。

4. 感觉、运动和语言发育

(1) 感觉发育：①视觉——1 个月可凝视光源，开始有头眼协调；3～4 个月看自己的手；4～5 个月认识母亲面容，初步分辨颜色，喜欢红色；1～2 岁喜看图画，能区别形状；6 岁视深度已充分发育，视力达 1.0。②听觉——3～7 日后羊水逐渐吸收听觉已相当好；3～4 个月时头可转向声源，听到悦耳声时会微笑；7～9 个月时能确定声源，开始区别语言的意义；1 岁时听懂自己的名字；2 岁后能区别不同声音；4 岁听觉发育完善。

(2) 运动发育：①平衡与大运动——3 个月抬头较稳，4 个月翻身，6 个月时能独坐，8～9 个月可用双上肢向前爬，1 岁能走，2 岁会跳，3 岁才能快跑。②细动作——生后 3 个月时能有意识地握物，3～4 个月时能玩弄手中物体，6～7 个月时出现换手、捏与敲等探索性动作，9～10 个月能用拇指取细小物品，12～15 个月时能用匙取食、乱涂画，2～3 岁会用筷子，4 岁能自己穿衣，绘画及书写。

(3) 语言发育：3 个月咿呀作语；6 个月时能发出个别音节；1 岁时能连说两个重音的字，会叫"妈妈"，先单音节、双音节，后组成句子；4 岁时能清楚表达自己的意思，能叙述简单事情；6 岁时说话完全流利，句法基本正确。

二、小儿生理特点、病理特点

1. 生理特点 ①脏腑娇嫩，形气未充；②生机蓬勃，发育迅速 2006。古代医家把小儿生机蓬勃、发育迅速的特点概括为"纯阳之体"或"体禀纯阳"。

2. 病理特点 ①发病容易，传变迅速；②脏气清灵，易趋康复 2006 2010。

三、小儿喂养与保健

1. 母乳喂养的优点和方法

(1) 优点 2010 2011：母乳营养丰富；母乳易于消化、吸收和利用；含有丰富的抗体和免疫活性物质，有抗感染和抗过敏的作用；母乳温度适宜、经济、卫生；母乳喂养能增进母子感情；产后哺乳可刺激子宫收缩，促其早日恢复。

(2) 方法：尽早开奶，按需哺乳。

2. 人工喂养的基本知识 用牛奶、羊乳或其他母乳代用品喂养婴儿。

3. 辅助食品的添加原则 ①从少到多；②由稀到稠；③由细到粗；④由一种到多种；⑤天气炎热或婴儿患病时，应暂缓添加新品种 2017。

4. 计划免疫

（1）1岁内婴儿需完成卡介苗、脊髓灰质炎三型混合疫苗、百日咳、白喉、破伤风类毒素混合制剂、麻疹减毒疫苗及乙型肝炎病毒疫苗等预防接种。

（2）根据流行地区、季节进行乙型脑炎疫苗、流行性脑脊髓膜炎疫苗、风疹疫苗、流感疫苗、腮腺炎疫苗、甲型肝炎病毒疫苗等的接种。

四、小儿诊法概要

1. 望诊的主要内容及临床意义

（1）主要内容：望神色形态、审苗窍、辨斑疹、察二便、察指纹 2011。

（2）临床意义：小儿反映病情的真实性较成人更为明显 2010，通过望诊可以观察病儿的全身和局部情况，从而获得有关的症状体征。

2. 指纹诊查的方法及临床意义

（1）方法：观察指纹是儿科的特殊诊法，适用于3岁以下小儿。指纹是从虎口沿食指内侧（桡侧）所显现的脉络。食指根的第一指节为风关，第二指节为气关，第三指节为命关。

（2）临床意义：正常小儿指纹隐约可见，色泽淡紫，纹形伸直，不超过风关 2011 2012。指纹的辨证纲要可以归纳为"浮沉分表里，红紫辨寒热，淡滞定虚实，三关测轻重" 2011 2022。

3. 闻诊的主要内容及临床意义（啼哭声、尿液、粪便气味）

（1）啼哭：健康小儿啼哭有泪，声音洪亮，属正常；若啼哭声尖锐、忽然惊啼、哭声嘶哑、大哭大叫不止，或常啼无力，声慢而呻吟者，当详察原因。

（2）尿液：清澈量多为寒。色黄量少为热；色深黄为湿热内蕴；黄褐如浓茶，多为湿热黄疸。色红如洗肉水或镜检红细胞增多者为尿血，大体鲜红色为血热妄行，淡红色为气不摄血，红褐色为瘀热内结，暗红色为阴虚内热。

（3）粪便：①胎粪——黏稠糊状，褐色，无臭气，日行2~3次。单纯母乳喂养——卵黄色，稠而不成形，稍有酸臭气，日行3次左右。牛乳、羊乳为主喂养——色淡黄，质较干硬，有臭气，日行1~2次。②燥结为内有实热或阴虚内热；稀薄夹有白色凝块，为内伤乳食；稀薄，色黄秽臭，为肠腑湿热；下利清谷，洞泄不止，为脾肾阳虚；赤白黏冻，为湿热积滞，常见于痢疾；果酱色，伴阵发性哭闹，常为肠套叠；灰白不黄，多系胆道阻滞。

4. 问诊的主要内容及临床意义 ①出生史；②喂养史；③生长发育史；④预防接种史。

5. 基本脉象 基本脉象主要分为浮、沉、迟、数、有力、无力6种 2010。浮沉分表里，迟数辨寒热，有力、无力定虚实。轻按能及为浮脉，多见于表证，浮而有力为表实，浮而无力为表虚；重按才能触及的为沉脉，多见于里证，沉而有力为里实，沉而无力为里虚；脉搏频速，一息六七次以上的数脉，多见于热证，数而有力为实热，数而无力为虚热。肝病、惊风可见弦脉；痰涎壅盛或积滞内蕴，常有滑脉。

6. 按诊（皮肤、头颅、胸腹、四肢）

（1）按皮肤：肤冷汗多为阳气不足；肤热无汗为热闭于内。肌肤肿胀，按之随手而起，属阳水水肿；肌肤肿胀，按之凹陷难起，属阴水水肿。

（2）按头囟：囟门隆凸，按之紧张，为囟填，多为风火痰热上攻，肝火上亢，热盛生风。囟门凹陷，为囟陷，常因阴津大伤，若兼头颅骨软者为气阴虚弱，精亏骨弱；颅骨按之不坚而有弹性感多为维生素D缺乏性佝偻病 2007。

（3）按胸腹：若虚里搏动太强，节律不匀，为宗气内虚外泄；若搏动过速，伴喘促，是宗气不继之证。胸骨高耸如鸡之胸，后凸如龟之背是为骨痹；肋骨串珠为虚羸之证。按察腹部，右上腹胁肋下触及痞块，或按之疼痛，为肝大；左上腹胁肋下触及有痞块，为脾大，俱多为气滞血瘀之征。

(4) 按四肢：平时手足冷者多为阳气虚弱；手足心发热多为阴虚内热。高热时四肢厥冷为热深厥甚；四肢肌肉结实者体壮，松弛软弱者脾气虚弱。

五、儿科辨证的意义

1. **八纲辨证的意义** 表里是辨别疾病病位的纲领；寒热是辨别疾病性质的纲领；虚实是辨别人体正气强弱和病邪盛衰的纲领；而阴阳是辨别疾病性质的总纲领。小儿生长发育快，新陈代谢旺盛，故得病后，病情发展变化均较迅速，传变也较复杂。因此，必须结合证候仔细辨别。

2. **脏腑辨证的意义** 脏腑辨证是按中医五脏六腑的生理功能和病理表现来分析内脏病变的部位和性质。在儿科临床上，脏腑辨证是杂病辨证的基本方法，被认为是儿科病辨证最为重要的辨证方法之一。

3. **卫气营血辨证的意义** 温病即热性病，以发病急、进展快、变化多为特点，是在《伤寒论》六经辨证的基础上，根据病情发展的规律，运用三焦辨证和卫气营血辨证 2006。在儿科可分为表证、表里兼证和里证三个阶段。

六、儿科治疗概要

1. **治疗原则** ①中西医有机结合，取长补短；②治疗及时，方药精简；③调理和顾护脾胃；④注意整体治疗，合理调护。

2. **药物剂量计算常用方法**

(1) 按体重计算：每日（次）剂量=病儿体重（kg）×每日（次）每千克体重需要量。

(2) 按体表面积计算

体重<30kg：小儿体表面积（m^2）=体重（kg）×0.035+0.1

体重>30kg：小儿体表面积（m^2）=［体重（kg）-30］×0.02+1.05

剂量=小儿体表面积（m^2）×剂量/（cm^2）

(3) 按年龄计算，比较简单易行。

(4) 按成人剂量折算：小儿剂量=成人剂量×小儿体重（kg）/50。

(5) 小儿中药用量：新生儿用成人量的1/6，乳婴儿为成人量的1/3，幼儿为成人量的1/2，学龄儿童为成人量的2/3或成人量。

3. **常用内治法则** 疏风解表、止咳平喘、清热解毒、消食导滞、镇惊开窍、凉血止血、利水消肿、益气健脾、培元补肾、回阳救逆、活血化瘀。

4. **常用外治法及适应证**

(1) 推拿疗法：推拿是根据经络腧穴、营卫气血的原理，结合现代医学神经、循环、消化、代谢、运动等解剖生理知识，用手法物理刺激经穴和神经，以达到促进气血运行、经络通畅，调节神经功能，增强体质和调和脏腑的作用。主要用于治疗小儿泄泻、腹痛、厌食、斜颈等病证。

(2) 捏脊疗法：捏脊疗法是通过对督脉和膀胱经的捏拿，达到调整阴阳、通理经络、调和气血、恢复脏腑功能为目的的一种疗法。常用治疳证、婴儿泄泻及脾胃虚弱的患儿。

(3) 针灸与打刺疗法：①针灸疗法就是针刺或温灸一定的穴位或部位，达到通经脉、调气血的目的，使人体阴阳平衡，以治疗疾病的一种外治法。灸法常适用于慢性虚弱性疾病及以风寒湿邪为患的病证。②打刺疗法也称皮肤针刺法（梅花针、七星针），主要用于治疗脑瘫后遗症。③刺四缝疗法，四缝是经外奇穴，位于食、中、无名及小指四指中节横纹中点，是手三阴经所过之处。针刺四缝有解热除烦、通畅百脉、调和脏腑的功效，常用于治疗疳证、厌食。

(4) 拔罐疗法：本法可促进气血流畅、营卫运行，也有祛风散寒、宣肺止咳、舒筋活络的作用。常用于治疗肺炎喘嗽、哮喘、腹痛、遗尿等病证。

七、小儿体液平衡的特点和液体疗法

1. 脱水程度的判断

（1）轻度脱水（失水量占体重的 5% 以下） 2018。

（2）中度脱水（失水量占体重的 5%~10%）。

（3）重度脱水（失水量占体重的 10% 以上） 2005。

2. 代谢性酸中毒的主要临床表现

（1）轻度酸中毒的症状不明显，常被原发病所掩盖。

（2）较重酸中毒表现为呼吸深而有力，唇呈樱桃红色，精神萎靡、嗜睡、恶心、频繁呕吐，心率增快，烦躁不安，甚则出现昏睡、昏迷、惊厥等。

（3）严重酸中毒，血浆 pH < 7.2 时，心肌收缩无力，心率转慢，心排血量减少，周围血管阻力下降，致低血压，心力衰竭和室颤。半岁以内小婴儿呼吸代偿功能差，酸中毒时其呼吸改变可不典型，往往仅有精神萎靡、面色苍白等。

第二单元　新生儿疾病

> **重点提示**
>
> 本单元出题率一般，考点集中在新生儿黄疸上。其余内容可通读了解。

新生儿黄疸

1. 西医病因与发病机理

（1）感染性：①新生儿肝炎；②新生儿败血症。

（2）非感染性：①新生儿溶血病（母婴 ABO 血型不合、Rh 血型不合）；②胆管阻塞（先天性胆道闭锁和先天性胆总管囊肿）；③母乳性黄疸；④遗传疾病、药物因素。

2. 生理性黄疸与病理性黄疸的鉴别 2002 2016

分类	生理性黄疸	病理性黄疸
出现时间	晚（出生后 2~3 天）	早（出生后 24 小时）
消退时间	10~14 天	>14 天
临床表现	一般情况良好	一般情况差
血清胆红素	<221μmol/L	>221μmol/L
黄疸消退后	不再出现	可再出现

3. 中医辨证论治 2000 2001 2004 2005 2006 2010 2022

证型	证候		治法	方药
湿热郁蒸	黄色鲜明，烦躁啼哭，不欲吮乳，小便短黄	舌红苔黄腻	清热利湿退黄	茵陈蒿汤加味
寒湿阻滞	黄色晦暗，持久不退，四肢欠温，不欲吮乳，时时啼哭	舌偏淡苔白腻	温中化湿退黄	茵陈理中汤加味
气滞血瘀	黄色晦滞，日益加重，腹部胀满，右胁下痞块，大便不调或灰白	舌紫暗有瘀斑、瘀点，苔黄或白	化瘀消积退黄	血府逐瘀汤

第三单元 呼吸系统疾病

> ☆重点提示
>
> 本单元中上呼吸道感染、肺炎是考试的重点内容。其病因病机、临床表现及中医治疗均应熟练掌握。对于肺炎心力衰竭的诊断及肺炎治疗的抗生素药物选择也应有所了解。

一、急性上呼吸道感染

1. 主要病原体及临床表现　上呼吸道感染的病原体90%以上为病毒，主要有鼻病毒、呼吸道合胞病毒、副流感病毒、流感病毒、柯萨奇病毒、管状病毒、单纯疱疹病毒、EB病毒、埃可病毒及腺病毒等。

（1）一般类型：轻症以鼻咽部症状为主，重症病例可引起很多并发症，如中耳炎、风湿热、心包炎、骨髓炎等疾病。

（2）特殊类型：①疱疹性咽峡炎——病原体为柯萨奇A组病毒 2015。咽腭弓、悬雍垂、软腭或扁桃体上有2~4mm大小的疱疹，周围有红晕，疱疹破溃后形成小溃疡，病程1周左右。②咽结合膜热——病原体为腺病毒3、7型，病程1~2周 2017。多呈高热、咽痛、眼部刺痛，体检时可见咽部充血，一侧或两侧滤泡性眼结合膜炎，颈部、耳后淋巴结肿大。

2. 常见兼夹证（夹痰、夹滞、夹惊） 2005 2008 2011 2016 2022

（1）夹痰：小儿肺脏娇嫩，感邪之后，失于宣肃，气机不利，津液不得敷布而内生痰液，痰壅气道，则咳嗽加剧，喉间痰鸣，此为感冒夹痰 2004。

（2）夹滞：小儿脾常不足，感邪之后，脾运失司，稍有饮食不节，致乳食停滞，阻滞中焦，则脘腹胀满、不思乳食，或伴呕吐、泄泻，此为感冒夹滞 2005。

（3）夹惊：小儿神气怯弱，肝气未盛，感邪之后，热扰心肝，易致心神不宁，睡卧不安，惊惕抽风，此为感冒夹惊 2005。

3. 中医病因病机及治疗原则　病机为肺卫失宣。治疗原则为疏风解表。

4. 中医辨证论治 2008 2016

主证

证型	证候		治法	方药
风寒感冒	发热恶寒，无汗头痛，鼻流清涕，喷嚏咳嗽，咽部不红肿	舌淡红苔薄白，脉浮紧或指纹浮红	辛温解表	荆防败毒散
风热感冒	发热恶风，鼻流浊涕，咳嗽痰稠，咽红肿痛，口干渴	舌红苔薄黄，脉浮数或指纹浮紫	辛凉解表	银翘散
暑邪感冒	头晕头痛，身重困倦，胸闷泛恶，口渴心烦，食欲不振，小便短黄	舌红苔黄腻，脉数或指纹紫滞	清暑解表	新加香薷饮
时邪感冒	起病急骤，全身症状重，目赤咽红，肌肉酸痛，恶心呕吐	舌红苔黄，脉数	清瘟解毒	银翘散合普济消毒饮

兼证

证型		证候		治法	方药
夹痰	风寒	咳嗽较剧，痰多，喉间痰鸣		辛温解表，宣肺化痰	加用三拗汤、二陈汤
	风热			辛凉解表，清肺化痰	加用桑菊饮
夹滞		脘腹胀满，不思饮食，呕吐酸腐	苔厚腻，脉滑	解表兼以消食导滞	加用保和丸
夹惊		惊惕哭闹，睡卧不宁，骤然抽风神昏	舌红，脉浮弦	解表兼以清热镇惊	加用镇惊丸，另服小儿回春丹/小儿金丹片

二、肺炎

1. 常见病原体　发达国家中小儿肺炎病原以病毒为主，发展中国家则以细菌为主。其中肺炎链球菌、金黄色葡萄球菌、流感嗜血杆菌是重症肺炎的主要病因。

2. 中医病因病机　外因责之于感受风邪，或由其他疾病传变而来；内因责之于小儿形气未充，肺脏娇嫩，卫外不固。病机关键为肺气闭郁。

3. 临床分类方法

(1) 病理分类：支气管肺炎、大叶性肺炎、间质性肺炎、毛细支气管炎。

(2) 病因分类：病毒性肺炎、细菌性肺炎、支原体肺炎、衣原体肺炎、真菌性肺炎、原虫性肺炎、坠积性肺炎、嗜酸细胞性肺炎、吸入性肺炎等。

(3) 病程分类：病程小于1个月为急性肺炎；1~3个月为迁延性肺炎；大于3个月为慢性肺炎。

(4) 病情分类：轻症，呼吸系统症状为主，无全身中毒症状。重症，除呼吸系统受累严重外，其他系统亦受累，且全身中毒症状明显。

4. 支气管肺炎、腺病毒肺炎、合胞病毒肺炎、支原体肺炎的临床特点

(1) 支气管肺炎：起病急，发病前多数有上呼吸道感染表现。以发热、咳嗽、气促为主症。热型多为不规则热，也可见弛张热或稽留热，气促加重，可出现呼吸困难，表现为鼻翼扇动、点头呼吸、三凹征等。肺部体征早期可不明显或仅有呼吸音粗糙，以后可闻及固定的中、细湿啰音。新生儿肺炎肺部听诊仅可闻及呼吸音粗糙或减低，病程中亦可出现细湿啰音或哮鸣音。

(2) 腺病毒肺炎：以发热、咳嗽、呼吸困难为主症。急骤发热，体温可达39℃以上，第3~4日多呈稽留热或不规则的高热。咳嗽较剧，频咳或阵咳。呼吸困难多开始于第3~6日。重症者可出现鼻翼扇动、三凹征、喘憋及口唇甲床青紫。肺部体征出现较晚，初期听诊仅有呼吸音粗糙或干啰音，发热4~5日后方可闻及湿啰音。

(3) 合胞病毒肺炎：多见于2岁以内，尤以2~6个月婴儿多见，男性多于女性，以高热、咳嗽、喘憋为主要症状。中、重症患儿有喘憋、呼吸困难，出现呼吸增快、三凹征、鼻翼扇动及口唇发绀。肺部听诊可闻及喘鸣音，肺基底部可听到细湿啰音。

(4) 支原体肺炎：以发热、咳嗽、咳痰为主症。热型不定，大多在39℃左右，热程为1~3周。刺激性剧烈咳嗽为突出表现。年长儿常伴有咽痛、胸闷及胸痛，婴幼儿则起病急，病情重，常有呼吸困难及喘憋。叩诊呈浊音，听诊呼吸音减弱，有时可闻及湿啰音。部分可闻及哮鸣音。

5. 肺炎心衰的诊断标准 2016　①呼吸突然加快，>60次/分；②心率突然加快，婴儿>180次/分，幼儿超过160次/分；③骤发极度烦躁不安，明显发绀，面色苍白发灰，指甲微循环充盈时间延长；④心音低钝、奔马律、颈静脉怒张；⑤肝脏迅速增大；⑥尿少或无尿，颜面、眼睑、双下肢水肿。具备前5项者即可诊断心力衰竭。

6. **抗生素药物选择原则** ①根据病原菌选择敏感药物；②早期治疗；③选用渗入下呼吸道浓度高的药物；④足量、足疗程；⑤重症宜联合用药，经静脉给药。

7. **中医辨证论治** 2004 2005 2006 2008 2009 2011 2016 2017

常证

证型		证候	治法	方药
风寒闭肺		恶寒发热，无汗，呛咳不爽，呼吸气急，痰白而稀	舌不红苔白腻，脉浮紧，指纹浮红	辛温宣肺，化痰止咳	华盖散
风热闭肺	初起	发热恶风，咳嗽气急，痰多稠黏，口渴咽红	舌红苔薄白或黄，脉浮数	辛凉宣肺，化痰止咳	银翘散合麻杏石甘汤
	重证	高热烦躁，咳嗽微喘，气急鼻扇，喉中痰鸣，便干尿黄	舌红苔黄，脉滑数，指纹紫滞		
痰热闭肺		气急鼻扇，喉间痰鸣，口唇紫绀，面赤口渴，胸闷胀满，泛吐痰涎	舌红苔黄腻，脉弦滑	清热涤痰，开肺定喘	五虎汤合葶苈大枣泻肺汤
毒热闭肺		高热，气急鼻扇，涕泪俱无，鼻孔干燥如烟煤，面赤唇红	舌红而干苔黄腻，脉滑数	清热解毒，泻肺开闭	黄连解毒汤合麻杏石甘汤
阴虚肺热		病程较长，低热盗汗，干咳无痰，面色潮红	舌红少津苔花剥、苔少，脉细数	养阴清肺，润肺止咳	沙参麦冬汤
肺脾气虚		低热起伏，面白少华，动则汗出，咳嗽无力，纳差便溏	舌偏淡苔薄白，脉细无力	补肺健脾，益气化痰	人参五味子汤

变证

证型	证候		治法	方药
心阳虚衰	面色苍白，口唇紫绀，额汗不温，四肢厥冷	舌略紫苔薄白，脉细弱而数，指纹青紫，可达命关	温补心阳，救逆固脱	参附龙牡救逆汤
邪陷厥阴	壮热烦躁，神昏谵语，四肢抽搐，口噤项强	舌质红绛，指纹青紫，可达命关，或透关射甲	平肝息风，清心开窍	羚角钩藤汤合牛黄清心丸

三、支气管哮喘

1. **中医病因病机** 外因——感受外邪（接触异物、气味及嗜食咸酸）等；内因——肺、脾、肾 三脏功能不足 2006 2011。病机为外因诱发，触动伏痰，痰阻气道 2002 2003 2004 2011。

2. **发作期的西医发病机制** 气道慢性（变应性）炎症引起气流受限、气道高反应性。参与的有：免疫因素（免疫介质、淋巴细胞、嗜酸性粒细胞和肥大细胞）；神经、精神因素（β肾上腺素）。

3. **诊断要点** ①反复发作的喘息、气促、胸闷或咳嗽，多与接触变应原、冷空气、物理或化学性刺激、病毒性上下呼吸道感染、运动等有关；②发作时双肺闻及以呼气相为主的哮鸣音，呼气相延长；③支气管舒张药有明显疗效；④除外其他引起喘息、胸闷和咳嗽的疾病；⑤症状不典型，同时在肺部闻及哮鸣音者，酌情采用支气管舒张试验，若阳性可确诊。

4. 中医辨证论治 2000 2005 2006 2008 2010 2011 2016 2017

主证

证型	证候		治法	方药
急性发作期				
寒性哮喘	痰清稀色白，黏沫状，形寒无汗，面色晦滞带青，四肢不温	舌淡红苔白腻，脉浮滑，指纹红	温肺散寒，化痰定喘	小青龙汤合三子养亲汤
热性哮喘	声高息涌，痰稠色黄，发热面红，胸闷膈满，渴喜冷饮	舌红苔黄腻，脉滑数，指纹紫	清热化痰，止咳定喘	麻杏石甘汤/定喘汤
临床缓解期				
肺气虚弱	面白，气短乏力，咳嗽无力，语声低微，反复感冒	舌淡苔薄，脉细无力	补肺固表	玉屏风散
脾气虚弱	面色虚浮少华，食少脘痞，大便不实，倦怠乏力，痰多不咳	舌淡苔白，脉缓无力	健脾化痰	六君子汤
肾虚不纳	形寒怯冷，四肢不温，腰膝酸软，动则心悸气促	舌红苔花剥，脉沉细无力	补肾固本	金匮肾气丸

5. 急性发作期西医治疗 吸氧，β_2 受体激动剂吸入治疗，糖皮质激素 2010 2011，静脉滴注氨茶碱可作为一种选择，辅助机械通气治疗。

四、反复呼吸道感染

1. 诊断标准

（1）0~2岁，上呼吸道感染每年7次，下呼吸道感染每年3次；3~5岁，上呼吸道感染每年6次，下呼吸道感染每年2次；6~12岁，上呼吸道感染每年5次，下呼吸道感染每年2次以上。

（2）上呼吸道感染：第2次距第1次至少间隔7天。

2. 中医病因病机 禀赋不足，体质虚弱；喂养不当，调护失宜；少见风日，不耐风寒；用药不当，损伤正气；正虚邪伏，遇感乃发。

3. 中医辨证论治

主证 2017

证型	证候		治法	方药
营卫失和，邪毒留恋	反复感冒，恶寒怕热，不耐寒凉	脉浮数无力，指纹紫滞	扶正固表，调和营卫	黄芪桂枝五物汤
肺脾两虚，气血不足	咳喘迁延不已，面黄少华，自汗	舌淡红，脉数无力，指纹淡	健脾益气，补肺固表	玉屏风散
肾虚骨弱，精血失充	面白无华，自汗盗汗，睡不安宁，五心烦热，五迟	苔薄白，脉数无力	补肾壮骨，填阴温阳	补肾地黄丸加味

第四单元 循环系统疾病

☆**重点提示**

本单元中对于病毒性心肌炎的诊断标准及中医辨证论治要重点掌握，并注意心电图等辅助检查。

病毒性心肌炎

1. 西医发病机制 以病毒对心肌的直接损伤和继发性免疫损伤为主。

2. 中医病因病机 小儿素体正气亏虚是发病之内因，温热邪毒侵袭是发病之外因。病变部位主要在心，常涉于肺、脾、肾。以外感风热、湿热邪毒为发病主因，瘀血、痰浊为病变过程中的病理产物，耗气伤阴、血脉阻滞为主要病理变化，病程中或邪实正虚，或以虚为主，或虚中夹实，尤须警惕心阳暴脱变证的发生。

3. 临床诊断依据 ①心功能不全、心源性休克或心脑综合征；②心脏扩大（X线、超声心动图检查具有表现之一）；③心电图改变，以R波为主的2个或2个以上的主要导联（Ⅰ、Ⅱ、aVF、V_5）的ST-T改变持续4天以上伴动态变化 2005，窦房传导阻滞、房室传导阻滞、完全性右或左束支阻滞，成联律、多形、多源、成对或并行性早搏，非房室结及房室折返引起的异位性心动过速，低电压（新生儿除外）及异常Q波；④CK-MB升高或心肌肌钙蛋白（cTnI或cTnT）阳性。

4. 中西医治疗

（1）常用的西药治疗方法：急性期卧床；营养心肌药物（辅酶Q_{10}、1,6-二磷酸果糖、维生素C） 2005 2010 2011 ；肾上腺皮质激素主要用于心源性休克、致死性心律紊乱等的抢救；控制心力衰竭（地高辛、西地兰等）。

（2）中医辨证论治 2006 2008 2011 2017

证型	证候		治法	方药
风热犯心	鼻塞流涕，咽红肿痛，咳嗽有痰，肌痛肢楚，头晕乏力	舌红苔薄，脉数/结代	清热解毒，宁心复脉	银翘散
湿热侵心	寒热起伏，全身肌肉酸痛，恶心呕吐，腹痛泄泻，肢体乏力	舌红苔黄腻，脉濡数/结代	清热化湿，宁心复脉	葛根黄芩黄连汤
气阴亏虚	活动后尤甚，神疲懒言，头晕目眩，烦躁口渴，夜寐不安	舌光红少苔，脉细数/促/结代	益气养阴，宁心复脉	炙甘草汤合生脉散
心阳虚弱	神疲乏力，畏寒肢冷，面色苍白，头晕多汗，肢体浮肿	舌淡胖/淡紫，脉缓无力/结代	温振心阳，宁心复脉	桂枝甘草龙骨牡蛎汤
痰瘀阻络	胸闷憋气，心前区痛如针刺，面色晦暗，唇甲青紫	舌胖紫暗/瘀点苔腻，脉结代	豁痰化瘀，活血通络	瓜蒌薤白半夏汤合失笑散

第五单元 消化系统疾病

☆**重点提示**

本单元内容较为重要。其中鹅口疮的中医治疗、腹泻的诊断及治疗都是考试经常涉及的内容。另外，对于疱疹性口炎的辨证论治也应熟悉了解。其余内容通读即可。

一、鹅口疮

1. 病因及临床特征

（1）病因：积热内蕴，口腔不洁，感受秽毒之邪。由白色念珠菌感染所致 2008 。

（2）临床特征：主要为口腔黏膜上出现白色或灰白色乳凝块样白膜。初起时，呈点状和小片状，微凸起，可逐渐融合成大片，白膜界线清楚，不易拭去 2002 2004 2007 。

2. 中医辨证论治 2005 2006 2007 2011 2017

证型	证候		治法	方药
心脾积热	周围红较甚，面赤唇红，发热烦躁多啼，口干渴	舌红苔黄厚，脉滑/指纹紫滞	清心泻脾	清热泻脾散
虚火上浮	周围红晕不著，形体瘦弱，颧红，手足心热，口干不渴，虚烦不宁	舌红苔少，脉细/指纹紫	滋阴降火	知柏地黄丸

二、疱疹性口炎

1. 中医病因　由风热乘脾，心脾积热，或虚火上炎所致。
2. 中医辨证论治

证型	证候		治法	方药
风热乘脾	疼痛明显，拒食，烦躁不安，口臭涎多，发热，便结溲赤	舌红苔薄黄，脉浮数/指纹浮紫	疏风清热，泻火解毒	银翘散
心火上炎	舌边尖溃烂，色赤疼痛，烦躁多啼，口干欲饮，小便短黄	舌尖红苔薄黄，脉数/指纹紫	清心泻火，凉血解毒	泻心导赤散
虚火上炎	溃疡较少，灰白色，迁延不愈，神疲颧红，口干不渴	舌红苔少/花剥，脉细数/指纹淡紫	滋阴降火，引火归原	六味地黄丸加肉桂

三、胃炎

西医诊断要点及鉴别诊断

（1）诊断要点：急性胃炎无特征性临床表现，诊断主要依靠病史、体检、临床表现及内镜检查。慢性胃炎诊断及分类主要根据胃镜下表现和病理组织学检查。

（2）鉴别诊断

①消化性溃疡：纤维胃镜检查是当前诊断溃疡病准确率最高的办法。

②急性胰腺炎：上腹疼痛、恶心、呕吐，血清及尿淀粉酶常增高。

③肠蛔虫症：不固定腹痛、偏食、异食癖、恶心、呕吐等消化功能紊乱症状。

④肠痉挛：反复发作的阵发性腹痛，腹部无异常体征，排气、排便后可缓解。

⑤心理因素所致非特异性腹痛：弥漫性、发作性腹痛，持续数十分钟或数小时而自行缓解。

四、小儿腹泻

1. 中医病因病机　以感受外邪、伤于饮食、脾胃虚弱、脾肾阳虚为多见，其主要病变在脾胃。

2. 临床表现

（1）胃肠道症状：大便次数增多，大便每日数次至数十次，多为黄色水样或蛋花样大便，含有少量黏液，少数患儿也可有少量血便。食欲低下，常有呕吐，严重者可吐咖啡色液体。

（2）重型腹泻除较重的胃肠道症状外，常有较明显的脱水、电解质紊乱和全身中毒症状。

3. 诊断和鉴别诊断

（1）诊断：根据发病季节、病史（包括喂养史和流行病学资料）、临床表现和大便性状易于做出临床诊断。必须判定有无脱水（程度和性质）、电解质紊乱和酸碱失衡；注意寻找病因，肠道内感染的病原学诊断比较困难，从临床诊断和治疗需要考虑，可先根据大便常规有无白细胞将腹泻分为大便无或偶见白细胞者、大便有较多白细胞者。

（2）鉴别诊断

①生理性腹泻：多见于6个月以下的小儿，外观虚胖，常有湿疹。生后不久即腹泻，但除大便次数增多外，无其他症状。食欲好，无呕吐，生长发育不受影响，添加辅食后大便即逐渐

转为正常。

②导致小肠消化吸收功能障碍的各种疾病：如乳糖酶缺乏、葡萄糖-半乳糖吸收不良、失氯性腹泻、原发性胆酸吸收不良、过敏性腹泻等。

③细菌性痢疾：急性起病，便次频多，大便稀，有黏液脓血，腹痛明显，里急后重。大便常规检查脓细胞、红细胞增多，可找到吞噬细胞，大便培养有痢疾杆菌生长。

④坏死性肠炎：中毒症状严重，腹痛、腹胀、频繁呕吐、高热，起初大便为稀水黏液状或蛋花汤样，逐渐出现血便或呈红豆汤样便，具有腥臭味，重症常出现休克。

4. 常见类型肠炎的临床特点

（1）轮状病毒肠炎：起病急，病初1~2天常发生呕吐，随后出现腹泻。大便呈黄色水样或蛋花汤样。为自限性疾病，自然病程3~8天。

（2）诺如病毒肠炎：阵发性腹痛、恶心、呕吐和腹泻，全身症状有畏寒、发热、头痛、乏力、肌痛等。本病为自限性疾病，症状持续12~72小时。

（3）产毒性细菌引起的肠炎：轻症仅大便次数增多，性状轻微改变。重症腹泻频繁，量多，镜检无白细胞。本病为自限性疾病，自然病程一般3~7天。

（4）侵袭性细菌引起的肠炎：急性起病，高热，腹泻频繁，大便黏液状，带脓血，有腥臭味。常伴恶心、呕吐、腹痛和里急后重。大便镜检有大量白细胞和数量不等的红细胞。粪便培养可找到相应的致病菌。

（5）抗生素相关性腹泻：①金黄色葡萄球菌肠炎——典型大便为暗绿色，量多带黏液，少数为血便。大便镜检有大量脓细胞和成簇的革兰阳性球菌。②假膜性小肠结肠炎——由难辨梭状芽孢杆菌引起。大便厌氧菌培养、组织培养法检测细胞毒素可助诊断。③真菌性肠炎——多为白色念珠菌所致。便镜检有真菌孢子和菌丝。

5. 西医治疗原则　①饮食疗法。②液体疗法。③药物治疗（控制感染、微生态疗法、肠黏膜保护剂）。④迁延性和慢性腹泻病的治疗：针对病因治疗；同时做好液体疗法、营养治疗和药物疗法。

6. 中医辨证论治 2000 2001 2002 2003 2004 2006 2007 2008 2009 2010 2017

证型	证候	治法	方药
常证			
湿热泻	大便水样，或如蛋花汤样，泻下急迫，量多次频，气味秽臭	舌红苔黄腻，脉滑数/指纹紫	清肠解热，化湿止泻	葛根黄芩黄连汤
风寒泻	大便清稀，夹有泡沫，臭气不甚，肠鸣腹痛，恶寒发热	舌淡苔薄白，脉浮紧/指纹淡红	疏风散寒，化湿和中	藿香正气散
伤食泻	大便稀溏，夹有乳凝块或食物残渣，脘腹胀满，嗳气酸馊	苔厚腻/微黄，脉滑实/指纹滞	运脾和胃，消食化滞	保和丸
脾虚泻	大便稀溏，色淡不臭，多于食后作泻，面色萎黄，形体消瘦	舌淡苔白，脉缓弱/指纹淡	益气养阴	参苓白术散
脾肾阳虚泻	久泻不止，大便清稀，澄澈清冷，完谷不化，形寒肢冷，睡时露睛	舌淡苔白，脉细弱/指纹色淡	温补脾肾，固涩止泻	附子理中汤合四神丸
变证			
气阴两伤	泻下过度，质稀如水，目眶及囟门凹陷，皮肤干燥或枯瘪	舌红少津苔少/无苔，脉细数	益气养阴	人参乌梅汤
阴竭阳脱	泻下不止，次频量多，表情淡漠，面色青灰，哭声微弱，四肢厥冷	舌淡无津，脉沉细欲绝	回阳固脱	生脉散合参附龙牡救逆汤

注：上表中第三列为证候中的舌脉指纹部分，第四列为治法，第五列为方药。

第六单元　泌尿系统疾病

> ☆重点提示
>
> 急性肾小球肾炎和肾病综合征是泌尿系统的重点病证，其中医病因病机、临床表现及辨证论治要重点掌握。每部分内容都是考试的常考点。另外，对于西医的治则治法也应有所了解。

一、急性肾小球肾炎

1. 西医发病机制

（1）病因：A组乙型溶血性链球菌（12型、49型）、葡萄球菌、肺炎链球菌和革兰阴性杆菌等；某些病毒（流感病毒、腮腺炎病毒、柯萨奇病毒B4和埃可病毒等）、真菌、钩端螺旋体、立克次体和疟原虫。

（2）发病机制：细菌感染多数通过抗原–抗体免疫反应引起肾小球毛细血管炎症病变，而病毒和其他病原体则直接侵袭肾组织而导致肾炎。

2. 中医病因病机　①感受风寒，或风热客于肺卫，阻于肌表，导致肺气失宣，肃降无权，水液不能下达，以致风遏水阻，风水相搏，流溢肌肤而发为水肿。②疮毒疗肿侵袭皮肤，邪毒湿热郁遏肌表，内犯肺脾，致使肺失通调，脾失健运，水无所主，流溢肌肤，发为水肿。

3. 临床表现 2001

（1）前驱感染：发病前1~3周有上呼吸道或皮肤等前驱感染。

（2）典型表现：①浮肿（早期最常见的症状）、少尿。自颜面眼睑开始，1~2日渐及全身；少数亦可有胸水、腹水，可伴尿量减少。②血尿（镜下血尿几乎都有，肉眼血尿30%~50%）。③高血压 2016 。

（3）严重表现：①循环充血而见呼吸急促、肺部湿啰音，严重者可出现呼吸困难、胸闷及频咳，两肺满布湿啰音，甚至心界扩大、肝大及压痛，水肿加剧；②高血压脑病，常见于病程早期，（150~160）/（100~110）mmHg以上，剧烈头痛、恶心呕吐、视力障碍、惊厥、昏迷等；③急性肾衰竭。

（4）非典型表现：①无症状性急性肾炎，仅有血尿或血补体C_3降低而无临床症状；②肾外症状性急性肾炎，水肿和（或）高血压起病，严重者有高血压脑病或循环充血症状，尿改变轻微或无改变，但有链球菌前驱感染、血补体C_3明显降低；③以肾病综合征表现的急性肾炎，大量蛋白尿、低蛋白血症和高胆固醇血症，水肿严重并部分转变为凹陷性。

4. 诊断　急性起病，1~3周前有链球菌感染史（上呼吸道或皮肤感染），典型表现为浮肿、高血压和血尿，不同程度蛋白尿，急性期血清ASO滴度升高，总补体及C3暂时性下降，可临床诊断为急性肾炎。

5. 鉴别诊断

（1）急性肾盂肾炎：可表现有血尿，但多伴有发热，尿路刺激症状，尿中多有白细胞，尿细菌培养阳性。

（2）慢性肾炎急性发作：呼吸道感染后2~4天出现；既往有肾炎病史；可有贫血、低蛋白血症、高脂血症；血清补体浓度多正常，偶有持续性降低；尿量不定而比重偏低。

（3）急进性肾炎：常在3个月内病情持续进展恶化，血尿、高血压、急性肾衰竭伴少尿或无尿持续不缓解，病死率高。

（4）病毒性肾炎：在病毒感染的极期突然发生肉眼血尿，1~2天内肉眼血尿消失，镜下血尿持续较长，高血压、浮肿及全身症状较轻。

6. **西医治疗原则** 防治感染、利尿、降压。

7. **中医辨证论治** 2005 2006 2007 2008 2010

证型	证候	治法	方药
急性期常证			
风水相搏	水肿自眼睑开始迅速波及全身，皮色光亮，微恶风寒或发热	舌淡苔薄白/黄，脉浮	疏风宣肺，利水消肿	麻黄连翘赤小豆汤合五苓散
湿热内侵	小便黄赤而少，烦热口渴，头身困重，近期疮毒史	舌红苔黄腻，脉滑数	清热利湿，凉血止血	五味消毒饮合小蓟饮子
急性期变证			
水凌心肺	频咳气急，胸闷心悸，不能平卧，烦躁不宁，面色苍白，唇指青紫	舌暗红苔白腻，脉沉细无力	泻肺逐水，温阳扶正	己椒苈黄丸合参附汤
水毒内闭	尿少尿闭，色如浓茶，头晕头痛，恶心呕吐，嗜睡	舌淡胖苔垢腻，脉滑数/沉细数	辛开苦降，解毒利尿	温胆汤合附子泻心汤
恢复期			
阴虚邪恋	乏力头晕，手足心热，腰酸盗汗，或有反复咽红	舌红苔少，脉细数	滋阴补肾，兼清余热	知柏地黄丸合二至丸
气虚邪恋	身倦乏力，面色萎黄，纳少便溏，自汗出，易于感冒	舌淡红苔白，脉缓弱	健脾益气，兼化湿浊	参苓白术散

二、肾病综合征

1. **主要临床特点、分型** 大量蛋白尿，低蛋白血症，高胆固醇血症（高脂血症）和不同程度的水肿。肾病综合征按病因可分为原发性、继发性和先天性三种类型。

2. **诊断与鉴别诊断**

（1）诊断要点：大量蛋白尿（尿蛋白＋＋＋～＋＋＋＋，1周内3次测定24小时尿蛋白定量≥50mg/kg）；血浆白蛋白低于30g/L；血浆胆固醇高于5.7mmol/L；不同程度的水肿。以上以大量蛋白尿和低白蛋白血症为必要。

（2）鉴别诊断：主要是临床分型的鉴别。临床可分为两型，符合上述标准诊断为单纯性肾病；在符合单纯性肾病基础上凡具有以下四项之一或多项者属于肾炎性肾病：①2周内分别3次以上离心尿检查红细胞≥10/HP，并证实为肾小球源性血尿者。②反复或持续高血压（学龄儿童≥130/90mmHg，学龄前儿童≥120/80mmHg）并除外使用糖皮质激素等原因所致。③肾功能不全，并排除由于血容量不足等所致。④持续低补体血症。

3. **常见并发症** 感染、电解质紊乱和低血容量、血栓形成、肾小管功能障碍、急性肾衰竭、肾上腺危象、生长迟缓。

4. **肾上腺皮质激素治疗方案**

（1）初治病例：尽早选用泼尼松治疗，多采用中、长程疗法。

（2）复发和糖皮质激素依赖性肾病的激素治疗：糖皮质激素的剂量恢复到初始疗效剂量或上一个疗效剂量；或改隔日疗法为每日疗法，或将激素减量的速度放慢，延长疗程；亦可慎用甲基泼尼松龙冲击治疗。

（3）激素治疗的副作用：代谢紊乱；消化性溃疡和精神欣快感；白内障、无菌性股骨头坏死、高凝状态、生长停滞等；易发生感染或诱发结核灶的活动；急性肾上腺皮质功能不全，戒断综合征。

5. 中医辨证论治 ②⓪⓪⑤ ②⓪⓪⑥ ②⓪⓪⑦ ②⓪①⑥

证型			证候	舌脉	治法	方药
本证						
肺脾气虚			面白身重，气短乏力，纳呆便溏，自汗易感	舌淡胖，脉虚弱	益气健脾，宣肺利水	防己黄芪汤合五苓散
脾肾阳虚			畏寒肢冷，神疲蜷卧，小便短少，纳少便溏	舌淡胖有齿痕苔白滑，脉沉细无力	温肾健脾，化气行水	肾阳虚：真武汤合黄芪桂枝五物汤；脾阳虚：实脾饮
肝肾阴虚			心烦躁扰，口干咽燥，手足心热，目睛干涩	舌红苔少，脉弦细数	滋阴补肾，平肝潜阳	知柏地黄丸
气阴两虚			面色无华，神疲乏力，汗出易感，手足心热	舌稍红苔少，脉细弱	益气养阴，化湿清热	六味地黄丸加黄芪
标证						
外感风邪	风寒		发热恶风，头身疼痛，喘咳气急，乳蛾肿痛	舌苔薄，脉浮	辛温宣肺祛风	麻黄汤
	风热				辛凉宣肺祛风	银翘散
水湿			腹胀水臌，水聚肠间，辘辘有声，胸闷气短	脉沉	从主证治法	防己黄芪汤合己椒苈黄丸
湿热	上焦		皮肤脓疱疮、疖肿、疮疡、丹毒，	舌红苔黄腻，脉滑数	清热解毒燥湿	五味消毒饮
	中焦		口黏口苦，小便频数不爽、量少，恶寒发热		清热解毒，化浊利湿	甘露消毒丹
	下焦				清热利湿	八正散
血瘀			面色晦暗，眼睑下青暗，肌肤甲错	舌瘀点/斑苔少，脉弦涩	活血化瘀	桃红四物汤
湿浊			纳呆，恶心呕吐，身重困倦	舌苔厚腻	利湿降浊	温胆汤

第七单元　神经系统疾病

重点提示

本单元重点掌握病毒性脑炎的临床表现及治疗。

一、癫痫

1. 临床表现　一过性的意识丧失或意识改变，肢体肌肉强直或阵挛性抽搐，还可出现行为、情感、知觉等方面的异常。

2. 诊断要点与鉴别诊断

（1）诊断要点：详细病史、体格检查、脑电图检查、神经影像学检查和相关实验室检查等。

（2）鉴别诊断

①晕厥：发作时先有出汗、面色苍白、视物模糊，继之意识障碍，全身肌张力丧失，严重者可见惊厥发作，一般无二便失禁，无发作后有嗜睡及神经系统体征，脑电图正常。

②屏气发作：发作时先大哭，随之呼吸暂停，青紫，重者意识丧失、躯体强直或抽动，或苍白、失张力，心率减慢，持续1~3分钟缓解。本病有明显诱因，脑电图正常。

二、病毒性脑炎

1. 中西医病因

(1) 中医病因：外感温热邪毒（疫毒）2006。

(2) 西医病因：有100多种病毒可引起脑炎病变，但引起急性脑炎较常见的病毒是肠道病毒、单纯疱疹病毒、虫媒病毒、腺病毒、巨细胞病毒及某些传染病病毒等。

2. 临床表现

(1) 前驱症状：发热，头痛，上呼吸道感染症状，精神萎靡，恶心呕吐，腹痛，肌痛。

(2) 神经系统症状体征：①发热；②颅内压增高，见头痛、呕吐、血压增高等，小婴儿见烦躁不安、易激惹、前囟饱满、并发脑疝（呼吸节律不规则或瞳孔不等大）等；③意识障碍，见嗜睡、昏睡及昏迷等，或见精神情绪异常（躁狂、幻觉、失语），定向力、计算力与记忆力障碍等；④惊厥；⑤病理征和脑膜刺激征阳性；⑥因感染病毒不同，临床伴有症状各有特点。

3. 诊断与鉴别诊断

(1) 诊断要点：流行病史、临床表现、相应的脑脊液改变和病原学鉴定。

(2) 鉴别诊断：①化脓性、结核性、隐球性脑膜炎——脑脊液外观、常规、生化和病原学检查。②Reye综合征——肝功能异常、部分血糖下降等特点。

4. 西医治疗措施　以对症处理和支持疗法为主。

(1) 对症处理：营养供给；控制高热；呼吸道和心血管功能的监护与支持，及时处理颅内高压和呼吸循环功能障碍；降低颅内压；控制惊厥。

(2) 病因治疗：单纯性疱疹病毒给予阿昔洛韦；其他病毒感染酌情选用干扰素、更昔洛韦、病毒唑、免疫球蛋白、中药等。

(3) 肾上腺皮质激素的应用：重症、急性期考虑应用肾上腺皮质激素，如地塞米松。

5. 中医辨证论治 2007 2017

证型	证候	治法	方药
痰热壅盛	头痛剧烈，恶心呕吐，神识不清，喉中痰鸣，颈项强直，烦躁不安 舌红绛苔黄腻，脉滑数	泻火涤痰	清瘟败毒饮
痰蒙清窍	表情淡漠，目光呆滞，喃喃自语，神识模糊，口角流涎，喉间痰鸣 舌胖嫩苔白，脉弦滑	涤痰开窍	涤痰汤
痰瘀阻络	神识不明，肢体不用，僵硬强直，震颤抖动，肌肉痿软，面瘫斜视 舌紫暗/瘀点苔薄白，脉弦滑	涤痰通络，活血化瘀	指迷茯苓丸合桃红四物汤

第八单元　小儿常见心理障碍

重点提示

本单元内容较少，熟悉注意力缺陷多动障碍的临床表现及中医辨证论治即可。

注意力缺陷多动障碍

1. 临床表现与诊断　本病的临床表现以动作过多、易冲动和注意力不集中为主。大多智力正常而学习困难。可出现某些行为问题、认知功能障碍或合并抽动症等。

2. 鉴别诊断　注意力缺陷多动障碍病没有抽动症状。但部分多发性抽动症患儿可同时伴有注意力缺陷多动障碍。

3. 中医辨证论治 2016 2017

证型	证候	治法	方药
肝肾阴虚	多动难静，急躁易怒，冲动任性，五心烦热，记忆力欠佳，遗尿，腰酸乏力	舌红苔薄，脉弦细	滋养肝肾，平肝潜阳	杞菊地黄丸
心脾两虚	神思涣散，注意力不集中，头晕健忘，思维缓慢，神疲肢倦，少寐多言，食少便溏	舌淡苔白，脉弱无力	健脾养心，益气安神	归脾汤合甘麦大枣汤
痰火内扰	烦躁不宁，冲动任性，难以制约，兴趣多变，胸闷烦热，懊恼不眠，口苦食少	舌红苔黄腻，脉滑数	清热化痰，宁心安神	黄连温胆汤

第九单元 造血系统疾病

> ☆重点提示
>
> 本单元内容较少，重点复习营养性缺铁性贫血的中医病因病机、临床表现及治疗；免疫性血小板减少症的临床表现及中医治疗也应熟悉。

一、营养性缺铁性贫血

1. **中医病因病机** 先天禀赋不足、脾肾素虚、喂养不当，偏食少食或未按时添加辅食，大病、久病，诸虫损伤等原因，致使脾胃运化失常，气血津液不能化生，致气血虚弱而生本病。

2. **临床表现与诊断**

（1）临床表现：皮肤黏膜苍白，以口唇、甲床和睑结膜最为明显，疲乏无力，食欲减退，或异食癖。年长儿可有头晕、眼花、耳鸣等 2005，部分可有肝脾大。烦躁不安或精神萎靡。

（2）实验室检查 2005：小细胞低色素性贫血；网织红细胞数正常或轻度减少；白细胞、血小板一般无特殊改变；血清铁、总铁结合力、运铁蛋白饱和度、红细胞原卟啉、血清铁蛋白等、骨髓可染铁异常。

3. **西医治疗方法** ①口服铁剂：常用制剂有2.5%硫酸亚铁合剂、富马酸亚铁和葡萄糖酸亚铁等。最好于两餐之间服药，既减少对胃黏膜的刺激，又利于吸收；同时口服维生素C能促进铁的吸收。牛奶、茶、咖啡及抗酸药等与铁剂同服均可影响铁的吸收。②注射铁剂：血红蛋白达正常水平后应继续服用铁剂6~8周再停药，以补足铁的贮存量 2017。

4. 中医辨证论治 2005 2009 2010 2011 2016

证型	证候	治法	方药
脾胃虚弱	面色萎黄无华，长期食欲不振，神疲乏力，大便不调	舌淡苔白，脉细无力/指纹淡红	健运脾胃，益气养血	六君子汤
心脾两虚	发黄枯燥，心悸气短，头晕目眩，夜寐欠安，精神萎靡，食欲不振	舌淡红苔薄白，脉细弱/指纹淡红	补脾养心，益气生血	归脾汤
肝肾阴虚	爪甲易脆，四肢震颤抽动，两颧潮红，潮热盗汗，腰膝酸软，发育迟缓	舌红苔少/光剥，脉弦数	滋养肝肾，益精生血	左归丸
脾肾阳虚	发育迟缓，囟门迟闭，方颅鸡胸，毛发稀疏，畏寒肢冷，纳谷不馨	舌淡胖嫩苔白，脉沉细无力/指纹淡	温补脾肾，益精养血	右归丸

二、免疫性血小板减少症

1. 临床表现 急性型：急性病毒感染史，起病急骤，出血症状较重，以自发性皮肤和/或黏膜出血为突出表现；慢性型：病程超过6个月者为慢性型，学龄前及学龄期儿童多见。

2. 诊断与鉴别诊断

（1）诊断要点：临床以出血为主要症状；实验室检查血小板计数 $<100\times10^9/L$，急性型大多 $<20\times10^9/L$；骨髓巨核细胞多增多，幼稚型和/或成熟未释放血小板的巨核细胞增多；血清中检查出血小板表面抗体；需排除其他引起血小板减少的疾病。

（2）鉴别诊断：①过敏性紫癜，紫癜多见于下肢、臀部，为出血性斑丘疹，呈对称分布，伸侧面多于屈侧面，血小板不减少。常伴有荨麻疹及不同程度的关节痛和腹痛。②再生障碍性贫血，以贫血为主要表现，除出血及血小板减少外，呈全血细胞减低现象，红细胞、白细胞总数及中性粒细胞减少，网织红细胞不高。骨髓系统生血功能减低，三系造血细胞均减少，巨核细胞减少或极难查见。

3. 中医辨证论治 2008 2010 2011 2016 2018

证型	证候		治法	方药
血热伤络	起病急骤，色红鲜明，面红目赤，心烦口渴，便秘尿少	舌红苔黄，脉数	清热解毒，凉血止血	犀角地黄汤
气不摄血	神疲乏力，面色萎黄或苍白无华，食欲不振，大便溏泄，头晕心悸	舌淡红苔薄，脉细弱	益气健脾，摄血养血	归脾汤
阴虚火旺	颜色鲜红，低热盗汗，手足心热，心烦颧红，口干咽燥	舌红少苔，脉细数	滋阴清热，凉血宁络	大补阴丸合茜根散
气滞血瘀	病程缠绵，出血反复不止，皮肤紫癜色暗，面色晦暗	舌暗红/边有紫斑，脉细涩	活血化瘀，理气止血	桃仁汤

第十单元 内分泌疾病

重点提示

本单元熟悉性早熟的中医辨证论治。

一、性早熟

1. 临床表现

（1）中枢性性早熟：临床特征与正常青春发育程序相似，但临床变异较大，症状发展快慢不一。女孩可表现为乳房、大小阴唇及阴毛的发育，男孩可表现为睾丸、阴茎增大，出现阴毛、痤疮、变声等。此外，由于过早发育引起患儿近期蹿长，骨骼生长加速，骨龄提前，骨骺提前融合，可造成终生身高落后。

（2）外周性性早熟：临床表现可有第二性征出现，但非青春期发动，一般无性腺增大。

2. 诊断与鉴别诊断 真性性早熟第二性征发育的顺序与正常发育是一致的，并可造成终生身高落后。假性性早熟停止摄入外源性激素后，第二性征发育征象会逐渐自行消失。Mc-Cune-Albright综合征除性早熟外，还伴有单侧或双侧多发性的骨纤维结构不良（X线摄片可见），同侧肢体皮肤有片状的棕褐色色素沉着（牛奶咖啡斑），也可伴有多种内分泌腺的功能异常。GnRH兴奋试验，亦称黄体生成素释放激素（LHRH）兴奋试验，对鉴别真性和假性性早熟非常有价值。

3. 中医辨证论治

证型	证候		治法	方药
阴虚火旺	潮热盗汗、五心烦热	舌红少苔，脉细数	滋补肾阴，清泻相火	知柏地黄丸
肝经郁热	胸闷不舒、心烦易怒、嗳气叹息、痤疮	舌红苔黄腻，脉弦细数	疏肝解郁，清利湿热	丹栀逍遥散

第十一单元　免疫系统疾病

> ☆**重点提示**
> 本单元需全面掌握过敏性紫癜的内容，尤其是其中医辨证论治。

一、过敏性紫癜

1. 中医病因病机　与外感风热、饮食失节、瘀血阻络等因素有关，病机为血热和血瘀 2006。

2. 临床表现与诊断 2017

（1）起病前1～3周常有上呼吸道感染史，可伴有低热、乏力、食欲减退等全身症状。

（2）皮肤紫癜为首发症状。新旧并存。多见于四肢及臀部，呈对称性分布。典型皮疹初为小型荨麻疹或紫红色斑丘疹，重症大片融合成大疱伴出血性坏死 2020。

（3）腹痛伴呕吐，便血甚至呕血；多发性大关节肿痛；血尿和蛋白尿，为紫癜性肾炎，肾病综合征表现，急性肾衰竭，尿毒症；偶可发生颅内出血、惊厥、昏迷、失语等。

3. 中医辨证论治 2006 2007 2008 2010

证型	证候		治法	方药
风热伤络	发热，微恶风寒，咳嗽咽红，关节痛，腹痛，便血尿血	舌红苔薄黄，脉浮数	祛风清热，凉血安络	银翘散
血热妄行	起病急骤，壮热面赤，咽干，心烦，渴喜冷饮，溲赤便结	舌红绛苔黄燥，脉弦数	清热解毒，凉血止血	犀角地黄汤
湿热痹阻	关节肿胀灼痛，影响肢体活动，腹痛尿血	舌红苔黄腻，脉滑/弦数	清热利湿，通络止痛	四妙散加味
胃肠积热	腹痛阵作，口臭纳呆，腹胀便秘，齿龈出血，便血	舌红苔黄，脉滑数	泻火解毒，清胃化斑	葛根黄芩黄连汤合小承气汤
阴虚火旺	起病缓慢，时发时隐，腰背酸软，五心烦热，潮热盗汗，头晕耳鸣	舌红少苔，脉细数	滋阴降火，凉血止血	知柏地黄丸

二、皮肤黏膜淋巴结综合征

1. 临床表现　发热、球结膜充血、唇及口腔表现、手足症状、多形性皮疹、颈淋巴结肿大、心脏表现、伴随症状偶见腹痛、腹泻及关节肿痛。

2. 诊断与鉴别诊断

（1）诊断要点：诊断标准应在下述6条主要临床症状中包括发热在内的5条即可确诊——①不明原因的发热，持续5天或更久。②双侧球结膜弥漫性充血。③口腔及咽部黏膜弥漫充血，唇发红及干裂，并呈杨梅舌。④发病初期手足硬肿和掌跖发红，恢复期指趾端出现膜状脱皮或肛周脱屑。⑤躯干部多形充血性红斑。⑥颈淋巴结非化脓性肿大。

(2) 鉴别诊断

①猩红热：发热、咽痛为初期症状，病后1~2天出现皮疹，为粟粒状弥漫性均匀皮疹，疹间皮肤潮红，指趾肿胀不明显，有口周苍白圈、帕氏线、杨梅舌等特殊体征，青霉素等抗生素治疗有效。

②传染性单核细胞增多症：无球结膜充血及口腔黏膜改变，四肢末端无硬肿及脱皮。外周血白细胞分类以单核淋巴细胞为主，占70%~90%，异常淋巴细胞达10%。

③幼年类风湿关节炎：发热时间长，无手指、足趾末端红肿，无掌跖潮红、球结膜充血、口唇潮红、口咽黏膜充血及杨梅舌，无冠脉损害等症状。可出现关节疼痛，类风湿因子可为阳性。

3. 西医治疗　阿司匹林（首选药），丙种球蛋白，肾上腺皮质激素，潘生丁（双嘧达莫）。

第十二单元　营养性疾病

> **重点提示**
>
> 本单元主要熟悉小儿营养不良的中西医病因病机。维生素D缺乏症的内容通读了解即可，考试虽有涉及，但大多为基础记忆考点，不需重点复习。

一、蛋白质-能量营养不良

1. 病因

(1) 原发性：供给不足、喂养不当、不良饮食习惯和其他一些精神因素 2006。

(2) 继发性：消化吸收障碍和需要量增加。

2. 发病机制　由于蛋白质和能量长期摄入不足，导致处于生长发育期的小儿新陈代谢失调、各系统组织器官功能低下、免疫功能抑制而发生一系列病生理改变。

3. 临床表现

(1) 消瘦型营养不良：多见于1岁以内婴儿。其最早出现的症状是体重不增，继则体重下降，皮下脂肪和肌肉逐渐减少或消失。皮下脂肪减少顺序首先是腹部，其次为躯干、臀部、四肢，最后为面颊部，其中腹部皮下脂肪厚度可作为判断营养不良程度的重要指标之一。

(2) 水肿型营养不良：又称恶性营养不良病，常同时伴有能量摄入不足。多见于单纯碳水化合物喂养的1~3岁幼儿。外表似"泥膏样"。

(3) 消瘦-水肿型营养不良：临床表现介于上述两者之间。

4. 中医辨证论治 2000　2012

证型	证候		治法	方药
疳气	形体略见消瘦，食欲不振，性急易怒，大便干稀不调	舌略淡苔薄微腻，脉细有力	和脾健运	资生健脾丸
疳积	形体明显消瘦，肚腹胀大，毛发稀疏结穗，食欲减退，精神烦躁	舌偏淡苔腻，脉沉细而滑	消积理脾	肥儿丸
干疳	形体极度消瘦，皮肤干瘪起皱，大肉已脱，毛发干枯，精神萎靡	舌淡嫩苔少，脉细弱无力	补益气血	八珍汤
兼证				
眼疳	两目干涩，畏光羞明，眼角赤烂，黑睛混浊，白睛生翳，夜间视物不明		养血柔肝，滋阴明目	石斛夜光丸

续表

证型	证候		治法	方药
口疳	口舌生疮，秽臭难闻，面红唇赤，五心烦热，夜卧不宁，小便短赤	舌红苔薄黄，脉细数	清心泻火，滋阴生津	泻心导赤散
疳肿胀	足踝浮肿，全身浮肿，按之凹陷，面色无华，四肢欠温，小便短少	舌淡嫩苔薄白，脉沉缓无力	健脾温阳，利水消肿	防己黄芪汤合五苓散

二、维生素D缺乏性佝偻病

1. **中医病因病机** 先天禀赋不足，或长期营养失调、日照较少，或早产、多胎等因素，导致脾肾两虚。病位主要在脾肾，常累及心肝肺。

2. **西医发病机制** 机体为维持血钙水平对骨骼造成损害。

3. **临床表现** 2011 **与诊断要点** 多见于3个月~2岁，临床表现主要为生长最快部位的骨骼改变、肌肉松弛和神经兴奋性改变。临床分为四期。

（1）初期：多见于6个月以内，尤其是3个月以内。神经兴奋性增高——激惹、烦躁、睡眠不安、易惊、夜啼、多汗、枕秃等 2001 2011 。

（2）激期：①骨骼改变——颅骨软化、方颅、前囟较大且迟闭、乳牙萌出迟；胸部见肋骨串珠、肋膈沟、鸡胸或漏斗胸；四肢"手镯""脚镯"、下肢弯曲、膝内翻或外翻，长骨可发生青枝骨折；脊柱后凸或侧弯畸形，严重可致骨盆畸形。②肌肉改变——全身肌肉松弛、乏力、肌张力降低，坐、立、行等运动功能发育落后，腹肌张力低下，腹部膨隆如蛙腹。③其他改变——重症患儿神经系统发育落后，表情淡漠，语言发育落后，条件反射形成迟缓；免疫力低下，易合并感染及贫血。④血生化明显改变，血钙正常或下降，血磷下降，碱性磷酸酶明显升高；X线显示骨骺端钙化带消失，呈杯口状、毛刷状改变，骨骺软骨带增宽。

（3）恢复期：临床症状和体征逐渐减轻、消失，血生化正常，骨骼X线片出现不规则钙化线。

（4）后遗症期：临床症状消失，血生化和X线摄片正常。少数重症则残留不同程度的骨骼畸形，多见于2岁以上儿童。

4. **维生素D制剂的用药方法** 口服法和突击疗法（肌内注射）。

5. **中医辨证论治** 2016

证型	证候		治法	方药
肺脾气虚	多出现在初期，多汗乏力，囟门迟闭，形体虚胖，肌肉松软，大便不实	舌淡红苔薄白，指纹偏淡	健脾益肺，调和营卫	四君子汤合黄芪桂枝五物汤
脾虚肝旺	出现在激期，烦躁、夜啼、惊惕，多汗，毛发稀疏，纳呆食少	舌淡苔薄，指纹淡紫	健脾助运，平肝息风	益脾镇惊散
肾虚骨弱	激期和后遗症期常见，明显的骨骼改变，面白虚烦，形瘦神疲，筋骨痿软	舌淡苔少，指纹色淡	健脾补肾，填精생髓	补肾地黄丸

第十三单元 感染性疾病

☆**重点提示**

本单元为儿科学的重点单元。首先掌握麻疹、风疹的传播途径、临床表现、中医辨证论治。其次掌握水痘与脓疱疮、丘疹型荨麻疹的鉴别，水痘的辨证论治。而后重点掌握猩红热的中西医病因、病原学治疗和中医治疗。最后了解流行性腮腺炎、中毒型细菌性痢疾的病因病机、临床表现及中医治疗。

一、麻疹

1. 流行病学特点 多见于 6 个月以上 5 岁以下小儿，传播方式主要为空气飞沫传染。

2. 临床表现 2010 2017

（1）潜伏期：在潜伏期内可有轻度体温上升。

（2）前驱期：发热、咳嗽、流涕、流泪、咽部充血、畏光，伴全身不适、食欲减退、恶心呕吐、腹泻等。发热 2~3 天于口腔两颊黏膜近臼齿处出现直径 0.5~1mm 的灰白色斑点，绕以红晕，称麻疹黏膜斑，为本病早期特征 2000。

（3）出疹期：多在发热后 3~4 天出现皮疹 2004。先见于耳后、发际，渐次延及面、颈部，自上而下至胸、腹、背、四肢，最后在手心、足心及鼻准部见疹点，疹点色泽红活，分布均匀，多在 3 天内透发完毕。初起为玫瑰红色斑丘疹，压之退色，大小不等，稀疏分明，继而疹色加深，呈暗红色。

（4）恢复期：出疹 3~4 天后皮疹开始消退，消退顺序与出疹时相同。

3. 并发症 ①喉炎。②肺炎：麻疹最常见的并发症，是麻疹死亡的主要原因之一。③心肌炎：重者可出现心力衰竭、心源性休克。④脑炎：20%~50% 患儿留有后遗症。

4. 中医辨证论治 2006 2007 2008 2010

证型	证候	治法	方药
顺证			
邪犯肺卫（初热期）	发热咳嗽流涕，双目红赤，畏光羞明，咽喉肿痛，体倦食少，小便短黄	舌偏红苔薄白/微黄，脉浮数	辛凉透表，清宣肺卫	宣毒发表汤
邪入肺胃（见形期）	发热持续，起伏如潮，疹随外出，依序而现，疹点细小，由疏转密	舌红苔黄，脉洪数	清热解毒，佐以透发	清解透表汤
阴津耗伤（收没期）	疹点出齐，发热渐退，咳嗽渐减，胃纳增加，皮肤呈糠麸状脱屑	舌红少津，苔薄，脉细数	养阴生津，清解余邪	沙参麦冬汤
逆证			
邪毒闭肺	高热不退，疹色紫暗，咳嗽气促，鼻翼扇动，唇周发绀，喉间痰鸣	舌红苔黄，脉数	宣肺开闭，清热解毒	麻杏石甘汤
麻毒攻喉	身热不退，咽喉肿痛，声音嘶哑，咳声重浊，状如犬吠，喉间痰鸣	舌红苔黄腻，脉滑数	清热解毒，利咽消肿	清咽下痰汤
邪陷心肝	疹点密集成片，色泽紫暗，高热不退，烦躁谵妄，甚则神昏，抽搐	舌红绛，苔黄糙，脉数	平肝息风，清心开窍	羚角钩藤汤

注：证候列中含舌脉描述，单元格合并显示。

二、风疹

1. 临床表现及诊断

（1）后天性风疹：①潜伏期一般为 14~21 天。②前驱期多数为 1~2 天，低或中度发热，轻咳、咽痛、流涕，或轻度呕吐、腹泻等。耳后、枕后及颈部淋巴结肿大，有轻度压痛。③出疹期多在发热 1~2 天后，皮疹多为散在淡红色斑丘疹，也可呈大片皮肤发红或针尖状猩红热样皮疹。先见于面部，一天内波及全身 2010。1~2 天后，发热渐退，皮疹逐渐隐没，皮疹消退后，可有皮肤脱屑，但无色素沉着 2006。

（2）先天性风疹综合征：宫内感染风疹病毒者，生后可发生以下病变。①一过性新生儿期表现，如肝脾肿大、紫癜等。②永久性器官畸形和组织损伤。③慢性或自身免疫引起的晚发疾病，可在生后 2 个月至 20 年内发生。

2. 中医辨证论治 2002 2004 2016

证型	证候		治法	方药
邪郁肺卫	发热恶风，喷嚏流涕，轻微咳嗽，疹色淡红，稀疏细小，微有痒感	舌尖红苔薄黄，脉浮数	疏风清热，解表透疹	银翘散
邪入气营	壮热口渴，烦躁不宁，疹色鲜红或紫暗，疹点密，小便短赤，大便秘结	舌红苔黄糙，脉洪数	清热解毒，凉血透疹	透疹凉解汤

3. **孕妇预防风疹的重要性** 孕妇在妊娠早期尽可能避免与风疹病人接触，有接触史者接种风疹减毒活疫苗。一旦发生风疹，应考虑终止妊娠。

三、幼儿急疹

1. **临床表现** 多发生于2岁以下的婴幼儿，尤多见于6个月~1岁婴儿。起病急骤，常突然高热，持续3~4天后热退，但全身症状轻微，身热始退，或热退稍后，即出现玫瑰红色皮疹 2000 2019。皮疹以躯干、腰部、臀部为主，面部及肘、膝关节等处少见。皮疹出现1~2天后即消退，疹退后无脱屑及色素沉着斑。可见枕部、颈部及耳后淋巴结轻度肿大。血常规检查示白细胞总数偏低，分类以淋巴细胞为主。

2. **鉴别诊断** 2012

病名	麻疹	幼儿急疹	风疹	猩红热
潜伏期	6~21天	7~17天	5~25天	1~7天
初期症状	发热，咳嗽，流涕，泪水汪汪	突然高热，一般情况好	发热，咳嗽，流涕，枕部淋巴结肿大	发热，咽喉红肿化脓疼痛
出疹与发热的关系特殊体征	发热3~4天出疹，出疹时发热更高麻疹黏膜斑	发热3~4天出疹，热退疹出无	发热1/2~1天出疹无	发热数小时~1天出疹，出疹时热高环口苍白圈，草莓舌，贫血性皮肤划痕，帕氏线
皮疹特点	玫瑰色斑丘疹自耳后发际→额面、颈部→躯干→四肢，3天左右出齐。疹退后遗留棕色色素斑、糠麸样脱屑	玫瑰色斑疹或斑丘疹，较麻疹细小，发疹无一定顺序，疹出后1~2天消退。疹退后无色素沉着，无脱屑	玫瑰色细小斑丘疹自头面→躯干→四肢，24小时布满全身。疹退后无色素沉着，无脱屑	细小红色丘疹，皮肤猩红，自颈、腋下、腹股沟处开始，2~3天遍布全身。疹退后无色素沉着，有大片脱皮
血常规	白细胞总数下降，淋巴细胞升高	白细胞总数下降，淋巴细胞升高	白细胞总数下降，淋巴细胞升高	白细胞总数升高，中性粒细胞升高

3. **中医辨证论治**

证型	证候		治法	方药
邪郁肺卫	突然高热，纳差呕吐，尿黄，腹痛泄泻，咽红目赤	舌红苔薄黄，指纹浮紫	辛凉解表，清宣肺卫	银翘散
邪蕴肌腠	热退身凉，周身出现红色丘疹，针尖大小，从颈部延及全身，压之退色	舌红苔薄黄，指纹紫滞	疏风透疹，清热解毒	化斑解毒汤

四、猩红热

1. 病原菌　A组乙型溶血性链球菌 2002 2004 2005。
2. 中医病因病机　痧毒疫疠之邪从口鼻而入，侵犯肺胃，郁而化热、化火。火热之毒发散，犯卫、入营、伤阴，从而形成邪侵肺卫，毒在气营，疹后伤阴3个病理阶段。
3. 临床表现

(1) 普通型 2010
①前驱期：起病急，发热，头痛，咽痛，全身不适，体温一般在38～39℃，重者可高达40℃。咽及扁桃体显著充血，扁桃体上出现点状或片状白色脓性分泌物，软腭处有细小红疹或出血点。病初舌苔白，舌尖和边缘红肿，突出的舌乳头也呈白色，称为"白草莓舌" 2009 2013 2015。

②出疹期：皮疹于发热第2天迅速出现 2016，最初见于腋下、颈部与腹股沟，于一日内迅速蔓延至全身。在全身皮肤弥漫性充血潮红 2021，上出现均匀、密集、针尖大小的猩红色小丘疹，呈鸡皮样，触之似粗砂纸样。疹间皮肤潮红，用手压可暂时苍白，去压后红疹又出现。面颊部潮红无皮疹，而口鼻周围皮肤苍白，形成口周苍白圈。皮肤皱褶处皮疹密集，色深红，其间有针尖大小出血点，形成深红色横纹线，称"帕氏线"。起病4～5天时，白苔脱落，舌面光滑鲜红，舌乳头红肿突起，称"红草莓舌"。颈前淋巴结肿大压痛。

③恢复期：皮疹按出疹顺序消退，先从脸部糠屑样脱皮，渐及躯干，最后四肢，可见大片状脱皮，轻者脱皮较轻。脱皮后无色素沉着。

(2) 轻型：缺乏特征性症状，容易漏诊，继发肾炎的可能性较大。
4. 诊断要点
(1) 病史：有与猩红热病人接触史。潜伏期通常为2～3天，短者1天，长者5～6天。
(2) 临床表现：三期典型的临床表现。
(3) 实验室检查：血常规检查白细胞总数及中性粒细胞增高；CRP升高，鼻咽拭子或其他病灶内标本细菌培养可分离出A族乙型溶血性链球菌。
5. 并发症　少数患儿在病后2～3周可发生急性肾小球肾炎、风湿性心脏病、风湿性关节炎等并发症。
6. 西医治疗　控制感染，消除症状，预防并发症。首选青霉素，青霉素过敏可用红霉素等。
7. 中医辨证论治 2009

证型	证候		治法	方药
邪侵肺卫	发热骤起，头痛、恶寒，灼热无汗，咽部红肿疼痛，上腭有粟粒样红疹	舌红苔薄白/薄黄，脉浮数有力	辛凉宣透，清热利咽	解肌透痧汤
毒在气营	壮热不解，面赤口渴，咽喉肿痛，糜烂白腐，皮疹密布，色红如丹	3～4天后舌光红起刺 苔剥脱，脉数有力	清气凉营，泻火解毒	凉营清气汤
疹后伤阴	丹痧布齐后1～2天，身热渐退，咽部糜烂疼痛减轻，低热，唇口干燥	舌红少津苔剥脱，脉细数	养阴生津，清热润喉	沙参麦冬汤

五、水痘

1. 临床表现
(1) 典型水痘 2011 2012：潜伏期12～21天，平均14天。前驱期可无症状或仅有轻微症状，可见低热或中等程度发热、头痛、全身不适、乏力、食欲减退、咽痛、咳嗽等，持续1～2天。出疹期皮疹初为红斑疹，后变为深红色丘疹，再发展为疱疹。位置表浅，形似露珠水滴，椭圆形，壁薄易破，周围有红晕，皮疹呈向心分布，先出现于躯干和四肢近端，继为头面部、四肢远端，手掌、足底较少。皮疹分批出现，在同一时期，斑丘、疱疹和结痂并见。

（2）重症水痘：高热及全身中毒症状重，皮疹呈离心分布，多而密集，易融合成大疱型或呈出血型，继发感染者呈坏疽型。

2. 鉴别诊断

（1）脓疱疮：好发于炎热夏季，多见于头面部及肢体暴露部位，病初为疱疹，很快成为脓疱，疱液混浊。疱液可培养出细菌。

（2）丘疹样荨麻疹：好发于婴儿，多有过敏史，多见于四肢，呈风团样丘疹，长大后其顶部略似疱疹，较硬，不易破损，数日后渐干或轻度结痂，瘙痒重，易反复出现。

3. 中医辨证论治 2001 2005

证型	证候		治法	方药
邪郁肺卫	发热轻微，鼻塞流涕，起病后1～2天出疹，疹色红润，疱浆清亮，根盘红晕	舌淡苔薄白，脉浮数	疏风清热，解毒利湿	银翘散
毒炽气营	壮热烦躁，口渴引饮，面赤唇红，口舌生疮，痘疹密布，疹色紫暗，疱浆混浊，便结溲赤	舌红绛苔黄糙而干，脉洪数	清气凉营，化湿解毒	清胃解毒汤

六、手足口病

1. 西医病因　由柯萨奇病毒A组型引起 2018。

2. 中医病因病机　感受手足口病时邪，其病变部位在肺脾二经。时邪疫毒由口鼻而入，轻则内侵肺脾，肺气失宣，脾气失健，胃失和降；重则毒热内盛，甚或邪毒内陷或邪毒犯心。

3. 临床表现

（1）病前1～2周有接触史；潜伏期2～7天，多突然起病；于发病前1～2天或同时出现发热（38℃左右），可伴头痛、咳嗽、流涕、口痛、纳差、恶心、呕吐、泄泻等。

（2）口腔及手足部发生疱疹：口腔疱疹出现后1～2天可见皮肤斑丘疹，呈离心性分布，以手足部多见，并很快变为圆形或椭圆形疱疹，米粒至豌豆大，质地较硬，多不破溃，内有混浊液体，周围红晕，几个至百余个，一般7～10天消退，疹退后无瘢痕及色素沉着。

4. 诊断与鉴别诊断

（1）诊断要点：病前1～2周有接触史；起病较急，常见手掌、足跟、口腔、臀部疱疹及发热等症，部分病例可无发热；病情严重者，可见高热不退、头痛烦躁、嗜睡易惊、肢体抖动，甚至喘憋紫绀、昏迷抽搐、汗出肢冷、脉微欲绝等症。

（2）实验室检查：①病原学检查，咽分泌物、疱疹液及粪便肠道病毒特异性核酸检测阳性或分离出肠道病毒。②血清学检查，急性期与恢复期血清肠道病毒中和抗体升高4倍以上。

（3）鉴别诊断：水痘由感染水痘病毒导致；疱疹多呈椭圆形，较手足口病稍大，呈向心性分布，在同一时期、同一皮损区斑丘疹、疱疹、结痂并见为其特点。

5. 常见并发症　中枢神经系统感染、脊髓灰质炎样麻痹、神经源性肺水肿、暴发性心肌炎。

6. 中医辨证论治 2016

证型	证候		治法	方药
邪郁肺卫	热轻微或无发热，1~2天后或同时出现口腔内疱疹，破溃后形成小的溃疡，疼痛流涎	舌红苔薄黄腻，脉浮数	宣肺解表，清热化湿	甘露消毒丹
湿热蒸盛	身热持续，烦躁口渴，便结溲赤，疱疹痛痒剧烈，色泽紫暗，分布稠密，根盘红晕显著	舌红绛苔黄厚腻/燥，脉滑数	清热凉营，解毒祛湿	清瘟败毒饮

七、流行性腮腺炎

1. 中医病因病机　感受风温时邪，从口鼻而入，侵犯足少阳胆经，邪毒壅阻于足少阳经脉，与气血相搏，凝结于耳下腮部所致。

2. 临床表现　潜伏期2~3周。可有发热、头痛、乏力、食欲不振等前驱症状。常一侧腮腺先肿大，2~4天累及对侧。腮腺肿胀以耳垂为中心向前、后、下发展，边缘不清，触之有弹性感及触痛，表面皮肤不红，张口、咀嚼困难 2020。腮肿3~5天达高峰，1周左右逐渐消退。

3. 并发症　脑膜脑炎、睾丸炎或卵巢炎、胰腺炎、听力丧失、视神经乳头炎等。

4. 中医辨证论治 2006 2008 2010 2017

证型	证候		治法	方药
常证				
邪犯少阳	微发热，一侧或双侧耳下腮部或颌下漫肿疼痛，边缘不清，触之痛甚	舌红苔薄白/黄，脉浮数	疏风清热，散结消肿	柴胡葛根汤
热毒蕴结	高热不退，两侧腮部肿胀疼痛，坚硬拒按，张口、咀嚼困难，口渴引饮	舌红苔黄，脉滑数	清热解毒，软坚散结	普济消毒饮
变证				
邪陷心肝	壮热不退，头痛项强，烦躁，呕吐剧烈，嗜睡昏迷，惊厥抽搐	舌绛苔黄，脉数	清热解毒，息风开窍	清瘟败毒饮
毒窜睾腹	腮部肿胀渐消，男性多有一侧或两侧睾丸肿胀疼痛，痛时拒按，发热呕吐	舌红苔黄，脉数	清肝泻火，活血止痛	龙胆泻肝汤

八、中毒型细菌性痢疾

1. 中医病因病机　本病的病变主要在肠腑，为邪毒滞于肠腑，凝滞津液、蒸腐气血所致。

2. 临床表现及辅助检查

（1）临床表现

①休克型（皮肤内脏微循环障碍型）：以周围循环衰竭为主要表现。轻者早期可见精神萎靡，面色苍白，肢端发凉，脉压变小，脉搏细数，呼吸加快，心率增快，心音低钝。重者可见神志模糊或昏迷，面色苍灰，四肢湿冷，血压下降或测不到，脉搏微弱或摸不到，皮肤花纹，口唇紫绀，可伴心、肺、血液、肾脏等多系统功能障碍。

②脑型（脑循环障碍型）2016：以神志改变、反复惊厥为主要表现。早期表现为萎靡、嗜睡、烦躁交替出现，继而频繁抽搐，神志昏迷，呼吸节律不整、叹息样呼吸、下颌呼吸等。瞳孔大小不等，对光反射迟钝或消失，视乳头水肿，眼底动脉痉挛。

③肺型（肺微循环障碍）：又称呼吸窘迫综合征，以肺微循环障碍为主，常在中毒性痢疾脑型或休克型基础上发展而来。

④混合型：以上三型症状先后出现或同时存在。

（2）辅助检查：大便常规（病初可正常，以后出现黏液血便，镜检有成堆脓细胞、红细胞、吞噬细胞）、大便培养（可分离出痢疾杆菌）、外周血象（白细胞总数增多，以中性粒细胞为主）、免疫学检测、特异性核酸检测。

3. 诊断与鉴别诊断

（1）诊断要点：3～5岁，夏秋季节突然高热，伴反复惊厥、脑病和休克表现；可用肛拭子或灌肠取便，若镜检发现大量脓细胞或红细胞可确诊。

（2）鉴别诊断

①高热惊厥：多见于6个月～3岁小儿；可在任何季节发生；常在上呼吸道感染体温突然升高时出现惊厥；无其他感染中毒症状，便常规正常。

②流行性乙型脑炎：有严格的季节性（7～9月）；脑膜刺激征明显阳性，脑脊液多有改变；便常规正常。

③急性坏死性肠炎：发病于任何年龄，多见于4～14岁；一般不出现惊厥和昏迷表现，大便多呈血水样，有特殊腐败腥臭味，很少有黏液脓性便；镜检以红细胞为主。

4. 西医治疗

（1）治疗原则：早期积极抢救，以西医治疗为主，抗感染、抗休克，防治脑水肿和呼吸衰竭等。

（2）治疗措施：①降温止惊；②防治脑水肿和呼吸衰竭；③防治循环衰竭；④抗炎。

5. 中医辨证论治

证型	证候		治法	方药
毒邪内闭	突然高热，烦躁萎靡，反复惊厥，神志昏迷，呼吸困难，节律不整，下痢脓血	舌红苔黄厚/灰糙，脉数	清肠解毒，泄热开窍	黄连解毒汤
内闭外脱	突然面色苍白或青灰，四肢厥冷，汗出不温，皮肤花纹，口唇紫绀，呼吸浅促	脉细数无力/脉微欲绝	回阳救逆，益气固脱	参附龙牡救逆汤

第十四单元　寄生虫病

重点提示

本单元复习时只需对寄生虫病感染途径有所了解即可。

一、蛔虫病

1. 感染途径　蛔虫病患者是本病的主要传染源，经口吞入感染性蛔虫卵是主要传播途径。蛔虫卵随粪便排出后，可污染土壤、蔬菜、瓜果等，小儿通过污染的手拿取食物或生吃未经洗净且附有感染性虫卵的蔬菜、瓜果等，均易受感染；蛔虫卵亦可随灰尘飞扬被吸至咽部而吞入。

2. 中医辨证论治 2016 2020

证型	证候	治法	方药
蛔虫	脐周腹痛，时作时止，饮食不振，日见消瘦，大便不调，面色萎黄，恶心呕吐，睡眠不安，寐中磨牙	驱蛔杀虫，调理脾胃	使君子散

续表

证型	证候		治法	方药
蛔厥	有蛔虫证的一般症状，突然右上腹阵发性绞痛，恶心呕吐，肢冷汗出，常吐出蛔虫	苔黄腻，脉弦数/滑数	安蛔定痛，继以驱虫	乌梅丸

二、蛲虫病

1. 感染途径　蛲虫患者是唯一的传染源。主要经口食入被虫卵污染的食物及手指而感染。
2. 临床表现　肛周和会阴皮肤强烈瘙痒，夜间为甚，伴睡眠不安。

第十五单元　小儿危重症的处理

> **重点提示**
> 本单元只需对心搏呼吸骤停的临床表现及治疗重点了解，其余内容留有印象即可。

心搏呼吸骤停与心肺复苏术

1. 病因

（1）呼吸骤停的病因：新生儿窒息、婴儿猝死综合征、喉炎、喉痉挛、喉梗阻、气管异物、胃食管反流、中毒或药物过敏、呼吸衰竭、呼吸窘迫综合征、代谢性疾病等。迅速进展的肺部疾病如严重哮喘、重症肺炎、肺透明膜病，神经系统疾病急剧恶化。

（2）心搏骤停的病因：心肌病、心肌炎、先天性心脏病、循环系统状态不稳定，如失血性休克、心力衰竭、严重低血压、严重心律失常以及各种意外损伤等。

（3）临床难以预料的易触发心搏呼吸骤停的高危因素：大量持续静脉滴注、不适当胸部物理治疗（拍背、吸痰等）、气道吸引、气管插管、呼吸机的撤离等。

2. 临床表现及诊断 **2006**

（1）突然昏迷：可在心搏停跳8～12秒后出现，可有一过性抽搐。

（2）大动脉搏动消失：颈动脉、股动脉、肱动脉搏动消失，血压测不出。年幼儿可直接触摸心尖部确定有无心跳。

（3）心音消失或心跳过缓：心音消失或年长儿心率低于30次/分，新生儿低于60次/分，初生新生儿低于100次/分，均需施行心脏按压。

（4）瞳孔扩大：心脏停搏30～40秒瞳孔开始扩大，对光反射消失，瞳孔大小可反映脑细胞功能受损程度。

（5）呼吸停止或严重呼吸困难：面色灰暗或发绀，应注意，呼吸过于浅弱、缓慢或呈倒吸气样时，不能进行有效气体交换所造成的病理生理改变与呼吸停止相同。

（6）心电图表现：①心搏徐缓；②室性心动过速；③心室纤颤；④心室停搏。

（7）眼底变化：眼底血管血流缓慢或停滞，血细胞聚集呈点彩样改变。提示血流已中断，脑细胞即将死亡。

前两项即可诊断心搏呼吸骤停，而不必反复触摸脉搏或心音，以免贻误抢救时机。

3. 心肺复苏术的基本生命支持

强调现场及时抢救，分秒必争。总的原则是尽快恢复心跳。儿童和婴儿（新生儿除外）一般复苏步骤如下：①胸部按压（C），按压频率至少100次/分，按压幅度至少为胸廓前后径的1/3，婴儿约4cm，儿童约5cm；②通畅气道（A），先快速吸净口咽部分泌物，并使头后仰，使气道平直；③建立呼吸（B）；④药物治疗（D），如肾上腺素（首选）、碳酸氢钠、阿托品、葡萄糖、钙剂、利多卡因（室颤可用）。

第十六单元　中医相关病证

> **重点提示**
>
> 本单元为复习的重点内容，重点掌握急惊风的临床表现及其四证八候的内容。积滞和厌食作为小儿的常见疾病也应予重视，其病机及辨证论治都应有所了解。其余内容熟悉即可。

一、慢性咳嗽

1. 辨病思路

（1）本病辨证主要是辨风、痰、虚证。

（2）常见病因有咳嗽变异性哮喘、上气道咳嗽综合征和呼吸道感染后咳嗽、胃食管反流性咳嗽等。

（3）儿童慢性咳嗽的辨证除了八纲辨证及脏腑辨证外，还强调辨证与辨病相结合。

2. 中医辨证论治

证型	证候	舌脉	治法	方药
风伏肺络	早晚咳嗽为主，遇冷空气或活动后加重，干咳痰少，鼻塞，流涕喷嚏	舌淡红苔薄白，脉浮数	疏风通窍，宣肺止咳	三拗汤合苍耳子散
痰湿蕴肺	痰多色白，喉间痰鸣，胸闷纳呆，口不渴，神疲肢倦，大便溏薄	舌淡苔白腻，脉滑/指纹紫滞	燥湿化痰，肃肺止咳	二陈汤合三子养亲汤
痰热郁肺	久咳痰多，痰稠色黄难咯，大便干结	舌红苔黄腻，脉滑数/指纹紫滞	清肺化痰，肃肺止咳	清气化痰汤
肝火犯肺	晨起及夜间明显，咽痒阵咳，情志变化时咳甚，胸胁胀痛，烦躁易怒	舌红苔少，脉弦细	清肝泻肺，化痰止咳	黛蛤散合泻白散
肺脾气虚	咳声无力，痰白清稀，面白，神疲气短，自汗恶风，反复感冒，纳少便溏	舌淡苔白，脉沉细	健脾补肺，培土生金	异功散合玉屏风散
阴虚肺燥	无痰或痰少而黏，口渴咽干，手足心热	舌红苔薄白，脉细数	养阴清热，润肺止咳	沙参麦冬汤

二、腹痛

1. 中医病因病机　小儿脾胃薄弱，经脉未盛，易为各种病邪所干扰。六腑以通降为顺，经脉以流通为畅，感受寒邪、乳食积滞、脾胃虚寒、情志刺激、外伤，皆可使气滞于脾胃肠腑，经脉失调，凝滞不通则腹痛。

2. 中医辨证论治 2005 2016

证型	证候	舌脉	治法	方药
腹部中寒	腹痛阵作，得温则舒，遇寒痛甚，肠鸣辘辘，面色苍白	舌淡红苔白滑，脉沉弦紧/指纹红	温中散寒，理气止痛	养脏散
乳食积滞	脘腹胀满，疼痛拒按，不思乳食，嗳腐吞酸，呕吐酸馊	舌淡红苔厚腻，脉沉滑/指纹紫滞	消食导滞，行气止痛	香砂平胃散

续表

证型	证候		治法	方药
胃肠结热	腹部胀满，疼痛拒按，大便秘结，烦躁不安，烦热口渴，手足心热	舌鲜红苔黄燥，脉滑数/沉实/指纹紫滞	通腑泄热，行气止痛	大承气汤
脾胃虚寒	腹痛绵绵，时作时止，喜温喜按，面白少华，精神倦怠，手足不温	舌淡白，脉沉缓/指纹淡红	温中理脾，缓急止痛	小建中汤合理中丸
气滞血瘀	痛有定处，痛如锥刺，腹部癥块拒按，肚腹硬胀，青筋显露	舌紫暗/瘀点，脉涩/指纹紫滞	活血化瘀，行气止痛	少腹逐瘀汤

三、厌食

1. **中医病因病机** 病因多为喂养不当，他病伤脾，先天不足，情志失调。病机关键为脾失健运，纳化不和；病位主要在脾、胃。
2. **中医辨证论治** 2002 2003 2005 2006 2016 2017

证型	证候		治法	方药
脾失健运	食欲不振，厌恶进食，食而乏味，胸脘痞闷，嗳气泛恶，大便不调	舌淡红苔薄白/腻，脉尚有力	调和脾胃，运脾开胃	不换金正气散
脾胃气虚	不思进食，食而不化，大便偏稀夹不消化食物，面色少华，肢倦乏力	舌淡苔薄白，脉缓无力	健脾益气，佐以助运	异功散加味
脾胃阴虚	不思进食，食少饮多，大便偏干，小便短黄，烦躁少寐，手足心热	舌红少津苔少/花剥，脉细数	滋脾养胃，佐以助运	养胃增液汤

3. **其他疗法** ①针灸疗法：体针、耳穴。②推拿疗法。③中药外治法。④中成药。

四、积滞

1. **病因病机** 积滞是因乳食不节，伤及脾胃，致脾胃运化功能失调，或脾胃虚弱，腐熟运化不及，乳食停滞不化。其病位在脾胃，基本病理机制为乳食停聚中焦，积而不化，气滞不行。
2. **辨证思路** 本病应与厌食鉴别，厌食表现为长期食欲不振，厌恶进食，一般无脘腹胀满、大便酸臭等症。积滞是以不思乳食，食而不化，脘腹胀满，嗳气酸腐，大便溏薄或秘结酸臭为特征的消化道疾病。
3. **中医辨证论治** 2006 2008 2009

证型	证候		治法	方药
乳食内积	不思乳食，嗳腐酸馊，脘腹胀满，疼痛拒按，大便酸臭	苔白厚腻，脉弦滑/指纹紫滞	消乳化食，和中导滞	乳积者，消乳丸；食积者，保和丸
脾虚夹积	面色萎黄，形体消瘦，神疲肢倦，食则饱胀，腹满喜按	舌淡苔白腻，脉细滑/指纹淡滞	健脾助运，消食化滞	健脾丸

五、便秘

1. **中医病因病机** 常见病因有饮食因素、情志因素、燥热内结、气血亏虚等。主要病位在大肠，病机关键是大肠传导失常。
2. **中医辨证论治**

证型	证候		治法	方药
乳食积滞	脘腹胀满，不思乳食，手足心热，睡眠不安，小便短黄	舌红苔黄厚，脉沉有力/指纹紫滞	消积导滞，清热和中	枳实导滞丸

续表

证型	证候		治法	方药
燥热内结	面红身热，口干口臭，口舌生疮，腹胀腹痛，小便短赤	舌红苔黄燥，脉滑数/指纹紫滞	清热导滞，润肠通便	麻子仁丸
气机郁滞	大便闭涩，嗳气频作，肠鸣矢气，胸胁痞闷，腹中胀痛	舌红苔薄白，脉弦/指纹滞	疏肝理气，导滞通便	六磨汤
气血亏虚	虽有便意，努挣乏力，汗出气短，神倦懒言，面白无华，唇甲色淡	舌淡苔白，脉弱/指纹淡	补气养血，润肠通便	黄芪汤合润肠丸

六、尿血

1. **中医病因病机**　病因主要有感受外邪、饮食所伤、禀赋不足、脏腑虚损。病位在肾与膀胱。病机关键为热伤血络，或气不摄血，导致血溢脉外，随尿排出。

2. **中医辨证论治**

（1）治疗原则：实证尿血以祛邪为主，在疏风散邪、清热利湿的基础上，佐以凉血止血；虚证尿血以扶正为要，在补中益气、滋阴清热的基础上，配以凉血、固涩之法。

（2）分证论治

证型	证候		治法	方药
风热伤络	起病较急，尿色鲜红，恶风，皮肤紫癜，颜色鲜明	舌红苔薄黄，脉浮数	疏风散邪，清热凉血	连翘败毒散
下焦湿热	起病急骤，尿色鲜红，发热，口渴喜饮，遍身酸痛，少腹胀痛	舌红苔黄腻，脉滑数/指纹紫滞	清热利湿，凉血止血	小蓟饮子
脾不摄血	久病尿血，面色萎黄，食少，体倦乏力，气短声低，齿衄肌衄	舌淡，脉细弱	补中健脾，益气摄血	归脾汤
脾肾两虚	尿血淡红，小便频数，纳食减少，面色苍黄，气短神疲，腰膝酸软，形寒肢冷	舌淡苔白，脉沉弱	健脾固肾	济生肾气丸
阴虚火旺	尿血反复，迁延日久，口干咽红，手足心热，颧红盗汗，形体消瘦，口干多饮	舌红苔少/光剥苔，脉细数	滋阴清热，凉血止血	知柏地黄丸

七、急惊风

1. **中医病因病机**　急惊风的产生主要是由于小儿感受时邪，化热化火，内陷心包，引动肝风，则惊风发作 2001 2005。其病变部位主要在心、肝二经，疾病性质以实为主。

2. **临床表现与诊断要点**　①多见于3岁以下，5岁以上则逐渐减少。有接触疫疠之邪，或暴受惊恐史。②有明显的原发疾病，如感冒、肺炎喘嗽、疫毒痢、流行性腮腺炎、流行性乙型脑炎等。③以四肢抽搐，颈项强直，角弓反张，神志昏迷为主要临床表现。④中枢神经系统感染者，神经系统检查病理反射阳性。⑤通过血常规、血培养、脑脊液、脑CT或MRI、大便常规、大便培养等检查，可协助诊断原发疾病。

3. **四证八候**　四证——痰、热、惊、风。八候——搐、搦、颤、掣、反、引、窜、视 2006 2011。

4. 中医辨证论治 2017

证型		证候	治法	方药
感受风邪		发热头痛，咳嗽咽红，烦躁不安，突然瘛疭昏迷，热退后抽痉自止	舌红苔薄黄，脉浮数	疏风清热，息风定惊	银翘散
温热疫毒	邪陷心肝	高热不退，头痛项强，恶心呕吐，突然肢体抽搐，双目上视，神志昏迷	舌红苔黄腻，脉数	平肝息风，清心开窍	羚角钩藤汤合紫雪丹
	气营两燔	病来急骤，高热，狂躁不安，剧烈头痛，神昏谵妄，抽痉，颈项强直	舌深红/红绛苔黄燥，脉数	清气凉营，息风开窍	清瘟败毒饮
湿热疫毒		持续高热，神志昏迷，谵妄烦躁，反复抽搐，腹痛拒按，呕吐	舌红苔黄腻，脉滑数	清热化湿，解毒息风	黄连解毒汤
暴受惊恐		暴受惊恐后突然抽痉，惊叫急啼，神志不清，四肢厥冷，大便色青	苔薄白，脉乱不齐	镇惊安神，平肝息风	琥珀抱龙丸

5. 急救处理

（1）一般处理：①体位：抽搐发作时，切勿强力牵拉，以免扭伤筋骨。将患儿平放于床上，头侧位，并用纱布包裹压舌板，置于上、下牙齿之间，以防咬伤舌体。②保持呼吸道通畅。③密切观察患儿生命体征。④维持营养及体液的平衡。

（2）抗惊厥药物：首选地西泮；苯巴比妥效果好，维持时间长，副作用少；苯妥英钠一般在地西泮、苯巴比妥无效时使用。

（3）病因治疗：控制高热——物理降温；降低颅压——脱水治疗。

八、遗尿

1. 中医病因病机　膀胱不能约束所致。原因有下元虚寒、肺脾气虚、心肾失交、肝经湿热。

2. 中医辨证论治

证型	证候		治法	方药
下元虚寒	小便清长，面白虚浮，腰膝酸软，形寒肢冷	舌淡苔白，脉沉迟无力	温补肾阳，固涩止遗	菟丝子散
肺脾气虚	日间尿频量多，面色无华，神疲懒言，食欲不振，大便溏薄，自汗易感	舌淡苔薄白，脉缓弱	补肺健脾，固涩止遗	补中益气汤合缩泉丸
心肾失交	寐不安宁，易哭易惊，白天多动少静，记忆力差，五心烦热，形体较瘦	舌红少苔，脉沉细数	清心滋肾，安神固脬	交泰丸合导赤散
肝经湿热	小便黄而少，性情急躁，夜梦纷纭，手足心热，面赤唇红，口渴多饮，目睛红赤	舌红苔黄腻，脉滑数	清热利湿，缓急止遗	龙胆泻肝汤

九、汗证

1. 中医病因病机　肺卫不固、营卫失调、气阴亏虚、湿热迫蒸。

2. 临床表现与诊断　小儿在安静状态下，正常环境中，全身或局部出汗过多，甚则大汗淋漓，尤以头颈、胸背部明显。寐则汗出，醒时汗止者称为盗汗；不分寤寐而汗出过多者称为自汗。

3. 中医辨证论治

证型	证候		治法	方药
肺卫不固	自汗为主，头颈胸背部汗出明显，动则尤甚，神疲乏力，面色少华	舌淡苔薄白，脉细弱	益气固表	玉屏风散合牡蛎散

续表

证型	证候		治法	方药
营卫失调	自汗为主,汗出遍身而抚之不温,畏寒恶风,不发热,或伴有低热	舌淡红苔薄白,脉缓	调和营卫	黄芪桂枝五物汤
气阴亏虚	盗汗为主,形体消瘦,汗出较多,神萎不振,心烦少寐,低热	舌淡苔少/剥,脉细/数	益气养阴	生脉散加味
湿热迫蒸	汗出肤热,汗渍色黄,口渴不欲饮,小便色黄	舌红苔黄腻,脉滑数	清热泻脾	泻黄散

第九篇　针　灸　学

第一单元　经络系统

> ☆**重点提示**
>
> 本单元的内容很重要，也是出题的热点单元，重点掌握十二经脉的走向和交接规律，此部分为考试的必考内容，也是基础内容中最容易丢分的地方。其次把握奇经八脉的名称和任督脉的作用。最后要熟记十五络脉的分布特点。其余了解即可。

一、经络系统的组成

经络是经脉和络脉的总称，是人体内运行气血的通道。

二、十二经脉

1. 名称　十二经脉的名称是根据手足、阴阳、脏腑来命名的。分别为手太阴肺经、手阳明大肠经、足阳明胃经、足太阴脾经、手少阴心经、手太阳小肠经、足太阳膀胱经、足少阴肾经、手厥阴心包经、手少阳三焦经、足少阳胆经和足厥阴肝经。

2. 分布规律

（1）十二经脉在体表左右对称地分布于头面、躯干和四肢，纵贯全身。

（2）六阴经分布于四肢内侧和胸腹，六阳经分布于四肢外侧和头面、躯干。

（3）十二经脉在四肢的分布规律 **2017**

三阴经	上肢	太阴肺经在前，厥阴心包经在中，少阴心经在后
	下肢	内踝上8寸以下：厥阴肝经在前，太阴脾经在中，少阴肾经在后 内踝上8寸以上：太阴脾经在前，厥阴肝经在中，少阴肾经在后
三阳经	上肢	阳明大肠经在前，少阳三焦经在中，太阳小肠经在后
	下肢	阳明胃经在前，少阳胆经在中，太阳膀胱经在后

3. 十二经脉的属络表里关系　阴经属脏络腑主里，阳经属腑络脏主表。

手足三阴	手足三阳
手太阴肺经	手阳明大肠经
手厥阴心包经	手少阳三焦经
手少阴心经	手太阳小肠经
足太阴脾经	足阳明胃经
足厥阴肝经	足少阳胆经
足少阴肾经	足太阳膀胱经

4. 十二经脉循行走向与交接规律

十二经脉的走向规律为:"手之三阴从胸走手,手之三阳从手走头,足之三阳从头走足,足之三阴从足走腹"。

十二经脉的循行交接规律为:相表里的阴经与阳经在手足端交接;同名的阳经与阳经在头面部交接;相互衔接的阴经与阴经在胸中交接。

十二经脉的流注次序为:起于肺经→大肠经→胃经→脾经→心经→小肠经→膀胱经→肾经→心包经→三焦经→胆经→肝经,最后又回到肺经。周而复始,环流不息。

三、奇经八脉

1. 奇经八脉的名称　奇经八脉是任、督、冲、带、阴维、阳维、阴跷、阳跷脉的总称。
2. 奇经八脉的功能

任脉为诸条阴经交会之脉,故称"阴脉之海",具有调节全身阴经经气的作用。

督脉称"阳脉之海" 2008 2011,诸阳经均与其交会,具有调节全身阳经经气的作用。

冲脉为"十二经之海""血海" 2012 2019,十二经脉均与其交会,具有涵蓄十二经气血的作用 2006。

带脉约束诸经。阴维脉、阳维脉分别调节六阴经和六阳经的经气,以维持阴阳协调和平衡。阴跷、阳跷脉共同调节肢体运动和眼睑的开合功能。

四、十五络脉

十五络脉的分布特点:十二经脉的别络均从本经四肢肘膝关节以下的络穴分出,走向其相表里的经脉,即阴经别络于阳经,阳经别络于阴经。任脉、督脉的别络及脾之大络主要分布在头身部。任脉的别脉从鸠尾分出后散布于腹部;督脉的别络从长强分出后散布于头,左右别走足太阳经;脾之大络从大包分出后散布于胸胁 2006。

五、十二经筋

十二经筋的分布特点:循行分布均起始于四肢末端,结聚于关节骨骼部,走向躯干头面。十二经筋行于体表,不入内脏,有刚筋、柔筋之分。刚(阳)筋分布于项背和四肢外侧,以手足阳经经筋为主;柔(阴)经分布于胸腹和四肢内侧,以手足阴经经筋为主。足三阳经筋起于足趾,循股外上行结于頁(面);足三阴经筋起于足趾,循股内上行结于阴器(腹);手三阳经筋起于手指,循臑外上行结于角(头);手三阴经筋起于手指,循臑内上行结于贲(胸)。

第二单元　经络学说的临床应用

重点提示

本单元内容理解即可。

经络学说的临床应用
1. 诊断方面　分经辨证、经络诊法、现代检测。
2. 治疗方面　①指导针灸治疗。②指导药物归经。

第三单元　腧穴的分类

重点提示

本单元内容较少,复习时只需把这几个概念记住即可。

十四经穴、奇穴、阿是穴 2006

（1）十四经穴：是指具有固定的名称和位置，且归属于十二经和任脉、督脉的腧穴。

（2）奇穴：是指既有一定的名称，又有明确的位置，但尚未归入或不便归入十四经系统的腧穴。这类腧穴的主治范围比较单一，多数对某些病证有特殊疗效，又称"经外奇穴"。

（3）阿是穴：是指既无固定名称，亦无固定位置，而是以压痛点或其他反应点作为针灸施术部位的一类腧穴。又称"天应穴""不定穴"等。

第四单元　腧穴的主治特点和规律

> **重点提示**
>
> 本单元相对较为简单，重点掌握主治特点的分类及其内容。

主治特点

1. 近治作用　腧穴具有治疗其所在部位局部及邻近组织、器官病证的作用，是"腧穴所在，主治所在"规律的体现。

2. 远治作用 2006　腧穴具有治疗其远隔部位的脏腑、组织器官病证的作用，是"经脉所过，主治所及"规律的反映。

3. 特殊作用　某些腧穴具有双向的良性调整作用和相对特异的治疗作用 2006。

第五单元　特　定　穴

> **重点提示**
>
> 本单元内容以熟悉了解为主，考点内容基本都会在其他单元中用到。重点掌握八脉交会穴的内容，其余内容通读了解。

一、特定穴的分类

特定穴分为"五输穴""原穴""络穴""郄穴""下合穴""俞穴""募穴""八会穴""八脉交会穴"和"交会穴"10类。

二、特定穴的内容及临床应用

1. 背俞穴、募穴　背俞穴分布于背腰部的膀胱经第1侧线上。募穴分布在胸腹部相关经脉上。腑病多选其募穴治疗，脏病多选其背俞穴治疗 2006。

六脏	背俞穴	募穴	六腑	背俞穴	募穴
肺	肺俞	中府	大肠	大肠俞	天枢
心包	厥阴俞	膻中	三焦	三焦俞	石门
心	心俞	巨阙	小肠	小肠俞	关元
脾	脾俞	章门	胃	胃俞	中脘
肝	肝俞	期门	胆	胆俞	日月
肾	肾俞	京门	膀胱	膀胱俞	中极

2. 八脉交会穴　奇经八脉与十二正经脉气相通的八个腧穴，均分布于肘膝以下。可单独应用，治疗各自相通的奇经病证；也可相配治疗两条奇经相合部位的疾病。

穴名	主治	相配合主治
公孙	冲脉病证	心、胸、胃疾病
内关	阴维脉病证	
后溪	督脉病证	目内眦、颈项、耳、肩部疾病
申脉	阳跷脉病证	
足临泣	带脉病证	目锐眦、耳后、颊、颈、肩部疾病
外关	阳维脉病证	
列缺	任脉病证	肺系、咽喉、胸膈疾病
照海	阴跷脉病证	

第六单元 腧穴的定位方法

> ☆重点提示
>
> 本单元内容烦琐，特别是骨度分寸定位法是必须熟记的，是每年考试的必考内容。另外，还要了解体表解剖标志定位法和手指同身寸取穴法。

1. 骨度分寸定位法 它是将人体的各个部位分别规定其折算长度，作为量取腧穴的标准。如前后发际间为12寸，两乳间为8寸，胸骨体下缘至脐中为8寸，脐中至耻骨联合上缘为5寸，肩胛骨内缘至背正中线为3寸，腋前（后）横纹至肘横纹为9寸，肘横纹至腕横纹为12寸，股骨大转子至膝中为19寸，腘横纹至外踝尖为16寸，胫骨内侧髁下缘至内踝尖为13寸，内踝尖至足底为3寸 2006 2010 2016 2017 2021 2022。

2. 体表解剖标志定位法

（1）固定标志：指不受人体活动影响而固定不移的标志。如五官、毛发、指（趾）甲、乳头、肚脐及各种骨节突起和凹陷部。这些自然标志固定不移，有利于腧穴的定位。

（2）活动标志：是指利用关节、肌肉、皮肤，随活动而出现的孔隙、凹陷、皱纹等作为取穴标志。

3. 手指同身寸取穴法

（1）中指同身寸：是以患者的中指中节屈曲时内侧两端横纹头之间作为1寸。

（2）拇指同身寸：是以患者拇指指关节的宽度作为1寸。

（3）横指同身寸：又名"一夫法"，是令患者将食指、中指、无名指和小指并拢，以中指中节横纹处为准，四指测量为3寸。

第七单元 手太阴肺经、腧穴

> ☆重点提示
>
> 本单元虽然穴位较少，但是都为临床常用穴，所以考试出题的可能性比较大，对于穴位的定位和主治要点，都应熟记。另外，经脉循行万万不能忽略，此部分考题很频繁，每个单元都应注意。

1. 经脉循行 起于中焦，向下联络大肠，回绕胃口，过膈属于肺脏，从肺系（肺与喉咙相联系的部位）横行出来，沿上臂内侧下行，行于手少阴经和手厥阴经的前面，经肘窝入寸口，沿鱼际边缘，出拇指内侧端（少商）。手腕后方支脉，从列缺处分出，走向食指内侧端，与手阳明大肠经相接。

2. 主治概要　主治胸、肺、咽喉部与肺脏有关及经脉循行部位的其他病证。

3. 常用腧穴的穴位、主治要点和操作

（1）尺泽　合穴

【定位】在肘区，肘横纹上，肱二头肌腱桡侧缘凹陷中 2000 2009 2020。

【主治】①咳嗽、气喘、咯血、咽喉肿痛等肺系实热性病证；②肘臂挛痛；③急性吐泻、中暑、小儿惊风等急症。

【操作】直刺 0.8~1.2 寸，或点刺出血。

（2）列缺　络穴；八脉交会穴（通任脉）2021

【定位】在前臂，腕掌侧远端横纹上 1.5 寸，拇短伸肌腱和拇长展肌腱之间，拇长展肌腱沟的凹陷中。简便取穴法：两手虎口自然平直交叉，一手食指按在另一手桡骨茎突上，指尖下凹陷中是穴。

【主治】①咳嗽、气喘、咽喉肿痛等肺系病证；②头痛、齿痛、项强、口㖞等头面部疾患；③手腕痛。

【操作】向肘部斜刺 0.5~0.8 寸。

（3）太渊　输穴；原穴；八会穴之脉会 2021

【定位】在腕前区，桡骨茎突与手舟骨之间，拇长展肌腱尺侧凹陷中。

【主治】①咳嗽、气喘、咽痛、胸痛等肺系疾患；②无脉症 2010；③腕臂痛。

【操作】避开桡动脉，直刺 0.3~0.5 寸。

（4）鱼际　荥穴

【定位】在手外侧，第 1 掌骨桡侧中点赤白肉际处。

【主治】①咳嗽、咯血、咽干、咽喉肿痛、失音等肺系热性病证；②掌中热；③小儿疳积。

【操作】直刺 0.5~0.8 寸。

（5）少商　井穴

【定位】在手指，拇指末节桡侧，指甲根角侧上方 0.1 寸。

【主治】①咽喉肿痛、鼻衄等肺系实热证 2011；②高热，昏迷，癫狂；③指肿，麻木。

【操作】浅刺 0.1 寸，或点刺出血。

第八单元　手阳明大肠经、腧穴

☆重点提示

本单元重点穴位不多，合谷、曲池等常用穴位应重点记忆。其他穴位也应熟悉。

1. 经脉循行　起自食指桡侧端，沿食指桡侧上行，出于第 1、2 掌骨之间，进入两筋之中，沿前臂桡侧进入肘外侧，再沿上臂前外侧上行，至肩部向后与督脉在大椎穴处相交，然后向下进入锁骨上窝，联络肺脏，通过膈肌，入属大肠。其支脉从锁骨上窝走向颈部，通过面颊，进入下齿槽，沿口唇两旁，在人中处左右交叉，上夹鼻孔两旁。

2. 主治概要　主治头面病、五官病、肠胃病、皮肤病、神志病、热病及经脉循行部位的其他病证。

3. 常用腧穴的定位、主治要点和操作

（1）商阳　井穴

【定位】在手指，食指末节桡侧，指甲根角侧上方0.1寸。

【主治】①齿痛、咽喉肿痛等五官疾患；②热病、昏迷等热证、急症；③手指麻木。

【操作】浅刺0.1寸，或点刺出血。

（2）合谷　原穴

【定位】在手背，第2掌骨桡侧的中点处。

【主治】①头痛、目赤肿痛、鼻衄、齿痛、口眼歪斜、耳聋等头面五官诸疾；②发热恶寒等外感病证；③热病；④经闭、滞产等妇产科病证；⑤上肢疼痛、不遂；⑥无汗或多汗；⑦皮肤瘙痒、荨麻疹等皮肤科病证；⑧小儿惊风，痉证；⑨腹痛、痢疾、便秘等肠腑病证；⑩牙拔除术、甲状腺手术等口面五官及颈部手术针麻常用穴。

【操作】直刺0.5~1.0寸。孕妇不宜针灸。

（3）曲池　合穴

【定位】在肘区，在尺泽与肱骨外上髁连线中点处。

【主治】①手臂痹痛、上肢不遂等上肢病证；②热病；③眩晕；④腹痛、吐泻等肠胃病证；⑤咽喉肿痛、齿痛、目赤肿痛等五官热性病证；⑥瘾疹、湿疹、瘰疬等皮外科疾患；⑦癫狂。

【操作】直刺1.0~1.5寸。

（4）肩髃

【定位】在三角肌区，肩峰外侧缘前端与肱骨大结节两骨间凹陷中。

【主治】①肩臂挛痛、上肢不遂等肩、上肢病证；②瘾疹，瘰疬。

【操作】直刺或向下斜刺0.8~1.5寸。

（5）迎香

【定位】在面部，鼻翼外缘中点旁，鼻唇沟中。

【主治】①鼻塞、鼽衄等鼻病；②口歪、面痒等面部病证；③胆道蛔虫症。

【操作】略向内上方斜刺或平刺0.3~0.5寸。

第九单元　足阳明胃经、腧穴

☆重点提示

本单元穴位较多，应熟记几个常用穴的定位及主治，例如地仓、颊车、足三里、丰隆、内庭等。另要注意，虽然本经主治肠胃疾病，但是地仓、颊车等穴位对于中风引起的口部疾病也有很好的疗效。

1. 经脉循行　起于鼻翼两侧，上行到鼻根部，与旁侧足太阳经交会，向下沿着鼻的外侧，进入上齿龈内 2020，回出环绕口唇，向下交会于颏唇沟承浆处，再向后沿着口腮后下方，出于下颌大迎处，沿着下颌角颊车，上行耳前，经过上关，沿着发际，到达前额。

2. 主治概要　主治胃肠病、头面五官病、神志病、热病 2006 及经脉循行部位的其他病证。

3. 常用腧穴的定位、主治要点和操作

（1）地仓

【定位】在面部，口角旁约0.4寸（指寸）。

【主治】口歪，流涎、面痛等头面五官局部病证。

【操作】斜刺或平刺0.3~0.8寸，可向颊车穴透刺。

(2) 颊车

【定位】在面部，下颌角前上方一横指（中指）。

【主治】齿痛、牙关不利、颊肿、口歪等局部病证。

【操作】直刺0.3~0.5寸，或向颊车穴透刺1.5~2寸。

(3) 下关

【定位】在面部，颧弓下缘中央与下颌切迹之间凹陷中。

【主治】①牙关不利、面痛、齿痛、口歪等面口病证；②耳聋、耳鸣、聤耳等耳疾。

【操作】直刺0.5~1寸。

(4) 天枢 大肠之募穴

【定位】在腹部，横平脐中，前正中线旁开2寸。

【主治】①腹痛、腹胀、便秘、腹泻、痢疾等胃肠病证；②月经不调、痛经等妇科疾患。

【操作】直刺1~1.5寸。

(5) 归来

【定位】在下腹部，脐中下4寸，前正中线旁开2寸。

【主治】①小腹痛，疝气；②月经不调、带下、阴挺、闭经等妇科病证。

【操作】直刺1~1.5寸。

(6) 足三里 合穴；胃之下合穴

【定位】在小腿外侧，犊鼻下3寸，犊鼻与解溪连线上。

【主治】①胃痛、呕吐、噎膈、腹胀、腹泻、痢疾、便秘等胃肠病证；②下肢痿痹、中风瘫痪等下肢病证；③不寐、癫狂等神志病；④乳痈；⑤气喘，痰多；⑥虚劳诸证，为强壮保健要穴 2003 2004 2006 2011 。

【操作】直刺1~2寸。

(7) 上巨虚 大肠之下合穴

【定位】在小腿外侧，犊鼻下6寸，犊鼻与解溪连线上。

【主治】①肠鸣、腹痛、腹泻、便秘、肠痈等胃肠病证；②下肢痿痹。

【操作】直刺1~2寸。

(8) 条口

【定位】在小腿外侧，犊鼻下8寸，犊鼻与解溪连线上。

【主治】①下肢痿痹、跗肿、转筋等下肢病证；②肩臂痛；③脘腹疼痛。

【操作】直刺1~1.5寸。

(9) 丰隆 络穴

【定位】在小腿外侧，外踝尖上8寸，胫骨前肌外缘。

【主治】①头痛、眩晕；②癫狂；③咳嗽、痰多等痰饮病证；④下肢痿痹。

【操作】直刺1~1.5寸。

(10) 内庭 荥穴

【定位】在足背，第2、3趾间，趾蹼缘后方赤白肉际处。

【主治】①齿痛、咽喉肿痛、鼻衄等五官热性病证；②热病；③胃病吐酸、腹泻、痢疾、便秘等肠胃病证；④足背肿痛，跖趾关节痛 2002 2003 。

【操作】直刺或斜刺0.5~0.8寸，可灸。

第十单元 足太阴脾经、腧穴

> ☆**重点提示**
> 本单元需要我们掌握脾经的循行及主治病证。特别是三阴交和阴陵泉，我们必须熟记。另外，血海也是临床常用穴，应熟悉。

1. 经脉循行　足太阴脾经，起于足大趾末端，沿着大趾内侧赤白肉际，经过大趾本节后的第1跖趾关节后面，上行至内踝前面，再沿小腿内侧胫骨后缘上行，至内踝上8寸处交于足厥阴经之前，再沿膝股部内侧前缘上行，进入腹部，属脾，联络胃；再经过横膈上行，夹咽部两旁，系舌根，分散于舌下 2011 。其支脉，从胃上膈，注心中。

2. 主治概要　主治脾胃病，妇科病，前阴病及经脉循行部位的其他病证。

3. 常用腧穴的定位、主治要点和操作

（1）隐白　井穴
【定位】在足趾，大趾末节内侧，趾甲根角侧后方0.1寸（指寸）。
【主治】①月经过多、崩漏等妇科病；②便血、尿血等出血证；③癫狂，多梦；④惊风；⑤腹满、呕吐、泄泻等脾胃病证 2008 。
【操作】浅刺0.1寸。

（2）公孙　络穴；八脉交会穴（通冲脉） 2021
【定位】在跖区，第1跖骨基底部的前下方赤白肉际处。
【主治】①胃痛、呕吐、腹痛、腹泻、痢疾等脾胃肠腑病证；②心烦不寐、狂证等神志病证；③逆气里急、气上冲心（奔豚气）等冲脉病证。
【操作】直刺0.6~1.2寸。

（3）三阴交
【定位】在小腿内侧，内踝尖上3寸，胫骨内侧缘后际 2017 。
【主治】①肠鸣腹胀、腹泻等脾胃肠病证；②月经不调、带下、阴挺、不孕、滞产等妇产科病证；③遗精、阳痿、遗尿等生殖泌尿系统疾患；④心悸，失眠，眩晕；⑤下肢痿痹；⑥阴虚诸证；⑦湿疹，荨麻疹 2003 2006 。
【操作】直刺1~1.5寸；孕妇禁针。

（4）阴陵泉　合穴
【定位】在小腿内侧，胫骨内侧髁下缘与胫骨内侧缘之间的凹陷中 2021 。
【主治】①腹胀、腹泻、水肿、黄疸等脾湿证；②小便不利、遗尿、尿失禁等泌尿系统疾患；③膝痛、下肢痿痹；④阴茎痛、遗精等男科病证；⑤带下、妇人阴痛等妇科病证。
【操作】直刺1~2寸。

（5）血海
【定位】在股前区，髌底内侧端上2寸，股内侧肌隆起处。
【主治】①月经不调、痛经、经闭等妇科病；②瘾疹、湿疹、丹毒等皮外科病；③膝股内侧痛。
【操作】直刺1~1.5寸。

第十一单元 手少阴心经、腧穴

重点提示

本单元穴位较少，熟悉手少阴心经的主治要点，通里、神门这两个穴位了解即可。

1. 经脉循行　起于心中，出属心系（心与其他脏器相连系的部位），过膈，联络小肠。
2. 主治概要　主治心、神志病及经脉循行部位的其他病证。
3. 常用腧穴的定位、主治要点和操作

（1）通里　络穴

【定位】在前臂前区，腕掌侧远端横纹上1寸，尺侧腕屈肌腱的桡侧缘。

【主治】①心悸、怔忡等心病；②舌强不语，暴喑；③腕臂痛。

【操作】直刺0.5~1寸。

（2）神门　输穴；原穴

【定位】在腕前区，腕掌侧远端横纹尺侧端，尺侧腕屈肌腱的桡侧缘。

【主治】①心痛、心烦、惊悸、怔忡、健忘、失眠、痴呆、癫狂痫等心与神志病证；②高血压；③胸胁痛。

【操作】直刺0.3~0.5寸。

（3）少冲　井穴

【定位】在手指，小指末节桡侧，指甲根角侧上方0.1寸（指寸）。

【主治】①心悸、心痛、癫狂、昏迷等心与神志病证；②热病；③胸胁痛。

【操作】浅刺0.1寸，或点刺出血。

第十二单元 手太阳小肠经、腧穴

重点提示

本单元穴位较少，考试也较少涉及，主要应记住手太阳小肠经的主治要点，少泽、后溪、听宫这3个穴位应多加留意。听宫为治疗耳鸣、耳聋的常用穴。

1. 经脉循行　起于手小指外侧端（少泽），沿手背外侧至腕部，直上沿前臂外侧后缘，经尺骨鹰嘴与肱骨内上髁之间，出于肩关节，绕行肩胛部，交于大椎（督脉），向下入缺盆部，联络心脏，沿食管过膈达胃，属于小肠。
2. 主治概要　主治头面五官、热病、神志病及经脉循行部位的其他病证。
3. 常用腧穴的定位、主治要点和操作

（1）少泽　井穴

【定位】在手指，小指末节尺侧，指甲根角侧上方0.1寸（指寸）。

【主治】①乳痈、乳少等乳疾；②昏迷、癫狂等神志病；③头痛、目翳、咽喉肿痛等头面五官病证；④肩臂后侧痛、小指麻木疼痛等上肢病证。

【操作】斜刺0.1寸或点刺出血。孕妇慎用。

（2）后溪　输穴；八脉交会穴（通督脉）　2011

【定位】在手内侧，第5掌指关节尺侧近端赤白肉际凹陷中。

【主治】①头项强痛、腰背痛、手指及肘臂挛痛等痛证；②耳聋、目赤、咽喉肿痛等五官病证；③癫狂痫等神志病证；④疟疾。
【操作】直刺 0.5~1 寸。治手指挛痛可透刺合谷穴。
(3) 养老　郄穴
【定位】在前臂后区，腕背横纹上 1 寸，尺骨头桡侧凹陷中。
【主治】①目视不明；②肩、背、肘、臂酸痛，项强等经脉循行所过部位病证；③急性腰痛。
【操作】直刺或斜刺 0.5~0.8 寸。
(4) 天宗
【定位】在肩胛区，肩胛冈中点与肩胛骨下角连线上 1/3 与下 2/3 交点凹陷中。
【主治】①肩胛疼痛、肩背部损伤等局部病证；②乳痈；③气喘。
【操作】直刺或斜刺 0.5~1 寸。遇到阻力不可强行进针。
(5) 听宫
【定位】在面部，耳屏正中与下颌骨髁状突之间的凹陷中。
【主治】①耳鸣、耳聋、聤耳等耳疾；②齿痛；③癫狂痫。
【操作】张口，直刺 0.5~1.0 寸。

第十三单元　足太阳膀胱经、腧穴

> ☆重点提示
>
> 足太阳膀胱经是大经脉，共有 67 个穴位。本经腧穴的主治概要要掌握。记忆穴位主治的时候可结合穴位的近治作用联合记忆。主要穴位的定位及主治要点应多花时间加以复习。委中、昆仑这两个穴位应多加留意。

1. 经脉循行　起于目内眦 2010，上达额部，左右交会于头顶部。分支从头顶部分出，到耳上角部。直行经脉从头顶部向后行至枕骨处，进入颅腔，络脑 2012，再分左右沿肩胛内侧、脊柱两旁，到达腰部，进入脊柱两旁的肌肉，深入体腔，络肾，属膀胱。本经脉一分支从腰部分出，沿脊柱两旁下行，穿过臀部，从大腿后侧外缘下行至腘窝中。另一分支从项分出下行，经肩胛内侧，夹脊下行至髀枢，经大腿后侧至腘窝中与前一支脉会合，然后下行穿过腓肠肌，出走于足外踝后，沿足背外侧缘至小趾外侧端，与足少阴肾经相接。

2. 主治概要　本经腧穴主治脏腑病证、神志病、头面五官病 2006，以及本经脉所经过部位的病证。

3. 常用腧穴的定位、主治要点和操作

(1) 睛明
【定位】在面部，目内眦内上方眶内侧壁凹陷中。
【主治】①目赤肿痛、流泪、视物不明、目眩、近视、夜盲、色盲等目疾；②急性腰扭伤，坐骨神经痛；③心悸、怔忡等心疾。
【操作】嘱患者闭目，医者左手轻推眼球向外侧固定，右手缓慢进针，紧靠眶缘直刺 0.5~1 寸。遇到阻力时，不宜强行进针，应改变进针方向或退针。不捻转，不提插（或只轻微地捻转和提插）。出针后按压针孔片刻，以防出血。针具宜细，消毒宜严。禁灸。

(2) 攒竹

【定位】在面部，眉头凹陷中，额切迹处。

【主治】①头痛，眉棱骨痛，面瘫等头面病证；②眼睑瞤动、眼睑下垂、目视不明、流泪、目赤肿痛等眼疾；③呃逆；④急性腰扭伤。

【操作】可向眉中或向眼眶内缘平刺或斜刺0.5~0.8寸，或直刺0.2~0.3寸。禁灸。

(3) 肺俞　肺之背俞穴

【定位】在脊柱区，第3胸椎棘突下，后正中线旁开1.5寸 2016 2021。

【主治】①咳嗽、气喘、咯血等肺疾；②骨蒸潮热、盗汗等阴虚病证；③皮肤瘙痒、瘾疹等皮肤病；④背痛。

【操作】斜刺0.5~0.8寸。热证宜点刺放血。

(4) 心俞　心之背俞穴

【定位】在脊柱区，第5胸椎棘突下，后正中线旁开1.5寸。

【主治】①心痛、惊悸、失眠、健忘、癫痫、盗汗等心与神志病证；②咳嗽、吐血等肺疾；③盗汗；④遗精、白浊等男科病证 2017。

【操作】斜刺0.5~0.8寸。

(5) 膈俞　八会穴之血会

【定位】在脊柱区，第7胸椎棘突下，后正中线旁开1.5寸。

【主治】①呕吐、呃逆、气喘等上逆之证；②贫血、吐血、便血等血证；③瘾疹、皮肤瘙痒等皮肤病证；④潮热，盗汗；⑤胃痛 2017。

【操作】斜刺0.5~0.8寸。

(6) 肝俞　肝之背俞穴

【定位】在脊柱区，第9胸椎棘突下，后正中线旁开1.5寸。

【主治】①黄疸、胁痛等肝胆病证；②目赤、目视不明、目眩、夜盲、迎风流泪等目疾；③眩晕，癫狂痫；④脊背痛，角弓反张，转筋 2006。

【操作】斜刺0.5~0.8寸。

(7) 脾俞　脾之背俞穴

【定位】在脊柱区，第11胸椎棘突下，后正中线旁开1.5寸 2011 2016 2021。

【主治】①腹胀、纳呆、呕吐、腹泻、痢疾、便血、多食善饥、身体消瘦等脾胃肠腑病证；②黄疸，水肿；③背痛。

【操作】斜刺0.5~0.8寸。

(8) 肾俞　肾之背俞穴

【定位】在脊柱区，第2腰椎棘突下，后正中线旁开1.5寸。

【主治】①头晕、耳鸣、耳聋、慢性腹泻、气喘、腰酸痛、遗精、阳痿等肾虚病证；②遗尿、癃闭等前阴病证；③月经不调、带下、不孕等妇科病证；④消渴 2006。

【操作】直刺0.5~1寸。

(9) 大肠俞　大肠之背俞穴

【定位】在脊柱区，第4腰椎棘突下，后正中线旁开1.5寸。

【主治】①腰痛；②腹胀、腹泻、便秘等胃肠病证。

【操作】直刺0.8~1.2寸。

(10) 次髎

【定位】在骶区，正对第2骶后孔中。

【主治】①月经不调、痛经、带下等妇科病证；②小便不利、癃闭、遗尿、疝气等前阴病证；③遗精、阳痿等男科病证；④腰骶痛，下肢痿痹。
【操作】直刺1~1.5寸。

(11) 委中　合穴；膀胱之下合穴
【定位】在膝后区，腘横纹中点。
【主治】①腰背痛、下肢痿痹等；②急性腹痛、急性吐泻等急症；③小便不利，遗尿；④丹毒，皮肤瘙痒，疔疮等血热病证。
【操作】直刺1~1.5寸，或用三棱针点刺腘静脉出血。针刺不宜过快，过强、过深，以免损伤血管和神经。

(12) 承山
【定位】在小腿后区，腓肠肌两肌腹与肌腱交角处。
【主治】①腰腿拘急、疼痛；②痔疾，便秘；③腹痛，疝气。
【操作】直刺1~2寸。不宜过强地刺激，以免引起腓肠肌痉挛。

(13) 昆仑　经穴
【定位】在踝区，外踝尖与跟腱之间的凹陷中 2010。
【主治】①后头痛，项强等头项病证；②腰骶疼痛，足踝肿痛；③癫痫；④滞产。
【操作】直刺0.5~0.8寸。孕妇禁用，经期慎用。

(14) 申脉　八脉交会穴（通阳跷脉）
【定位】在踝区，外踝尖直下，外踝下缘与跟骨之间凹陷中。
【主治】①头痛，眩晕；②癫狂痫等神志病证；③腰腿酸痛，下肢运动不利；④嗜睡、不寐等眼睛开合不利病证。
【操作】直刺0.3~0.5寸。

(15) 至阴　井穴
【定位】在足趾，小趾末节外侧，趾甲根角侧后方0.1寸（指寸）。
【主治】①胎位不正，滞产等胎产病证；②头痛，目痛，鼻塞，鼻衄等头面五官病证。
【操作】浅刺0.1寸。胎位不正用灸法。

第十四单元　足少阴肾经、腧穴

☆重点提示

本单元穴位较少，在复习时应掌握诀窍。肾经的主治肯定为肾部的疾病，即妇科病、前阴病、肾脏病等。涌泉、照海、太溪这三个穴位应重点记忆。

1. 经脉循行　起于足小趾之下，斜向足心（涌泉），出于舟骨粗隆下，沿内踝后向上行于腿肚内侧，经股内后缘，通过脊柱（长强）属于肾脏，联络膀胱。
2. 主治概要　主治妇科病，前阴病，头面五官病及经脉循行部位的其他病证。
3. 常用腧穴的定位、主治要点和操作
(1) 涌泉　井穴
【定位】在足底部，屈足时足心最凹陷中 2011。
【主治】①昏厥、中暑、小儿惊风、癫狂痫、头痛、头晕、目眩、失眠等急症及神志病证；②咯血、咽喉肿痛、喉痹、失音等肺系病证；③大便难，小便不利；④奔豚气；⑤足心热。
【操作】直刺0.5~1.0寸。针刺时要防止刺伤足底动脉弓。临床常用灸法或药物贴敷。

（2）太溪　输穴；原穴

【定位】在足内侧，内踝后方，当内踝尖与跟腱之间的凹陷处。

【主治】①头痛、目眩、失眠、健忘、遗精、阳痿、月经不调等肾虚证；②咽喉肿痛、齿痛、耳鸣、耳聋等阴虚性五官病证；③咳嗽、气喘、咯血、胸痛等肺系疾患；④消渴，小便频数，便秘；⑤腰脊痛，下肢厥冷，内踝肿痛。

【操作】直刺0.5~0.8寸。

（3）照海　八脉交会穴（通阴跷脉）

【定位】在足内侧，内踝尖下方凹陷处。

【主治】①癫痫、失眠等精神、神志病证；②咽喉干痛、目赤肿痛等五官热性病证；③月经不调、痛经、带下、阴挺、阴痒等妇科病证；④小便频数，癃闭；⑤便秘。

【操作】直刺0.5~0.8寸。

第十五单元　手厥阴心包经、腧穴

☆重点提示

本单元重点掌握内关的穴位定位和主治要点的内容。内关为临床的常用穴，其他穴位也应稍加留意。

1. 经脉循行　起于胸中，出属心包络，向下通膈，从胸至腹依次联络上、中、下三焦。
2. 主治概要　主治心胸、胃、神志病及经脉循行部位的其他病证。
3. 常用腧穴的定位、主治要点和操作

（1）曲泽　合穴

【定位】在肘前区，肘横纹上，肱二头肌腱的尺侧缘凹陷中 2016。

【主治】①心痛、心悸、善惊等心系病证；②胃痛、呕血、呕吐等胃腑热性病证；③热病，中暑；④肘臂挛痛，上肢颤动。

【操作】直刺1~1.5寸；或三棱针点刺出血。

（2）内关　络穴；八脉交会穴（通阴维脉）2021

【定位】在前臂前区，腕掌侧远端横纹上2寸，掌长肌腱与桡侧腕屈肌腱之间。

【主治】①心痛、胸闷、心悸等心系病证 2010；②胃痛、呕吐、呃逆等胃腑病证；③中风，眩晕，偏头痛；④失眠、郁证、癫狂痫等神志病证；⑤肘臂挛痛，胁痛，胁下痞块。

【操作】直刺0.5~1寸。注意穴位深层有正中神经。

（3）劳宫　荥穴

【定位】在掌区，横平第3掌指关节近端，第2、3掌骨之间偏于第3掌骨。简便取穴法：半握拳，中指尖下是穴。

【主治】①中风昏迷、中暑等急症；②心痛、烦闷、癫狂病等心与神志疾患；③口疮，口臭；④鹅掌风。

【操作】直刺0.3~0.5寸。为急救要穴之一。

第十六单元　手少阳三焦经、腧穴

> ☆ 重点提示
> 本单元可通过三焦经的主治来推断各个穴位的主治要点。肩髎、翳风、丝竹空可多加留意。

1. 经脉循行　起于无名指末端（关冲），上行于第4、5掌骨间，沿腕背出于前臂外侧尺桡骨之间，经肘尖沿上臂外侧达肩部，交大椎，再向前入缺盆部，分布于胸中，络心包，过膈，从胸至腹，属于上、中、下三焦。
2. 主治概要　主治头、目、耳、颊、咽喉和热病及经脉循行部位的其他病证。
3. 常用腧穴的定位、主治要点和操作
(1) 中渚　输穴
【定位】在手背，第4、5掌骨间，第4掌指关节近端凹陷中。
【主治】①头痛、耳鸣、耳聋、目赤、喉痹等头面五官病证；②热病，疟疾；③肩背肘臂酸痛，手指不能屈伸。
【操作】直刺0.3~0.5寸。
(2) 外关　络穴；八脉交会穴（通阳维脉） 2021
【定位】在前臂后区，腕背侧远端横纹上2寸，尺骨与桡骨间隙中点。
【主治】①热病，疟疾，伤风感冒；②咽喉肿痛、口㖞、齿痛、目赤肿痛、耳鸣、耳聋等头面五官病证；③瘰疬；④头颈项及肩部疼痛，胁痛，上肢痿痹不遂。
【操作】直刺0.5~1.0寸。
(3) 支沟　经穴
【定位】在前臂后区，腕背侧远端横纹上3寸，尺骨与桡骨间隙中点。
【主治】①便秘；②耳鸣、耳聋、暴喑、咽喉肿痛、头痛等头面五官病证；③瘰疬；④胁肋痛，肘臂痛，落枕；⑤热病。
【操作】直刺0.5~1.0寸。
(4) 肩髎
【定位】在三角肌区，肩峰角与肱骨大结节两骨间凹陷中。
【主治】①肩臂挛痛不遂；②风疹。
【操作】直刺0.8~1.5寸。
(5) 翳风
【定位】在颈部，耳垂后方，乳突下端前方凹陷中。
【主治】①耳鸣、耳聋等耳疾；②口㖞、牙关紧闭、颊肿等面、口病证；③瘰疬。
【操作】直刺0.5~1.0寸。
(6) 丝竹空
【定位】在面部，眉梢凹陷处。
【主治】①癫痫；②头痛、眩晕、目赤肿痛、眼睑瞤动等头目病证；③齿痛，口㖞。
【操作】平刺0.3~0.5寸；不灸。

第十七单元 足少阳胆经、腧穴

> ☆**重点提示**
>
> 本单元需要考生掌握胆经的循行分布及几个主要穴位的定位主治，环跳的定位及阳陵泉、风池、悬钟的主治应重点记忆。在记忆穴位的主治时，只需把几个主要的特点记住即可。

1. 经脉循行 起于目外眦（瞳子髎）2011，向上到额角返回下行至耳后，沿颈部向后交会大椎穴，再向前入缺盆部，入胸过膈，联络肝脏，属胆，沿胁肋部，出于腹股沟，经外阴毛际，横行入髋关节（环跳）。

2. 主治概要 主治头面五官病，肝胆病，神志病，热病 2006 及经脉循行部位的其他病证。

3. 常用腧穴的定位、主治要点和操作

(1) 阳白
【定位】在头部，眉上1寸，瞳孔直上。
【主治】①头痛，眩晕；②眼睑瞤动，眼睑下垂；③目赤肿痛、视物模糊等目疾 2011。
【操作】平刺0.3~0.5寸。

(2) 风池
【定位】在颈后区，枕骨之下，胸锁乳突肌上端与斜方肌上端之间的凹陷中。
【主治】①头痛、眩晕、失眠、中风、癫痫、耳鸣、耳聋等内风所致的病证；②感冒、热病、口眼歪斜等外风所致的病证；③目赤肿痛、视物不明、鼻塞、鼽衄、咽痛等五官病证；④颈项强痛。
【操作】向鼻尖方向斜刺0.8~1.2寸。

(3) 肩井
【定位】在肩胛区，第7颈椎棘突与肩峰最外侧点连线的中点。
【主治】①头痛、眩晕、颈项强痛等头项部病证；②肩背疼痛，上肢不遂；③瘰疬；④乳痈、乳少、难产、胞衣不下等妇科病证。
【操作】直刺0.3~0.5寸，切忌深刺、捣刺。孕妇禁用。

(4) 环跳
【定位】在臀区，股骨大转子最凸点与骶管裂孔连线的外1/3与内2/3交点处。
【主治】①腰腿痛、下肢痿痹、半身不遂等腰腿疾患；②风疹。
【操作】直刺2~3寸。

(5) 阳陵泉 合穴；胆之下合穴；八会穴之筋会
【定位】在小腿外侧，腓骨头前下方凹陷中 2014。
【主治】①黄疸、胁痛、口苦、呕吐、吞酸等肝胆犯胃病证；②膝肿痛，下肢痿痹、肩痛等筋病；③小儿惊风 2006 2008；④脚气。

(6) 悬钟 八会穴之髓会
【定位】在小腿外侧，外踝尖上3寸，腓骨前缘。
【主治】①中风、颈椎病、腰椎病等骨、髓病；②颈项强痛，偏头痛，咽喉肿痛；③胸胁满痛；④下肢痿痹，脚气。

【操作】直刺0.5~0.8寸。
（7）丘墟　原穴
【定位】在踝区，外踝的前下方，趾长伸肌腱的外侧凹陷中。
【主治】①偏头痛，胸胁胀痛；②下肢痿痹，外踝肿痛，足下垂，脚气；③疟疾。
【操作】直刺0.5~0.8寸。

第十八单元　足厥阴肝经、腧穴

☆重点提示

本单元需要掌握的内容不多，主要掌握肝经的主治病证即可。另外，经脉的循行分布也应注意。

1. 经脉循行　起于足大趾上毫毛部（大敦），经内踝前向上至内踝上8寸外处交出于足太阴经之后，上行沿股内侧，进入阴毛中，绕阴器 2012，上达小腹，夹胃旁，属肝络胆，过膈，分布于胁肋，沿喉咙后面，向上入鼻咽部，连结于"目系"（眼球连系于脑的部位），上出于前额，与督脉会合于颠顶。
2. 主治概要　主治肝胆病、妇科病、前阴病及经脉循行部位的其他病证。
3. 常用腧穴的定位、主治要点和操作
（1）大敦　井穴
【定位】在足趾，大趾末节外侧，趾甲根角侧后方0.1寸（指寸）。
【主治】①疝气，少腹痛；②遗尿，癃闭，淋证等泌尿系病证；③月经不调、崩漏、阴挺等妇科病证；④癫痫。
【操作】浅刺0.1~0.2寸，或点刺出血。
（2）太冲　输穴；原穴
【定位】在足背，第1、2跖骨间，跖骨底结合部前方凹陷中，或触及动脉搏动处。
【主治】①中风、癫狂痫、小儿惊风、头痛、眩晕、口眼歪斜等内风所致病证；②目赤肿痛、口歪、青盲、咽喉干痛、耳鸣耳聋等头面五官热性病证；③月经不调、痛经、经闭、崩漏、带下、难产等妇科病证；④黄疸、胁痛、腹胀、呕逆等肝胃病证；⑤下肢痿痹，足跗肿痛 2006。
【操作】直刺0.5~1寸。
（3）期门　肝之募穴
【定位】在胸部，第6肋间隙，前正中线旁开4寸。
【主治】①胸胁胀痛；②呕吐、吞酸、呃逆、腹胀、腹泻等肝胃病证；③郁病，奔豚气；④乳痈。
【操作】斜刺0.5~0.8寸。

第十九单元　督脉、腧穴

重点提示

本单元要求重点熟悉腰阳关、大椎、水沟和百会的主治。督脉的循行分布了解即可。

1. 经脉循行　起于小腹内，下出于会阴部，向后行于脊柱的内部，上达项后风府，进入脑内，上行颠顶，沿前额下行鼻柱，止于上唇系带处。

2. 主治概要　主治脏腑病，神志病，热病，头面五官病及经脉循行部位的其他病证 2008 。

3. 常用腧穴的定位、主治要点和操作

（1）腰阳关

【定位】在脊柱区，第4腰椎棘突下凹陷中，后正中线上。

【主治】①腰骶疼痛，下肢痿痹；②月经不调、带下等妇科病证；③遗精、阳痿等男科病证。

【操作】向上斜刺0.5~1寸。

（2）大椎

【定位】在脊柱区，第7颈椎棘突下凹陷中，后正中线上。

【主治】①疟疾、恶寒发热等外感病证；②热病，骨蒸潮热；③癫狂病证、小儿惊风等神志病证；④项强，脊痛等脊柱病证；⑤风疹，痤疮等皮肤疾病；⑥咳嗽、气喘等肺气失于宣降病证 2006 。

【操作】直刺0.5~1寸。

（3）哑门

【定位】在颈后区，第2颈椎棘突上际凹陷中，后正中线上。

【主治】①暴喑，舌强不语；②癫狂病、癔症等神志病证；③头痛，颈项强痛。

【操作】伏案正坐位，头微前倾，项肌放松，向下颌方向缓慢刺入0.5~1寸。不可向上斜刺或深刺，以免刺入枕骨大孔，伤及延髓。

（4）百会

【定位】在头部，前发际正中直上5寸。

【主治】①痴呆、中风、失语、瘛疭、失眠、健忘、癫狂病证、癔症等；②头风、头痛、眩晕、耳鸣等头面病证；③脱肛、阴挺、胃下垂、肾下垂等气失固摄而致的下陷性病证。

【操作】平刺0.5~0.8寸，升阳固脱多用灸法。

（5）水沟 2006

【定位】在面部，人中沟的上1/3与中1/3交点处。

【主治】①昏迷、晕厥、中风、中暑、休克、呼吸衰竭等急危重症，为急救要穴之一；②癔症、癫狂痫、急慢惊风等神志病证；③鼻塞、鼻衄、面肿、口歪、齿痛、牙关紧闭等面鼻口部病证；④闪挫腰痛。

【操作】向上斜刺0.3~0.5寸，强刺激；或指甲按掐。

（6）印堂

【定位】在头部，两眉毛内侧端中间的凹陷中。

【主治】①痴呆、痫证、失眠、健忘等神志病证；②头痛，眩晕；③鼻衄，鼻渊；④小儿惊风，产后血晕，子痫。

【操作】平刺0.3~0.5寸，或三棱针点刺出血。

第二十单元 任脉、腧穴

> **重点提示**
>
> 本单元穴位均为临床常用穴，所以在考试中也较容易出现。在复习时应对每个穴位的定位及典型的主治病证熟悉掌握。另外，需要注意神阙、廉泉、承浆在治疗中风病上的运用。

1. 经脉循行　起于小腹内，下出会阴部，向上行于阴毛部，沿腹内向上经前正中线到达咽喉部，再向上环绕口唇，经面部入目眶下。
2. 主治概要　主治脏腑病、妇科病、男科及前阴病、神志病、虚证及经脉循行部位的其他病证。
3. 常用腧穴的定位、主治要点和操作
（1）中极　膀胱之募穴
【定位】在下腹部，脐中下4寸，前正中线上。
【主治】①遗尿、小便不利、癃闭等泌尿系病证；②遗精、阳痿、不育等男科病证；③月经不调、崩漏、阴挺、阴痒、不孕、产后恶露不止、带下等妇科病证。
【操作】直刺1~1.5寸，应在排尿后针刺，以免伤及深部膀胱。孕妇慎用。
（2）关元　小肠之募穴
【定位】在下腹部，脐中下3寸，前正中线上 2011。
【主治】①中风脱证、虚劳冷惫、羸瘦无力等元气虚损病证；②腹泻、痢疾、脱肛、便血等肠腑病证；③五淋、尿血、尿闭、尿频等泌尿系病证；④遗精、阳痿、早泄、白浊等男科病；⑤月经不调、痛经、经闭、崩漏、带下、阴挺、恶露不尽、胞衣不下等妇科病证；⑥保健灸常用穴。
【操作】直刺1~1.5寸，应在排尿后针刺，以免伤及深部膀胱。孕妇慎用。
（3）气海　肓之原
【定位】在下腹部，脐中下1.5寸，前正中线上。
【主治】①虚脱、形体羸瘦、脏气衰惫、乏力等气虚病证；②水谷不化、绕脐疼痛、腹泻、痢疾、便秘等肠腑病证；③小便不利、遗尿等泌尿系病证；④遗精、阳痿、疝气；⑤月经不调、痛经、经闭、崩漏、带下、阴挺、产后恶露不止、胞衣不下等妇科病证；⑥保健灸常用穴。
【操作】直刺1~1.5寸，孕妇慎用。
（4）神阙
【定位】在脐区，脐中央。
【主治】①虚脱、中风脱证等元气虚损证；②腹痛、腹胀、腹泻、痢疾、便秘、脱肛、水肿等脾肾虚损所致病证；③保健灸常用穴。
【操作】此穴禁针，多用艾条灸或隔盐灸。
（5）中脘　胃之募穴；八会穴之腑会
【定位】在上腹部，脐中上4寸，前正中线上。
【主治】①胃痛、腹胀、纳呆、呕吐、吞酸、呃逆、小儿疳疾等脾胃病证；②黄疸；③癫狂痫、脏躁、失眠等神志病。
【操作】直刺1~1.5寸。

(6) 膻中　心包之募穴；八会穴之气会
【定位】在胸部，横平第4肋间隙，前正中线上 2010 2016。
【主治】①咳嗽、气喘、胸闷等胸肺气机不畅的病证；②产后乳少、乳痈、乳癖等胸乳病证；③心痛、心悸等心疾；④呕吐、呃逆等胃气上逆证。
【操作】直刺0.3~0.5寸，或平刺。
(7) 廉泉
【定位】在颈前区，喉结上方，舌骨上缘凹陷中，前正中线上 2009。
【主治】中风失语、暴喑、吞咽困难、舌缓流涎、舌下肿痛、喉痹等咽喉口舌病证。
【操作】向舌根斜刺0.5~0.8寸。

第二十一单元　奇穴

> **重点提示**
> 经外奇穴是针灸学常考的内容，对于几个重点穴位，如四神聪、十宣、内膝眼的定位、主治及各自特点都应掌握。其余穴位通读了解即可。

常用奇穴的定位、主治要点和操作

1. 四神聪
【定位】在头部，百会前后左右各旁开1寸，共4穴 2018。
【主治】①头痛，眩晕，健忘等头脑病证；②失眠、癫痫等神志病证。
【操作】平刺0.5~0.8寸。

2. 太阳
【定位】在头部，当眉梢与目外眦之间，向后约一横指的凹陷处。
【主治】①头痛；②目疾；③面瘫，面痛。
【操作】直刺0.3~0.5寸，或点刺出血。

3. 夹脊
【定位】在脊柱区，第1胸椎至第5腰椎棘突下两侧，后正中线旁开0.5寸，一侧17穴。
【主治】上胸部的穴位治疗心肺、上肢疾病；下胸部的穴位治疗胃肠疾病；腰部的穴位治疗腰腹及下肢疾病。
【操作】直刺0.5~1寸，或梅花针叩刺。

4. 外劳宫
【定位】在手背，第2、3掌骨间，掌指关节后0.5寸（指寸）凹陷中。
【主治】①落枕，手臂肿痛；②脐风。
【操作】直刺0.5~0.8寸。

5. 十宣 2006
【定位】在手指，十指尖端，距指甲游离缘0.1寸（指寸），左右共10穴 2012。
【主治】①中风、昏迷、晕厥等神志病；②中暑、高热等急症；③咽喉肿痛；④手指麻木 2002 2005 2016。
【操作】直刺0.1~0.2寸，或点刺出血。

6. 内膝眼
【定位】屈膝，在髌韧带内侧凹陷处的中央。

【主治】①膝痛，腿痛；②脚气。
【操作】向膝中斜刺0.5~1寸，或透刺对侧膝眼。

7. 胆囊
【定位】在小腿外侧，腓骨小头直下2寸。
【主治】①胁痛、胆道蛔虫症等胆腑病证；②下肢痿痹。
【操作】直刺1~1.5寸。

第二十二单元　毫针刺法

> **重点提示**
>
> 本单元考点较少，主要熟悉针刺补泻的方法及其内容，了解几种进针方法和针刺角度，以及针刺的异常处理即可。

一、针刺准备

1. 消毒　①针具消毒；②医生手指消毒；③施针部位消毒；④治疗室内消毒。
2. 体位
(1) 仰卧位：适宜于取头、面、胸、腹部腧穴和上、下肢部分腧穴。
(2) 侧卧位：适宜于取身体侧面少阳经腧穴和上、下肢的部分腧穴。
(3) 俯卧位：适宜于取头、项、背、腰骶部腧穴和下肢背侧及上肢部分腧穴。
(4) 仰靠坐位：适宜于取前头、颜面和颈前等部位的腧穴。
(5) 俯伏坐位：适宜于取后头和项、背部的腧穴。
(6) 侧伏坐位：适宜于取头部的一侧、面颊及耳前后部位的腧穴。

二、进针方法

1. 指切进针法　又称爪切进针法，用押手拇指或食指端切按在腧穴位置旁，刺手持针，紧靠押手指甲面将针刺入。此法适宜于短针的进针。
2. 夹持进针法　用押手拇、食二指持捏消毒干棉球，夹住针身下端，将针尖固定在腧穴表面，刺手捻动针柄，将针刺入腧穴，此法适用于长针的进针。
3. 舒张进针法　用押手食指、拇指将所刺腧穴部位的皮肤向两侧撑开，使皮肤绷紧，刺手持针，使针从押手拇、食二指的中间刺入。此法主要用于皮肤松弛部位的腧穴。
4. 提捏进针法　用押手拇、食二指将针刺部位的皮肤捏起，刺手持针，从捏起的上端将针刺入。此法主要用于皮肉浅薄部位的进针，如印堂等。

三、针刺的方向、角度和深度

1. 方向
(1) 依经脉循行定方向：根据治疗需要使用的针刺补泻手法，采用顺经脉而刺的补法，或逆经脉而刺的泻法。如"迎随补泻"手法，补法针尖须与经脉循行的方向一致；泻法针尖则与经脉循行的方向相反。
(2) 依腧穴位置定方向：根据腧穴的局部解剖，针刺某些穴位时，必须朝向某一特定方向进针。如哑门穴，针尖应朝下颌方向缓慢刺入；廉泉穴，针尖应朝向舌根方向缓慢刺入；背部膀胱经第1侧线腧穴，针尖一般朝向脊柱方向等。
(3) 依病性定方向：根据病位的深浅、病性的虚实，选择针尖朝向阳经刺或朝向阴经刺。
(4) 依病位定方向：为使针感达到病变所在的部位，即达到"气至病所"的目的，针尖应朝向病所。

2. 角度 2006 2010

针刺	角度	适用部位
直刺	针身与皮肤表面成90°左右垂直刺入	人体大部分腧穴
斜刺	针身与皮肤表面成45°左右倾斜刺入	肌肉较浅薄处或内有重要脏器或不宜于直刺、深刺的腧穴
平刺	针身与皮肤表面成15°左右沿皮刺入	皮薄肉少部位的腧穴，如头部腧穴

四、行针手法

基本手法

1. 提插法　是将针刺入腧穴一定深度后，使针在穴内进行上提下插的操作方法。把针从浅层向下刺入深层为插；由深层向上退到浅层为提。

2. 捻转法　是将针刺入腧穴的一定深度后，以右手拇指和中、食二指持住针柄，进行一前一后来回旋转捻动的操作方法。

五、得气

得气，古称"气至"，近称"针感"，是指毫针刺入腧穴一定深度后，施以提插或捻转等行针手法，使针刺部位获得"经气"感应，谓之得气。

六、针刺补泻

1. 捻转补泻 2016　针下得气后，捻转角度小，用力轻，频率慢，操作时间短，结合拇指向前、食指向后（左转用力为主）者为补法。捻转角度大，用力重，频率快，操作时间长，结合拇指向后、食指向前（右转用力为主）者为泻法。

2. 提插补泻 2016 2017　针下得气后，先浅后深，重插轻提，提插幅度小，频率慢，操作时间短，以下插用力为主者为补法；先深后浅，轻插重提，提插幅度大，频率快，操作时间长，以上提用力为主者为泻法。

3. 平补平泻　进针得气后均匀地提插、捻转后即可出针。

七、针刺异常情况

1. 晕针

（1）表现：患者突然出现精神疲倦、头晕目眩、面色苍白、恶心欲呕、多汗、心慌、四肢发冷、血压下降、脉象沉细或神志昏迷、仆倒在地、唇甲青紫、二便失禁、脉微细欲绝。

（2）处理：首先将针全部取出，使患者平卧，头部稍低，注意保暖，轻者在饮温开水或糖水后即可恢复正常，重者在上述处理的基础上，可指掐或针刺人中、素髎、内关、足三里，灸百会、气海、关元等穴，必要时应配合其他急救措施。

（3）预防：对于初次接受针刺治疗和精神紧张者，应先做好思想工作，消除顾虑；正确选择舒适持久的体位（尽可能采取卧位），取穴不宜太多，手法不宜过重；对于过度饥饿、疲劳者，不予针刺。留针过程中，医者应随时注意观察病人的神色，询问病人的感觉，一旦出现晕针先兆，可及早采取处理措施。

2. 刺伤脑与脊髓

（1）表现：如误伤延髓时，可出现头痛、恶心、呕吐、抽搐、呼吸困难、休克和神志昏迷等。如刺伤脊髓，可出现触电样感觉向肢端放射，引起暂时性瘫痪，有时可危及生命。

（2）处理：应立即出针。轻者，安静休息，经过一段时间可自行恢复；重则应配合有关科室如神经外科，进行及时的抢救。

八、针刺注意事项

1. 患者状态的宜忌

（1）过于饥饿、疲劳，精神过于紧张者不宜立即进行针刺。

（2）年老体弱、针刺耐受程度差、初次针刺者，应使用卧位针刺，且不宜强刺激。

（3）妇女行经时，若非为了调经，三阴交、合谷、昆仑、至阴等一些通经活血的腧穴应慎刺。妇女怀孕3个月者，不宜针刺小腹部的腧穴。怀孕3个月以上者，腹部、腰骶部腧穴也不宜针刺。三阴交、合谷、昆仑、至阴等腧穴，在怀孕期亦应予禁刺。怀孕期间需要针刺治疗者，应注意精简针刺穴位，不宜使用强刺激手法。习惯性流产的孕妇则应慎用针刺。

（4）小儿囟门未合时，头项部的腧穴一般不宜针刺。

2. 病情的宜忌

（1）常有自发性出血或损伤后出血不止的患者，不宜针刺。

（2）皮肤有感染、溃疡、瘢痕或肿瘤的部位，不宜针刺。

第二十三单元 灸 法

重点提示

本单元主要掌握灸法的种类和适用范围。

一、灸法的种类

1. 艾炷灸 将纯净的艾绒放在平板上，用手指搓捏成圆锥形状，称为艾炷。每燃烧一个艾炷称为一壮。艾炷灸分为直接灸和间接灸两类。

（1）直接灸：将艾炷直接放在皮肤上施灸称直接灸。分为瘢痕灸和无瘢痕灸。

（2）间接灸：艾炷不直接放皮肤上，而用药物隔开放在皮肤上施灸。分为隔姜灸、隔蒜灸、隔盐灸、隔附子饼灸。①隔姜灸——有散寒止痛，温中止呕的作用，可用于风寒痹痛、虚寒性呕吐、腹泻、腹痛等 2002 2015。②隔蒜灸——有清热、解毒、杀虫的作用。可用于治疗肿疡初起、肺痨、瘰疬等 2015。③隔附子饼灸——有温肾壮阳作用。可用于命门火衰而致的遗精、阳痿、早泄或疮疡久溃不敛 等。④隔盐灸——有回阳、救逆、固脱的作用。可用于伤寒阴证或吐泻并作、中风脱证等 2011。

2. 艾条灸

（1）悬起灸：温和灸；雀啄灸；回旋灸。

（2）实按灸：太乙针灸；雷火针灸。

3. 温针灸 针刺与艾灸结合应用。

二、灸法的注意事项

1. 施灸的禁忌 ①对颜面、五官和有大血管的部位及关节活动部位，不宜选用瘢痕灸。②孕妇的腹部和腰骶部也不宜施灸。③一般空腹、过饱、极度疲劳和对灸法恐惧者，应慎施灸。④体弱患者，灸治时艾炷不宜过大，刺激量不可过强。

2. 灸后处理 ①施灸过量，时间过长，局部出现小水疱，只要注意不擦破，可任其自然吸收。②水疱较大，可用无菌毫针刺破水疱，放出水液，或用注射针抽出水液，再涂以烫伤油等，并以纱布包敷。③化脓灸者，在灸疮化脓期间，要注意适当休息，加强营养，保持局部清洁，并可用敷料保护灸疮，以防污染。

第二十四单元 拔 罐 法

> **重点提示**
>
> 本单元考点较少，主要熟悉拔罐的方法，通读了解即可，内容相对简单。

一、拔罐的方法

拔罐的方法有留罐法，走罐法，闪罐法，刺血拔罐法，留针拔罐法。

二、拔罐的注意事项

1. 操作时动作稳、准、轻、快。
2. 选择适当体位和肌肉丰满的部位。
3. 根据所拔部位的面积大小而选择大小适宜的罐。
4. 用火罐时注意勿灼伤或烫伤皮肤。
5. 皮肤过敏、溃疡、水肿处及心脏大血管分布部位，不宜拔罐；高热抽搐者不宜拔罐；孕妇的腹部、腰骶部位，不宜拔罐；有自发性出血倾向疾患、高热、抽搐等禁止拔罐。

第二十五单元 针灸治疗总论

> **重点提示**
>
> 本单元为最重要单元，要熟悉每个知识点，针灸治疗作用和几种配穴方法、选穴原则都应熟悉了解。本单元考查内容较基础，要理解记忆。

针灸处方

1. 选穴原则 2016

（1）近部选穴：就是在病变局部或距离比较接近的范围选取穴位的方法，是腧穴局部治疗作用的体现。

（2）远部选穴：就是在病变部位所属和相关的经络上，距病位较远的部位选穴的方法，是"经络所过，主治所及"治疗规律的体现。

（3）辨证选穴：就是根据疾病的证候特点，分析病因病机而辨证选取穴位的方法。

（4）对症选穴：是针对疾病的个别突出的症状而选取穴位。

2. 配穴方法

（1）按经脉配穴法：①本经配穴法；②表里经配穴法；③同名经配穴法 2017。

（2）按部位配穴法：①远近配穴法；②上下配穴法；③前后配穴法；④左右配穴法。

第二十六单元 内科病证的针灸治疗

> ☆**重点提示**
>
> 本单元为考试的重点内容。中风和面瘫的治疗，是中医的特色，历年经常考查这些。只有在熟记各个穴位的基础上，才能做到游刃有余。对于几个病证的穴位处方应熟悉。

1. 头痛

【主症】外感头痛：头痛较急，痛无休止，外感表证明显。内伤头痛：头痛反复发作，时轻时重，常伴头晕，遇劳或情志刺激而发作、加重。

【治法】调和气血，通络止痛。

【主穴】百会、风池、阿是穴、合谷。

【配穴】太阳头痛配天柱、后溪、昆仑；阳明头痛配阳白、内庭2015；少阳头痛配率谷、外关、足临泣；厥阴头痛配四神聪、太冲、内关。风寒头痛配风门、列缺；风热头痛配曲池、大椎；风湿头痛配头维、阴陵泉2017；肝阳上亢头痛配太溪、太冲；痰浊头痛配中脘、丰隆；瘀血头痛配血海、膈俞；血虚头痛配脾俞、足三里。

2. 中风

（1）中经络

【主症】意识清楚，半身不遂，口角㖞斜，语言不利。

【治法】疏通经络，醒脑调神。取督脉、手厥阴及足太阴经穴为主。

【主穴】水沟、内关、三阴交、极泉、尺泽、委中。

【配穴】肝阳暴亢配太冲、太溪；风痰阻络配丰隆、合谷；痰热腑实配曲池、内庭、丰隆；气虚血瘀配气海、血海、足三里2018；阴虚风动配太溪、风池2017。上肢不遂配肩髃、曲池、手三里、合谷；下肢不遂配环跳、足三里、风市、阳陵泉、悬钟、太冲。病侧肢体屈曲拘挛者，肘部配曲泽、腕部配大陵、膝部配曲泉、踝部配太溪；足内翻配丘墟透照海；足外翻配太溪、中封；足下垂配解溪。口角㖞斜配地仓、颊车、合谷、太冲；语言謇涩配廉泉、通里、哑门；吞咽困难配廉泉、金津、玉液。

（2）中脏腑

【主症】突然昏仆，不省人事，或神志恍惚、嗜睡，兼见半身不遂，口角㖞斜。若见神昏，牙关紧闭，口噤不开，两手握固，肢体强痉，大小便闭者为闭证；昏聩无知，目合口开，四肢瘫软，手撒肢冷，汗多，二便自遗，脉微细欲绝者为脱证。

【治法】闭证：平肝息风，醒脑开窍。取督脉、手厥阴穴位和十二井穴为主。脱证：回阳固脱。以任脉经穴为主。

【主穴】①闭证：水沟、十二井、太冲、丰隆、劳宫。②脱证：关元、神阙。

【操作】水沟向上方斜刺，用雀啄法，以眼球湿润为度。十二井穴用三棱针点刺出血。太冲、丰隆、劳宫用泻法。神阙用隔盐灸，关元用大艾炷灸，至四肢转温为止。

3. 眩晕

【主症】头晕目眩，视物旋转。轻者如坐车船，飘摇不定，闭目少顷即可复常；重者两眼昏花缭乱，视物不明，旋摇不止，难以站立，昏昏欲倒，甚则跌仆。

（1）实证

【治法】平肝潜阳，化痰定眩。取足少阳、足厥阴经穴及督脉穴为主。

【主穴】百会、风池、太冲、内关2017。

【配穴】肝阳上亢配行间、侠溪、太溪；痰湿中阻配头维、中脘、丰隆；高血压配曲池、足三里；颈性眩晕配风府、天柱、颈夹脊。

（2）虚证

【治法】益气养血，填精定眩。以督脉穴和相应背俞穴为主。

【主穴】百会、风池、肝俞、肾俞、足三里。

【配穴】气血两虚配气海、脾俞、胃俞；肾精不足配太溪、悬钟、三阴交。

【操作】实证毫针用泻法，虚证百会、风池用平补平泻法，余穴用补法，可灸。

4. 面瘫

【主症】以口眼㖞斜为特点。通常急性发作，常在睡眠醒来时发现一侧面部肌肉板滞、麻木、瘫痪，额纹消失，眼裂变大，露睛流泪，鼻唇沟变浅，口角下垂歪向健侧，病侧不能皱眉、蹙额、闭目、露齿、鼓颊；部分患者初起时有耳后疼痛，还可出现患侧舌前2/3味觉减退或消失，听觉过敏等症状。部分患者病程迁延日久，可因瘫痪肌肉出现挛缩，口角反牵向患侧，甚则出现面肌痉挛，形成"倒错"现象。

【治法】祛风通络，疏调经筋。取局部穴、手足阳明经穴为主。

【主穴】攒竹、阳白、四白、颧髎、颊车、地仓、合谷、太冲。

【配穴】风寒外袭配风池、风府；风热侵袭配外关、关冲；气血不足配足三里、气海。眼睑闭合不全配鱼腰、申脉；鼻唇沟变浅配迎香；人中沟歪斜配水沟；颏唇沟歪斜配承浆；乳突部疼痛配翳风；舌麻、味觉减退配廉泉、足三里；听觉过敏配听宫、中渚。

5. 不寐

【主症】经常不能获得正常睡眠。轻者入寐困难或寐而易醒，醒后不寐；重者彻夜难眠。

【治法】舒脑宁心，安神利眠。取督脉、手少阴、足太阴经穴及八脉交会穴为主。

【主穴】百会、安眠、神门、三阴交、照海、申脉。

【配穴】心脾两虚配心俞、脾俞；心肾不交配太溪、肾俞；心胆气虚配心俞、胆俞；肝火扰神配行间、侠溪；脾胃不和配足三里、内关；噩梦多配厉兑、隐白；头晕配风池、悬钟；不寐重者，配夹脊、四神聪。

【操作】毫针平补平泻，照海用补法，申脉用泻法。配穴则虚补实泻，心胆气虚者可配合灸法。

6. 感冒

【主症】恶寒发热，鼻塞流涕，咳嗽，头痛，周身酸楚不适。

【治法】祛风解表。取手太阴、手阳明经穴及督脉穴为主 2016。

【主穴】列缺、合谷、风池、大椎、太阳。

【配穴】风寒感冒配风门、肺俞；风热感冒配曲池、尺泽；夹湿配阴陵泉；夹暑配委中。体虚感冒配足三里；咽喉疼痛配少商、商阳 2011。

7. 胃痛

【主症】实证病势较急，痛势较剧，痛处拒按，食后痛增；虚证病势较缓，痛势较轻，痛处喜按，空腹痛甚。

【治法】和胃止痛。取胃的募穴、足阳明经穴为主。

【主穴】中脘、足三里、内关 2011 2016。

【配穴】寒邪客胃配胃俞；饮食伤胃配梁门、下脘；肝气犯胃配期门、太冲；瘀血停胃配膈俞、三阴交。脾胃虚寒配关元、脾俞、胃俞；胃阴不足配胃俞、三阴交、内庭。

8. 便秘

【主症】大便秘结不通，排便艰涩难解。

【治法】理肠通便。取大肠的背俞穴、募穴及下合穴为主。

【主穴】天枢、大肠俞、上巨虚、支沟。

【配穴】热秘配曲池、内庭；气秘配太冲、中脘；冷秘配神阙、关元；虚秘配足三里、脾俞、气海，兼阴伤津亏者加照海、太溪。

9. 腰痛

【主症】根据疼痛部位进行经络辨证：疼痛在腰脊中部者为督脉病证，疼痛在腰脊两侧者为足太阳经证。

【治法】通经止痛。取局部阿是穴及足太阳经穴为主。

【主穴】大肠俞、阿是穴、委中。
【配穴】督脉病证配后溪；足太阳经证配申脉；腰椎病变配腰夹脊。寒湿腰痛配命门、腰阳关；瘀血腰痛配膈俞、次髎；肾虚腰痛配肾俞、太溪。

10. 痹证
【主症】关节肌肉疼痛，屈伸不利。
【治法】通络止痛。以局部穴位为主，配合循经取穴及辨证选穴。
【主穴】阿是穴、局部经穴。
【配穴】行痹配膈俞、血海；痛痹配肾俞、关元；着痹配阴陵泉、足三里；热痹配大椎、曲池 2016 。另可根据疼痛的部位循经配穴。

11. 面痛
【治法】疏通经络，祛风止痛。取面部腧穴手足阳明和足太阳经穴为主。
【主穴】攒竹、四白、下关、地仓、合谷、太冲、内庭。
【配穴】眼部疼痛配丝竹空、阳白、外关；上颌支痛配颧髎、迎香；下颌支痛配承浆、颊车、翳风。外感风寒配风池、列缺；外感风热配曲池、外关；气血瘀滞配内关、三阴交；肝胃郁热配行间、内庭；阴虚阳亢配风池、太溪。

12. 坐骨神经痛
【治法】通经止痛。循经取足太阳、足少阳经穴为主。
【主穴】足太阳经证：腰夹脊、秩边、委中、承山、昆仑、阿是穴。足少阳经证：腰夹脊、环跳、阳陵泉、悬钟、丘墟、阿是穴。
【配穴】寒湿证配命门、腰阳关；瘀血阻络证配血海、阿是穴；气血不足证配足三里、三阴交。

第二十七单元 妇儿科病证的针灸治疗

重点提示

本单元内容较少，但是痛经是临床常见病，主要针对各种证候了解相对应的治则。尤应注意补法与泻法的区别应用。

1. 痛经
（1）实证
【治法】行气活血，调经止痛。取任脉、足太阴经穴为主。
【主穴】中极、次髎、地机、三阴交 2011 2017 。
【配穴】气滞血瘀配太冲、血海 2021 ；寒凝血瘀配关元、归来。
（2）虚证
【治法】调补气血，温养冲任。取任脉、足太阴、足阳明经穴为主。
【主穴】关元、足三里、三阴交、十七椎。
【配穴】气血虚弱配气海、脾俞；肾气亏损配太溪、肾俞 2021 。

2. 绝经前后诸证
【主症】月经紊乱，潮热出汗，心悸，情绪不稳定。
【治法】滋补肝肾，调理冲任。取任脉、足太阴经穴及相应背俞穴为主。
【主穴】肾俞、肝俞、太溪、气海、三阴交。

【配穴】肾阴虚配照海、阴谷；肾阳虚配关元、命门；肝阳上亢配风池、太冲；痰气郁结配中脘、丰隆；烦躁失眠配心俞、神门；纳少便溏配中脘、阴陵泉。

3. 遗尿
【主症】睡中经常遗尿，多则一夜数次，醒后方觉。
【治法】调理膀胱，温肾健脾。取任脉、足太阴经穴及膀胱经的背俞穴、募穴为主 2020。
【主穴】关元、中极、膀胱俞、三阴交 2011。
【配穴】肾气不足配肾俞、命门、太溪 2017；脾肺气虚配肺俞、气海、足三里 2016；肝经郁热配行间、阳陵泉 2017。夜梦多配百会、神门。

第二十八单元 皮外伤科病证的针灸治疗

重点提示

本单元主要掌握落枕的主穴，其余内容熟悉即可。

1. 颈椎病
【主症】头枕、颈项、肩背、上肢等部位疼痛以及进行性肢体感觉和运动功能障碍。
【治法】通经止痛。取局部腧穴和手足三阳经穴、督脉穴为主。
【主穴】颈夹脊、天柱、风池、曲池、悬钟、阿是穴。
【配穴】手太阳经证配申脉；手阳明经证配合谷；督脉、足太阳经证配后溪；外邪内侵配合谷、列缺；气滞血瘀配膈俞、合谷；肝肾不足配肝俞、肾俞；上肢麻、痛配合谷、手三里；头晕头痛配百会或四神聪；恶心、呕吐配中脘、内关；耳鸣、耳聋配听宫、外关。

2. 落枕
【治法】疏经活络，调和气血。取局部阿是穴和手太阳、足少阳经穴为主。
【主穴】外劳宫、天柱、阿是穴、后溪、悬钟。
【配穴】督脉、太阳经证配大椎、束骨；少阳经与配肩井、外关。风寒袭络配风池、合谷；气滞血瘀配内关、合谷；肩痛配肩髃；背痛配天宗。

3. 漏肩风
【治法】通经活络，舒筋止痛。取局部穴位为主，配合循经远端取穴。
【主穴】肩髃、肩髎、肩贞、阿是穴、阳陵泉、条口透承山。
【配穴】手阳明经证配合谷；手少阳经证配外关 2018；手太阳经证配后溪；手太阴经证配列缺；外邪内侵配合谷、风池；气滞血瘀配内关、膈俞；气血虚弱配足三里、气海。

第二十九单元 五官科病证的针灸治疗

重点提示

本单元掌握病证的主穴，其余内容熟悉即可。

1. 耳鸣耳聋
（1）实证
【主症】暴病耳聋，或耳中觉胀，耳鸣如潮，鸣声隆隆不断，按之不减。

【治法】疏风泻火，通络开窍。取局部穴及手足少阳经穴为主。

【主穴】听会、翳风、中渚、侠溪 2011 2016 。

【配穴】外感风邪配外关、合谷；肝胆火盛配行间、丘墟；痰火郁结配丰隆、阴陵泉。

（2）虚证

【主症】久病耳聋，耳鸣如蝉，时作时止，劳累则加剧，按之鸣声减弱。

【治法】补肾养窍。取局部穴及足少阴经穴为主。

【主穴】听宫、翳风、太溪、肾俞 2017 。

【配穴】脾胃虚弱配气海、足三里。

2. 牙痛

【治法】祛风泻火，通络止痛。取手、足阳明经穴为主。

【主穴】合谷、颊车、下关。

【配穴】风火牙痛配外关、风池；胃火牙痛配内庭、二间；虚火牙痛配太溪、行间。

西医综合

第十篇 诊断学基础

第一单元 症状学

> ☆重点提示
> 本单元属考试的重点之一,需重点掌握发热的常见热型,胸痛的病因和临床表现,咳嗽、咯血、恶心与呕吐、呕血与黑便的常见病因和临床表现,以及黄疸的分类和临床表现。另外,意识障碍的临床表现考生也应掌握。

一、发热

1. 病因

(1) 感染性发热:各种病原体如病毒、细菌、支原体、立克次体、螺旋体、真菌、寄生虫等引起的感染均可出现发热 2005。

(2) 非感染性发热:①无菌性坏死物质的吸收;②抗原-抗体反应;③内分泌与代谢疾病;④皮肤散热减少;⑤体温调节中枢功能失常;⑥自主神经功能紊乱。

2. 临床表现

(1) 发热的分度:以口腔温度为标准,①低热 37.3~38℃。②中等热度 38.1~39℃。③高热 39.1~41℃。④超高热 41℃以上 2015 2016。

(2) 发热的临床经过:①体温上升期常有疲乏无力、肌肉酸痛、皮肤苍白、畏寒或寒战等现象。体温上升有骤升型及缓升型两种方式。②高热持续期表现为皮肤潮红而灼热,呼吸加快加强,心率增快,常出汗。③体温下降期,此期表现为出汗多、皮肤潮湿。

(3) 热型 2004 2007 2008 2009 2010 2013 2016 2018

热型	临床表现	常见疾病
稽留热	体温持续39~40℃以上,24小时波动不超过1℃	肺炎链球菌肺炎、伤寒和斑疹伤寒高热期
弛张热	体温39℃以上,24小时内波动在2℃以上	败血症、风湿热、重症肺结核、化脓性炎症等
间歇热	体温骤升骤降,无热期可持续1天至数天,高热期与无热期反复交替出现	疟疾、急性肾盂肾炎
回归热	体温骤升骤降,高热期与无热期各持续若干日后规律性交替1次	回归热、霍奇金病等
波状热	体温逐渐上升达39℃或以上,数天后又逐渐下降至正常水平	布氏杆菌病
不规则热	发热的体温曲线无一定规律	结核病、风湿热、支气管肺炎、渗出性胸膜炎、感染性心内膜炎

3. 问诊要点及临床意义
(1) 病史：有无传染病接触史、外伤史、药物或毒物接触史、手术史等。
(2) 临床特点：起病缓急、发热程度、持续时间等。
(3) 伴随症状：①伴寒战，见于肺炎链球菌肺炎、败血症等。②伴头痛、呕吐或昏迷，见于乙型脑炎、流行性脑脊髓膜炎、脑出血等。③伴关节痛，常见于结核病、结缔组织病等。④伴淋巴结及肝脾肿大，可见于血液病、恶性肿瘤、布氏杆菌病等。⑤伴尿频、尿急、尿痛，提示尿路感染。⑥伴咳嗽、咳痰、胸痛，常见于支气管炎、肺炎、胸膜炎、肺结核等。⑦伴恶心、呕吐、腹痛、腹泻，见于急性胃肠炎、细菌性痢疾等。⑧伴皮肤黏膜出血，见于流行性出血热、钩端螺旋体病、急性白血病、急性再生障碍性贫血等。⑨伴结膜充血，见于流行性出血热、斑疹伤寒、钩端螺旋体病等。⑩伴口唇单纯疱疹，见于肺炎链球菌肺炎、流行性脑脊髓膜炎、间日疟等。

二、胸痛

1. 病因
(1) 胸壁疾病：①皮肤及皮下组织病变，如蜂窝织炎、乳腺炎等。②肌肉病变，如外伤、劳损、肌炎等。③肋骨病变，如肋软骨炎、肋骨骨折等。④肋间神经病变，如肋间神经炎、带状疱疹等 2008 。
(2) 心血管疾病：心绞痛、心肌梗死、急性心包炎、胸主动脉瘤、心脏神经症等。
(3) 呼吸系统疾病：胸膜炎、胸膜肿瘤、自发性气胸、肺炎、肺结核、支气管肺癌等。
(4) 其他：纵隔气肿、纵隔肿瘤、食管炎、食管癌、食管裂孔疝、膈下脓肿、肝脓肿、胆囊炎、胆石症等。

2. 问诊要点及临床意义
(1) 一般资料：包括发病年龄、发病急缓、诱因、加重与缓解方式。
(2) 胸痛表现：包括胸痛部位、性质、程度、持续时间及其有无放射痛。
(3) 伴随症状
①伴咳嗽、咳痰：见于急慢性支气管炎、肺炎、支气管扩张、肺脓肿等。
②伴咯血：见于肺结核、肺炎、肺脓肿、肺梗死或支气管肺癌 2016 。
③伴呼吸困难：见于肺炎链球菌肺炎、自发性气胸、渗出性胸膜炎、心绞痛、心肌梗死、急性心包炎、主动脉夹层等。
④伴吞咽困难：见于食管癌等。
⑤伴面色苍白、大汗、血压下降或休克：多考虑急性心肌梗死、主动脉夹层或大块肺栓塞等 2016 2017 。

三、腹痛

1. 病因
(1) 腹部疾病：急性腹膜炎、腹腔脏器炎症、空腔脏器痉挛或梗阻、腹膜粘连或脏器包膜牵张、化学性刺激、肿瘤压迫与浸润。
(2) 胸腔疾病的牵涉痛：肺炎、心绞痛、急性心肌梗死、急性心包炎、肺梗死、胸膜炎等。
(3) 全身性疾病：尿毒症、糖尿病酮症酸中毒、铅中毒。
(4) 其他原因：荨麻疹时胃肠黏膜水肿、腹型过敏性紫癜时的肠管浆膜下出血等。

2. 问诊要点及临床意义
(1) 病史及年龄。
(2) 腹痛的部位。

（3）腹痛的性质与程度：①消化性溃疡为慢性、周期性、节律性中上腹隐痛或灼痛。②胆石症、泌尿道结石及肠梗阻为剧烈绞痛。③急性弥漫性腹膜炎为持续性、广泛性剧烈腹痛伴腹肌紧张或板状腹。

（4）诱发、加重或缓解腹痛的因素：胆囊炎或胆石症发作前常有进油腻食物史；急性胰腺炎发作前常有暴饮暴食、酗酒史；十二指肠溃疡腹痛多发生在空腹时，进食或服碱性药后缓解；胃溃疡腹痛发生在进食后半小时左右，至下次进餐前缓解；肠梗阻腹痛于呕吐或排气后缓解。

（5）腹痛的伴随症状：①伴寒战、高热，可见于急性化脓性胆管炎、腹腔脏器脓肿等。②伴黄疸，提示肝、胆、胰腺疾病及急性溶血等 2017。③伴血尿，多见于尿路结石。④伴休克，常见于腹腔内脏大出血、急性胃肠穿孔等 2017。⑤伴腹胀、呕吐、停止排便排气，提示肠梗阻 2015 2016。⑥伴腹泻，见于急性肠炎、急性细菌性痢疾等。⑦伴血便，急性者见于急性细菌性痢疾、肠套叠、绞窄性肠梗阻、急性出血性坏死性结肠炎、过敏性紫癜等；慢性者可见于慢性菌痢、肠结核、结肠癌等；柏油样便提示上消化道出血。⑧直肠病变的疼痛常伴里急后重。

四、咳嗽与咳痰

1. 咳嗽的病因

（1）呼吸道疾病：急慢性咽炎、扁桃体炎、喉炎、急慢性支气管炎、肺炎、肺结核、肺癌、支气管扩张症、气管异物及其他化学性气味刺激等。

（2）胸膜疾病：胸膜炎或自发性气胸等。

（3）心血管疾病：肺淤血或肺水肿。

（4）中枢神经因素：脑炎、脑膜炎、脑出血、脑肿瘤等。

2. 咳嗽与咳痰的问诊要点及临床意义

（1）咳嗽的性质：①干性咳嗽，见于急性咽喉炎、急性支气管炎初期、胸膜炎、轻症肺结核、肺癌等。②湿性咳嗽，见于慢性支气管炎、支气管扩张症、肺炎、肺脓肿等。

（2）咳嗽的时间与节律：突然发生的咳嗽，常见于吸入刺激性气体所致的急性咽喉炎、气管与支气管异物；阵发性咳嗽见于支气管异物、支气管哮喘、支气管肺癌、百日咳等；长期慢性咳嗽见于慢性支气管炎、支气管扩张、慢性肺脓肿、空洞型肺结核等；晨咳或夜间平卧时加剧并伴咳痰，常见于慢性支气管炎、支气管扩张症和肺脓肿等病；左心衰竭、肺结核则夜间咳嗽明显。

（3）咳嗽的音色：声音嘶哑的咳嗽多见于声带炎、喉炎、喉癌，以及喉返神经受压迫；犬吠样咳嗽多见于喉头炎症水肿或气管受压；无声咳嗽可见于极度衰弱或声带麻痹的患者；带有鸡鸣样吼声常见于百日咳；金属调的咳嗽可由于纵隔肿瘤或支气管癌等直接压迫气管所致。

（4）痰的性质与量：支气管扩张症与肺脓肿患者痰液可出现分层现象。痰有恶臭气味者，提示有厌氧菌感染。黄绿色痰提示铜绿假单胞菌感染。粉红色泡沫痰是肺水肿的特征。

（5）伴随症状：①伴发热，多见于呼吸道感染、胸膜炎、肺结核等。②伴胸痛，见于肺炎、胸膜炎、支气管肺癌、自发性气胸等 2017。③伴喘息，见于支气管哮喘、喘息型慢性支气管炎、心源性哮喘等。④伴呼吸困难，见于喉头水肿、喉肿瘤、慢性阻塞性肺病、重症肺炎以及重症肺结核、大量胸腔积液、气胸、肺淤血、肺水肿等 2017。⑤伴咯血，常见于肺结核、支气管扩张症、肺脓肿、支气管肺癌及风湿性二尖瓣狭窄等。

五、咯血

1. 病因

（1）支气管疾病：支气管扩张症、支气管肺癌、支气管内膜结核和慢性支气管炎等。

(2) 肺部疾病：常见有肺结核、肺炎、肺脓肿等 2006 。
(3) 心血管疾病：如风湿性二尖瓣狭窄所致的咯血等。
(4) 其他：血小板减少性紫癜、白血病等。

2. 问诊要点及临床意义

(1) 病史及年龄。

(2) 咯血的量及其性状：大量咯血（每日超过500mL）常见于空洞型肺结核、支气管扩张症和肺脓肿；中等量咯血（每日100～500mL）可见于二尖瓣狭窄；其他原因所致的咯血多为小量咯血（每日在100mL内），或仅为痰中带血。咯粉红色泡沫痰为急性左心衰竭的表现。咯铁锈色血痰可见于典型的肺炎链球菌肺炎。

(3) 伴随症状：①伴发热，见于肺结核、肺炎链球菌性肺炎、肺脓肿、肺出血型钩端螺旋体病、流行性出血热等。②伴胸痛，可见于肺炎链球菌性肺炎、肺梗死、肺结核、支气管肺癌等。③伴脓痰，可见于支气管扩张、肺脓肿、空洞型肺结核并发感染、化脓性肺炎等。④伴皮肤黏膜出血，应考虑钩端螺旋体病、流行性出血热、血液病等。

3. 咯血与呕血的鉴别 2006 2007 2011

鉴别要点	咯血	呕血
病史	肺结核、支气管扩张症、肺癌、心脏病等	消化性溃疡、肝硬化等
出血前症状	喉部痒感、胸闷、咳嗽等	上腹不适、恶心、呕吐等
出血方式	咯出	呕出，可为喷射状
出血颜色	鲜红	棕黑或暗红色，有时鲜红色
血内混有物	泡沫和（或）痰	食物残渣、胃液

六、呼吸困难

1. 病因

(1) 呼吸系统疾病：呼吸道疾病（喉部肿瘤、气道异物等）、肺部疾病（支气管哮喘、肺炎等）、胸膜、胸壁疾病（气胸、胸腔积液等）。

(2) 循环系统疾病：各种原因所致的急慢性左心衰竭、心包填塞、原发性动脉高压等。

(3) 全身中毒：如一氧化碳中毒、糖尿病酮症酸中毒及尿毒症等。

(4) 血液系统疾病：如重度贫血、高铁血红蛋白血症等。

(5) 神经、精神及肌肉病变：如脑炎、癔症、重症肌无力、药物导致的呼吸肌麻痹等。

(6) 腹部病变：如急性弥漫性腹膜炎、腹腔巨大肿瘤、大量腹水、麻痹性肠梗阻等。

2. 临床表现

(1) 肺源性呼吸困难

①吸气性呼吸困难：胸骨上窝、锁骨上窝、肋间隙在吸气时明显凹陷，称为"三凹征"，常伴有频繁干咳及高调的吸气性喘鸣音 2006 。

②呼气性呼吸困难：呼气费力，呼气时间明显延长而缓慢，伴有广泛哮鸣音。

③混合性呼吸困难：吸气与呼气均感费力，呼吸频率浅而快。

(2) 心源性呼吸困难：主要由左心衰竭引起。临床上主要有劳力性呼吸困难，端坐呼吸，夜间阵发性呼吸困难 2004 2008 2016 。

(3) 中毒性呼吸困难：①代谢性酸中毒，呼吸深大而规则，可伴有鼾声，称 Kussmaul 呼吸。见于尿毒症、糖尿病酮症酸中毒。②药物及中毒，如吗啡、巴比妥类、有机磷农药中毒时，致呼吸减慢，也可呈潮式呼吸。一氧化碳、氰化物中毒时均可引起呼吸加快。

(4) 中枢性呼吸困难：脑出血、颅内压增高、颅脑外伤等，呼吸变慢而深，并常伴有呼节律的异常。

（5）精神或心理性呼吸困难：见于癔症、抑郁症患者。呼吸非常频速和表浅，并常因换气过度而发生呼吸性碱中毒表现。

3. 问诊要点及临床意义

（1）发病情况。

（2）发病诱因。

（3）伴随症状：①伴发热，见于肺炎、肺脓肿、胸膜炎、肺结核、急性心包炎等。②伴咳嗽、咳痰，见于慢性支气管炎、阻塞性肺气肿合并感染、肺脓肿等。③伴咯粉红色泡沫样痰，见于急性左心衰竭。④伴大量咯血，常见于肺结核、支气管扩张症、肺癌等。⑤伴胸痛，见于肺炎链球菌性肺炎、渗出性胸膜炎、自发性气胸、支气管肺癌、肺梗死、急性心肌梗死、纵隔肿瘤等。⑥伴意识障碍，见于脑出血、脑膜炎、尿毒症、肝性脑病、肺性脑病、各种中毒等。

七、水肿

病因及临床表现

（1）全身性水肿

①心源性水肿：见于右心衰竭、慢性缩窄性心包炎等。特点是下垂性水肿，严重者可出现胸水、腹水等，常伴有呼吸困难、心脏扩大、心率加快、颈静脉怒张、肝颈静脉回流征阳性等表现。

②肾源性水肿：见于各种肾炎、肾病综合征等。晨起眼睑或颜面水肿，后发展为全身水肿，伴血尿、少尿等。

③肝源性水肿：见于肝硬化、重症肝炎等。常有腹水，也可见下肢坏死水肿并向上蔓延。

④营养不良性水肿：见于低蛋白血症和维生素 B_1 缺乏。有贫血、乏力、消瘦等表现。

⑤内分泌源性水肿：见于甲状腺功能减退症、垂体前叶功能减退症等。特点是非凹陷性，颜面及下肢较明显，常伴有精神萎靡、食欲不振。

（2）局部性水肿：见于局部组织炎症、静脉阻塞等。可见局部肿胀明显，或伴有静脉曲张。

八、呕血与黑便

1. 病因　①食管疾病：食管与胃底静脉曲张破裂、食管癌、食管贲门黏膜撕裂等。②胃及十二指肠疾病：消化性溃疡、胃黏膜病变出血、胃癌等。③肝、胆、胰的疾病：肝硬化门静脉高压、胆道感染、胆石症、胰腺癌等。④全身性疾病：血液疾病、急性传染病等。⑤上消化道大出血前四位的病因是消化性溃疡、食管与胃底静脉曲张破裂、急性胃黏膜病变及胃癌。

2. 临床表现

（1）幽门以上的出血常表现为呕血和黑便，出血量大，呕吐物呈鲜红色或暗红色，常混有血块；出血量少，呕吐物呈咖啡色或棕褐色，或只有黑便。

（2）幽门以下的出血常无呕血，只表现为黑便。上消化道大出血时，可出现头昏、心悸、乏力、口渴、出冷汗、心率加快、血压下降等循环衰竭的表现。

3. 问诊要点及临床意义

（1）既往史：有无消化性溃疡、肝炎、肝硬化以及长期服药史等。

（2）估计出血量：出血量5mL以上可出现大便潜血阳性，60mL以上可出现黑便，胃内蓄积血量300mL以上可出现呕血 2005 2007 2015 。出血量一次达500mL以上可出现头昏眼花、口干乏力、皮肤苍白、心悸不安、出冷汗、甚至昏倒；出血量达800～1000mL以上可出现周围循环衰竭。

（3）诱因：如饮食不节、饮酒及服用某些药物、严重创伤等。

（4）伴随症状：伴周期性节律性上腹痛，见于消化性溃疡；伴血管痣、肝掌、腹壁静脉怒张、腹水者，提示肝硬化门静脉高压；伴皮肤黏膜出血者，见于血液病及急性传染病；伴右上腹痛、黄疸、寒战高热者，见于急性梗阻性化脓性胆管炎。

九、黄疸

各型黄疸的病因、临床表现及实验室检查特点

（1）溶血性黄疸

①病因：先天性溶血性贫血、后天获得性溶血性贫血。

②临床表现：急性溶血者症状严重，表现为寒战、高热、头痛、呕吐、腰痛等；慢性溶血者，常有反复发作，贫血、黄疸、脾大三大特征。

③实验室检查特点：血清总胆红素增多，以非结合胆红素为主，结合胆红素基本正常或轻度增高；尿胆原增多，尿胆红素阴性、大便颜色变深；网织红细胞增多，骨髓红系细胞增生旺盛等 2005 2018 。

（2）肝细胞性黄疸

①病因：病毒性肝炎、中毒性肝炎、肝硬化、肝癌、钩端螺旋体病等 2004 。

②临床表现：黄疸呈浅黄至深黄，伴乏力、倦怠、食欲缺乏等，严重者有出血倾向，肝脾大。

③实验室检查特点：血清结合胆红素与非结合胆红素均增加；尿中尿胆原增多，尿胆红素阳性；大便颜色通常改变不明显；肝功能有转氨酶增高 2010 。

（3）胆汁淤积性黄疸（阻塞性黄疸）

①病因：肝内胆汁淤积、肝外梗阻。

②临床表现：黄疸深而色暗，皮肤瘙痒，粪便颜色变浅或呈白陶土色。

③实验室检查特点：血清结合胆红素增多；尿胆原减少或阴性；尿胆红素阳性；尿色深，便色变浅。

十、抽搐

病因

（1）颅脑疾病：脑炎及脑膜炎、脑脓肿、脑寄生虫病、外伤、肿瘤、血管性疾病、癫痫等。

（2）全身性疾病：中毒性肺炎、中毒性菌痢、败血症、狂犬病、破伤风、小儿高热惊厥、缺氧、中毒、代谢性疾病、心血管疾病、物理损伤、癔症性抽搐等。

十一、意识障碍

临床表现

（1）嗜睡：为持续性的睡眠，轻度刺激，如推动、呼唤可被唤醒，醒后能回答简单问题，但反应迟钝，刺激停止后逐渐入睡。

（2）昏睡：处于熟睡状态，不易唤醒，强刺激下，如压迫眶上神经可唤醒，但不能回答问题或答非所问，而且很快入睡。

（3）昏迷：意识丧失，任何刺激都不能唤醒，是最严重的意识障碍。

①浅昏迷：意识大部分丧失，强刺激也不能唤醒，但对疼痛刺激有痛苦表情及躲避反应。

②中度昏迷：意识全部丧失，对强刺激的反应减弱。

③深昏迷：对疼痛等各种刺激均无反应，全身肌肉松弛，可出现病理反射。

（4）意识模糊：具有简单的精神活动，但定向力障碍，表现为对时间、空间、人物失去判断力。

（5）谵妄：为意识模糊，伴错觉、幻觉、躁动不安、谵语。

第二单元 问 诊

> **重点提示**
>
> 本单元内容了解基本概念即可。

问诊的内容

（1）一般项目：包括姓名、性别、年龄、籍贯、民族、婚姻、住址、工作单位、职业、就诊或入院日期、记录日期、病史陈述者等。

（2）主诉：患者就诊的最主要、最明显的症状或体征及持续时间。

（3）现病史：①起病情况，包括起病时间、发病急缓、原因或诱因等。②主要症状的特点。③病因和诱因。④病情的发展与演变。⑤伴随症状。⑥诊疗经过。⑦病程中的一般情况。

（4）既往史：过去健康情况、预防接种情况、传染病史、过敏史。

（5）个人史、婚姻史、月经与生育史、家族史等。

第三单元 检体诊断

> ☆**重点提示**
>
> 本单元是整个诊断学的主体和核心，历来都是考试的热点，且常以临床应用型题出现，考查的重点是胸部和腹部的检查。对于各种常见心脏病的主要症状和典型的体征，必须牢记，这些是诊断疾病的主要依据。腹部检查只需记住特征性的表现，能够辨认即可。

一、基本检查法

1. 视诊的内容和方法

（1）视诊既能观察全身的一般状态，如年龄、发育、营养、意识状态、面容与表情、体位、姿态、步态等，又能观察局部体征，如皮肤、黏膜、五官、头颈、胸廓、腹部、脊柱、肌肉、骨骼、关节等外形特点。

（2）视诊时应注意：①应在间接日光下或灯光下进行；②被检者采取适宜的体位，裸露全身或检查部位，如需要可配合做某些动作；③应按一定顺序，系统、全面而细致地对比观察；④应结合触诊、叩诊、听诊、嗅诊等检查方法，综合分析、判断，使检查结果更具有临床意义。

2. 常用触诊的方法及适用范围

（1）浅部触诊法：适用于关节、软组织的浅在病变和浅部动静脉、神经及阴囊和精索等的检查。

（2）深部触诊法：适用于检查腹腔内病变和脏器的检查。①深部滑行触诊，适用于检查腹腔深部包块和胃肠病变。②双手触诊法，适用于肝、脾、肾、腹腔肿块的实体检查。③深压触诊法，明确胆囊、阑尾等压痛点。④冲击触诊法，用于大量腹水而肝、脾难以触及时 2010 2016 。

3. 叩诊的方法 分为直接叩诊法和间接叩诊法。

4. 常见叩诊音 2009 2010 2011

叩诊音	生理情况	病理状态
清音	正常肺部叩诊音	
浊音	肺的边缘所覆盖的心或肝部分	肺组织含气减少（肺炎）
鼓音	左下胸的胃泡区及腹部	肺空洞、气胸、气腹
过清音		肺气肿
实音	心、肝叩诊音	大量胸腔积液、肺实变

5. 嗅诊常见异常气味及临床意义

（1）痰液：血腥味，见于大咯血的患者；痰液恶臭，提示支气管扩张症或肺脓肿。

（2）呕吐物味：粪臭味见于肠梗阻；酒味见于饮酒和醉酒等；浓烈的酸味见于幽门梗阻或狭窄 2004 2017。

（3）呼气味：刺激性蒜味见于有机磷农药中毒；氨味见于尿毒症；烂苹果味见于糖尿病酮症酸中毒；腥臭味见于肝性脑病 2006 2007；浓烈的酒味见于酒后或醉酒。

（4）脓液：恶臭味应考虑气性坏疽的可能。

二、全身状态检查及临床意义

1. 生命体征检查内容及临床意义

（1）体温测量：①口腔温度，正常值为 36.3～37.2℃。②肛门温度，正常值为 36.5～37.3℃。③腋下温度，正常值为 36.0～37.0℃ 2004。

（2）脉搏检查

①脉搏检查法：以示指、中指、环指的指端来触诊桡动脉的搏动，桡动脉不能触及者可触诊颞动脉、颈动脉、肱动脉。

②脉率：正常成人在安静状态下其脉率为 60～100 次/分。儿童较快，初生婴儿可达 130 次/分。发热、贫血、甲状腺功能亢进症、心力衰竭等，脉率增快；颅内高压、病态窦房结综合征、房室传导阻滞，或服用强心苷等药时，脉率减慢。心房颤动时，脉率少于同时计数的心率，这种现象称为脉搏短绌。

（3）血压的测量方法、正常值及变异的临床意义

①血压的测量方法（间接测量法）：上肢血压一般以坐位右臂血压为准。受检者安静休息至少5分钟，裸露手臂，放在与右心房同一水平，外展45°角。将袖带平展地缚于上臂，其下缘距肘窝 2～3cm，不可过松或过紧。将听诊器放在肱动脉上，轻压听诊器体件，然后用橡皮球将空气打入袖带，待脉音消失，再将汞柱升高 20～30mmHg。当听到第一个声音时，所示压力值是收缩压，放气至声音消失时血压计上所示的压力是舒张压。

②血压正常值及变异的临床意义：未服用抗高血压药的情况下，至少3次非同日测量血压，收缩压在 140mmHg 或以上，和（或）舒张压在 90mmHg 或以上，称为高血压。高血压常见于原发性高血压、肾脏疾病、肾上腺皮质和髓质肿瘤、肢端肥大症、甲状腺功能亢进等。血压低于 90/60mmHg 者，称为低血压，常见于休克、急性心肌梗死、心力衰竭、心包填塞、肾上腺皮质功能减退等。脉压增大（脉压>40mmHg）见于主动脉瓣关闭不全等。脉压减小（脉压<30mmHg）见于心包积液、缩窄性心包炎、主动脉瓣狭窄等。

2. 体型与病态发育

（1）正常人的体型分类：匀称型（正力型）、矮胖型（超力型）、瘦长型（无力型）三种。

（2）病态发育：发育成熟前脑垂体前叶功能亢进时，体格异常高大称为巨人症；反之，

体格矮小称为脑垂体性侏儒症。

3. 营养状态

(1) 营养状态分级：分为良好、不良、中等。

(2) 营养异常的原因：①营养不良，体重减轻到低于标准体重的90%时称为消瘦。②肥胖，超过标准体重20%以上者为肥胖 2005。

4. 意识状态　通过问诊了解患者思维、反应、情感活动、记忆力、注意力、定向力等，对严重患者还需做痛觉试验、瞳孔对光反应、腱反射等以判断意识障碍的程度。

5. 面容与表情

(1) 急性病容：面色潮红，呼吸急促，表情痛苦，常见于急性感染性疾病。

(2) 慢性病容：容颜憔悴，面色灰暗或苍白，目光无神，表情淡漠，常见于慢性消耗性疾病。

(3) 甲亢面容：眼裂增大，眼球凸出，兴奋不安，烦躁易怒，呈惊恐貌。见于甲状腺功能亢进症。

(4) 黏液性水肿面容：面色苍白，颜面水肿，睑厚面宽，目光呆滞，反应迟钝，毛发稀疏，见于甲状腺功能减退症。

(5) 二尖瓣面容：双颊暗红，口唇轻度发绀，见于风湿性心脏瓣膜病、二尖瓣狭窄。

(6) 伤寒面容：表情淡漠，反应迟钝，呈无欲状态，见于伤寒、脑脊髓膜炎、脑炎等。

(7) 苦笑面容：牙关紧闭，面肌痉挛，呈苦笑状，见于破伤风。

(8) 满月面容：面圆如满月，皮肤发红，常伴痤疮、胡须，见于库欣综合征及长期应用肾上腺皮质激素的患者 2005 2011。

(9) 肢端肥大症面容：头颅增大，面部变长，下颌增大，向前突出，眉弓及两颧隆起，唇舌肥厚，耳鼻增大，见于肢端肥大症。

(10) 肝病面容：可见面颊瘦削，面色灰褐，额部、鼻背、双颊有褐色色素沉着，见于慢性肝炎、肝硬化等。

(11) 面具面容：面部呆板，无表情，似面具样，见于震颤麻痹 2012 等。

(12) 肾病面容：面色苍白，眼睑、颜面浮肿，舌质淡，边缘有齿痕，见于慢性肾炎、慢性肾盂肾炎、慢性肾功能衰竭等。

(13) 贫血面容：面色苍白，口唇色淡，表情疲惫，见于各种原因所致贫血。

6. 体位及步态

(1) 体位检查

①自动体位：身体活动自如，不受限制，多见于正常人、轻病或疾病早期。

②被动体位：无法自己调整或变换体位，见于极度衰弱或意识丧失的患者 2004。

③强迫体位：为减轻疾病痛苦，被迫采取的某种体位 2004。强迫仰卧位——急性腹膜炎 2015 2016。强迫侧卧位——一侧胸膜炎或胸腔积液 2010 2017。强迫坐位——心、肺功能不全的患者。辗转体位——胆绞痛、肾绞痛、肠绞痛等 2019。角弓反张——破伤风、小儿脑膜炎。强迫俯卧位——脊柱疾病。强迫蹲位——发绀型先天性心脏病 2019。

(2) 步态检查

①蹒跚步态：走路时身体左右摇摆如鸭步，见于佝偻病、大骨节病等。

②醉酒步态：行走时躯干重心不稳，步态紊乱不准确如醉酒状，见于小脑疾病等。

③共济失调步态：起步时一脚高抬，骤然重落，且双目向下注视，两脚间距很宽以防身体倾斜，闭目时不能保持平衡，见于小脑或脊髓后索疾病。

④慌张步态：起步动作慢，步距较小，起步后小步急速前行，越走越快，有难以止步之

势，见于帕金森病，又称震颤麻痹2011。

⑤剪刀步态：两下肢肌张力增高，以伸肌及内收肌张力增高明显，移步时下肢内收过度，两腿交叉呈剪刀状，见于脑性瘫痪与截瘫患者。

⑥痉挛性偏瘫步态：瘫痪侧上肢内收、旋前，各关节屈曲，无正常摆动。下肢伸直、外旋，以髋关节在中心，脚尖拖地，向外划半个圆圈跨前一步，多见于脑血管疾病的后遗症2011。

⑦间歇性跛行：休息时无症状，行走稍久致下肢麻木、无力、酸痛，难以继续行走，经休息症状好转可重新行走，走走歇歇，如此反复，见于严重下肢动脉硬化等。

⑧跨阈步态：患足下垂，行走时先将患肢抬很高才能起步，如跨越门槛。见于腓总神经麻痹出现的足下垂患者。

三、皮肤检查及临床意义

1. 皮疹、皮下出血、蜘蛛痣、皮下结节检查

（1）皮疹：①斑疹，局部皮肤发红，一般不隆起皮面，见于麻疹初起、斑疹伤寒、丹毒、风湿性多形性红斑；②玫瑰疹，鲜红色圆形斑疹，压之退色，松开后又复现，多出现于胸腹部2021，见于伤寒或副伤寒；③丘疹，局部颜色改变，隆起于皮面，见于药疹、麻疹、猩红热、湿疹等；④斑丘疹，丘疹周围有皮肤发红的底盘，见于风疹、猩红热、药疹；⑤荨麻疹，隆起于皮肤的鲜红色或苍白色风团，伴有瘙痒或烧灼感，消退后不留痕迹，见于各种异性蛋白性食物或药物等过敏。

（2）皮下出血：皮肤或黏膜下出血，出血面的直径小于2mm者，称为瘀点；皮下出血直径在3～5mm者，称为紫癜；皮下出血直径>5mm者，称为瘀斑。

（3）蜘蛛痣：检查时用铅笔压迫痣的中心，其辐射状小血管网即退色，去除压力后又出现2016。其发生与雌激素增多有关，见于慢性肝炎、肝硬化2005 2007 2022。

（4）皮下结节：常见的有风湿结节、痛风结节、Osler小结、动脉炎结节等。

2. 水肿

水肿：①黏液性水肿见于甲状腺功能减退症，象皮肿见于丝虫病。②全身性水肿见于肾炎、肾病综合征、心力衰竭、失代偿肝硬化和营养不良等。③局限性水肿可见于局部炎症、外伤、过敏、血栓形成所致的毛细血管通透性增加，静脉或淋巴回流受阻。

四、淋巴结检查

1. 浅表淋巴结的检查方法　检查浅表淋巴结时，其顺序为：耳前、耳后、乳突区、枕骨下区、颌下区、颏下区、颈后三角、颈前三角、锁骨上窝、腋窝、滑车上、腹股沟、腘窝等。如发现有肿大的浅表淋巴结，应记录其位置、数目、大小、质地、移动度、表面是否光滑，有无红肿、压痛和波动，是否有瘢痕、溃疡和瘘管等，同时应注意寻找引起淋巴结肿大的病灶。

2. 局部和全身浅表淋巴结肿大的临床意义

（1）局部淋巴结肿大：非特异性淋巴结炎（一般炎症所致）、淋巴结结核、转移性淋巴结肿大（恶性肿瘤转移所致）。

（2）全身淋巴结肿大：常见于传染性单核细胞增多症、淋巴细胞性白血病、淋巴瘤和系统性红斑狼疮。

五、头部检查

1. 头颅形状、大小检查

（1）小颅：囟门过早闭合，常伴智力发育障碍（痴呆症）。

（2）方颅：小儿佝偻病和先天性梅毒2018。

（3）巨颅　脑积水（落日现象）。

2. 眼部检查

(1) 眼睑：检查时注意双眼对比，视诊包括眼睑的位置、皮肤、结膜及睑裂宽度。常见的眼睑异常有倒睫与乱睫、睑内翻、睑外翻、眼睑闭合不全、上睑下垂 2015。

(2) 结膜：常见异常有结膜炎、结膜充血等。

(3) 巩膜：常见异常有巩膜炎、巩膜出血、巩膜黄染等。

(4) 角膜：常见异常有角膜炎、角膜溃疡、角膜软化等。

(5) 眼球：①双眼球突出，见于甲状腺功能亢进症。②单眼球突出，见于局部炎症、眶内占位性病变。③眼球震颤。④眼球凹陷，双侧凹陷见于重度脱水，单侧凹陷见于 Horner 综合征和眶尖骨折。⑤眼球运动，受动眼神经、滑车神经和展神经支配，这些神经麻痹时眼球运动出现障碍并伴复视。

(6) 瞳孔：①瞳孔大小——正常直径 2~5mm。双侧瞳孔缩小，见于虹膜炎，有机磷农药中毒，吗啡、氯丙嗪、毛果芸香碱等药物影响；双侧瞳孔扩大，见于濒死状态，阿托品、可卡因等药物影响。②瞳孔反射——对光反应迟钝或消失见于昏迷患者；调节反射和辐辏反射均消失见于动眼神经受损。

3. 鼻部检查

鼻窦共有额窦、蝶窦、上颌窦、筛窦 4 对。鼻窦有压痛多见于鼻窦炎。蝶窦因解剖位置较深，不能在体表检查到压痛。

4. 口腔、腮腺检查

(1) 口唇：口唇苍白见于贫血、主动脉瓣关闭不全或虚脱，唇色深红见于急性发热性疾病。口唇单纯疱疹常伴发于肺炎链球菌肺炎、感冒、流行性脑脊髓膜炎等。口唇干燥并有皲裂，见于重度脱水患者。口唇发绀 2018 见于法洛四联症、先天性肺动静脉瘘、呼吸衰竭、肺动脉栓塞、心力衰竭、休克等。

(2) 口腔黏膜：黏膜下出血点或瘀斑，多为各种出血性疾病或维生素 C 缺乏；第二磨牙颊黏膜处出现针头大小白色斑点见于麻疹；无痛性黏膜溃疡见于系统性红斑狼疮；黏膜溃疡可见于慢性复发性口疮；鹅口疮为白色念珠菌感染。

(3) 齿：检查应注意有无龋齿、残根、缺齿和义齿等，以及牙齿的色泽和形状。牙齿呈黄褐色称斑釉牙，为长期饮用含氟量过高的水所引起；切牙切缘呈月牙形凹陷且牙间隙分离过宽，为先天性梅毒的重要体征之一；单纯齿间隙过宽见于肢端肥大症。

(4) 牙龈：正常牙龈呈粉红色，质坚韧且与牙颈部紧密贴合。牙龈水肿见于慢性牙周炎，牙龈的游离缘出现黑色点线称为铅线，是铅中毒的特征。

(5) 舌：草莓舌见于猩红热或长期发热的患者；牛肉舌见于糙皮病；镜面舌见于恶性贫血、缺铁性贫血或慢性萎缩性胃炎；运动异常见于舌下神经麻痹；舌体震颤见于甲亢。

(6) 咽：咽部黏膜充血、红肿、黏膜腺分泌增多，多见于急性咽炎；咽部黏膜充血、表面粗糙，并可见淋巴滤泡呈簇状增殖，见于慢性咽炎。

(7) 扁桃体：扁桃体增大一般分为三度。Ⅰ度不超过咽腭弓，Ⅲ度达到或超过咽后壁中线，Ⅱ度超咽腭弓介于两者之间 2005。

(8) 腮腺：腮腺体薄而软，触诊时摸不出腺体轮廓。腮腺肿大时可见到以耳垂为中心的隆起，并可触及边缘不明显的包块。腮腺导管开口于上颌第二磨牙对面的颊黏膜上，检查时注意导管口有无分泌物。腮腺肿大见于急性流行性腮腺炎、化脓性腮腺炎、腮腺肿瘤。

六、颈部检查

1. 颈部血管检查

正常人安静坐位或立位时颈外静脉塌陷，平卧时颈外静脉充盈，充盈水平仅限于锁骨上缘至下颌角的下2/3以内。颈静脉怒张见于右心功能不全、缩窄性心包炎、心包积液等；颈动脉搏动明显见于主动脉瓣关闭不全、甲状腺功能亢进症、高血压或严重贫血等。

2. 甲状腺检查

(1) 检查方法：①视诊，观察甲状腺的大小和对称性。②触诊，包括甲状腺峡部和甲状腺侧叶的检查。

(2) 甲状腺肿大的临床意义：甲状腺肿大分三度。不能看出肿大但能触及者为Ⅰ度；能看到肿大又能触及，但在胸锁乳突肌以内者为Ⅱ度；超过胸锁乳突肌外缘者为Ⅲ度 2006。引起甲状腺肿大的常见疾病有单纯性甲状腺肿、甲状腺功能亢进症、甲状腺肿瘤等。

3. 气管检查　大量胸腔积液、气胸、纵隔肿瘤及单侧甲状腺肿大等可使气管向健侧推移；肺不张、肺硬化、胸膜粘连可将气管拉向患侧。

七、胸壁及胸廓检查

1. 胸部体表标志及分区

(1) 骨骼标志：胸骨角、第7颈椎棘突、肩胛下角。

(2) 体表标志线：前正中线、锁骨中线、腋前线、腋中线、腋后线、肩胛线、后正中线。

(3) 分区：腋窝、胸骨上窝、锁骨上窝、锁骨下窝、肩胛上区、肩胛下区、肩胛区、肩胛间区。

2. 常见异常胸廓

(1) 桶状胸：见于慢性阻塞性肺气肿及支气管哮喘发作时。

(2) 扁平胸：见于瘦长体型及慢性消耗性疾病。

(3) 鸡胸（佝偻病胸）：多见于儿童。

(4) 漏斗胸：见于佝偻病、胸骨下部长期受压者，也有原因不明者。

3. 胸壁及胸骨检查　肋间神经炎、肋软骨炎、胸壁软组织炎及肋骨骨折的患者，受累的局部可有胸壁压痛。骨髓异常增生者，常有胸骨压痛和叩击痛，见于白血病患者。

4. 乳房检查法

(1) 乳房检查法：乳房触诊先由健侧开始，后检查患侧。检查按外上、外下、内下、内上、中央的顺序进行，然后检查淋巴引流部位（腋窝、锁骨上、下窝等处淋巴结）。最后检查有压痛或肿块处，先轻触诊，然后深触诊检查。

(2) 乳房常见病变：①急性乳腺炎，乳房红、肿、热、痛，常局限于一侧乳房的某一象限 2017。触诊有硬结包块，伴寒战、发热及出汗等全身中毒症状。②乳腺癌，多为单发，并与皮下组织粘连，质地硬，局部皮肤呈橘皮样，乳头常回缩。多见于中年以上的妇女，晚期易伴有腋窝淋巴结转移。③乳腺良性肿瘤，质地较软，边缘光滑，形态规整并有一定的活动度，常见于乳腺囊性增生、乳腺纤维瘤等。

八、肺和胸膜检查

1. 肺和胸膜视诊

(1) 呼吸类型：分为胸式呼吸和腹式呼吸。胸式呼吸减弱而腹式呼吸增强，可见于肺炎、重症肺结核、胸膜炎、肋间神经痛和肋骨骨折等；腹式呼吸减弱而胸式呼吸增强，可见于腹膜炎、大量腹水、肝脾极度肿大、腹腔内巨大肿瘤、胃肠胀气及妊娠晚期。

(2) 呼吸频率、深度、节律

①呼吸频率：成人呼吸频率为12~20次/分。超过20次/分为呼吸过速。见于发热、甲状腺功能亢进及心力衰竭等。低于12次/分称为呼吸过缓。

②呼吸深度：严重代谢性酸中毒时，可出现呼吸深而大，称为Kussmaul呼吸，见于尿毒症、糖尿病酮症酸中毒等。呼吸变浅可见于胸腔积液、气胸、大量腹水、肥胖等。

③呼吸节律：潮式呼吸见于脑炎、脑膜炎等。间停呼吸常为临终前的危急征象。

(3) 呼吸运动

①呼吸运动减弱或消失：一侧或局部见于大叶性肺炎、中等量以上胸腔积液或气胸、胸膜增厚或粘连、一侧肺不张等。双侧见于慢性阻塞性肺气肿、两侧肺纤维化等。

②呼吸运动增强：局部或一侧见于健侧的代偿。双侧见于酸中毒大呼吸、剧烈运动等。

2. 肺和胸膜触诊

(1) 胸廓扩张度：一侧胸廓扩张度受限，见于大量胸腔积液、气胸、胸膜增厚和肺不张等。

(2) 语音震颤：①增强 2006，见于肺实变，如肺炎链球菌肺炎、肺梗死等；压迫性肺不张；较浅而大的肺空洞，如肺结核、肺脓肿所致的空洞。②减弱或消失，见于肺泡内含气量过多，如肺气肿等；支气管阻塞，如阻塞性肺不张；胸壁距肺组织距离加大，如胸腔积液、气胸、胸壁皮下气肿；体质衰弱。

(3) 胸膜摩擦感：检查者用手掌轻贴患者胸壁，令患者反复进行深呼吸，此时若有皮革相互摩擦的感觉，即为胸膜摩擦感。以腋中线第5~7肋间隙最易感觉到，见于急性胸膜炎。

3. 肺部叩诊

(1) 正常叩诊音：正常叩诊音为清音。

(2) 肺部定界叩诊

肺下界：平静呼吸时，右侧在右侧锁骨中线、腋中线、肩胛线，分别为第6、第8、第10肋间水平。左侧除在左锁骨中线上变动较大（因有胃泡鼓音区）外，其余与右侧大致相同。病理情况下肺下界降低见于肺气肿、腹腔内脏下垂 2010；肺下界上升见于肺不张、气胸、胸腔积液等，也可见于腹内压升高使横结肠上升，如腹水、肝脾肿大、腹腔肿瘤等。

(3) 肺部病理性叩诊音：①浊音或实音主要见于肺组织含气量减少或消失（肺炎、肺结核等）、肺内不含气的病变（肺肿瘤、肺脓肿等）、胸膜腔病变（胸膜积液、胸膜增厚粘连等）、胸壁疾病（胸壁水肿、肿瘤等）。②鼓音主要见于肺内或胸腔内含气过多，如大量胸腔积气、肺大疱、肺空洞等 2007。③过清音见于肺内含气量增加且肺泡壁弹性减退，如肺气肿、支气管哮喘发作者 2017。

4. 呼吸音听诊

(1) 正常呼吸音

①支气管呼吸音 2011：正常人在喉部、胸骨上窝、背部第6颈椎至第2胸椎附近可闻及。

②肺泡呼吸音 2010 2011 2012：正常人除支气管呼吸音部位和支气管肺泡呼吸音部位外，其余部位均可闻及肺泡呼吸音。

③支气管肺泡呼吸音：正常人在胸骨角附近，肩胛间区的第3、4胸椎水平及右肺尖可听到支气管肺泡呼吸音。

(2) 病理性呼吸音

①肺泡呼吸音减弱或消失：见于呼吸运动障碍（胸膜炎、肋骨骨折等）、呼吸道阻塞（支气管炎、支气管哮喘等）、肺顺应性降低（肺气肿、肺淤血等）、胸腔内肿物（肺癌、肺囊肿等）、胸膜疾患（胸腔积液、气胸等）。

②肺泡呼吸音增强 2004：双侧见于发热、甲状腺功能亢进症；单侧多由肺脏或胸腔病变，或健侧代偿性增强所致。

③病理性支气管呼吸音：可由肺组织实变、肺内大空腔、压迫性肺不张等引起。

④病理性支气管肺泡呼吸音：常见于肺实变区域较小且与正常肺组织掺杂存在，或肺实变部位较深并被正常肺组织所遮盖。

5. 啰音听诊

（1）湿啰音

产生机制：由于吸气时气体通过呼吸道内的分泌物如渗出液、痰液、血液、黏液和脓液等，形成的水泡破裂所产生的声音，故又称水泡音。可分为大、中、小湿啰音和捻发音。

听诊特点 2010：吸气及呼气时均可闻及，以吸气终末较为明显，部位较恒定，性质不易变，大、中、小水泡音可同时存在，咳嗽后可减轻或消失。

临床意义：两肺散在性分布，常见于支气管炎、支气管肺炎、肺水肿等；两肺底分布，多见于肺淤血、肺水肿早期等；一侧或局限性分布，常见于肺脓肿、肺癌及肺出血；捻发音常见于肺炎或肺结核早期、肺淤血、正常老年人或长期卧床者等。

（3）干啰音

产生机制：由气流通过狭窄的支气管时发生漩涡，或气流通过有黏稠分泌物的管腔时冲击黏稠分泌物引起的振动所致。

听诊特点：音调较高，持续时间较长，吸气及呼气时均可闻及，但以呼气时为明显，强度和性质易改变，部位易变换，在瞬间内数量可明显增减。

临床意义 2004 2010：根据音调的高低分为哨笛音和鼾音。发生于双侧肺部的干啰音，常见于支气管哮喘，急慢性支气管炎和心源性哮喘等；局限性干啰音，常见于支气管局部结核或肿瘤等。局部而持久的干啰音见于肺癌早期或支气管内膜结核。

6. 胸膜摩擦音听诊

（1）产生机制：由于胸膜炎症时，表面粗糙，呼吸时脏、壁两层胸膜相互摩擦产生振动所致。

（2）听诊特点：吸气末或呼气始明显，屏住呼吸时消失，胸廓下侧沿腋中线处最明显。

（3）临床意义：是干性胸膜炎的重要体征，见于胸膜炎症、胸膜肿瘤、肺炎等累及胸膜、胸膜高度干燥等。

7. 听觉语音检查 听觉语音增强见于肺实变、肺空洞及压迫性肺不张；减弱见于过度衰弱、支气管阻塞、肺气肿、胸腔积液、气胸、胸膜增厚或水肿；耳语音增强见于肺实变、肺空洞及压迫性肺不张；耳语音增强且字音清晰者，为胸耳语音，是肺实变较广泛的征象。

8. 呼吸系统常见疾病的体征 2004 2007 2010 2011 2016

鉴别	视诊		触诊		叩诊	听诊	
	胸廓	呼吸动度	气管位置	语颤	患侧	呼吸音	听觉语音
肺实变	对称	减弱/消失	居中	增强	实音	消失	增强
肺气肿	桶状	减弱	居中	减弱	过清音	减弱	减弱
胸腔积液	饱满	减弱/消失	移向健侧	减弱/消失	浊音/实音	减弱/消失	
阻塞性肺不张	下陷	减弱/消失	移向患侧	减弱	浊音/实音	消失	减弱/消失
气胸	饱满	减弱/消失	移向健侧	减弱/消失	鼓音	减弱/消失	

九、心脏、血管检查

1. 心脏视诊 2010

（1）心前区隆起：①某些先天性心脏病，如法洛四联症、肺动脉瓣狭窄等。②儿童时期患慢性风湿性心脏瓣膜病伴右心室增大者。

（2）心尖搏动：心尖搏动一般位于第5肋间左锁骨中线内0.5~1.0cm处。直径为2.0~2.5cm。

心脏改变	表现	临床意义
位置改变	左下移位	左心室增大
	向左移位	右心室增大
	移向患侧	肺不张、粘连性胸膜炎
	移向健侧	胸腔积液、气胸
	向上外移位	大量腹水、肠胀气、腹腔巨大肿瘤或妊娠等
强度及范围变化	搏动增强	左心室肥大、甲状腺功能亢进症、重度贫血、发热等
	减弱甚或消失	心包积液、左侧气胸或胸腔积液、肺气肿等
	负性心尖搏动	粘连性心包炎、显著右心室肥大

2. 心脏触诊

（1）心尖搏动异常：左心室肥大时，心尖搏动呈抬举性。

（2）心脏震颤（猫喘）：为器质性心血管疾病的体征。

时期	部位	临床意义
收缩期	胸骨右缘第2肋间	主动脉瓣狭窄
	胸骨左缘第2肋间	肺动脉瓣狭窄
	胸骨左缘第3、4肋间	室间隔缺损
舒张期	心尖部	二尖瓣狭窄
连续性	胸骨左缘第2肋间及其附近	动脉导管未闭

（3）心包摩擦感：为干性心包炎的体征，见于结核性、化脓性心包炎、风湿热、系统性红斑狼疮等引起的心包炎。通常在心前区胸骨左缘第3、4肋间最易触及，以心脏收缩期明显。坐位稍前倾或深呼气末更易触及。

3. 心脏叩诊

（1）叩诊方法：采用间接叩诊法，沿肋间隙从外向内、自下而上叩诊。叩诊心脏左界时，从心尖搏动外2~3cm处由外向内叩诊，然后按肋间隙逐一上移，至第2肋间隙为止。叩诊右界时，自肝浊音界的上一肋间隙开始，逐一叩诊至第2肋间隙。

（2）心脏浊音界改变及其临床意义

①心脏与血管本身病变

病变	特征	临床意义
左心室增大	靴形心	心脏浊音界向左下扩大，见于主动脉瓣关闭不全、高血压心脏病等
右心室增大		心界向左（显著）、右两侧扩大，见于二尖瓣狭窄、肺心病
左心房增大或合并肺动脉段扩大	梨形心	心腰部饱满或膨出，见于二尖瓣狭窄
左、右心室增大	普大型心	心界向两侧扩大，见于扩张型心肌病等
心包积液	烧瓶心	坐位时心脏浊音呈烧瓶形，卧位时心底部浊音界增宽

②心脏以外因素：大量胸腔积液、积气时，心浊音界向健侧移位；胸膜增厚粘连、肺不张则使心界移向患侧；肺气肿时，心浊音界变小。

4. 心脏瓣膜听诊区

（1）二尖瓣区：第5肋间左锁骨中线稍内侧。

（2）肺动脉瓣区：胸骨左缘第2肋间。

(3) 主动脉瓣区：胸骨右缘第2肋间。

(4) 主动脉瓣第二听诊区：胸骨左缘第3、4肋间。

(5) 三尖瓣区：胸骨体下端左缘或右缘。

5. 心率、心律听诊

(1) 心率：正常成人心率为60～100次/分，超过100次/分为心动过速，临床意义同脉率增快；低于60次/分，称为心动过缓。

(2) 心律：①呼吸性窦性心律不齐常见于健康青少年及儿童。②期前收缩见于情绪激动、酗酒及各种心脏病、心脏手术、低血钾等。③心房颤动多见于二尖瓣狭窄、冠心病、甲状腺功能亢进症等，表现为心律绝对不规则、第一心音强弱不等、脉搏短绌。

6. 正常心音及其产生机制

(1) 第一心音（S_1）：二尖瓣和三尖瓣关闭振动产生，标志心室收缩的开始。

(2) 第二心音（S_2）：主动脉瓣和肺动脉瓣的关闭振动产生，标志心室舒张期的开始。分为主动脉瓣部分（A_2）和肺动脉瓣部分（P_2）。一般青少年 $P_2 > A_2$，成年人 $P_2 = A_2$，老年人 $P_2 < A_2$。

7. 心音听诊

(1) 正常心音

鉴别点	第一心音（S_1）	第二心音（S_2）
声音特点	音强，调低，时限较长	音弱，调高，时限较短
最强部位	心尖部	心底部
与心尖搏动及颈动脉搏动的关系	与心尖搏动和颈动脉搏动同时出现	心尖搏动之后出现
与心动周期的关系	S_1和S_2之间的间隔（收缩期）较短	S_2到下一心动周期S_1的间隔（舒张期）较长

(2) 心音改变及其临床意义

①S_1和S_2同时增强见于胸壁较薄、情绪激动、甲亢、发热、贫血等；同时减弱见于肥胖、胸壁水肿、左侧胸腔积液、肺气肿等。

②S_1增强见于发热、甲亢、二尖瓣狭窄等；完全性房室传导阻滞可产生极响亮的S_1，称为"大炮音" 2017 2019 。S_1减弱见于心肌梗死、二尖瓣关闭不全等。S_1强弱不等见于早搏、心房颤动等 2017 。

③A_2增强见于高血压病、主动脉粥样硬化；A_2减弱见于低血压、主动脉瓣狭窄和关闭不全。

④P_2增强见于肺动脉高压、二尖瓣狭窄、左心衰竭、肺心病等；P_2减弱见于肺动脉瓣狭窄或关闭不全。

⑤心音性质改变：钟摆律、胎心律可见于大面积急性心肌梗死和重症心肌炎等。

⑥心音分裂：S_1分裂多见于二尖瓣狭窄等。S_2分裂在肺动脉瓣区听诊较明显，见于肺动脉瓣关闭明显延迟（如完全性右束支传导阻滞、肺动脉瓣狭窄、二尖瓣狭窄等），或主动脉关闭提前（如二尖瓣关闭不全、室间隔缺损等）时。

(3) 喀喇音：心脏收缩期出现的额外心音。

①收缩早期喀喇音（收缩早期喷射音）：心底部听诊最清楚。肺动脉瓣区的收缩早期喀喇音见于肺动脉高压、轻中度肺动脉瓣狭窄、房（室）间隔缺损等；主动脉瓣收缩早期喀喇音见于高血压、主动脉瓣狭窄、主动脉瓣关闭不全、主动脉瘤等。

②收缩中、晚期喀喇音：在心尖部及其稍内侧最清楚。多见于二尖瓣脱垂。

(4) 奔马律及开瓣音

①舒张早期奔马律 2017：最常见，是病理性第三心音，在心尖部容易听到。提示心脏有严重的器质性病变，见于各种原因的心力衰竭、急性心肌梗死、重症心肌炎等。

②开瓣音：见于二尖瓣狭窄而瓣膜弹性尚好时，是二尖瓣分离术适应证的重要参考条件。

8. 心脏杂音产生机制　①血流加速。②瓣膜口、大血管通道狭窄。③瓣膜关闭不全。④异常通道。⑤心腔内漂浮物。⑥大血管腔瘤样扩张。

9. 心脏杂音的特征

(1) 最响部位：杂音在某瓣膜区最响，提示病变在该区相对应的瓣膜。

(2) 时期：收缩期杂音、舒张期杂音、连续性杂音、双期杂音。

(3) 性质：吹风样、隆隆样、叹气样、机器声样及音乐样。

(4) 强度：一般分为6级。1级——杂音很弱，所占时间很短，须仔细听诊才能听到。2级——较易听到，杂音柔和。3级——中等响亮的杂音。4级——响亮的杂音，常伴有震颤。5级——很响亮的杂音，震耳，但听诊器如离开胸壁则听不到，伴有震颤。6级——极响亮，听诊器稍离胸壁时亦可听到，有强烈的震颤。

10. 各瓣膜区常见杂音听诊

(1) 二尖瓣区收缩期杂音：见于二尖瓣关闭不全、二尖瓣脱垂等，杂音为吹风样，较粗糙、响亮，多在3/6级以上；左心室扩张引起的二尖瓣相对关闭不全（如高血压心脏病、扩张型心肌病等），杂音为3/6级以下柔和的吹风样，传导不明显；发热、贫血、甲亢等产生的杂音一般为2/6级以下，性质柔和，较局限，病因去除后杂音消失。

(2) 二尖瓣区舒张期杂音：二尖瓣狭窄时，心尖部可闻及舒张中晚期隆隆样杂音，呈递增型，音调较低而局限。主动脉瓣关闭不全所致的相对性二尖瓣狭窄的杂音，称为奥-弗杂音，性质柔和，不伴有S_1亢进、开瓣音，无震颤。

(3) 主动脉瓣区收缩期杂音：见于各种病因的主动脉瓣狭窄，杂音为喷射性，响亮而粗糙，呈递增-递减型，常伴有收缩期震颤及A_2减弱；主动脉粥样硬化、高血压心脏病等引起的相对性主动脉瓣狭窄，杂音柔和，常有A_2增强。

(4) 主动脉瓣区舒张期杂音：在主动脉瓣第二听诊区深呼气末最易听到，为叹气样，递减型，可传至胸骨下端左侧或心尖部，常伴有A_2减弱及周围血管征，见于先天性或风湿性主动脉瓣关闭不全、梅毒性升主动脉炎等。

(5) 肺动脉瓣区收缩期杂音：多见于先天性肺动脉瓣狭窄，杂音粗糙，呈喷射性，强度在3/6级以上，常伴收缩期震颤及P_2减弱；二尖瓣狭窄、房间隔缺损等引起的相对性肺动脉瓣狭窄时，杂音时限较短，较柔和，伴P_2增强亢进。

(6) 其他部位的收缩期杂音：胸骨左缘第3、4肋间响亮而粗糙的收缩期杂音，该杂音或伴收缩期震颤，不向左腋下传导，见于室间隔缺损或肥厚型梗阻性心肌病。

(7) 连续性杂音：在胸骨左缘第2肋间隙及其附近听到，见于动脉导管未闭。

11. 心包摩擦音　听诊通常在胸骨左缘第3、4肋间隙较易听到。见于急性心包炎 2010。

12. 血管检查及周围血管征

(1) 毛细血管搏动征：甲床被压后出现红白交替的、与患者心搏一致的节律性血管搏动。

(2) 水冲脉：脉搏骤起骤降，急促而有力。

(3) 枪击音与杜氏双重杂音：将听诊器体件放在肱动脉等外周较大动脉的表面，可听到与心跳一致的"嗒——嗒——"音，称为枪击音。如再稍加压力，则可听到收缩期与舒张期双重杂音，即杜氏双重杂音。

13. 循环系统常见疾病的体征

病变	视诊	触诊	叩诊	听诊
二尖瓣狭窄	二尖瓣面容，心尖搏动略向左移	心尖部舒张期震颤	梨形心	心尖部S_1舒张中晚期隆隆样杂音，伴开瓣音
二尖瓣关闭不全	心尖搏动左下移位	呈抬举性	浊音界左下扩大	心尖部吹风样全收缩期杂音
主动脉瓣狭窄	心尖搏动左下移位	呈抬举性，主动脉瓣区收缩期震颤	浊音界左下扩大	主动脉瓣区高调、粗糙的递增-递减型收缩期杂音，向颈部传导
主动脉瓣关闭不全	颈动脉搏动明显，心尖搏动向左下移位，点头运动	周围血管征阳性	心脏呈靴形	主动脉瓣第二听诊区叹气样递减型舒张期杂音，可向心尖部传导
左心衰竭	呼吸困难、发绀、端坐呼吸	心尖搏动向左下移位，严重有交替脉	心界向左下扩大	心率快，S_1减弱，可闻及舒张早期奔马律，P_2亢进伴分裂
右心衰竭	口唇发绀、颈静脉怒张、浮肿	肝脏肿大、压痛，肝-颈静脉回流征阳性	心界扩大，可有胸水/腹水体征	心率增快，剑突下可闻及右室舒张早期奔马律
大量心包积液	颈静脉怒张，心尖搏动减弱或消失	肝大，肝-颈静脉回流征阳性；可有奇脉	心界向两侧扩大，"烧瓶状"	心音遥远，心率加快

十、腹部检查

1. 腹部视诊

（1）腹部外形：①腹部膨隆——<u>全腹膨隆</u>可见于腹腔积液、腹内积气、腹内巨大包块（以巨大卵巢囊肿最常见）；局部膨隆常因为脏器肿大、腹内肿瘤或炎症性包块、胃或肠曲胀气，以及腹壁上的肿物等。视诊时应注意膨隆的部位、外形、是否随呼吸而移位或随体位而改变，有无搏动等。②腹部凹陷——<u>全腹凹陷</u>多见于显著消瘦、严重脱水以及恶病质等；严重者呈舟状腹，见于恶性肿瘤、结核、糖尿病、甲亢等消耗性疾病。

（2）腹壁静脉：①门脉高压时，以脐为中心，脐以上腹壁静脉血流向上，脐以下腹壁静脉血流向下。②<u>上腔静脉梗阻时，胸腹壁静脉血流方向自上向下，流入下腔静脉</u> 2015。③下腔静脉梗阻时，腹壁浅静脉血流方向向上，进入上腔静脉。

（3）胃肠型和蠕动波：正常人一般看不到，只有极度消瘦的患者和腹壁松弛菲薄的老年人及经产妇有时可以观察到轻微的胃肠蠕动波，病理情况常见于<u>幽门梗阻和肠梗阻</u>。

（4）呼吸运动：正常成年男性和儿童以腹式呼吸为主，成年女性则以胸式呼吸为主。腹式呼吸减弱见于各种原因的急腹症、大量腹水、腹腔巨大肿瘤等；腹式呼吸消失见于急性弥漫性腹膜炎等。

2. 腹部触诊

（1）腹壁紧张度：①<u>腹壁紧张度增加</u>——弥漫性腹肌紧张多见于胃肠道穿孔或实质脏器破裂所致的急性弥漫性腹膜炎，称为<u>板状腹</u> 2005。局限性腹肌紧张多系局限性腹膜炎所致，如右下腹壁紧张多见于急性阑尾炎，右上腹壁紧张多见于急性胆囊炎；腹膜慢性炎症时，触诊如揉面团一样，称为揉面感，常见于结核性腹膜炎、癌性腹膜炎。②<u>腹壁紧张度减低</u>——全腹紧张度减低，见于慢性消耗性疾病或大量放腹水后，亦见于经产妇或老年体弱者。脊髓损伤所致腹肌瘫痪和重症肌无力可使腹壁紧张消失。

（2）<u>压痛和反跳痛</u>：广泛性压痛见于弥漫性腹膜炎；局限性压痛见于局限性腹膜炎或局

部脏器的病变。明确而固定的压痛点是诊断某些疾病的重要依据。如麦氏点压痛多考虑急性阑尾炎；胆囊区压痛考虑胆囊病变。在检查压痛时，如突然移去手指，患者腹痛加剧，称为反跳痛，提示炎症波及腹膜壁层。腹壁紧张同时伴有压痛和反跳痛，是急性腹膜炎的重要体征，称腹膜刺激征 2016。

3. 腹内脏器触诊
（1）肝脏
①触诊法：①单手触诊法。②双手触诊法。
②临床意义：①急性肝炎时，病人的肝可轻度肿大，表面光滑，边缘钝，质稍韧，但有充实感及压痛。②肝淤血时，肝可明显肿大，表面光滑，边缘圆钝，质韧，也有压痛。肝-颈静脉回流征阳性为其特征。脂肪肝所致肝大，表面光滑，质软或稍韧，但无压痛。肝硬化的早期肝常肿大，晚期则缩小，质较硬，边缘锐利，表面可能触到小结节，无压痛。肝癌时肝脏逐渐肿大，质地坚硬如石，表面高低不平，有大小不等的结节或巨块，边缘不整，压痛明显 2017。

（2）胆囊
①墨菲征的检查方法：医生将左手掌平放在被检者的右肋，拇指放在胆囊点，用中等压力按压腹壁，然后嘱被检者缓慢深呼吸，如果深吸气时被检者因疼痛而突然屏气，则称胆囊触痛征阳性，见于急性胆囊炎。
②临床意义 2004：胆囊肿大呈囊性感，并有明显压痛，常见于急性胆囊炎。胰头癌压迫胆总管导致胆囊显著肿大时无压痛，但有逐渐加深的黄疸，称库瓦西耶征阳性。胆囊肿大，有实性感者，可见于胆囊结石或胆囊癌。

（3）脾脏 2010
①触诊法：仰卧位或右侧卧位，右下肢伸直，左下肢屈髋、屈膝进行检查。
②注意事项：正常脾脏不能触及。内脏下垂、左侧大量胸腔积液或积气时，脾向下移而可触及。除此之外能触及脾脏，则提示脾肿大。

分度	表现	临床意义
轻度肿大	在肋下不超过2cm	慢性肝炎、粟粒型肺结核、伤寒等
中度肿大	超过2cm但在脐水平线以上	肝硬化、慢性淋巴细胞性白血病、系统性红斑狼疮、淋巴瘤等
高度肿大（巨脾）	超过脐水平线或前正中线	慢性粒细胞性白血病、慢性疟疾和骨髓纤维化症等

4. 正常腹部可触及的结构　除瘦弱者和多产妇可触到右肾下极，儿童可触及肝脏下缘外，正常腹部可触及腹主动脉、腰椎椎体与骶骨岬、横结肠、乙状结肠、盲肠等结构。

5. 腹部肿块触诊
（1）鉴别肿块来源：上腹中部多来源于胃或胰腺的肿瘤，右肋下常与肝胆有关，两侧腹部常为结肠肿瘤。
（2）鉴别炎症与非炎症：炎性肿块压痛明显，如肝炎、肝脓肿、阑尾周围脓肿等；非炎性肿块压痛轻微或不明显。
（3）鉴别实质性与囊性：实质性肿块质地可柔软、中等硬或坚硬，见于炎症、结核和肿瘤；囊性肿块触之柔软，见于脓肿或囊肿等。
（4）鉴别良性与恶性：良性肿块多为圆形且表面光滑；恶性多为形态不规整、表面凹凸不平、坚硬。

6. 腹部叩诊
（1）肝脏
①叩诊法：匀称体型者的正常肝上界在右锁骨中线上第5肋间，下界位于右季肋下缘。在

右腋中线上，肝上界在第7肋间，下界相当于第10肋骨水平；在右肩胛线上，肝上界为第10肋间，下界不易叩出。

②临床意义：肝浊音界上移见于右肺不张、气腹和鼓肠等。肝浊音界下移见于肺气肿、右侧张力性气胸等。肝浊音界扩大见于肝癌、肝脓肿、肝炎、肝淤血、多囊肝等。肝浊音界缩小见于急性肝坏死、晚期肝硬化和胃肠胀气。肝浊音界消失，代之以鼓音，是急性胃肠穿孔的重要征象，亦可见于人工气腹。

(2) 脾脏
①叩诊法：脾脏叩诊患者取仰卧位或右侧卧位，沿左腋中线由上向下进行轻叩诊。
②临床意义：脾大时，脾浊音区扩大；左侧气胸、胃扩张、鼓胀等，脾浊音区缩小或消失。

7. 腹部听诊
(1) 肠鸣音（肠蠕动音）
①肠蠕动增强时，肠鸣音达每分钟10次以上，称肠鸣音频繁，见于急性肠炎、服泻药后或胃肠道大出血时。
②如肠鸣音次数多且呈响亮、高亢的金属音，称肠鸣音亢进，见于机械性肠梗阻。
③肠鸣音明显少于正常，或3分钟以上才听到1次，称肠鸣音减弱或稀少，见于老年性便秘、腹膜炎、电解质紊乱（低血钾）及胃肠动力低下等。
④如持续听诊3~5分钟未听到肠鸣音，称为肠鸣音消失或静腹，见于急性腹膜炎或麻痹性肠梗阻 2015。

(2) 振水音：检查时患者仰卧，医生以一耳凑近上腹部，或将听诊器体件放于此处，同时以冲击触诊法振动胃部，即可听到气、液撞击的声音。若在清晨空腹或餐后6~8小时仍有此音，提示幽门梗阻或胃扩张。

(3) 血管杂音：上腹部的两侧出现收缩期血管杂音常提示肾动脉狭窄；左叶肝癌压迫肝动脉或腹主动脉时，可在包块部位闻及吹风样血管杂音；中腹部收缩期血管杂音提示腹主动脉瘤或腹主动脉狭窄；肝硬化门脉高压侧支循环形成时，在脐周可闻及连续性的嗡鸣音。

8. 移动性浊音叩诊
移动性浊音：当腹腔内有1000mL以上游离液体时，患者仰卧位叩诊，腹中部呈鼓音，腹部两侧呈浊音；侧卧位时，叩诊上侧腹部转为鼓音，下侧腹部呈浊音。这种因体位不同而出现浊音区变动的现象称为移动性浊音阳性，见于肝硬化门静脉高压症、右心衰竭、肾病综合征、严重营养不良以及渗出性腹膜炎等引起的腹水。

9. 腹部常见疾病的体征

病变	视诊	触诊	叩诊	听诊
肝硬化门静脉高压	肝病面容、蜘蛛痣及肝掌、晚期患者黄疸、腹部膨隆，呈蛙腹状，腹壁静脉曲张	早期肝肿大，质地偏硬；晚期肝脏缩小，脾大	早期肝浊音区轻度扩大；晚期肝浊音区缩小，移动性浊音阳性	肠鸣音正常
急性腹膜炎	急性病容，强迫仰卧位，腹式呼吸消失，肠麻痹时腹部膨隆	典型的腹膜刺激征——腹壁紧张、压痛及反跳痛	鼓肠或有气腹时，肝浊音区缩小或消失，移动性浊音阳性	肠鸣音减弱或消失
肠梗阻	急性病容，腹部呼吸运动减弱，可见肠型及蠕动波	腹壁紧张，压痛，绞窄性肠梗阻有压痛性包块及反跳痛	腹部鼓音明显	机械性肠梗阻早期肠鸣音亢进呈金属调；麻痹性肠梗阻时肠鸣音减弱或消失

十一、肛门、直肠检查及临床意义

1. 视诊　检查时应注意是否有肛门闭锁与狭窄、肛门裂、肛门瘘、直肠脱垂、有无痔疮。

2. 指诊 2017　①触痛显著，见于肛裂和感染；②触痛伴有波动感，见于肛门、直肠周围脓肿；③触及柔软、光滑而有弹性的包块，多为直肠息肉；④触及坚硬的包块，应考虑直肠癌；⑤指诊后指套表面带有黏液、脓液或血液，说明有炎症或伴有组织破坏。

十二、脊柱与四肢检查及临床意义

1. 脊柱检查

（1）脊柱弯曲度：患者取立位或坐位，先从侧面观察脊柱有无过度的前凸与后凸。检查者用手指沿脊椎的棘突尖以适当的压力往下划压，划压后皮肤出现一条红色充血痕，以此痕为标准，观察脊柱有无侧弯。

（2）脊柱活动度：检查脊柱的活动度时，应让病人做前屈、后伸、侧弯、旋转等动作，以观察脊柱的活动情况及有无变形。脊柱活动度受限见于软组织损伤、骨质增生、骨质破坏、脊椎骨折或脱位、椎间盘突出等。

（3）脊柱压痛和叩击痛

①压痛：嘱病人取端坐位，身体稍向前倾，检查者以右手拇指自上而下逐个按压脊椎棘突及椎旁肌肉，正常每个棘突及椎旁肌肉均无压痛。常见的病变有脊椎结核、椎间盘突出及脊椎外伤或骨折。

②叩击痛：直接叩击法，即用中指或叩诊锤直接叩击各椎体的棘突。多用于检查胸椎与腰椎。间接叩击法，嘱病人取坐位，医师将左手掌置于病人头顶部，右手半握拳以小鱼际肌部位叩击左手背，了解病人脊柱部位有无疼痛。叩击痛多见于脊柱结核、脊椎骨折及椎间盘突出等。

2. 四肢、关节检查　包括四肢、关节形态和运动功能检查 2015。关节活动障碍见于相应部位骨折、脱位、炎症、肿瘤、退行性变等。

四肢、关节形态改变	临床意义（常见情况）
匙状甲（反甲）	缺铁性贫血
杵状指（趾）	支气管扩张、支气管肺癌、慢性肺脓肿、脓胸以及发绀型先天性心脏病、亚急性感染性心内膜炎等
指关节变形	类风湿关节炎
膝内翻、膝外翻	佝偻病及大骨节病
膝关节变形	风湿性关节炎活动期、结核性关节炎、关节积液等
足内翻、足外翻	先天畸形、脊髓灰质炎后遗症等
肢端肥大	腺垂体功能亢进、生长激素分泌过多引起的肢端肥大症
下肢静脉曲张	多见于小腿，表现为下肢静脉如蚯蚓状怒张、弯曲

十三、神经系统检查及临床意义

1. 脑神经检查

面神经 2006

鉴别要点	中枢性面神经麻痹	周围性面神经麻痹
病因	核上组织受损	面神经核或面神经受损
临床表现	病灶对侧颜面下部肌肉麻痹，可见鼻唇沟变浅，露齿时口角下垂（或称口角歪向病灶侧），不能吹口哨和鼓腮等	病灶同侧全部面肌瘫痪，从上到下表现为不能皱额、皱眉、闭目，角膜反射消失，鼻唇沟变浅，不能露齿、鼓腮、吹口哨，口角下垂（或称口角歪向病灶对侧）

续表

鉴别要点	中枢性面神经麻痹	周围性面神经麻痹
临床意义	多见于脑血管病变、脑肿瘤和脑炎等	多见于受寒、耳部或脑膜感染、神经纤维瘤引起的周围型面神经麻痹；可见舌前2/3味觉障碍等

2. 感觉功能检查

（1）感觉功能检查：①浅感觉，包括痛觉、触觉、温度觉。②深感觉，包括运动觉、位置觉、振动觉。③复合感觉（皮质感觉），包括定位觉、两点辨别觉、立体觉和图形觉。

（2）感觉障碍的形式：疼痛、感觉减退、感觉异常、感觉过敏、感觉过度和感觉分离。

（3）临床常见感觉障碍的类型

类型	临床表现	临床意义
末梢型	肢体远端对称性完全性感觉缺失，手套和袜子状分布	多发性神经炎
神经根型	感觉障碍范围与该神经根的阶段分布一致，节段型或带状，躯干呈横轴走向，四肢呈纵轴走向	椎间盘突出症、颈椎病等
脊髓型	横贯型：脊髓完全被横断，病变平面下感觉均缺失	急性脊髓炎、脊髓外伤
	半横贯型：病变同侧损伤平面以下深感觉丧失及痉挛性瘫痪，对侧痛、温觉丧失	脊髓外肿瘤、脊髓外伤等
内囊型	病灶对侧半身感觉障碍、偏瘫、同向偏盲（三偏征）	脑血管疾病
脑干型	同侧面部感觉缺失和对侧躯干及肢体感觉缺失	炎症、肿瘤和血管病变
皮质型	上肢或下肢感觉障碍，并有复合感觉障碍	大脑皮层感觉区损害

3. 运动功能检查

（1）随意运动

①肌力分级：0级完全瘫痪；1级肌肉可收缩，但无肢体活动；2级肢体在床面上能水平移动，但不能抬起；3级肢体能抬离床面，但不能抵抗阻力；4级能做抵抗阻力动作，但较正常差；5级正常肌力。

②瘫痪的表现形式：单瘫为单一肢体瘫痪，多见于脊髓灰质炎。偏瘫为一侧肢体（上、下肢）瘫痪，常伴有同侧脑神经损害，多见于颅内病变或脑卒中；交叉性偏瘫：为一侧偏瘫及对侧脑神经损害，见于脑干病变。截瘫为双下肢瘫痪，是脊髓横贯性损伤的结果，见于脊髓外伤、炎症等。

（2）被动运动：肌张力是指肌肉在松弛状态下的紧张度和被运动时的阻力。张力过低或缺失见于周围神经、脊髓灰质前角和小脑病变等。折刀样张力过高见于锥体束损害，铅管样肌张力增高及齿轮样肌张力增高为锥体外系损害现象，如帕金森病。

4. 生理及病理反射检查

（1）浅反射

①角膜反射：直接反射存在、间接反射消失为受刺激侧对侧的面神经瘫痪；直接反射消失、间接反射存在为受刺激侧的面神经瘫痪；直接、间接反射均消失为受刺激侧三叉神经病变；深昏迷患者角膜反射也消失。

②腹壁反射：上、中、下腹壁反射消失分别说明病变在胸髓7~8节、9~10节、11~12节。一侧腹壁反射消失，多见于同侧锥体束受损；上、中、下腹壁反射均消失见于昏迷或急腹症患者。

③提睾反射：双侧反射消失为腰椎1~2节病损；一侧反射减弱或消失见于锥体束损害，或腹股沟病、阴囊水肿、睾丸炎。

(2) 深反射

①检查内容：肱二头肌反射、肱三头肌反射、桡骨骨膜反射、膝反射、踝反射、阵挛（髌阵挛、踝阵挛）。

②临床意义：深反射减弱或消失多为器质性病变，常见于末梢神经炎、神经根炎、脊髓灰质炎、脑或脊髓休克状态等。深反射亢进见于锥体束的病变，如急性脑血管病、急性脊髓炎休克期过后等。

(3) 病理反射：指锥体束病损时，大脑失去了对脑干和脊髓的抑制作用而出现的异常反射，1 岁半以内的婴幼儿由于神经系统发育未完善而致。临床常用检查有巴宾斯基征、奥本海姆征、戈登征、查多克征、霍夫曼征。

5. 脑膜刺激征及拉塞格征

(1) 脑膜刺激征 2006 2010：临床常用检查有颈强直、凯尔尼格征、布鲁津斯基征。阳性见于各种脑膜炎、蛛网膜下腔出血等。颈强直也可见于颈椎病、颈部肌肉病变。凯尔尼格征也可见于坐骨神经痛、腰骶神经根炎等。

(2) 拉塞格征 2020：为坐骨神经根受刺激的表现，又称坐骨神经受刺激征。阳性见于腰椎间盘突出症、坐骨神经痛、腰骶神经根炎等。

第四单元　实验室诊断

☆重点提示

本单元内容较为重要，涉及的参数较多，往往与症状学部分联合出题，以病例分析题为主。要求掌握血常规的内容及白细胞、红细胞、血小板等临床参数的意义，贫血和血沉的概念和意义，尿液、粪便、脑脊液、浆膜腔穿刺液的内容和意义，肾功能检查及肝病常用实验室检查、临床常用生物化学检查的内容及意义，免疫球蛋白、补体、病毒性肝炎、肿瘤标志物检查的内容及意义。考生在复习时应将其归类好，以便于区别记忆。

一、血液的一般检查及临床意义

1. 血红蛋白测定和红细胞计数、红细胞形态变化

(1) 参考值：血红蛋白——男性 130~175g/L，女性 115~150g/L；红细胞——男性 $(4.3~5.8)\times10^{12}/L$，女性 $(3.8~5.1)\times10^{12}/L$。

(2) 临床意义 2004

1) 临床上根据血红蛋白减低程度将贫血分为 4 级。轻度：90g/L＜Hb＜参考值低限。中度：Hb 90~60g/L。重度：Hb 60~30g/L。极重度：Hb＜30g/L。

分类	临床意义
红细胞及血红蛋白减少	生理性减少：见于妊娠中、后期，6 个月至 2 岁的婴幼儿，老年人
	红细胞生成减少：叶酸及维生素 B_{12} 缺乏所致的巨幼细胞贫血；骨髓造血功能障碍，如再生障碍性贫血；慢性系统性疾病，如慢性肾病等
	红细胞破坏过多：溶血性贫血，如阵发性睡眠性血红蛋白尿、免疫性溶血性贫血、脾功能亢进等
	红细胞丢失过多：如各种失血性贫血等
红细胞及血红蛋白增多	相对性增多：严重腹泻、频繁呕吐、大量出汗、大面积烧伤、糖尿病酮症酸中毒、尿崩症等
	绝对性增多：①继发性见于新生儿及高原生活者，严重的慢性心、肺疾病。②原发性见于真性红细胞增多症

2）红细胞形态异常
①大小改变

细胞大小	临床意义
小红细胞（直径<6μm）	小细胞低色素性贫血，主要为缺铁性贫血
大红细胞（直径>10μm）	溶血性贫血、急性失血性贫血、巨幼细胞贫血
巨红细胞（直径>15μm）	巨幼细胞贫血
红细胞大小不均	增生性贫血（如溶血性贫血、巨幼细胞贫血等），尤以巨幼细胞贫血更为显著

②形态改变：主要有球形红细胞、椭圆形红细胞、靶形红细胞、镰形红细胞、泪滴形红细胞等。

2. 白细胞计数和白细胞分类计数，中性粒细胞核象变化

（1）参考值：成人 $(3.5 \sim 9.5) \times 10^9/L$。分类计数为中性分叶核占50%~70%，淋巴细胞占20%~40%，嗜酸性粒细胞占0.5%~5%。

（2）临床意义 2010 2011 2016 2017

细胞类型		临床意义
中性粒细胞	增多	生理性增多：新生儿、妊娠后期、剧烈运动后
		反应性增多：急性感染、严重组织损伤、急性大出血及溶血、急性中毒、恶性肿瘤、类风湿关节炎、自身免疫性溶血性贫血
		异常增生性增多：急、慢性粒细胞白血病、骨髓增殖性疾病
	减少	感染性疾病、血液病、自身免疫性疾病、单核-巨噬细胞系统功能亢进、药物及理化因素的作用
嗜酸性粒细胞	增多	变态反应性疾病，皮肤病，寄生虫病，血液病
	减少	伤寒的极期、应激状态（如严重烧伤、大手术）、休克、库欣综合征及长期应用肾上腺皮质激素后等
淋巴细胞	增多	感染性疾病、某些血液病、急性传染病的恢复期
	减少	应用肾上腺皮质激素，接触放射线，免疫缺陷性疾病

3. 网织红细胞

（1）参考值：占比0.5%~1.5%，绝对值 $(24 \sim 84) \times 10^9/L$。

（2）临床意义：①反映骨髓造血功能状态，增多表示骨髓红细胞增生旺盛；减少表示骨髓造血功能减低，见于再生障碍性贫血、急性白血病等。②贫血治疗的疗效判断指标。③观察病情变化。

4. 血小板计数

（1）参考值：$(125 \sim 350) \times 10^9/L$ 2012。

（2）临床意义 2016

血小板计数		临床意义
增多	反应性增多	急性大出血及溶血之后、脾切除术后等
	原发性增多	原发性血小板增多症、慢性粒细胞白血病等
减少	生成障碍	再生障碍性贫血、急性白血病等
	破坏或消耗增多	原发性血小板减少性紫癜、系统性红斑狼疮
	分布异常	脾肿大，如肝硬化

5. 红细胞沉降率

（1）参考值：成年男性0~15mm/h；成年女性0~20mm/h。

（2）临床意义

红细胞沉降率	临床意义
生理性增快	妇女月经期、妊娠3个月以上、60岁以上高龄者
病理性增快	各种炎症（细菌性急性炎症、结核病）；组织损伤及坏死（急性心肌梗死血沉增快；心绞痛时血沉则正常）；恶性肿瘤；高球蛋白血症；贫血和高胆固醇血症

6. C反应蛋白（CRP）

（1）参考值：免疫扩散法，血清<10mg/L。

（2）临床意义：①CRP增高见于各种急性化脓性炎症、菌血症、组织坏死、恶性肿瘤等的早期。②可作为细菌感染与非细菌感染、器质性与功能性疾病的鉴别指标，一般细菌性感染、器质性疾病CRP增高。

二、血栓与止血检查

1. 出血时间

（1）参考值：(6.9±2.1)分钟。

（2）临床意义：出血时间延长见于血小板减少性紫癜、血小板无力症、巨大血小板综合征、维生素C缺乏症、血管性血友病、DIC。

2. 凝血因子

检测项目		临床意义
活化部分凝血活酶原时间（APTT）	延长	凝血酶原严重减少等，APTT是监测肝素治疗的首选指标
	缩短	血栓性疾病和血栓前状态
血浆凝血酶原时间（PT）	延长	先天性凝血因子异常、后天性凝血因子异常
	缩短	血液高凝状态
血浆纤维蛋白原（Fg）	延长	糖尿病、急性心肌梗死等
	缩短	DIC、原发性纤溶症等

三、肝病常用的实验室检查

1. 蛋白质代谢

血清蛋白测定项目

血清蛋白测定项目	参考值	临床意义
血清总蛋白（STP）	60~80g/L	STP和A减低见于慢性肝病
白蛋白（A）	40~55g/L	STP和A增高见于严重脱水
球蛋白（G）	20~30g/L	STP和G增高见于慢性肝病
A:G	(1.5~2.5):1	A/G比值倒置表示肝功能严重损害

2. 胆红素代谢

（1）血清总胆红素、结合胆红素、非结合胆红素测定 **2004**

类型	参考值	临床意义
血清总胆红素（STB）	3.4~17.1μmol/L	STB：>17.1μmol/L可诊断为黄疸；17.1~34.2μmol/L为隐性黄疸；>34.2μmol/L为显性黄疸
结合胆红素（CB）	0~6.8μmol/L	
非结合胆红素（UCB）	1.7~10.2μmol/L	

（2）尿胆红素定性试验：阳性提示血液中 CB 增高。肝细胞性黄疸为阳性；阻塞性黄疸为强阳性；溶血性黄疸为阴性。

（3）尿胆原检查：溶血性黄疸时明显增高；肝细胞性黄疸时可增高；阻塞性黄疸时尿胆原减低和缺如。

3. 血清酶及同工酶

血清酶及同工酶	参考值	临床意义
丙氨酸氨基转移酶（ALT）、天门冬氨酸氨基转移酶（AST）	ALT5～40U/L，AST8～40U/L，ALT/AST≤1	急性病毒性肝炎时 ALT/AST＞1，慢性肝炎进入活动期时 ALT/AST＜1；终末期肝硬化血清氨基转移酶活性正常或降低；肝内、外胆汁淤积，血清氨基转移酶轻度增高或正常；急性心肌梗死发病后 6～8 小时 AST 增高
乳酸脱氢酶（LDH）	95～200U/L（速率法）	急性心肌梗死，8～18 小时开始增高；急性和慢性活动性肝炎、肝癌（尤其是转移性肝癌），LDH 明显增高
碱性磷酸酶	成人 40～150U/L，儿童＜500U/L	增高见于各种肝内、外胆道阻塞性疾病；肝脏疾病、骨骼疾病（如骨肉瘤）
γ-谷氨酰转移酶(γ-GT)	男性 11～50U/L，女性 7～32U/L	肝癌，γ-GT 明显增高。急性病毒性肝炎，γ-GT 中度增高。慢性肝炎、肝硬化非活动期 γ-GT 活性一般正常；若 γ-GT 活性持续增高，提示病变活动或病情恶化。脂肪肝等 γ-GT 可轻度增高

4. 甲、乙型肝炎病毒标志物

（1）甲型肝炎病毒（HAV）标志物检测

类型	参考值	临床意义
抗 HAV-IgM	阴性	HAV 感染 1 周后产生，是早期诊断甲肝的特异性指标
抗 HAV-IgG	阴性	保护性抗体，病愈后可长期存在，阳性提示既往感染
抗 HAV-IgA	阴性	阳性见于急性期甲肝

（2）乙型肝炎病毒（HBV）标志物检测 **2005** **2006** **2010**

类型	参考值	临床意义
HBsAg	阴性	是感染 HBV 的标志
抗-HBs	阴性	阳性见于注射过乙肝疫苗或曾感染过 HBV 和乙肝恢复期
HBcAg	阴性	阳性提示患者血清中有感染的 HBV 存在，越高表示 HBV 复制越活跃，传染性强
抗-HBc	阴性	反映肝细胞受到 HBV 侵害的可靠指标，是 HBV 在体内持续复制的指标
HBeAg	阴性	阳性表示 HBV 复制，传染性强
抗-HBe	阴性	阳性多见于 HBeAg 转阴的患者，意味着 HBV 大部分已被清除或抑制

HBsAg、HBeAg、抗-HBc 阳性为大三阳，表示 HBV 正在大量复制，有较强传染性。HBsAg、抗-HBe、抗-HBc 阳性为小三阳，表示 HBV 复制减少，传染性降低。

四、肾功能检查

1. 肾小球功能

（1）内生肌酐清除率（Ccr）

①参考值：80～120mL/min **2010**。

②临床意义：判断肾小球损害的敏感指标；评估肾功能损害的程度（肾衰竭代偿期——Ccr 51～80mL/min。肾衰竭失代偿期——Ccr 50～20mL/min。肾衰竭期——Ccr 19～10mL/min。肾衰竭终末期——Ccr＜10mL/min）；指导治疗。

（2）血清肌酐（Cr）

①参考值：全血肌酐为 88~177μmol/L；血清或血浆肌酐，男性 53~106μmol/L，女性 44~97μmol/L。

②临床意义 2005 2015：评估肾功能损害的程度——肾衰竭代偿期血肌酐 <178μmol/L，肾衰竭失代偿期血肌酐 178~445μmol/L，尿毒症期血肌酐 >445μmol/L；鉴别肾前性少尿（血肌酐增高 ≤200μmol/L）和肾实质性少尿（血肌酐增高 >200μmol/L）。

（3）尿素氮（BUN）

①参考值：成人 3.2~7.1mmol/L。

②临床意义：各种肾脏疾患均可使尿素氮升高，且受肾外因素的影响。肾前性因素，如肾血流量不足、体内蛋白质分解过多；肾脏疾病，如急性及慢性肾衰竭、慢性肾炎、肾结核等；肾后性，如尿路结石、前列腺肥大等。

（4）肾小球滤过率（GFR）测定

①参考值：男性为 125±15mL/min；女性约低 10%。

②临床意义：GFR 是反映肾功能最灵敏、最准确的指标。GFR 减低见于各种原发性、继发性肾脏疾病。GFR 增高见于肢端肥大症、巨人症、糖尿病肾病早期等。

2. 肾小管功能

（1）尿 β_2-微球蛋白（β_2-MG）测定

①参考值：正常成人尿 β_2-MG <0.3mg/L。

②临床意义：β_2-MG 增高见于肾小管-间质性疾病、药物或毒物所致的早期肾小管损伤、肾移植后急性排斥反应早期。

（2）昼夜尿比密试验

①参考值：成人尿量 1000~2000mL/24h；昼尿量/夜尿量比值为（3~4）:1；夜尿量 <750mL；至少一次尿比密 >1.018；昼尿中最高与最低尿比密差值 >0.009。

②临床意义

试验结果	临床意义
尿少、比密高	肾前性少尿、肾性少尿
夜尿多、比密低	慢性肾炎、间质性肾炎、高血压肾病
尿比密低而固定	肾脏病变晚期
尿量明显增多而尿比密均 <1.006	尿崩症

3. 血尿酸（UA）测定

（1）参考值：男性 150~416μmol/L，女性 89~357μmol/L。

（2）临床意义：血 UA 增高——肾小球滤过功能损伤、痛风、恶性肿瘤、糖尿病、长期禁食。血 UA 减低——肾小管吸收 UA 功能损害；肝功能严重损害。

五、常用生化检查

1. 电解质检查 2017

电解质	参考值	临床意义
血清钾	3.5~5.5mmol/L	高钾血症：急、慢性肾衰竭少尿期，输入大量库存血液，严重溶血或组织损伤，代谢性酸中毒等
		低钾血症：长期低钾饮食、禁食，频繁呕吐、腹泻致钾丢失过多，钾在体内分布异常

续表

电解质	参考值	临床意义	
血清钠	137~147mmol/L	低钠血症:胃肠道失钠、尿钠排出过多、消耗性低钠等	
		高钠血症:输入钠盐过多、原发性醛固酮增多症等	
血清氯	96~108mmol/L	基本与血钠相同	
血清钙	2.0~2.7mmol/L	血钙增高:甲亢、大量摄入维生素D中毒、静脉输入钙过多等	
		血钙降低:钙摄入不足、肾脏疾病、急性坏死性胰腺炎等	

2. 糖代谢检查

(1) 空腹血糖（FPG）

①参考值：酶法测定空腹血糖为 3.9~6.1mmol/L。

②临床意义：FPG＞7.0mmol/L 为高糖血症；FPG＞9.0mmol/L 时尿糖阳性；FPG＜3.9mmol/L 时为血糖减低；FPG＜2.8mmol/L 为低糖血症。

检测结果	生理性	病理性
FPG增高	餐后1~2小时、高糖饮食、剧烈运动、情绪激动等	糖尿病；内分泌疾病（甲亢、肢端肥大症等）；应激性因素（颅脑外伤、心肌梗死等）；肝脏和胰腺疾病；呕吐、脱水、缺氧、麻醉等
FPG减低	饥饿、长时间剧烈运动等	胰岛素分泌过多；对抗胰岛素的激素缺乏；肝糖原储存缺乏；急性酒精中毒；消耗性疾病

(2) 葡萄糖耐量试验（OGTT）

①参考值：FPG 3.9~6.1mmol/L；2hPG＜7.8mmol/L。服糖后3小时血糖恢复至空腹水平。每次尿糖均为阴性。

②临床意义

糖代谢分类	静脉血浆葡萄糖（mmol/L）	
	空腹血糖（FPG）	OGTT 2小时血糖（2hPG）
正常血糖	3.9~6.1	＜7.8
空腹血糖受损	6.1~6.9	＜7.8
糖耐量异常	＜7.0	7.8~11.1
糖尿病	≥7.0	≥11.1

(3) 血清糖化血红蛋白（GHb）

①参考值：HbA₁ 5%~8%，HbA₁c 4%~6%。

②临床意义：GHb 水平反映近 2~3 个月的平均血糖水平，用以评价糖尿病的控制程度；糖尿病性高血糖 GHb 增高，应激性高血糖 GHb 则正常。

3. 血脂四项 **2004** **2007**

血脂四项	合适水平/范围	临床意义	
血清总胆固醇	＜5.18mmol/L	增高	动脉粥样硬化所致心脑血管疾病、高脂蛋白血症、肾病综合征
		降低	甲状腺功能亢进、重症肝病
血清甘油三酯	＜1.70mmol/L	增高	冠心病、原发性高脂血症、糖尿病、肥胖症、甲状腺功能减退
		降低	甲状腺功能亢进、重症肝病

续表

血脂四项	合适水平/范围		临床意义
高密度脂蛋白（HDL-C）	≥1.04mmol/L	增高	防止动脉粥样硬化的发生
低密度脂蛋白（LDL）	<3.37mmol/L	增高	与冠心病发病呈正相关

六、酶学检查

1. 血、尿淀粉酶

（1）参考值：碘-淀粉比色法——血清为800~1800U/L，尿液为1000~1200U/L。

（2）临床意义 2005 2011 2015：急性胰腺炎时，血清淀粉酶于起病后2~3小时开始升高，12~24小时达高峰，2~5日后恢复正常，超过5000U/L即有诊断价值。尿淀粉酶于起病后12~24小时开始升高，3~6日后恢复正常。

2. 心肌损伤常用酶测定

（1）血清肌酸激酶（CK）：①参考值——酶偶联法CK男性为38~174U/L，女性为26~140U/L。②临床意义：急性心肌梗死时CK活性升高较早，梗死后3~8小时开始显著升高，10~36小时达高峰，3~4日恢复正常 2018。心肌炎和肌肉疾病、手术、溶栓治疗也可导致CK活性增高。

（2）血清乳酸脱氢酶（LDH）：见"肝病常用的实验室检查"。

3. 心肌蛋白检测

心肌蛋白	参考值	临床意义
心肌肌钙蛋白T（cTnT）	0.02~0.13μg/L；0.2μg/L 为诊断临界值	>0.5μg/L可诊断AMI，是诊断AMI的确定性标志物；判断微小心肌损伤；对判断AMI后溶栓治疗是否出现再灌注、预测血液透析患者心血管事件的发生有重要价值
心肌肌钙蛋白I（cTnI）	<0.2μg/L；1.5μg/L为诊断临界值	诊断AMI；判断是否有微小心肌损伤，如不稳定型心绞痛、急性心肌炎

4. 脑钠肽测定

（1）参考值：BNP1.5~9.0pmol/L，判断值>22pmol/L（100ng/L）；NT-pro-BNP<125pg/mL。

（2）临床意义：①心衰的诊断、监测和预后评估。②鉴别呼吸困难。③指导心脏病的治疗。

七、免疫学检查

1. 血清免疫球蛋白及补体测定

（1）血清免疫球蛋白

①免疫球蛋白增高：仅IgM增高见于原发性巨球蛋白血症；仅IgE增高见于各种过敏性疾病；IgG、IgA、IgM均增高见于各种慢性感染、慢性肝炎、肝癌、系统性红斑狼疮、类风湿关节炎等。

②免疫球蛋白降低：5种球蛋白均减少见于各类先天性和获得性体液免疫缺陷病及长期应用免疫抑制药者。

(2) 补体

补体		临床意义
总补体	增高	各种急性炎症、组织损伤和某些恶性肿瘤
	减低	各种免疫复合物性疾病；补体大量丢失（外伤、大失血）；补体合成不足（慢性肝炎、肝硬化）
补体C_3	增高	急性炎症、传染病早期和某些恶性肿瘤及排斥反应
	减低	大部分急性肾炎、狼疮性肾炎、系统性红斑狼疮、类风湿关节炎

2. 感染免疫检测

(1) **抗链球菌溶血素"O"**：证明有无感染溶血性链球菌，协助风湿热的诊断；急性肾小球肾炎时抗链球菌溶血素"O"常增高。

(2) 肥达反应

血清抗体效价		临床意义
"O"	"H"	
>1:80	>1:160	考虑伤寒
不高	增高	可能曾接种过伤寒疫苗或既往感染过
增高	不高	可能为感染早期或其他沙门菌感染

3. 肿瘤标志物检测

肿瘤标志物	临床意义
甲胎蛋白（AFP）	目前诊断原发性肝癌最特异的标志物，>300μg/L 可作为诊断阈值
癌胚抗原（CEA）	鉴别原发性和转移性肝癌；转移性肝癌则可高达90% 诊断消化器官癌症：结肠癌、胃癌、胰腺癌等，无特异性

4. 自身抗体检查

自身抗体	临床意义
类风湿因子（RF）	阳性见于类风湿关节炎、其他自身免疫性疾病、某些感染性疾病
抗核抗体（ANA）	阳性多见于未经治疗的系统性红斑狼疮，药物性狼疮、混合性结缔组织病、类风湿关节炎等也可呈阳性

八、尿液检查

1. 一般性状检查

(1) **尿量**：正常人24小时尿量1000~2000mL。多尿——超过2500mL/24h，见于尿崩症、糖尿病等。少尿或无尿——少于400mL/24h为少尿，少于100mL/24h为无尿，可由肾前性、肾性及肾后性因素引起。

(2) 颜色和透明度 2006：正常新鲜尿为黄色或淡黄色，透明。血尿见于泌尿系结石、炎症、结核及血小板减少性紫癜等；血红蛋白尿见于恶性疟疾、蚕豆病等；胆红素尿见于阻塞性黄疸及肝细胞性黄疸；乳糜尿见于丝虫病；脓尿和菌尿见于泌尿系疾病，如肾盂肾炎、膀胱炎等。

(3) 气味：烂苹果气味见于糖尿病酮症酸中毒；尿液有氨味提示膀胱炎及尿潴留。

(4) 比重：尿比重在1.015~1.025。尿比重增高见于急性肾炎、糖尿病、肾病综合征及肾前性少尿等；减低见于尿崩症、慢性肾炎、慢性肾衰竭 2005。

2. 化学检查

(1) 蛋白质：尿蛋白定性试验阳性或定量试验 >150mg/24h 称蛋白尿。

肾小球性蛋白尿：生理性见于剧烈活动、寒冷、精神紧张等；病理性见于肾小球肾炎、肾病综合征 2006。

肾小管性蛋白尿 2006：常见于肾盂肾炎、间质性肾炎等。

混合性蛋白尿：见于肾小球肾炎或肾盂肾炎后期、糖尿病、系统性红斑狼疮等。

组织性蛋白尿：肾脏炎症、中毒时排血量增多。

溢出性蛋白尿：见于多发性骨髓瘤、巨球蛋白血症、严重骨骼肌创伤、急性血管内溶血等。

(2) 糖：当血糖升高超过肾糖阈，即 8.89mmol/L 时，则定性检测尿糖呈阳性，称为糖尿。

暂时性糖尿：见于强烈的精神刺激、颅脑外伤等。

血糖增高性糖尿：最常见于糖尿病，也可见于甲亢、库欣综合征、嗜铬细胞瘤等。

肾性糖尿：见于慢性肾炎、肾病综合征等。

(3) 尿酮体：阳性见于糖尿病酮症酸中毒、妊娠剧烈呕吐、重症不能进食等。

3. 显微镜检查

(1) 细胞

红细胞：尿沉渣镜检红细胞 >3/HP 称镜下血尿；血尿常见于急性肾小球肾炎、慢性肾小球肾炎的发作期、急性膀胱炎、肾结石、肾结核等。

白细胞及脓细胞：尿沉渣镜检白细胞或脓细胞 >5/HP，称镜下脓尿，见于肾盂肾炎、膀胱炎、尿道炎或肾结核等 2007。

(2) 管型

透明管型 2020：偶见于健康人。明显增多见于肾实质病。

细胞管型 2010：红细胞管型见于急性肾小球肾炎，白细胞管型见于肾盂肾炎、间质性肾炎，肾小管上皮细胞管型见于急性肾小管坏死、肾病综合征、慢性肾炎晚期等。

颗粒管型：提示急、慢性肾炎及肾小球损害。

脂肪管型：见于肾病综合征、慢性肾炎急性发作、中毒性肾病。

蜡样管型 2010 2020：见于慢性肾炎晚期及肾淀粉样变。

肾衰竭管型：见于慢性肾衰竭少尿期、急性肾衰竭多尿早期。

九、粪便检查

1. 一般性状检查　健康成人每天排便 1 次，黄褐色圆柱状软便，婴儿粪便呈金黄色。

(1) 水样或粥样稀便：见于各种感染或非感染性腹泻。

(2) 米泔样便：见于霍乱 2004 2006 2011 2021。

(3) 冻状便：见于肠易激综合征、慢性菌痢。

(4) 鲜血便：见于肠道下段出血。

(5) 柏油样便：见于上消化道出血。

(6) 灰白色便：见于阻塞性黄疸 2011。

(7) 细条状便：见于直肠癌。

(8) 绿色粪便：提示消化不良。

(9) 黏液脓样或脓血便：见于痢疾、溃疡性结肠炎、直肠癌等。阿米巴痢疾以血为主，呈稀果酱样 2005 2021。细菌性痢疾则以黏液脓样或脓血便为主。

(10) 羊粪样便：多见于老年人及经产妇排便无力者。

2. 显微镜检查

（1）细胞

①白细胞：正常粪便中不见或偶见，急性菌痢、溃疡性结肠炎等白细胞明显增多。

②红细胞：见于下消化道出血、痢疾、溃疡性结肠炎、结肠或直肠癌、痔疮、直肠息肉等。

③巨噬细胞：见于细菌性痢疾及溃疡性结肠炎。

（2）寄生虫：肠道寄生虫的诊断主要靠镜检找虫卵、原虫滋养体及其包囊。

3. 化学检查

潜血试验：正常为阴性。阳性见于消化性溃疡活动期、胃癌、钩虫病、消化道炎症、出血性疾病等。消化道癌症呈持续阳性 2016，消化性溃疡呈间断阳性。

十、浆膜腔穿刺液检查

1. 浆膜腔积液分类及常见原因

（1）漏出液：①血浆胶体渗透压降低。②毛细血管内压力增高。

（2）渗出液：①感染性。②化学因素。③恶性肿瘤。④风湿性疾病及外伤等。

2. 渗出液与漏出液的鉴别 2009 2010

鉴别要点	漏出液	渗出液
原因	非炎症所致	炎症、肿瘤、物理或化学性刺激
外观	淡黄，浆液性	不定，可为黄色、脓性、血性、乳糜性等
透明度	透明或微混	多混浊
比重	<1.015	>1.018
凝固	不自凝	能自凝
黏蛋白定性	阴性	阳性
蛋白质定量	<25g/L	>30g/L
葡萄糖定量	与血糖相近	常低于血糖水平
细胞计数	常 $<100 \times 10^6/L$	常 $>500 \times 10^6/L$
细胞分类	淋巴细胞为主	根据不同病因，分别以中性粒细胞或淋巴细胞为主；恶性肿瘤患者可找到癌细胞
细菌学检查	阴性	可找到病原菌
乳酸脱氢酶	<200U/L	>200U/L

十一、脑脊液检查

常见中枢神经系统疾病的脑脊液特点

（1）化脓性脑膜炎：脑脊液压力显著增高；外观混浊、脓性、可有凝块；细胞数显著增加，以中性粒细胞为主；蛋白质显著增加；葡萄糖明显减少或消失；可有致病菌。

（2）结核性脑膜炎：脑脊液压力增高；外观微混，呈磨玻璃样，静置薄膜形成；细胞增加，以淋巴细胞为主；蛋白质增加；葡萄糖减少；氯化物明显减少；可找到结核杆菌。

（3）病毒性脑膜炎：脑脊液压力稍增高；外观清晰或微混；细胞增加，以淋巴细胞为主；蛋白质轻度增加，葡萄糖正常或稍高，无细菌。

（4）脑脓肿（未破裂）：脑脊液压力增高，外观无色或黄色微浊，细胞数稍增加，以淋巴细胞为主，蛋白质轻度增加，葡萄糖、氯化物均正常，有或无细菌。

（5）脑肿瘤：脑脊液压力增高；外观无色或黄色；细胞可微增，以淋巴细胞为主；蛋白质轻度增加，葡萄糖、氯化物均正常，无细菌。

（6）蛛网膜下腔出血：脑脊液压力稍增高；外观呈血性；细胞增加，以红细胞为主；蛋白质轻度增加；葡萄糖多增高；氯化物正常，无细菌。

第五单元　心电图诊断

> ☆**重点提示**
>
> 本单元是考试难点，近几年出现的考题较分散，各型心律失常的特点是复习重点，从出题趋势来看，临床应用型的题目比例有所上升，需机械性记忆的题目会减少，注意培养能从心电图改变考虑其所代表心律失常的能力。

一、心电图基本知识

1. **肢体导联**　包括标准导联Ⅰ、Ⅱ、Ⅲ及加压单极肢体导联 aVR、aVL、aVF。标准导联为双极肢体导联，反映其中两个肢体之间电位差变化。加压单极肢体导联属单极导联，基本上代表检测部位电位变化。

2. **胸导联**　属单极导联，包括 $V_1 \sim V_6$ 导联。具体安放的位置为：V_1 位于胸骨右缘第4肋间；V_2 位于胸骨左缘第4肋间；V_3 位于 V_2 与 V_4 两点连线的中点；V_4 位于左锁骨中线与第5肋间相交处；V_5 位于左腋前线 V_4 水平处；V_6 位于左腋中线 V_4 水平处。

二、心电图各波段及心电轴的正常范围，异常变化的临床意义

1. P波

（1）形态：代表心房除极的电位变化，在大部分导联上一般呈钝圆形，有时可能有轻度切迹。P波方向在Ⅰ、Ⅱ、aVF、$V_3 \sim V_6$ 导联中均直立，aVR 导联倒置，其余导联呈直立、双向、倒置或低平均可。

（2）时间：正常人 P 波时间 ≤0.11 秒。

（3）振幅：P波振幅在肢体导联 <0.25mV，胸导联 <0.2mV。

2. **PR 间期**　代表心房开始除极至心室开始除极所需要的时间。心率在正常范围时，成年人的 PR 间期为 0.12~0.20 秒。在幼儿及心动过速的情况下，PR 间期相应缩短。在老年人及心动过缓的情况下，PR 间期可略延长。

3. **QRS 波群**　代表心室肌除极的电位变化。时间：正常成年人多为 0.06~0.10 秒。6个肢体导联的 QRS 波群振幅（正向波与负向波振幅的绝对值相加）一般不应都 <0.5mV，6个胸导联的 QRS 波群振幅（正向波与负向波振幅的绝对值相加）一般不应都 <0.8mV，否则称为低电压。

4. **ST 段**　指自 QRS 波群的终点至 T 波起点间的线段，代表心室缓慢复极过程。在任一导联，ST 段下移一般不应超过 0.05mV；ST 段抬高在 V_2、V_3 导联男性不超过 0.2mV，女性不超过 0.15mV，其他导联均不超过 0.1mV。相邻 ST 段上抬超过正常范围且弓背向上，见于急性心肌梗死、变异型心绞痛；弓背向下的抬高见于急性心包炎。

5. **T 波**　代表心室快速复极时的电位变化。正常 T 波是一个不对称的宽大而光滑的波，前支较长，后支较短；T 波的方向与 QRS 波群主波方向一致；在 R 波为主的导联中，T 波电压不应低于同导联 R 波的 1/10。

6. **QT 间期**　从 QRS 波群的起点至 T 波终点，代表心室肌除极和复极全过程所需的时间。心率越快，QT 间期越短，反之则越长。QT 间期的正常范围应为 0.32~0.44 秒。

7. **心电轴**　正常心电轴的范围为 0°~+90°；电轴从 +90°顺钟向转动至 -90°范围为心电轴右偏；从 +30°逆钟向转动至 -90°范围为心电轴左偏。心电轴轻度左偏，见于妊娠、肥胖、大量腹水、横位心脏等；左前分支阻滞、左心室肥大等，可使心电轴显著左偏。心电轴轻度右

偏,见于正常婴幼儿、垂位心脏等;左后分支阻滞、右心室肥大、广泛心肌梗死等,可使心电轴显著右偏。

三、常见异常心电图及临床意义

1. 心房、心室肥大

(1) 右房肥大:P 波尖,幅度≥0.25mV 2010,在Ⅱ、Ⅲ、aVF 导联最明显。多见于慢性肺源性心脏病,又称"肺型 P 波"2016。

(2) 左房肥大:P 波增宽>0.11 秒,常呈双峰型,双峰间距≥0.04 秒。在Ⅰ、Ⅱ、aVL 导联最明显。多见于二尖瓣狭窄,又称"二尖瓣型 P 波"2004 2007 2017。

(3) 左室肥大:左心室高电压为诊断左心室肥大的基本条件,主要表现为胸导联;R_{V_5} 或 R_{V_6} > 2.5mV,R_{V_5} 或 R_{V_6} + S_{V_1} > 4.0mV(男)或 3.5mV(女);肢体导联 R_1 > 1.5mV,R_{aVL} > 1.2mV,R_{aVF} > 2.0mV,R_1 + $S_{Ⅲ}$ > 2.5mV;心电轴左偏。QRS 波群时间延长到 0.10~0.11 秒,V_5 导联 VAT > 0.05 秒。ST-T 改变,以 R 波为主的导联中,ST 段下移≥0.05mV,T 波低平、双向或倒置。

(4) 右室肥大:QRS 波群电压增高和形态改变,以及电轴右偏是诊断右心室肥大的可靠条件。QRS 波群电压增高,QRS 波群形态改变。心电轴右偏,尤其是 > +110°者。

2. 心肌梗死

(1) 基本图形

①缺血型 T 波改变:缺血发生于心内膜面,T 波高而直立;若发生于心外膜面,出现对称性 T 波倒置,称"冠状 T 波"。

②损伤型 ST 段改变:面向损伤心肌的导联出现 ST 段明显抬高,可形成单相曲线。

③坏死型 Q 波出现:面向坏死区的导联出现异常 Q 波(宽度≥0.03s,深度≥1/4R)或 R 波振幅降低甚至消失而呈 QS 波 2015 2021。

(2) 心肌梗死的定位诊断:前间壁 V_1 ~ V_3;前壁 V_3 ~ V_5;广泛前壁 V_1 ~ V_6;下壁Ⅱ、Ⅲ、aVF;右室 V_3R ~ V_6R。

3. 心肌缺血

(1) 稳定型心绞痛:面对缺血区的导联出现 ST 段水平型或下垂型下移≥0.1mV 2016,T 波低平、双向或倒置 2015。

(2) 变异型心绞痛:心电图可见 ST 段抬高,常伴有 T 波高耸,对应导联 ST 的下移。

(3) 慢性冠状动脉供血不足:ST 段改变在 R 波占优势的导联上呈水平型或下垂型压低,≥0.05mV。T 波改变表现为低平、双向或倒置而呈现"冠状 T 波"2015。

4. 期前收缩

(1) 室性期前收缩:提前出现 QRS 波群,其前无相关 P 波或 P′波;提早出现的 QRS 波群宽而畸形,而 QRS 时间≥0.12 秒;T 波方向与 QRS 波群主波方向相反;有完全性代偿间期。

(2) 房性期前收缩:提早出现的房性 P′,形态与窦性 P 波不同;P′R 间期≥0.12 秒;房早的 QRS 波群形态与正常相同;期前收缩后的代偿间期不完全。

(3) 交界性期前收缩:提前出现的 QRS 波群,形态基本正常。出现逆行 P′波,可在 QRS 之前(P′R<0.12 秒),或 QRS 之后(RP′<0.20 秒),或与 QRS 相重叠。常有完全性代偿间歇。

5. 阵发性室上性心动过速 相当于一系列连续很快的房性或交界性早搏,QRS 波频率大多数为 150~250 次/分,节律一般绝对规则;QRS 波群形态基本正常,QRS 时间≤0.10 秒;ST-T 可无变化,或呈继发性 ST 段下移和 T 波倒置。

6. 心房颤动 2010 2011 P 波消失,代之以一系列大小、形态及间距均不等的心房颤动波(f 波),频率为 350~600 次/分,以 V_1 导联最为明显。PR 间距绝对不匀齐,即心室律绝对不规则。QRS 波群形态通常正常,当心室率过快时,发生室内差异性传导,QRS 波群增宽畸形。

7. 房室传导阻滞

（1）一度房室传导阻滞 2004 2007：窦性 P 波之后随有 QRS 波群；PR 间期≥0.21s。

（2）二度Ⅰ型房室传导阻滞 2017：①窦性 P 波规律出现，PR 间期进行性延长，直至发生心室漏搏（P 波后无 QRS 波群）。②漏搏后 PR 间期又趋缩短，之后又逐渐延长，直至漏搏，周而复始。③QRS 波群时间、形态大多正常。

（3）二度Ⅱ型房室传导阻滞 2022：①窦性 P 波规律出现，PR 间期恒定（正常或延长）。②部分 P 波后无 QRS 波群（发生心室漏搏）。③房室传导比例一般为 3∶2、4∶3 等。

（4）三度房室传导阻滞 2018：①P 波和 QRS 波群无固定关系，PP 与 RR 间距各有其固定的规律性。②心房率＞心室率。③QRS 波群形态正常或宽大畸形。

8. 预激综合征　①PR 间期＜0.12 秒，P 波一般为窦性。②QRS 波群增宽，QRS 波群时间≥0.12 秒。③QRS 波群起始部粗钝，形成预激波。④可有继发性 ST–T 改变。

四、血钾异常

1. 高钾血症　①早期出现 QT 时间缩短，T 波高尖，双支对称，基底部变窄，即"帐篷状"T 波。②随着高钾血症的加重，可出现 QRS 波增宽，幅度下降，P 波形态逐渐消失。③ST 段下降≥0.05mV。④严重高血钾时，可出现房室传导阻滞、室内传导阻滞、窦性停搏等。

2. 低钾血症　①ST 段压低，T 波低平或倒置。②U 波增高，以 V_2、V_3 导联上最明显，可＞0.1mV。U 波振幅可与 T 波等高，呈驼峰状，或 U＞T，或 T、U 波融合。③T 波与 U 波融合时，QU 间期明显延长。④严重低血钾时，可出现各种心律失常，如房室传导阻滞，频发、多源室性期前收缩等。

第六单元　影像诊断

> **重点提示**
>
> 本单元亦为重要考点之一，需要记忆的内容非常多。对于各系统常见疾病的影像诊断要熟悉掌握。另外，需要了解超声诊断的临床应用，以及骨、关节病变的 X 线诊断等内容。

一、超声诊断

超声诊断的临床应用

（1）检测肝脏、肾脏、脾、胰腺、子宫及卵巢等实质性脏器的大小、形态、边界及脏器内部回声等，帮助判断有无病变及病变情况。

（2）检测囊性器官，如胆囊、胆道、膀胱及胃等的形态、走向及其功能状态。

（3）检测心脏、大血管和外周血管的结构、功能及其血流动力学状态。

（4）鉴别脏器内局灶性病变的性质，是实质性还是囊性，还可鉴别部分病例的良、恶性。

（5）检测积液。

（6）对各种病变，如急性胰腺炎、甲状腺肿块、子宫肌瘤等经治疗后进行动态随访。

（7）在超声引导下进行穿刺，做细胞学或组织学活检，也可进行某些引流及药物注入治疗等。

二、放射诊断

1. X线的特性及成像原理

（1）X线的特性：穿透性、荧光效应、感光效应、电离效应。

（2）X线的成像原理：①X线具有一定的穿透力。②被穿透的组织结构，存在着密度和厚度的差异，X线在穿透过程中被吸收的量不同，以致剩余下来的X线量有差别。③有差别的剩余X线，经过显像过程，就能获得具有黑白对比、层次差异的X线图像。

2. X线检查方法

（1）普通检查：包括透视和摄影。

（2）特殊检查：包括软X线摄影、放大摄影、荧光造影等。

（3）造影检查：将造影剂引入器官内或其周围，使其产生明显对比，以显示其形态与功能的方法。造影剂分为高密度造影剂和低密度造影剂，造影方法分为直接引入法和间接引入法。

3. X线计算机体层成像（CT）的临床应用 CT对中枢神经系统疾病诊断价值较高、应用普遍。对颅内肿瘤、外伤性血肿、脑损伤、脑梗死、脑出血、椎间盘脱出等诊断结果较准确。在胸部，CT可以发现较小的肺癌和肺门及纵隔淋巴结转移，对纵隔肿瘤的诊断也有帮助。

4. 磁共振成像（MRI）的临床应用 ①MRI检查无X线辐射、无痛苦、无骨性伪影。MRI是颅脑、体内脏器、脊髓、骨与关节软骨、肌肉、滑膜、韧带等部位病变的首选检查方法。②对钙化与颅骨病变的诊断能力较差，难以发现新鲜出血，不能显示外伤性蛛网膜下腔出血，检查时间长等。

5. 呼吸系统常见疾病的影像学表现

（1）支气管肺炎：常见于两中下肺野的中、内带，X线表现为沿肺纹理分布的、散在密度不均的小斑片状阴影，边界模糊。

（2）间质性肺炎：X线表现为两肺门及两中下肺纹理增粗、模糊，可呈网状，并伴有小点状影，肺门影轻度增大，轮廓模糊，密度增高。

（3）肺脓肿

①急性肺脓肿：表现为肺内出现大片致密影，边缘模糊，密度较均匀，可侵及一个肺段或肺叶的大部。在致密实变区中可见含有液面的空洞，内壁不规则。

②慢性肺脓肿：表现为密度不均、排列紊乱的索条状及斑片状影，伴有圆形、椭圆形或不规则的空洞。洞壁厚、内外壁边缘清楚，有或无液平面。

（4）肺结核

①原发型肺结核：可表现为原发复合征及胸内淋巴结结核。原发复合征是由肺内原发灶、淋巴管炎及淋巴结炎三者组成。

②血行播散型肺结核：急性粟粒型肺结核X线表现为大小一致、分布均匀、密度相同的粟粒状病灶，正常肺纹理常不能显示；亚急性及慢性血行播散型肺结核X线表现为大小不一、密度不同、分布不均的粟粒样至小斑片状阴影。

③浸润型肺结核：结核球为纤维组织包绕干酪样结核病变而形成，X线可见单发的圆形或椭圆形，轮廓锐利而清楚，密度较高，中间可有空洞和钙化。干酪样肺炎，X线表现为呈大叶性或段性的大片状致密阴影，密度不均匀，其中可见少数小的边缘不规则的透亮区。

④慢性纤维空洞性肺结核：X线表现为两肺上部分多发壁厚的慢性纤维病变及空洞，轮廓度不光整，周围有广泛的纤维索条影及散在的新老病灶。

⑤结核性胸膜炎：少量积液时X线可见患侧肋膈角变钝，大量积液时X线可见患侧均匀的密度增高阴影，阴影上方呈外高内低状，积液随体位变化而改变。后期可引起胸膜肥厚、粘连、钙化。

(5) 肺肿瘤

①中心型：早期局限于黏膜内，X线可无异常，病变发展使管腔狭窄，引起阻塞性肺气肿、阻塞性炎症、阻塞性肺不张。

②周围型 2006：X线表现为密度增高、轮廓模糊的结节状或球形病灶，逐渐发展可形成分叶状肿块。

③细支气管肺泡癌：两肺出现大小不等、边界不清的结节状，进一步发展可融合成大片肿块，形成癌性实变。

6. 循环系统常见疾病的影像学表现

(1) 风湿性心脏病

①单纯二尖瓣狭窄：X线表现为左心房及右心室增大，左心耳部凸出，肺动脉段突出，主动脉结及左心室变小，心脏呈梨形。

②二尖瓣关闭不全：典型X线表现是左心房和左心室明显增大。

③主动脉瓣狭窄：X线可见左心室增大，或伴左心房增大，升主动脉中段局限性扩张，主动脉瓣区可见钙化。

④主动脉瓣关闭不全：左心室明显增大，升主动脉、主动脉弓普遍扩张，心脏呈靴形。

(2) 高血压心脏病：X线表现为左心室扩大，主动脉增宽、延长、迂曲，心脏呈靴形。

(3) 慢性肺源性心脏病：X线表现为右下肺动脉增宽≥15mm，右心室增大。

(4) 心包积液 2004：X线表现为心包积液在300mL以下者，心影大小和形状可无明显改变，中等量积液，后前位可见心脏形态呈烧瓶状，上腔静脉扩张增宽。

7. 消化系统疾病影像学检查方法

(1) 普通检查：普通透视或摄片检查，主要用于急腹症诊断。

(2) 造影检查：食道吞钡；上消化道钡餐检查，包括食道、胃、十二指肠和上段空肠；小肠系钡剂造影；结肠钡剂灌肠造影等。

(3) 肝、胆、胰的影像检查方法：①肝脏可选CT平扫及增强扫描、MRI。②胆道系统可选X线、造影、CT、MRI。③胰腺可选X线、CT、MRI。

8. 消化系统常见疾病的影像学表现

(1) 食管静脉曲张 2011：X线表现为食管中下段黏膜皱襞稍增宽、增粗或略有迂曲；呈蚯蚓状或串珠状充盈缺损，管壁边缘呈锯齿状。

(2) 食管癌 2009：黏膜皱襞改变，使正常皱襞消失、中断，形成表面杂乱不规则影像。管腔狭窄，腔内充盈缺损，在溃疡性癌可见一个较大的轮廓不规则的长形龛影。

(3) 胃、十二指肠溃疡：①胃溃疡，龛影是胃溃疡的直接X线征象，是诊断的重要依据。溃疡引起的瘢痕性改变可使胃变形。②十二指肠球部溃疡，X线表现直接征象为球部龛影或球部变形。间接征象有：激惹征；幽门痉挛，开放延迟；胃分泌增多和胃张力及蠕动方面的改变；球部固定压痛。

(4) 胃癌 2005 2007 2016：上消化道钡剂造影检查可见①胃腔内出现形状不规则的充盈缺损，多见于蕈伞型癌；②胃腔狭窄，胃壁僵硬，多见于浸润型癌；③形状不规则、位于胃轮廓之内的龛影，多见于溃疡型癌；④黏膜皱襞破坏、消失或中断；⑤肿瘤区蠕动消失。

(5) 溃疡型结肠炎：钡剂灌肠可见病变结肠袋变浅、消失。晚期可见肠管从下向上呈连续性向心性狭窄。

(6) 结肠癌：结肠气钡双重对比造影可见以下改变。①肠腔内肿块，形态不规则，黏膜皱襞僵硬，结肠袋消失；②较大的龛影，形状不规则，边缘不整齐，周围有不同程度的充盈缺损和狭窄，肠壁僵硬，结肠袋消失；③肠管狭窄，肠壁僵硬。

(7) 胃肠道穿孔 2004 2015：立位 X 线透视可见两侧膈下有弧形或半月形透亮气体影。若并发急性腹膜炎则可见肠管充气、积液膨胀、肠壁间隔增宽，在腹平片上可见腹部肌肉与脂肪层分界不清。

(8) 肠梗阻：梗阻上段肠管扩张、积气、积液，立位或侧位水平摄片可见肠管扩张，呈长短不一、高低不等的阶梯状气液平面，梗阻以下的肠管闭合，或无气或有少量气体。

9. 泌尿系统常见疾病的影像学表现

(1) 泌尿系结石

①肾结石：阳性结石在 X 线平面上多为圆形、卵圆形或表面带刺的桑椹状致密影，密度高而均匀或浓淡不等，或呈分层状。

②输尿管结石：阳性结石平片或 CT 可见输尿管走行区域内米粒大小的高密度影。造影检查时，见造影剂中止在结石处，其上方尿路扩张。

③膀胱结石：阳性结石在平片上常呈圆形或卵圆形，边缘可光滑或毛糙带刺，密度可均匀或不均匀，可呈层状，大小不一。

(2) 肾癌：平片上可见肾轮廓局限性增大、膨出，呈分叶状，少数可见不规则钙化影。尿路造影可见肾盏伸长、狭窄、受压变形，或肾盏封闭、扩张。CT 可见肾实质内肿块，密度不定。

10. 骨与关节基本病变的 X 线表现

(1) 长骨骨折：X 线可见骨皮质连续性中断、骨小梁断裂和歪曲，有边缘光滑锐利的线状透亮阴影，即骨折线。完全性骨折时，骨折线贯穿骨全径；不完全骨折时，骨折线不贯穿全径。

(2) 脊柱骨折：X 线可见骨折椎体压缩呈楔形，前缘骨皮质嵌压。

(3) 椎间盘突出：X 线可见椎间隙变窄或前窄后宽；椎体后缘唇样肥大增生、骨桥形成或游离骨块；脊柱生理曲度变直或侧弯。

(4) 急性化脓性骨髓炎：X 线可见肌间隙模糊或消失，皮下组织与肌间分界模糊等，发病 2 周后可见骨改变。CT 能够较清楚地显示软组织感染、骨膜下脓肿以及骨破坏和死骨。

(5) 慢性化脓性骨髓炎：X 线可见明显的修复；骨膜的新生骨增厚，并同骨皮质融合，呈分层状，外缘呈花边状；骨干增粗，轮廓不整，骨密度增高，甚至骨髓腔发生闭塞；可见骨质破坏和死骨。

(6) 骨关节结核：长骨结核好发于骺和干骺端。X 线早期可见骨质疏松；在骨松质中可见局限性类圆形、边缘较清楚的骨质破坏区，邻近无明显骨质增生现象；骨质破坏区有时可见碎屑状死骨，密度不高，边缘模糊；骨膜反应轻微；病变发展易破坏骺而侵入关节，形成关节结核。

(7) 骨肿瘤：恶性肿瘤常有骨膜增生，并且骨膜新生骨可被肿瘤破坏，形成恶性骨肿瘤的特征性 X 线表现——Codman 三角。

(8) 颈椎病：X 线可见颈椎生理曲度变直或向后反向成角，椎体前缘唇样骨质增生或后缘骨质增生、后翘，相对关节面致密，椎间隙变窄，椎间孔变小，钩突关节增生、肥大、变尖，前、后纵韧带及项韧带钙化。

(9) 类风湿关节炎：X 线可见早期手、足小关节多发对称性梭形软组织肿胀，关节间隙可因积液而增宽，出现软骨破坏后关节间隙变窄；发生在关节边缘的关节面骨质侵蚀是重要早期征象；进一步发展可见骨性关节面模糊、中断，骨质疏松早期发生在受累关节周围，以后可累及全身骨骼；晚期可见四肢肌肉萎缩、关节脱位或半脱位等。

(10) 退行性骨关节病：四肢关节退行性骨关节病的 X 线可见关节间隙变窄，关节面变平，边缘锐利或有骨赘突出。软骨下骨质致密，关节面下方骨内出现圆形或不规整形透明区。

晚期可见关节半脱位和关节内游离骨体，但多不造成关节强直。

11. 常见中枢神经系统疾病的影像学表现

（1）脑肿瘤：CT、MRI 是主要诊断手段。

（2）颅脑外伤：①脑挫裂伤的 CT 表现为低密度脑水肿区，散在斑点状高密度出血灶，伴有占位效应。②颅内出血的 CT 可见相应部位高密度影。

（3）脑血管疾病

①脑出血

分期	CT 表现
急性期	血肿呈圆形、椭圆形或不规则均匀密度增高影，边界清楚；周围有环形密度减低影；局部脑室受压移位；可见脑室或蛛网膜下腔内有积血影
吸收期	血肿缩小，密度降低
囊变期	大小不等的囊腔，伴不同程度的脑萎缩

②蛛网膜下腔出血：CT 可见脑沟、脑池、脑裂增大，其内见密度增高影。

③脑梗死：出血性脑梗死可见不规则斑点状或片状高密度出血灶影。腔隙性脑梗死典型者可见小片状密度减低影，边缘模糊，无占位效应。

第七单元 病历与诊断方法

重点提示

本单元一般无考核内容。

第十一篇 药 理 学

第一单元 药物作用的基本规律

> **重点提示**
>
> 本单元出题频率较高，考试基本都是A1型题，即基本的概念变化，复习时只要抓住每个特点的关键词就可以。

一、药物效应动力学

1. 药物作用与药理效应（选择性、量-效关系）

（1）选择性：多数药物在适当剂量时，只对少数器官或组织发生明显作用，而对其他器官或组织的作用较小或不发生作用的特性，称为药物作用的选择性。

（2）量-效关系

①定义：指剂量与效应之间的关系，药物的效应在一定范围内随着剂量的变化而变化。

②药物剂量：无效量（不出现效应的剂量），最小有效量（刚引起药理效应的剂量），最大有效量（药物产生最大效应所需使用的剂量），**极量**（国家药典规定对某些药物允许使用的最高剂量，并不一定达到最大有效量 2018），治疗量（介于阈剂量与极量之间，临床使用时对大多数患者有效，而又不会出现中毒的剂量），最小中毒量（刚引起中毒的剂量），致死量（导致死亡的剂量）。

③量-效曲线：效价强度是指药物产生一定效应所需的剂量或浓度，数值越小强度越大；效能是指药物可产生的最大效应；强度高的药物用量小，效能高的药物效应强。

④半数效应量：半数有效量（ED_{50}）、半数中毒量（TD_{50}）、半数致死量（LD_{50}）。

⑤治疗指数（TI）：表示药物安全性的指标，$TI = LD_{50}/ED_{50}$，此数值越大越安全。

2. 药物的不良反应 2021

（1）**副作用**：药物在治疗剂量时产生与治疗目的**无关的作用** 2006 2011 2017 2021。

（2）**毒性反应**：药物剂量过大或用药时间过长而引起的机体**损害性反应**。

（3）后遗效应：停药后原血药浓度已降至阈浓度以下而残留的药理效应。

（4）**变态反应**：也称过敏反应，指少数人对某些药物产生的**病理性免疫反应** 2016 2017。

（5）继发反应：药物发挥治疗作用所引起的不良后果，又称治疗矛盾。

（6）致畸作用、致癌作用、致突变作用。

（7）特异质反应：指少数患者对某些药物特别敏感，其产生的作用性质可能与常人不同。

（8）**药物依赖性**：指病人连续使用某些药物以后，产生的一种不可停用的渴求现象。可分为生理依赖性和精神依赖性 2016。

二、药物代谢动力学

1. **药物的吸收** 给药途径：①口服给药，**首过消除**是指口服给药后，部分药物在胃肠道、肠黏膜和肝脏被代谢灭活，使进入体循环的药量减少的现象 2005。②不同给药途径吸收快慢依次为：吸入＞肌内注射＞皮下注射＞舌下＞口服＞直肠＞皮肤。

2. 药物的分布

（1）定义：药物吸收后随血液循环到各组织间液和细胞内液的过程。

（2）影响因素：①与血浆蛋白结合率 2018。②体内屏障：血脑屏障、胎盘屏障、体液pH值。

3. 药物的转化

（1）定义：指药物作为外源性活性物质在体内发生化学结构改变。体内能够使药物发生转化的器官主要是肝脏，其次是肠、肾、肺等组织。

（2）药物转化的方式与步骤：第Ⅰ时相是氧化、还原、水解过程；第Ⅱ时相是结合过程。

（3）药物转化的意义：绝大多数药物经过转化后，药理活性都减弱或消失，称为灭活；但也有极少数药物经转化后才出现药理活性，称为活化。

（4）药物转化酶系统：①专一性酶；②非专一性酶，又称"肝药酶"。

（5）药酶诱导药和抑制药：能够增强药酶活性的药物称为药酶诱导药；能够减弱药酶活性的药物称为药酶抑制药。

4. 药物的排泄及其影响因素

（1）排泄途径：①经胆汁排泄；②经肾脏排泄；③其他排泄途径。

（2）肝肠循环：某些药物经肝脏转化成极性较大的代谢产物，并自胆汁排出后又在小肠中被相应的水解酶转化成原型药物，再被小肠重吸收进入体循环的过程。

三、影响药物效应的因素

药物的相互作用

（1）药动学因素：妨碍吸收、竞争血浆蛋白结合、影响生物转化、影响药物排泄。

（2）药效学因素：协同作用、拮抗作用。

（3）特殊人群因素。

第二单元　拟胆碱药

☆重点提示

本单元出题频率呈增加趋势，范围仍在毛果芸香碱和新斯的明的药理作用和临床应用。

一、M受体兴奋药

毛果芸香碱的作用、应用

1. 作用　①缩瞳、降低眼内压、调节痉挛；②促进腺体分泌，以汗腺和唾液腺最为明显 2010；③兴奋平滑肌。

2. 应用　①青光眼 2005 2011，降低眼内压；②虹膜睫状体炎 2010，为防止虹膜与晶状体发生粘连，与扩瞳药阿托品交替使用；③口腔干燥 2008 2009。

二、抗胆碱酯酶药

新斯的明

1. 作用　①兴奋骨骼肌，抑制神经肌肉接头处胆碱酯酶活性。②兴奋平滑肌，对胃肠道和膀胱平滑肌有较强的兴奋作用。

2. 应用 ①重症肌无力 2018。②手术后腹胀及尿潴留：兴奋胃肠道和膀胱平滑肌。③阵发性室上性心动过速 2010。④肌松药过量的解毒。

第三单元 有机磷酸酯类中毒与胆碱酯酶复活药

☆重点提示

本单元在考试中会倾向于临床应用型的出题形式，因而考生应在熟读教材的基础上针对这一部分内容多加练习。

一、药物解救原则（急性中毒）

1. 清除毒物 ①经皮肤中毒者：用温水、肥皂水清洗皮肤。②经口中毒者：洗胃，再用硫酸镁导泻。③敌百虫中毒：禁用碱性溶液洗胃，以免生成毒性更强的敌敌畏。④硫磷中毒：不可用高锰酸钾洗胃，以防氧化成毒性更强的对氧磷。

2. 解毒药物 ①阿托品：直到 M 样症状缓解，出现阿托品化。②胆碱酯酶复活药：常用药物有氯解磷定、双复磷。

二、胆碱酯酶复活药的作用

氯解磷定 ①主要用于中度和重度有机磷酸酯类中毒的解救；②对骨骼肌作用明显，可使中毒引起的肌束颤动明显减轻或消失；③不易通过血脑屏障，对中枢中毒症状疗效不佳；④必须与阿托品合用对抗体内已积聚的乙酰胆碱。

第四单元 抗胆碱药

☆重点提示

本单元关键还是阿托品的作用及应用，万变不离其宗，需要仔细加以甄别。

一、阿托品类生物碱

1. 阿托品

（1）作用：阻断 M 胆碱受体 2010 2016。

①抑制腺体分泌：唾液腺和汗腺最为敏感，抑制泪腺及呼吸道分泌次之，对胃酸的分泌影响较小。

②松弛平滑肌：作用强弱依次为胃肠道＞膀胱＞胆管＞输尿管＞支气管＞子宫。

③扩大瞳孔、升高眼内压和调节麻痹：阻断虹膜环状肌上的 M 受体；禁用于青光眼；视近物模糊不清，只适于视远物，该作用称为调节麻痹。

④兴奋心脏、扩张小血管 2005：兴奋心脏，治疗量心率短暂减慢，较大剂量引起心率加快；血管和血压，治疗量对其无明显影响，大剂量可改善微循环，增加组织血流灌注。

⑤兴奋中枢：剂量由小到大，逐渐表现为由兴奋转为昏迷。

（2）应用

①腺体分泌过多 2010：抑制呼吸道腺体及唾液腺分泌，防止分泌物阻塞呼吸道而发生吸入性肺炎，用于全身麻醉前给药，用于严重盗汗、流涎症。

②内脏绞痛：对胃肠绞痛及膀胱刺激症状疗效较好；对胆绞痛及肾绞痛疗效较差，常需与

阿片类镇痛药合用。
③眼科：虹膜睫状体炎、验光配眼镜和检查眼底。
④缓慢型心律失常 2011：窦性心动过缓、房室传导阻滞等缓慢型心律失常。
⑤休克：用于治疗感染性休克，但休克伴有高热或心动过速时禁用。
⑥解救有机磷酸酯类中毒 2020。

（3）不良反应

①副作用 2004：常见有口干、皮肤干燥、视物模糊、扩瞳、心悸、高热、眩晕、排尿困难、便秘等。

②中毒反应：剂量过大除副作用症状加重外，可出现中枢兴奋症状，严重中毒可由兴奋转入抑制，出现昏迷和呼吸麻痹而致死 2010。

（4）禁忌证：前列腺肥大、青光眼。

2. 山莨菪碱

（1）作用：①平滑肌解痉作用：与阿托品相似，选择性高。②抑制唾液分泌、扩瞳作用较阿托品弱。

（2）应用 2005 2006 2008 2011 2018：感染性休克、内脏平滑肌绞痛、血管神经性头痛、眩晕症。

二、阿托品的人工合成代用品

1. 合成散瞳药

后马托品：常用扩瞳和调节麻痹，恢复时间较短，但调节麻痹作用不如阿托品完全，用于验光配镜和眼科检查。

2. 合成解痉药

（1）溴化丙胺太林（普鲁苯辛）：对胃肠道解痉和抑制胃酸作用较强，用于治疗胃及十二指肠溃疡，也可用于胃肠痉挛和妊娠呕吐。

（2）贝那替秦（胃复康）：为代表药，有解痉、抑制胃酸分泌和安定作用，适用于溃疡病兼有焦虑症患者。

第五单元　拟肾上腺素药

> ☆重点提示
>
> 本单元是出题的重点和热点，每年都会有题。重点掌握肾上腺素和异丙肾上腺素作用及应用的详细区分方法。

一、间羟胺

间羟胺

（1）作用：①对α受体兴奋作用较强；对β₁受体作用较弱；②促使去甲肾上腺素释放；③升压作用持久。

（2）应用：用于各种休克早期（去甲肾上腺素的代用品）。

二、肾上腺素

1. 作用　激动α和β受体。

（1）兴奋心脏：兴奋心脏β₁受体，使心肌收缩力增加，传导加速，心率加快。

（2）收缩血管：兴奋α受体，使皮肤黏膜、肾和胃肠道等器官的血管平滑肌收缩；兴奋

β₂受体，舒张骨骼肌血管和冠状血管。

(3) 升高血压：β₂受体比α受体对低浓度肾上腺素的敏感性高，所以以骨骼肌血管的扩张为主；给药后迅速出现明显的升压作用，而后出现微弱的降压作用；若事先给有α受体阻滞作用的药物（如氯丙嗪），再给肾上腺素，此时由于β₂受体作用占优势，使升压转为降压，称为对肾上腺素作用的翻转。

(4) 舒张平滑肌：兴奋支气管平滑肌上的β₂受体而使支气管平滑肌舒张；抑制释放过敏介质；兴奋α受体，使黏膜血管收缩，消除水肿渗出。

(5) 促进代谢：使代谢增强，耗氧量增加。

2. 应用

(1) 心搏骤停（溺水、麻醉和手术意外、药物中毒等引起）。

(2) 过敏性休克 2006 2011 2016：为治疗过敏性休克（心脏抑制、血压下降、呼吸困难）的首选药；激动α受体，收缩小动脉和毛细血管，降低通透性；激动β受体，改善心功能，缓解支气管痉挛和减少过敏介质释放。

(3) 支气管哮喘：解除发作时的支气管平滑肌痉挛，抑制释放过敏物质，减轻气管水肿和渗出。

(4) 与局麻药配伍及局部止血：延缓局麻药的吸收，延长局麻药的麻醉时间，减少吸收中毒的可能性 2005。

三、异丙肾上腺素

1. 作用 2010 有很强的β受体兴奋作用，但对β₁和β₂受体选择性低 2005。

(1) 兴奋心脏：有强大的心脏β₁受体兴奋作用，使心肌收缩力增强，心率加快和传导加速。

(2) 影响血压：兴奋血管平滑肌的β₂受体，使骨骼肌血管明显扩张，平均动脉压和整体血压均下降，总体对血压影响较小。

(3) 舒张支气管：兴奋支气管平滑肌的β₂受体，使支气管平滑肌明显舒张；抑制过敏物质的释放；消除黏膜水肿作用不如肾上腺素。

(4) 促进代谢。

2. 应用 心脏骤停、房室传导阻滞 2011、支气管哮喘。

四、多巴胺

1. 作用 主要兴奋α、β受体及多巴胺受体。

(1) 兴奋心脏：高浓度兴奋心脏的β₁受体，促释放去甲肾上腺素，使心肌收缩力加强，输出量增加，一般剂量对心律影响不大。

(2) 影响血管：激动肾、肠系膜和冠状血管上的多巴胺受体，舒张血管。

(3) 影响肾脏：兴奋肾血管多巴胺受体，舒张肾血管，使肾血流量增加，增加尿量。

2. 应用 2006 2011 ①休克：治疗各种休克，尤其适用于伴有心肌收缩力减弱，尿量减少而血容量已补足的休克。②急性肾衰竭：与利尿药合用治疗。

第六单元 抗肾上腺素药

☆重点提示

本单元每年必有考题出现，重点范围仍在β受体阻滞药的作用及应用。出题的题点还是非常多的，需要对各个考点都有所了解，才不会束手无策。

一、α受体阻滞药

酚妥拉明 2017 2020

1. 作用　①舒张血管：阻断 α_1 受体，导致血管舒张，血压下降。②兴奋心脏：血管扩张和血压下降反射性兴奋心脏，阻断 α_2 受体，使 NE 释放增加，心率加快，心排血量增加。③其他：有拟胆碱作用，胃肠平滑肌张力增加；有拟组胺样作用，胃酸分泌增加，皮肤潮红等。

2. 应用　①外周血管痉挛性疾病。②静脉滴注去甲肾上腺素发生外漏时 2010。③休克。④急性心肌梗死和顽固性充血性心力衰竭。⑤诊断嗜铬细胞瘤。

二、β受体阻滞药

1. 分类　分为非选择性（β_1、β_2 受体阻滞药）和选择性（β_1 受体阻滞药）两类。

2. 作用

（1）抑制心脏：阻断心脏 β_1 受体，可使心率减慢，心收缩力减弱，心排血量减少，心肌耗氧量下降；延缓心房和房室结的传导；收缩压和舒张压可明显降低。

（2）收缩支气管平滑肌：阻断支气管平滑肌上的 β_2 受体，使支气管平滑肌收缩。

（3）减慢代谢：抑制交感神经兴奋所引起的脂肪分解，抑制甲亢症状，掩盖低血糖症状。

（4）抑制肾素释放：阻滞肾小球旁器细胞的 β_1 受体，抑制肾素的释放。

（5）内在拟交感活性：有的 β 受体阻滞药与 β 受体结合后还有激动交感神经的效应，这种现象称为内在拟交感活性。

（6）膜稳定作用：有些 β 受体阻滞药具有降低细胞膜对离子的通透性的作用。

3. 应用

（1）心律失常：对过速型心律失常有效。

（2）心绞痛和心肌梗死。

（3）高血压：对 1、2 级高血压有良好的疗效。

（4）充血性心力衰竭。

（5）青光眼、偏头痛、嗜铬细胞瘤、甲亢等。

4. 不良反应　①心功能不全；②诱发和加剧支气管哮喘；③反跳现象，如突然停药，可引起原病情加重。

第七单元　镇静催眠药

> **重点提示**
>
> 本单元只需掌握苯二氮䓬类的药理作用即可。

苯二氮䓬类

地西泮的作用、应用、不良反应

1. 作用 2017　①镇静催眠。②抗焦虑。③抗惊厥和抗癫痫。④中枢性肌松。

2. 应用　①焦虑症；②失眠；③惊厥和癫痫；④肌痉挛；⑤麻醉前给药。

3. 不良反应　服药次日出现头昏、嗜睡、乏力等"宿醉"现象。长期使用可产生耐受性、依赖性，突然停药可出现反跳或戒断症状。过量中毒时的特效拮抗药为氟马西尼。

第八单元 抗癫痫药

> **重点提示**
>
> 本单元了解抗癫痫药的临床应用即可。

1. 苯妥英钠
(1) 作用：抗癫痫、镇痛作用和抗心律失常作用。
(2) 应用：①癫痫（治疗癫痫强直-阵挛性发作的首选药） 2008 。②外周神经痛 2011 2016 。③室性心律失常（对强心苷中毒所致室性心律失常疗效显著）。
2. 其他常见抗癫痫药
(1) 苯巴比妥：对除小发作以外的各型癫痫，包括癫痫持续状态都有效。
(2) 卡马西平：①有效的广谱抗癫痫药，对精神运动性发作疗效较好，对强直-阵挛性发作和单纯部分性发作也有效。对小发作效果较差。②对外周神经痛的疗效优于苯妥英钠。
(3) 乙琥胺：治疗小发作的首选药 2010 2016 。
(4) 丙戊酸钠：为广谱抗癫痫药，对各种类型的癫痫都有一定疗效 2006 。
(5) 苯二氮䓬类：①地西泮是治疗癫痫持续状态的首选药。②硝西泮主要用于小发作、肌阵挛性发作及幼儿阵挛性发作。③氯硝西泮对癫痫小发作疗效比地西泮好，静脉注射也可治疗癫痫持续状态。对肌阵挛性发作、幼儿阵挛性发作也有很好疗效。

第九单元 抗精神失常药

> **重点提示**
>
> 本单元关键是理清氯丙嗪的作用机制及不良反应，也是解题的题眼，万变不离其宗。

一、抗精神分裂症药

氯丙嗪
(1) 对中枢神经系统的作用
①镇静：安定、镇静、有嗜睡感。
②抗精神病：精神病患者用药后症状逐渐消失 2011 。
③镇吐：可抑制延髓的催吐化学感受区，产生镇吐作用。但不能对抗前庭刺激引起的呕吐。
④对体温调节的影响 2005 2008 ：能抑制下丘脑的体温调节中枢，使体温随环境温度的变化而升降。
⑤加强中枢抑制药的作用：与麻醉药、镇静催眠药、镇痛药和解热镇痛药均有协同作用，合用时应减少后者用量，避免过度抑制。
(2) 对自主神经系统的作用
①阻断α受体：可使肾上腺素的升压作用翻转，还可使血管扩张，产生体位性低血压。
②阿托品样作用：大剂量阻断M受体，可出现口干、心悸、视物模糊、尿潴留及便秘等

副作用。

(3) 对内分泌系统的作用

①阻断下丘脑垂体通路的 D_2 受体，使垂体内分泌的调节受到抑制。

②使催乳素分泌增加。

③抑制促性腺激素的分泌，减少促性腺激素的释放，引起排卵迟缓等。

(4) 应用

①精神分裂症：用于Ⅰ型精神分裂症，但无根治作用，对急性患者疗效好，必须长期用药。

②呕吐 2010：可治疗多种疾病及药物引起的呕吐，但对晕动性呕吐无效；可制止顽固性呃逆。

③低温麻醉及人工冬眠：常与其他中枢抑制药合用组成"冬眠合剂"；人工冬眠用于严重感染、高热惊厥及甲状腺危象等病症的辅助治疗。

(5) 不良反应

①一般不良反应：如嗜睡、困倦、乏力等中枢抑制作用及视物模糊、口干、鼻塞、心悸、便秘、尿潴留等。

②锥体外系反应：帕金森病 2016、急性肌张力障碍、静坐不能、迟发性运动障碍。

③内分泌：长期用药可致乳房肿大及泌乳、排卵延迟、闭经及生长迟缓等。

二、抗抑郁症药

1. 氟西汀

(1) 作用：5-HT 再摄取抑制剂，升高突触间隙 5-HT 的浓度而发挥抗抑郁作用。

(2) 应用：用于抑郁症、强迫症和贪食症。

(3) 不良反应：口干、食欲减退、恶心、失眠、乏力，少数可见焦虑、头痛。肝肾功能不良者应慎用。禁止合用单胺氧化酶抑制剂。

2. 丙咪嗪

(1) 作用：通过抑制神经元对 NA 和 5-HT 的再摄取而产生抗抑郁作用。

(2) 应用

①主要用于内源性抑郁症；伴有躁狂状态的抑郁症 2006。对精神分裂症所致的抑郁症疗效较差 2005。

②用于治疗酒精依赖症、慢性疼痛、遗尿症等。

(3) 不良反应：某些患者用药后可自抑郁状态转为躁狂，剂量过大时尤易发生，应予以注意。

第十单元　抗帕金森病药

重点提示

本单元重点注意左旋多巴和卡比多巴的药理作用。

抗帕金森病药

1. 左旋多巴

(1) 作用 2005 2016 2017：进入脑组织的左旋多巴，在中枢多巴胺脱羧酶的作用下转变为 DA，补充纹状体中 DA 的不足，产生抗帕金森作用。

(2) 应用

①帕金森病：用药1～6个月后出现体征的明显改善，获得最大疗效；一般对轻症及年轻患者疗效较好，对重症及年老患者疗效较差；对肌肉强直及运动困难者疗效较好，对肌肉震颤者疗效较差。

②肝性脑病 2005 2010：用于急性肝衰竭所致的肝昏迷的辅助治疗；左旋多巴在脑内转化成DA，并进一步转化成NA，与伪递质相竞争。

2. 卡比多巴

(1) 作用 2016：有较强的脱羧酶抑制作用，减少左旋多巴在外周组织的脱羧作用，不仅可减少左旋多巴的用量和提高其疗效，加快其起效时间，还可明显减轻和防止左旋多巴外周的副作用。

(2) 应用：卡比多巴是左旋多巴治疗帕金森病的重要辅助药，常与左旋多巴合用。

第十一单元 镇 痛 药

☆重点提示

本单元以后还是出题的热点，重点是吗啡的临床应用和不良反应。题型基本保持A1型题不变，出题的题点还是非常多的，需对各个考点都有所了解，才不会束手无策。

一、吗啡

1. 作用 2015 2016 2017

(1) 镇痛、镇静：对各种疼痛均有效；有明显的镇静作用，可消除由疼痛所引起的焦虑、紧张、恐惧等，并可产生欣快感。

(2) 抑制呼吸：治疗量吗啡可降低呼吸中枢对CO_2的敏感性，是吗啡急性中毒致死的主要原因 2006 2010。

(3) 缩瞳作用：中毒时可呈针尖样瞳孔。

(4) 引起恶心和呕吐：兴奋延髓催吐化学感受区。

(5) 镇咳作用：直接抑制延髓咳嗽中枢。

(6) 消化系统：兴奋胃肠平滑肌，减慢胃排空；增加小肠和结肠的张力，使推进性蠕动减弱；抑制胆汁、胰液和肠液分泌，引起便秘；兴奋胆道Oddi括约肌，诱发或加重胆绞痛，胆绞痛时应与阿托品合用。

(7) 心血管系统：抑制血管平滑肌，扩张全身血管，引起体位性低血压；抑制呼吸作用致CO_2积聚，可使脑血管扩张，颅内压升高。

(8) 其他 2006：提高膀胱括约肌张力，导致尿潴留；对抗缩宫素作用，延长产程；大剂量可收缩支气管。

2. 应用

(1) 疼痛：对各种疼痛均有效，但仅用于其他镇痛药无效的剧痛；对胆绞痛和肾绞痛需加用解痉药（如阿托品等）；对神经压迫性疼痛疗效较差。

(2) 心源性哮喘：静脉注射吗啡是治疗的主要措施；具有镇静作用，可迅速缓解患者的紧张、恐惧和窒息感；抑制呼吸作用，使呼吸由浅快变得深慢；扩张外周血管，降低外周阻力，减少回心血量，有利于缓解左心衰竭和消除肺水肿。

3. 不良反应

（1）一般反应：治疗量有时会有恶心、呕吐、便秘、排尿困难等副作用。

（2）耐受性及依赖性。

（3）急性中毒 2016：表现为针尖样瞳孔，呼吸高度抑制，血管扩张导致血压降低，甚至休克。

4. 禁忌证　分娩止痛及哺乳妇女止痛禁用；支气管哮喘及肺心病患者禁用；颅脑损伤的患者禁用；肝功能严重减退患者禁用。

二、人工合成镇痛药

1. 哌替啶（度冷丁）

（1）作用特点

①与吗啡基本相同，有镇痛、镇静、欣快、呼吸抑制和扩张血管作用；镇痛效力弱于吗啡。

②提高胃肠道张力和减少推进性蠕动，不引起便秘。

③中枢性止咳作用不明显。

（2）应用：①可代替吗啡用于镇痛和心源性哮喘的治疗 2015；②用于麻醉前给药 2010 和人工冬眠。

2. 其他常用人工合成镇痛药

（1）美沙酮：①镇痛效价强度与吗啡相当，用于各种原因引起的剧痛；②成瘾性产生较慢，程度较轻，用于吗啡和海洛因的脱毒治疗。

（2）芬太尼：①主要用于各种原因引起的剧痛；②与氟哌利多合用于神经松弛镇痛，帮助完成某些小手术或医疗检查；③可产生明显欣快感、呼吸抑制和成瘾性。

（3）喷他佐辛（镇痛新）：①主要用于慢性疼痛患者，为非麻醉性镇痛药；②不产生欣快感和成瘾性。

（4）二氢埃托啡：①镇痛作用强，时间短暂；②小剂量间断用药不易产生耐受性，大剂量连续用药易出现耐受和依赖性。

第十二单元　解热镇痛药

☆重点提示

本单元考试题型基本都是 A1 型题，出题点一般会在阿司匹林的药理作用及临床应用。

一、阿司匹林

1. 作用

（1）解热镇痛。

（2）抗炎：随剂量增加而增强。

（3）抗血栓形成：小剂量抗凝，抑制血栓影响；大剂量抑制环氧酶活性，减少 PGI_2 合成。

2. 应用

（1）发热 2010 2016、疼痛（头痛、牙痛、神经痛、月经痛和术后创口痛）。

（2）风湿性关节炎或类风湿关节炎。

（3）防止血栓形成。

3. 不良反应

(1) 胃肠道反应：口服对胃黏膜有直接刺激作用 2018，引起恶心、呕吐、上腹部不适等，还可诱发胃溃疡和出血。

(2) 凝血障碍：长期使用者凝血酶原合成减少，凝血时间延长，增加出血性倾向。

(3) 过敏反应：少数患者可出现荨麻疹、血管神经性水肿、过敏性休克等；"阿司匹林哮喘"。

(4) 瑞夷（Reye）综合征：毒性感染伴有发热的儿童和青年，服用阿司匹林有发生此综合征的危险，表现为开始有急性感染症状，继而惊厥、频繁呕吐、颅内压增高，甚至昏迷。

(5) 水杨酸反应：是剂量过大引起的中毒反应 2020，表现为头痛、眩晕、恶心、呕吐、耳鸣，以及视力和听力减退等。

二、其他解热镇痛药

对乙酰氨基酚、布洛芬、塞来昔布、日夜百服宁的作用特点、应用

(1) 对乙酰氨基酚：解热镇痛作用缓和持久，镇痛作用较强，抗炎作用很弱。用于感冒发热、头痛、牙痛、神经痛、肌肉痛、关节痛、痛经等。

(2) 布洛芬：抗炎镇痛比阿司匹林强，用于风湿性及类风湿关节炎、疼痛、发热。

(3) 塞来昔布：选择性抑制COX-2。主要用于风湿性、类风湿关节炎和骨关节炎，也用于手术后疼痛、牙痛、痛经等。

(4) 日夜百服宁：是含有对乙酰氨基酚的复方解热镇痛药，主要用于减轻感冒发热、头痛、鼻塞、咳嗽等症状。

第十三单元 抗组胺药

重点提示

本单元内容较少，只需掌握H_1受体阻滞药的临床应用。

H_1受体阻滞药

1. 作用

(1) 抗H_1受体：对抗组胺引起的支气管、胃肠道平滑肌收缩；对组胺引起的毛细血管扩张和通透性增加有很强的抑制作用。

(2) 抑制中枢：表现有镇静、嗜睡；阿司咪唑不易通过血脑屏障，无抑制中枢作用 2010。

(3) 其他：抗胆碱作用、防晕作用（异丙嗪无此作用）。

2. 应用

(1) 皮肤黏膜变态反应性疾病：荨麻疹、花粉症、过敏性鼻炎的首选；对昆虫咬伤所致的皮肤瘙痒和水肿也有良效；对药疹和接触性皮炎有一定疗效；对变态反应性支气管哮喘效果差。

(2) 晕动病和呕吐：茶苯海明、苯海拉明和异丙嗪可用于晕动病、放射病等引起的呕吐。

(3) 镇静、催眠及术前给药。

3. 常用制剂　第1代有异丙嗪和苯海拉明等；第2代有吡啶类、羟嗪类及其他类，如阿司咪唑、西替利嗪、氯雷他定等。

第十四单元 利尿药、脱水药

> ☆重点提示
>
> 本单元关键是理清各型利尿药的作用及不良反应，其余内容熟悉即可。

一、利尿药

1. 利尿药的分类和常用药　高效利尿药（呋塞米、依他尼酸、布美他尼等）；中效利尿药（氢氯噻嗪）；低效利尿药（乙酰唑胺、螺内酯、氨苯蝶啶）。

2. 呋塞米

（1）作用：作用于髓袢升支粗段，利尿，扩张血管。

（2）应用

①严重水肿 2016：对各类水肿均有效，主要用于其他利尿药无效的顽固性水肿和严重水肿。

②急性肺水肿和脑水肿。

③急慢性肾衰竭。

④药物中毒：主要用于经肾排泄的药物中毒抢救。

⑤高血钾和高血钙。

（3）不良反应

①水和电解质紊乱：长期用药，利尿过度可引起低血容量、低血钠、低血钾、低血镁及低氯性碱中毒。

②耳毒性：应避免与氨基糖苷类抗生素等有耳毒性的药物合用 2018 2021。

③胃肠道反应：可致恶心、呕吐、胃肠道出血。

④高尿酸血症。

⑤其他：过敏等。

3. 氢氯噻嗪

（1）作用

①利尿：促进尿中 Na^+、Cl^- 排出 2016。

②抗利尿：使尿崩症患者尿量明显减少，因其排出 Na^+、Cl^-，使血浆渗透压下降，可减轻患者的口渴感。

③降压。

（2）应用

①轻、中度水肿：是治疗各类轻、中度水肿的首选药 2016 2017。

②轻、中度高血压：可单用或合用。

③尿崩症：用于肾性尿崩症及垂体性尿崩症 2010。

④特发性高钙尿症和肾结石。

（3）不良反应

①电解质紊乱：可引起低血钾、低血镁、低氯性碱中毒 2005。

②代谢异常：血糖升高、高脂血症 2006 2011。

③过敏。

④加重肾功能不良。

⑤高尿酸血症。

4. 螺内酯

(1) 作用：①利尿。②排钠留钾——拮抗醛固醇的作用，促进 Na^+ 和水的排出。

(2) 应用　用于醛固酮增多的顽固性水肿 2020 。

(3) 不良反应　①久用可致高血钾 2021 ；②性激素样副作用。

二、脱水药

特点及常用药　①静脉注射后不易透过毛细血管，迅速提高血浆渗透压，对机体无毒性作用和过敏反应；②易经肾小球滤过，但不易被肾小管重吸收；③在体内不易被代谢；④不易从血管透入组织液中。临床常用药为甘露醇、山梨醇、高渗葡萄糖等。

第十五单元　抗高血压药

> ☆重点提示
>
> 本单元是出题的重点和热点，几乎每年都会有考题，需要对各个考点都有所了解。对临床常用药物的作用机制和不良反应要熟记于心，出题频率较高。

一、利尿降压药

氢氯噻嗪

(1) 作用：降压缓慢、温和、持久，对卧位和立位血压均能降低。排钠利尿，使血容量减少是利尿药初期的降压机制。长期应用降低血管张力而降低血压。不易发生耐受性，有增强其他降压药的作用。

(2) 应用：可单用于 1 级高血压或与其他降压药合用治疗各类高血压，联合用药可增强降压作用，并防止其他药物引起的水钠潴留。

二、肾素-血管紧张素系统抑制药

1. 肾素-血管紧张素系统（RAS）抑制药的种类、特点及常用药

(1) RAS 抑制药分类：①血管紧张素转化酶抑制剂，如卡托普利、依那普利。②血管紧张素 Ⅱ 受体拮抗剂，如氯沙坦、缬沙坦。③肾素抑制药，如瑞米吉仑。

(2) 作用特点：①降压时不伴有反射性心率加快，对心输血量无明显影响。②可防止或逆转高血压患者的血管壁和心室重构。③能增加肾血流量，保护肾脏。④能改善胰岛素抵抗，不引起电解质紊乱和脂质代谢改变。⑤久用不易产生耐受性。

2. 卡托普利

(1) 作用：抑制血管紧张素 Ⅰ 转化酶（ACE），减少血管紧张素 Ⅱ 形成 2005 。

(2) 应用：用于各型高血压及充血性心力衰竭 2009 。

(3) 不良反应 2005 2006 ：①主要不良反应有咳嗽、血管神经性水肿等。②高血钾、低血压。

3. 厄贝沙坦

(1) 作用：可选择性地与 AT_1 受体结合，阻断 Ang Ⅱ 引起的血管收缩，降低血压。

(2) 应用：各型高血压。

(3) 不良反应：主要有头晕、高血钾和与剂量相关的体位性低血压。

三、β受体阻滞药

美托洛尔

(1) 降压作用：①减少心输出量 2010；②抑制肾素分泌。

(2) 应用：①高血压；②伴有心排血量偏高或肾素偏高者以及伴有冠心病者更适宜 2010 2016。

(3) 不良反应：①眩晕、神志模糊、精神抑郁、反应迟钝等。②低血压所致头昏。③心率过慢。长期使用不能突然停药，以免诱发或加重心绞痛。

四、钙通道阻滞药

硝苯地平控释剂

(1) 降压作用：抑制细胞外 Ca^{2+} 的内流，选择性松弛血管平滑肌 2008。

(2) 应用：用于各型高血压。

五、抗高血压药物的合理应用

1. **根据高血压程度选药** ①1级高血压：调整饮食活动等措施未奏效时，首选作用温和的降压药，如噻嗪类利尿药、ACEI、二氢吡啶类钙拮抗药或β受体阻滞药等一种药物。②2级高血压：两种药物联用，常用的四类一线降压药的任何两类均可。③3级高血压：联合用药基础上，改用或加用作用更强的米诺地尔、直接血管扩张药、中枢性降压药等。④高血压危象：静脉滴注或肌注快速起效的药物，如硝普钠。

2. **根据病情特点及并发症选药** ①伴有心绞痛者宜用硝苯地平；②伴有心力衰竭者宜用利尿药、ACEI、哌唑嗪等，不宜用β受体阻滞药；③伴有肾功能不全者宜用ACEI、硝苯地平、α-甲基多巴等；④伴有消化性溃疡者，宜用可乐定，禁用利血平；⑤伴有心动过速者宜用美托洛尔等β受体阻滞药；⑥伴有支气管哮喘者不宜用β受体阻滞药；⑦伴有糖尿病及痛风者不宜用噻嗪类利尿药；⑧伴有精神抑郁者，不宜用利血平。

3. **联合用药** 现有药物长期单用常引起耐受性，加大剂量又易致不良反应。联合用药可从不同环节协同降压，又能减轻不良反应，药物用量也相应减少。但要注意同类药物不宜合用。

第十六单元　抗心律失常药

> **重点提示**
>
> 本单元出题的题点非常多，重点掌握常用抗心律失常药的药理作用及临床应用。

1. 抗心律失常药的分类及常用药

(1) Ⅰ类（钠通道阻滞药）：①ⅠA类适度阻滞钠通道，如奎尼丁、普鲁卡因胺。②ⅠB类轻度阻滞钠通道，如利多卡因、苯妥英钠。③ⅠC类重度阻滞钠通道，如普罗帕酮。

(2) Ⅱ类（β肾上腺素受体阻滞药）：普萘洛尔等。

(3) Ⅲ类（延长动作电位时程药）：胺碘酮、溴苄铵等。

(4) Ⅳ类（钙通道阻滞药）：维拉帕米、地尔硫䓬等。

2. 奎尼丁

(1) 作用

①降低自律性：通过阻滞钠通道，适度抑制 Na^+ 内流 2010。4相舒张期自动除极速率减慢，心房肌、心室肌和浦肯野纤维的自律性降低。

②减慢传导：适度抑制 Na^+ 内流，使动作电位0相上升的速率和振幅降低，从而使心房

肌、心室肌、浦肯野纤维的传导减慢，可使单向阻滞变为双向阻滞，消除折返激动。③延长有效不应期：减慢 2 相 Ca^{2+} 内流和 3 相 K^+ 外流 2010，延长 APD 和 ERP。

（2）应用：可用于心房颤动、心房扑动、室上性及室性期前收缩和心动过速的治疗。

3. 利多卡因

（1）作用：①降低自律性：抑制 4 相 Na^+ 内流，促进 K^+ 外流。②对传导的影响：减慢传导。③相对延长 ERP。

（2）应用：①室性心律失常，是治疗急性心肌梗死引起的室性心律失常的首选药 2009 2010 2011 2015 2016。②对强心苷中毒所致者有效 2009。

4. 苯妥英钠

（1）作用：与利多卡因类似，能阻滞钠通道降低浦肯野纤维的自律性，还能与强心苷竞争 Na^+-K^+-ATP 酶。

（2）应用：治疗室性心律失常，对强心苷中毒所致心律失常疗效显著 2011。

5. 美托洛尔

（1）作用：阻滞心脏的 $β_1$ 受体而发挥抗心律失常作用，表现为减慢传导，降低自律性，延长房室结 ERP。

（2）应用：①室上性心律失常，如心房颤动、心房扑动及阵发性室上性心动过速等。②室性心律失常，特别是对由于运动和情绪激动引起者疗效显著。③急性心肌梗死。④焦虑、甲亢等引起的窦性心动过速。

6. 胺碘酮

（1）作用：①阻滞心肌细胞膜钾通道，阻滞钠通道和钙通道。②延长 ERP——抑制 K^+ 外流，明显延长 APD 和 ERP。③降低自律性——阻滞钠、钙通道和 β 受体，降低窦房结和浦肯野纤维的自律性。④减慢传导。⑤扩张血管。⑥拮抗 T_3、T_4 受体结合。

（2）应用：广谱抗心律失常药。

7. 维拉帕米

（1）作用：①阻滞心肌细胞膜的钙通道，抑制 Ca^{2+} 内流。②降低自律性——减慢 4 相自动除极化速率，主要针对慢反应细胞。③减慢传导速度——使慢反应细胞 0 相除极上升速率减慢、振幅减小，而使冲动传导减慢。④延长 APD 和 ERP。⑤抑制心肌收缩力、扩张动脉、扩张外周血管。

（2）应用：阵发性室上性心动过速 2006 2011 2015；强心苷中毒引起的室性早搏；冠心病、高血压伴心律失常。

第十七单元　抗慢性心功能不全药

☆重点提示

本单元是考试的出题重点，出题基本都围绕强心苷类的药理作用、临床应用及不良反应应该重点掌握。

一、强心苷类

1. 强心苷的作用及应用

（1）作用

①正性肌力：使心肌收缩力加强，降低衰竭心肌耗氧量，增加心排血量 2016。

②负性频率：增加心排血量，提高迷走神经兴奋性，从而减慢心率。

③对心肌电生理的影响：降低房室结的传导性，降低窦房结的自律性，对心室以上部分心脏传导性和自律性的影响与兴奋迷走神经有关；升高心室浦肯野纤维的自律性。

④对心电图的影响：治疗量强心苷主要引起 QT 间期缩短，S-T 段降低呈鱼钩状。

（2）应用：①治疗 CHF；②某些心律失常、心房颤动、心房扑动、阵发性室上性心动过速。

2. 强心苷的不良反应及防治

（1）不良反应

①心脏反应：室性期前收缩最多见且发生早，室颤最为严重。

②胃肠道反应 2005：是中毒的早期反应，可有厌食、恶心、呕吐、腹泻、腹痛等。

③中枢神经系统反应：可有眩晕、头痛、失眠。

④视觉障碍为强心苷中毒的特征，可表现为黄视、绿视及视物模糊。

（2）防治

①预防：纠正各种诱发或加重强心苷中毒的因素，室性期前收缩、窦性心动过缓及视觉障碍是停药指征。

②治疗：快速型心律失常应及时补钾；肾功能不全、高钾血症、严重房室传导阻滞者不宜用钾盐，并可选用抗心律失常药；对于缓慢型心律失常，可用阿托品治疗。

二、减负荷药

1. 利尿药的作用特点、常用药物

（1）作用特点：利尿药可促进 Na^+ 和水的排出，从而减轻心脏的负荷。

（2）常用药物：首选利尿药是噻嗪类药物，必要时可选用强效利尿药呋塞米，注意补钾与保钾利尿药合用。

2. 血管扩张药的作用特点、常用药物

（1）作用：能扩张小静脉或小动脉，适当减轻心脏的前、后负荷，有助于改善心脏功能。

（2）常用药物：①硝酸甘油——扩张静脉。②肼屈嗪——扩张动脉。③硝普钠、哌唑嗪——扩张动、静脉。

三、血管紧张素转化酶抑制药（ACEI）

作用特点：①抑制 ACE，降低肾素-血管紧张素系统的活性，扩张血管以减轻心脏负荷。②抑制心肌重构，改善心肌的顺应性和舒张功能。目前是治疗 CHF 的一线药物。

四、β受体阻滞药

1. 常用药物　美托洛尔、卡维地洛等。

2. 应用意义　通过阻断 β 受体，可以降低心肌耗氧量，抑制 RAAS 激活，上调 β 受体，恢复心肌对儿茶酚的敏感性，减少心室重构。

第十八单元　抗心绞痛药

☆重点提示

本单元重点掌握硝酸酯类和 β 受体阻滞药的药理作用及临床应用。

一、硝酸酯类

硝酸甘油

1. 作用　①降低心肌耗氧量；②改善缺血区心肌供血 2020 。

2. 应用 ⓾2008 ⓾2016　①用于治疗各类型心绞痛，是治疗稳定型心绞痛的首选药；②急性心肌梗死；③心功能不全。

二、β受体阻滞药

1. 作用　①降低心肌耗氧量；②改善心肌代谢；③增加缺血区血液供应；④促进氧合血红蛋白解离。

2. 应用　①用于稳定型心绞痛和不稳定型心绞痛，对伴有高血压和快速性心律失常者效果更好；②变异型心绞痛不宜应用 ⓾2006。

3. 常用药物　普萘洛尔、美托洛尔、阿替洛尔等是临床常用抗心绞痛的β受体阻滞药。

三、钙通道阻滞药

钙通道阻滞药的抗心绞痛作用、应用、常用药物

1. 作用　①降低心肌耗氧量；②增加心肌血液供应，扩张冠脉；③保护缺血的心肌细胞，减轻"钙超载"。

2. 常用药物与应用

（1）硝苯地平：应用于变异型及稳定型心绞痛 ⓾2010、急性心肌梗死、高血压和心力衰竭。

（2）哌克昔林：应用于心绞痛伴心力衰竭或支气管哮喘。

（3）维拉帕米：应用于变异型及稳定型心绞痛、心律失常、高血压。

（4）普尼拉明：应用于各型心绞痛、室性期前收缩、室性心动过速。

（5）地尔硫䓬：应用于各型心绞痛、心律失常、高血压、心肌梗死。

第十九单元　血液系统药

> **重点提示**
>
> 本单元内容在全书来说并不是重点，只需巧记每个药物的特点即可。重点是肝素和香豆素类药物的药理作用和临床应用。

一、抗贫血药

1. 铁制剂

（1）应用：铁剂用于预防和治疗缺铁性贫血 ⓾2010，尤其适用于营养不良、生长发育期需求增加的慢性失血引起的贫血。

（2）不良反应：①胃肠道刺激症状，如呕吐、腹泻等。②注射用铁剂有局部刺激症状、皮肤潮红、头晕等过敏反应。③小儿误服铁剂 1g 以上可引起急性循环衰竭、休克和胃黏膜凝固性坏死。急救时可应用去铁胺灌胃或肌内注射以结合残存的铁。

2. 叶酸

（1）作用：促进红细胞的生成；对细胞的分裂生长及核酸、氨基酸、蛋白质的合成起着重要的作用；在体内以四氢叶酸的形式起作用；是胎儿生长发育不可缺少的营养素。

（2）应用：①治疗各种原因所致的巨幼红细胞性贫血；②对二氢叶酸还原酶抑制药甲氨蝶呤等引起的巨幼红细胞性贫血，应用一般叶酸制剂无效，需直接选用亚叶酸钙治疗；③对恶性贫血、维生素 B_{12} 缺乏所致的巨幼红细胞性贫血，应用叶酸治疗可改善血象，但不能减轻神经系统症状。

3. 维生素 B_{12}

（1）作用：①促进红细胞的发育和成熟；②维生素 B_{12} 可促进四氢叶酸的循环利用；③保持神经系统健全，可消除异常脂肪酸。

（2）应用：①恶性贫血及巨幼红细胞性贫血；②神经炎、神经萎缩等神经系统疾病。

二、止血药

维生素 K

（1）作用：维生素 K 在肝脏参与凝血因子 Ⅱ、Ⅶ、Ⅸ、Ⅹ 的合成。

（2）应用：①维生素 K 缺乏引起的出血；②杀鼠药敌鼠中毒、胆道蛔虫所致的胆绞痛。

三、抗凝血药

1. 肝素

（1）作用：①抗凝作用 2011：加速对 Ⅱa、Ⅸa、Ⅹa、Ⅺa、Ⅻa 等的灭活。②抗血栓作用。

（2）应用：①血栓栓塞性疾病。②缺血性心脏病；不稳定型心绞痛、急性冠脉闭塞。③弥漫性血管内凝血（DIC） 2021。④体外抗凝 2010，如心血管手术、血液透析和心导管检查时防止血栓形成。

2. 香豆素类药物

（1）作用：①维生素 K 的拮抗药，阻止凝血因子 Ⅱ、Ⅶ、Ⅸ、Ⅹ 前体成为凝血因子而抗凝；②抑制凝血酶诱导的血小板聚集作用。

（2）应用：①防止血栓形成和发展；②作为心肌梗死的辅助用药；③术后防止静脉血栓的发生。

四、纤维蛋白溶解药

1. 作用 ①直接或间接激活纤维酶原成为纤维酶，促进纤维蛋白溶解；②对血浆和血栓中的纤维酶原选择性低；③作用时间短；④对新形成的血栓疗效好，对陈旧性血栓溶解作用差。

2. 应用 主要用于血栓栓塞性疾病，如急性心肌梗死、脑栓塞、肺栓塞、深静脉血栓、眼底血栓等。

3. 常用药物 链激酶、尿激酶、组织型纤溶酶原激活剂。

五、抗血小板药

1. 阿司匹林

（1）作用：①使 TXA_2 合成减少；②抑制血小板聚集而阻止血栓形成。

（2）应用：小剂量用于防治心脑血栓形成、心绞痛、心肌梗死、一过性脑缺血发作等。

2. 氯吡格雷

（1）作用：与血小板膜表面 ADP 受体结合，从而抑制血小板相互聚集。

（2）应用：防治心肌梗死、缺血性脑血栓、闭塞性脉管炎和动脉粥样硬化及血栓栓塞引起的并发症。

3. 双嘧达莫（潘生丁）

（1）作用：抑制磷酸二酯酶，抑制腺苷摄取而激活腺苷酸环化酶，防止血小板黏附于血管壁损伤部位，抗血栓形成，扩张冠脉。

（2）应用：与口服抗凝药合用治疗血栓栓塞性疾病，如急性心肌梗死，防止心瓣膜置换术血栓形成。

4. 依前列醇

（1）作用：激活腺苷酸环化酶，防止血小板聚集，舒张血管作用明显。

（2）应用：①治疗某些心血管疾病以防高凝状态，防止血栓形成；②用于严重外周血管性疾病、缺血性心脏病、原发性肺动脉高压、血小板消耗性疾病等。

第二十单元 消化系统药

> **重点提示**
> 本单元考点内容比较少，重点是 H_2 受体阻断药和质子泵抑制药的药理作用和临床应用。

一、抗消化性溃疡药

1. 抗酸药常用制剂　氢氧化镁、三硅酸镁、氧化镁、氢氧化铝、碳酸钙、碳酸氢钠。
2. H_2 受体阻断药　常用药物有西咪替丁、雷尼替丁、法莫替丁、尼扎替丁、罗沙替丁等 2017 2018 。
   (1) 作用：①抑制胃酸分泌。②调节免疫。③其他，如西咪替丁有抗雄性激素和药酶抑制作用，雷尼替丁有弱的药酶抑制作用，法莫替丁、尼扎替丁不影响药酶活性。
   (2) 应用：消化性溃疡、胃肠道出血、胃酸分泌过多症和食管炎等与胃酸分泌相关的疾病。
3. 质子泵抑制药　常用药物有奥美拉唑、兰索拉唑、泮托拉唑和雷贝拉唑等。
   (1) 作用：①抑制胃酸分泌；②抗 Hp 2008 。
   (2) 应用：用于胃、十二指肠溃疡，反流性食管炎等。
4. 黏膜保护药　前列腺素衍生素、硫糖铝、铋制剂。
   (1) 作用：抑制胃酸分泌，增强胃黏膜的保护屏障，防止一些有害因素损害胃黏膜。
   (2) 应用：主要用于消化性溃疡的防治。
5. 抗幽门螺杆菌药
   (1) 抗溃疡类药：抗幽门螺杆菌作用较弱，单用疗效差，如硫糖铝。
   (2) 抗菌药：阿莫西林、甲硝唑、四环素、呋喃唑酮、庆大霉素等。

二、止吐药

分类及常用药
(1) 抗胆碱药：东莨菪碱用于防治晕动病和内耳眩晕症。
(2) 抗组胺药：常用药物有苯海拉明、茶苯海明、异丙嗪、美克洛嗪、羟嗪和布克利嗪等，主要用于晕动病，或内耳眩晕症、手术、妊娠呕吐。
(3) 吩噻嗪类药物：氯丙嗪、硫乙拉嗪对各种原因的呕吐都有止吐作用，但对晕动病无效。
(4) 胃肠促动力药：常用药物有多潘立酮、甲氧氯普胺和西沙必利等。用于胃食管反流病，慢性功能性、非溃疡性消化不良，胃轻瘫及便秘等。
(5) $5-HT_3$ 受体阻断药：昂丹司琼、格拉司琼、托烷司琼等能阻断中枢及迷走神经传入纤维的 $5-HT_3$ 受体，止吐作用强大。对一些强致吐作用的化疗药（如顺铂、环磷酰胺、阿霉素等）引起的呕吐有迅速强大的预防和抑制作用，但对晕动病及去水吗啡引起的呕吐无效。

第二十一单元 呼吸系统药

> **重点提示**
> 本单元只需掌握各型平喘药的药理作用及临床应用即可。

一、镇咳药

常用制剂有可待因、喷托维林、右美沙芬、苯丙哌林、氯哌斯汀、苯佐那酯。

二、祛痰药

1. 促进黏液分泌药 如氯化铵、愈创甘油醚、碘化钾、酒石酸锑钾等。
2. 溶解黏痰药 如乙酰半胱氨酸、溴己新、糜蛋白酶、羧甲司坦、泰洛沙泊等。

三、平喘药

1. β_2 受体激动药 2011

（1）分为选择性和非选择性两类。前者常用药物 2015 有沙丁胺醇、特布他林、氯丙那林、丙卡特罗、吡布特罗、克仑特罗、非诺特罗、沙美特罗等；后者有肾上腺素、异丙肾上腺素和麻黄碱。

（2）沙丁胺醇、特布他林、克仑特罗为中效 β_2 受体激动药，可用于平喘 2005 2010；福莫特罗、沙美特罗为长效 β_2 受体激动药，用于慢性哮喘与慢性阻塞性肺疾病，能缓解症状。

2. 氨茶碱

（1）作用：①具有较强的直接松弛支气管平滑肌作用；②有强心、利尿作用；③兴奋中枢、促进胃酸分泌 2011。

（2）应用：①用于各型哮喘，急性哮喘用氨茶碱缓慢推注；②用于急性心功能不全、肾性水肿；③用于胆绞痛。

（3）不良反应：①兴奋不安、失眠和消化道刺激反应；②剂量过大可致心律失常、心悸等。

3. 色甘酸二钠平喘药

（1）作用：①稳定肥大细胞膜；②直接抑制引起支气管痉挛的某些反射；③降低病人过高的支气管反应性。

（2）应用：①色甘酸钠为哮喘的预防性用药，对外源性哮喘疗效好，内源性哮喘次之；②扎普司特对过敏性哮喘疗效较好，对过敏性鼻炎和皮炎有效；③酮替芬疗效优于色甘酸钠，对儿童哮喘效果好。

4. 糖皮质激素

（1）平喘作用：①抑制多种参与哮喘发病炎性细胞因子和黏附分子的生成；②抑制变态反应，减少过敏介质释放；③降低气道血管通透性，加强儿茶酚胺对腺苷酸环化酶的激活作用；④非特异的抗炎作用，能抑制气道高反应性。

（2）应用：一些新型吸入用的糖皮质激素类药物，如曲安西龙、倍他米松、二丙酸倍氯米松、布地奈德、曲安奈德、氟尼缩松等用于临床，有强大的局部抗炎作用，主要用于气道扩张药不能有效控制的慢性支气管哮喘、反复发作的顽固性哮喘和哮喘持续状态。

第二十二单元　糖皮质激素

☆重点提示

本单元是考试的重点，掌握糖皮质激素的临床应用及不良反应，对其药理作用熟悉即可。

一、糖皮质激素的药理作用

1. 抗炎

（1）对细菌、病毒等病原微生物无影响，但能抑制感染性炎症和非感染性炎症，改善红、肿、热、痛等症状。

(2) 抗炎作用环节主要有：抑制磷脂酶 A_2、稳定溶酶体膜、降低毛细血管通透性、抑制吞噬细胞功能、抑制炎症细胞功能、抑制炎症后期肉芽组织的增生、抑制某些细胞因子及黏附因子的产生。

2. 抑制免疫。
3. 抗内毒素　提高机体对细胞内毒素的耐受力。
4. 抗休克　常用于严重休克的抢救，对感染中毒性休克疗效尤好。
5. 影响血液与造血系统　增强骨髓造血功能，使红细胞和血红蛋白含量增加，血小板增多，中性粒细胞增多，淋巴细胞减少。
6. 物质代谢影响　升高血糖、负氮平衡、促进脂肪分解及重新分布、核酸代谢、水钠潴留及低 K^+、Ca^{2+}。
7. 其他　①退热。②中枢兴奋。③促进消化：可刺激胃产生胃酸和胃蛋白酶，加快消化性溃疡的进展。

二、糖皮质激素的应用 2006 2011

1. 肾上腺皮质功能不全　用于肾上腺皮质功能减退症、肾上腺危象和肾上腺次全切除术后。
2. 严重感染　主要用于中毒性感染或同时伴有休克者。
3. 防止某些炎症后遗症。
4. 免疫性疾病　如风湿性关节炎、类风湿关节炎、肾病综合征。
5. 器官移植。
6. 过敏性疾病。
7. 休克　大剂量对各种休克均有一定的疗效。
8. 血液病　用于治疗急性淋巴细胞性白血病、再生障碍性贫血、粒细胞减少症。
9. 皮肤病　局部应用治疗皮炎、湿疹。

三、糖皮质激素的不良反应及禁忌证

1. 不良反应 2005 2010 2016 2018　医源性肾上腺皮质功能亢进症(库欣综合征)、诱发或加重感染、消化系统反应、骨质疏松、延缓伤口愈合、肾上腺皮质萎缩和功能不全（停药反应）、反跳现象、神经精神异常、白内障、青光眼。
2. 禁忌证　①抗生素不能控制的感染。②溃疡性疾病、创伤和术后修复。③心血管系统疾病。④骨质疏松、骨折。⑤严重的精神病和癫痫。⑥其他：糖尿病患者、孕妇等。

第二十三单元　抗甲状腺药

重点提示

本单元出题基本都围绕抗甲状腺药物的药理作用及不良反应，了解即可。

硫脲类

(1) 作用：抑制甲状腺激素的生物合成 2005 2010；抑制免疫。

(2) 应用：①甲状腺功能亢进症。②甲状腺术前准备——手术前宜先用硫脲类将甲状腺功能控制到正常或接近正常。③甲状腺危象时做辅助治疗。

(3) 不良反应：①过敏反应；②消化道反应；③粒细胞减少；④甲状腺肿及甲状腺功能减退。

第二十四单元 降血糖药

> **重点提示**
>
> 本单元重点掌握胰岛素和各型降血糖药的药理作用及临床应用。考试题型基本都是 A1 型题。

一、胰岛素

1. 作用

(1) 降血糖：加速葡萄糖的利用，降低血糖；抑制葡萄糖的生成。

(2) 脂肪代谢：促进脂肪合成并抑制其分解。

(3) 正氮平衡：增加氨基酸的转运和蛋白质的合成，抑制其分解。

(4) 促钾转运。

(5) 促生长。

2. 应用

(1) 糖尿病 2005：治疗糖尿病的最主要药物，对胰岛素缺乏的各型糖尿病均有效；主要用于重症糖尿病，2 型糖尿病经饮食控制或用口服降血糖药未能控制者，合并重度感染、消耗性疾病、高热、妊娠、创伤及手术的各型糖尿病。

(2) 糖尿病急性并发症：如糖尿病酮症酸中毒或非酮症性高渗昏迷。

二、口服降血糖药

1. 磺酰脲类

(1) 作用：①降血糖。②抗利尿作用 2017。③对凝血功能的影响——使血小板的数目减少，黏附力减弱，还刺激纤溶酶原的合成，恢复纤溶酶活力。

(2) 应用：①糖尿病，用于胰岛功能尚存的 2 型糖尿病饮食控制无效者。②尿崩症，氯磺丙脲可使尿量减少，与氢氯噻嗪合用可提高疗效 2010。

(3) 不良反应 2005：①胃肠道反应，如肠胃不适、恶心、腹泻等。②过敏反应，如皮肤过敏、粒细胞减少和胆汁淤积性黄疸。③低糖血症。

2. 二甲双胍

(1) 作用：使糖尿病患者血糖明显降低。①促进组织对葡萄糖的摄取和利用。②降低葡萄糖在肠道的吸收。③增加肌肉组织中的无氧糖酵解。④减少肝细胞糖异生。⑤增加胰岛素与其受体结合。⑥降低血中胰高血糖素水平。此外，还可改善血脂代谢，降低 LDL 及 VLDL、甘油三酯及胆固醇水平。

(2) 应用：用于单用饮食控制无效的轻、中度 2 型糖尿病，尤其肥胖伴胰岛素抵抗者 2006 2016。

(3) 不良反应：①一般反应，常见有厌食、口苦、口腔金属味、胃肠刺激等，减量或停药后消失。②低糖血症。③乳酸血症及酮症 2008。④维生素 B_{12} 和叶酸缺乏。

3. α-葡萄糖苷酶抑制药

(1) 作用：减慢水解及产生葡萄糖的速度并延缓葡萄糖的吸收，使餐后血糖峰值降低。

(2) 应用：主要用于轻、中度 2 型糖尿病患者。

(3) 不良反应：主要是胃肠道反应。

4. 胰岛素增效药
（1）作用：主要是增加肌肉和脂肪组织对胰岛素的敏感性而发挥降低血糖作用。
（2）应用：主要用于2型糖尿病患者。

第二十五单元　合成抗菌药

> **重点提示**
> 本单元重点在磺胺类药物的药理作用及临床应用。

一、氟喹诺酮类药物
1. 抗菌作用
（1）对革兰阴性菌、铜绿假单胞菌有效，对金黄色葡萄球菌、肺炎链球菌、溶血性链球菌等革兰阳性球菌也有效。
（2）对衣原体、支原体、军团菌及结核杆菌有较强作用。
2. 应用
（1）呼吸系统感染：左氧氟沙星、莫西沙星与万古霉素合用，为青霉素高度耐药的肺炎链球菌感染首选。氟喹诺酮类（除诺氟沙星外）可代替大环内酯类用于支原体肺炎、衣原体肺炎、嗜肺军团菌引起的军团病。
（2）泌尿生殖道感染：环丙沙星、氧氟沙星与β-内酰胺类同为首选药。环丙沙星是铜绿假单胞菌性尿道炎的首选药。氟喹诺酮类对敏感菌所致的急、慢性前列腺炎以及复杂性前列腺炎，均有较好疗效。
（3）肠道感染与伤寒：首选用于治疗志贺菌引起的急、慢性菌痢和中毒性菌痢，以及鼠伤寒沙门菌、猪霍乱沙门菌、肠炎沙门菌引起的胃肠炎。对沙门菌引起的伤寒或副伤寒，应首选氟喹诺酮或头孢曲松。本类药物也可用于旅行性腹泻。
（4）对脑膜炎奈瑟菌具有强大的杀菌作用，其在鼻咽分泌物中浓度高，可用于鼻咽部带菌者的根除治疗。
3. 不良反应　①胃肠道反应；②中枢神经系统毒性；③光敏反应；④心脏毒性；⑤软骨损害；⑥其他，包括跟腱炎、肝毒性、替马沙星综合征、过敏等。

二、磺胺类药物
常用药物有磺胺甲噁唑（SMZ）、磺胺异噁唑（SIZ）、磺胺嘧啶（SD）等。
1. 抗菌作用
（1）磺胺药是广谱抑菌药，对大多数革兰阳性菌和革兰阴性菌、部分放线菌及沙眼衣原体、弓形体、疟原虫等病原体均有较好的抗菌活性。
（2）对病毒、螺旋体、支原体、立克次体无效。
2. 不良反应 2010　①泌尿系统反应；②过敏反应；③血液系统反应；④肝损害；⑤其他，恶心、呕吐、头痛、头晕、嗜睡 2008。

三、甲氧苄啶（TMP）
1. 抗菌增效作用 2017　与磺胺药合用，可使细菌四氢叶酸的合成受到双重阻断，使磺胺药的抗菌作用增强。
2. 复方制剂 2005　常与SMZ或SD合用或制成复方制剂，发挥协同抗菌作用；还与其他抗菌药合用，治疗呼吸道、泌尿道、软组织感染，败血症、脑膜炎以及伤寒、副伤寒，菌痢等肠道感染。

四、硝咪唑类

1. 甲硝唑

（1）作用：①厌氧菌所致的各种感染，如腹腔、盆腔感染、牙周肿胀、骨髓炎、脓胸等；②幽门螺杆菌所致的消化性溃疡；③与广谱青霉素或氨基糖苷类合用预防术后厌氧菌感染；④滴虫和阿米巴原虫所致的相关感染。

（2）不良反应：①消化道反应；②大剂量见神经系统症状；③荨麻疹、皮肤潮红、瘙痒等变态反应及排尿困难、黑尿。

2. 替硝唑　抗厌氧菌和原虫的活性较甲硝唑为强，临床应用与甲硝唑相同。

第二十六单元　抗　生　素

重点提示

本单元为高频考点，需要对各个考点都有所了解。对青霉素的应用重点掌握。

一、青霉素

1. 青霉素 G

（1）抗菌作用：对繁殖期敏感病菌有强大的杀菌作用。①革兰阳性球菌，如溶血性链球菌、肺炎链球菌、草绿色链球菌；②革兰阳性杆菌，如白喉杆菌、炭疽杆菌及革兰阳性厌氧杆菌；③革兰阴性球菌，如脑膜炎球菌和淋球菌；④其他，如梅毒螺旋体、钩端螺旋体、回归热螺旋体、鼠咬热螺菌、放线杆菌等高度敏感。对真菌、立克次体、病毒和原虫无效。

（2）应用

①对敏感的革兰阳性球菌、阴性球菌、螺旋体感染，可作为首选治疗药 2010 2022。②溶血性链球菌引起的咽炎、扁桃体炎、猩红热、蜂窝织炎、败血症等。③草绿色链球菌引起的心内膜炎。④肺炎球菌所致的大叶肺炎、中耳炎等。⑤脑膜炎球菌引起的流行性脑脊髓膜炎。⑥作为治疗放线菌病、钩端螺旋体病、梅毒、回归热等及预防感染性心内膜炎发生的首选药 2022。⑦与抗毒素合用治疗破伤风、白喉患者。

（3）不良反应

①水电解质紊乱：高钾血症、高钠血症。

②变态反应：过敏反应最严重。

③赫氏反应：青霉素在治疗梅毒、钩端螺旋体病、雅司、鼠咬热或炭疽时，可有症状加剧的现象。

④其他。

（4）过敏性休克的防治

①详细询问病史，有过敏史者禁用。

②初次使用、用药间隔3日以上、药品批号或厂家改变时均应皮试，阳性禁用。

③不在无急救药物（如肾上腺素）和抢救设备的条件下使用。

④避免滥用和局部用药。

⑤避免在饥饿时注射。

⑥注射液应当新鲜配制，立即使用。

⑦注射后观察30分钟，一旦休克发生，立即皮下或肌内注射肾上腺素 0.5~1.0mg 2011，

严重者静脉注射或心腔内注射，必要时可加用糖皮质激素和抗组胺药。

2. 半合成青霉素

（1）青霉素V

①作用：耐酸，口服吸收好，但不耐酶。抗菌谱与青霉素G相同，抗菌活性较青霉素弱。

②应用：主要用于革兰阳性球菌引起的轻度感染，也常用于风湿热的预防。

（2）苯唑西林、氯唑西林、双氯西林G、氟氯西林

①作用：对革兰阳性细菌的作用不及青霉素，对革兰阴性肠道杆菌或肠道球菌也没有明显作用。

②应用：主要用于耐青霉素的金黄色葡萄球菌感染的治疗。

（3）氨苄西林

①作用：耐酸，可口服。对革兰阴性杆菌有较强的抗菌作用。

②应用：治疗敏感菌所致的呼吸道感染、伤寒、副伤寒、尿路感染、胃肠道感染、软组织感染、脑膜炎、败血症、心内膜炎等。

（4）阿莫西林

①作用：抗菌谱与抗菌活性与氨苄西林相似。

②应用：用于敏感菌所致的呼吸道、尿道、胆道感染以及伤寒的治疗，以及活动性胃炎和消化性溃疡的治疗 2018。

（5）羧苄西林

①作用：对铜绿假单胞菌作用强。

②应用：主要用于烧伤继发铜绿假单胞菌感染 2010 2017。

二、头孢菌素类

1. 各代头孢菌素类的抗菌作用

（1）第一代

①对革兰阳性菌作用强于第二、第三代。

②对革兰阴性菌作用弱于第二、第三代。

③可被β-内酰胺酶破坏。

（2）第二代

①对革兰阳性菌和革兰阴性菌都有效，但作用都不强，治疗混合感染较好。

②对β-内酰胺酶较稳定。

③对厌氧菌有一定作用，对铜绿假单胞菌无效。

（3）第三代

①对革兰阳性菌作用差，对革兰阴性菌作用强。

②对铜绿假单胞菌及厌氧菌均有较强作用。

③对β-内酰胺酶高度稳定。

（4）第四代

①代表药物：头孢匹罗、头孢匹肟。

②主要用于耐第三代头孢菌素的革兰阴性杆菌所致的严重感染和耐药金黄色葡萄球菌感染。

2. 各代头孢菌素类的应用

（1）第一代

①常用的药物有：头孢噻吩、头孢唑林、头孢拉定、头孢氨苄。

②主要用于革兰阳性菌所致的呼吸道和尿路感染，以及皮肤、软组织感染等。

（2）第二代

①常用的药物有：头孢呋辛、头孢孟多、头孢克洛。

②主要用于治疗感染所致的肺炎、菌血症、尿路感染和其他组织器官感染。
（3）第三代
①常用的药物有：头孢曲松、头孢哌酮、头孢他啶。
②主要用于尿路感染及危及生命的败血症、脑膜炎、骨髓炎、肺炎等。
3. 各代头孢菌素类的不良反应
（1）过敏反应：5%～10%与青霉素抗生素有交叉过敏现象。
（2）肾脏毒性
①第一代大剂量可出现肾近曲小管坏死。
②第二代肾毒性降低。
③第三代肾毒性更低。
（3）神经系统：偶可见头痛、头晕等。
（4）血液系统：第二代的头孢孟多和第三代的头孢哌酮可引起凝血酶原或血小板减少。
（5）二重感染：第三、第四代头孢菌素偶见二重感染或肠球菌、铜绿假单胞菌和念珠菌的增殖现象。
（6）其他
①静脉给药可发生静脉炎。
②口服可引起胃肠反应。
③大量静脉注射还应注意高钠血症的发生。

三、大环内酯类

1. 阿奇霉素的抗菌作用
（1）抗菌谱较红霉素广，对革兰阴性菌明显强于红霉素。
（2）对某些细菌表现为快速杀菌作用。
2. 阿奇霉素的应用
（1）治疗化脓性链球菌引起的急性咽炎、急性扁桃体炎以及敏感菌引起的急性支气管炎、慢性支气管炎急性发作。
（2）治疗肺炎链球菌、流感杆菌及肺炎支原体所致的肺炎。
（3）治疗衣原体引起的泌尿道感染和宫颈炎，以及敏感菌所致皮肤软组织的感染。
3. 阿奇霉素的不良反应
（1）胃肠道反应：口服大剂量可出现恶心、呕吐、腹痛和腹泻。
（2）偶见肝功能异常与外周白细胞下降。

四、林可霉素类

1. 林可霉素、克林霉素的抗菌作用
（1）对厌氧菌有良好的抗菌作用。
（2）对革兰阳性菌均高度敏感；对阴性球菌也敏感；对人型支原体、沙眼支原体敏感。
（3）对肠球菌、MRSA、肺炎支原体、革兰阴性菌无效。
2. 林可霉素、克林霉素的应用
（1）治疗金黄色葡萄球菌所致的骨髓炎的首选药。
（2）用于治疗各种厌氧菌感染和需氧革兰阴性球菌引起的呼吸道感染、败血症等。
3. 林可霉素、克林霉素的不良反应
（1）胃肠道反应。
（2）过敏。

五、氨基糖苷类

1. 氨基糖苷类的抗菌作用

（1）抗菌谱较广，主要对各种需氧革兰阴性杆菌有强大的杀菌作用。

（2）对革兰阴性球菌作用较差。

（3）对革兰阳性球菌中各型链球菌作用微弱，对厌氧菌不敏感。

2. 氨基糖苷类的应用

（1）敏感需氧革兰阴性杆菌所致的全身感染。

（2）口服治疗消化道感染、肠道术前准备、肝性脑病，如新霉素。

（3）制成外用软膏或眼膏或冲洗液可治疗局部感染。

（4）链霉素、卡那霉素可作为结核病治疗药物。

3. 氨基糖苷类的不良反应

（1）耳毒性：可引起前庭功能障碍和耳蜗神经损害 2021。

（2）肾毒性。

（3）过敏反应：可引起过敏性休克，尤其是链霉素。

（4）神经肌肉阻滞作用。

六、四环素类

1. 四环素的抗菌作用和不良反应

（1）抗菌谱广：①革兰阳性和阴性菌（对阳性菌的作用＞阴性菌）；②极高浓度时具有杀菌作用；③对伤寒杆菌、副伤寒杆菌、铜绿假单胞菌、结核分枝杆菌、真菌和病毒无效。

（2）抗菌活性：对革兰阳性菌的作用不如青霉素类和头孢菌素类；对革兰阴性菌的作用不如氨基糖苷类及氯霉素类。

（3）不良反应：局部刺激，二重感染，影响骨、牙的生长，肝、肾损害。

2. 氯霉素的抗菌作用和不良反应

（1）广谱抗菌药。

（2）对革兰阴性菌的抑制作用强于革兰阳性菌。

（3）对流感杆菌、肺炎链球菌、脑膜炎球菌为杀菌药。

（4）对革兰阳性菌的抗菌活性不如青霉素类和四环素类。

（5）对立克次体属、支原体、螺旋体和沙眼支原体等也有抑制作用。

（6）对结核分枝杆菌、真菌、原虫和病毒无效。

（7）对伤寒杆菌、流感杆菌、副流感杆菌和百日咳杆菌的作用比其他抗生素强。

（8）不良反应：抑制骨髓造血功能、灰婴综合征、胃肠道反应。

第二十七单元 抗真菌药与抗病毒药

> **重点提示**
>
> 本单元考题内容比较少，重点在阿昔洛韦和利巴韦林的药理作用及临床应用。

一、抗真菌药

1. 两性霉素B 广谱抗真菌药 2017，对各种深部真菌有强大抑制作用。静脉滴注用于深部真菌感染，脑膜炎时还可配合鞘内注射。口服仅用于肠道真菌感染。局部应用可治疗浅部真菌感染。

2. 制霉菌素 对白色念珠菌及隐球菌有抑制作用。毒性大。局部用于防治皮肤、口腔及阴道念珠菌感染；口服用于胃肠道感染；可与广谱抗生素合用防止真菌引起的二重感染。

3. 咪康唑 咪唑类广谱抗真菌药。临床主要局部用于治疗五官、皮肤、阴道的念珠菌感染。

4. 特比萘芬 丙烯类广谱抗真菌药。用于治疗由皮肤癣菌引起的甲癣、体癣、股癣、手癣及足癣。

5. 氟胞嘧啶 人工合成抗真菌药，抗菌谱窄，仅对酵母菌和酵母样菌有较强的抑制作用，另对着色真菌、烟曲菌等也有抗菌作用。主要用于敏感菌引起的深部感染。

二、抗病毒药

1. 阿昔洛韦

（1）作用：①广谱高效抗病毒药 2010；②对单纯疱疹病毒的作用最强，对乙型肝炎病毒也有一定作用；③对 RNA 病毒无效。

（2）应用：①治疗 HSV 感染的首选药；②局部应用治疗 HSV 引起的皮肤和黏膜感染；③口服或静脉注射治疗生殖器疱疹、疱疹病毒脑炎等；④对乙型肝炎有明显近期效果。

2. 利巴韦林

（1）作用：属广谱抗病毒药，对多种 DNA、RNA 病毒有效。

（2）应用：①治疗流感病毒引起的呼吸道感染、疱疹病毒性角膜炎、结膜炎、口腔炎、小儿病毒性肺炎等；②对甲型肝炎也有一定疗效。

第二十八单元 抗菌药物的耐药性

重点提示

本单元内容较少，了解即可。

1. 抗菌药耐药性产生的原因 产生灭活酶、靶位的修饰和变化、降低外膜的通透性、加强主动流出系统。

2. 抗菌药的合理应用 可用一种抗菌药物控制的感染绝不使用多种抗菌药联合；窄谱抗菌药可控制的感染不用广谱抗菌药物；严格控制抗菌药物预防应用、局部使用的适应证，避免滥用；医院内应对耐药菌感染的患者采取相应的消毒隔离措施，防止细菌的院内交叉感染；对抗菌药物要加强管理，使用或购买抗菌药物必须凭医生处方。

第二十九单元 抗结核病药

重点提示

本单元的重点是各种抗结核药的临床应用及不良反应。

1. 分类及常用药物

（1）一线和二线：前者包括异烟肼、利福平、链霉素、乙胺丁醇、吡嗪酰胺，以及喹诺酮类的环丙沙星、氧氟沙星、利福喷汀、利福定和司帕沙星等；后者包括氨基水杨酸、乙硫异烟胺、卡那霉素、卷曲霉素、阿米卡星等。一线抗结核药疗效好、不良反应较少，在治疗中首选。二线抗结核药毒性较大或疗效较低,主要用于对一线抗结核药产生耐药性时的替换治疗。

(2) 按作用机制的不同分:①阻碍细菌细胞壁合成的药物,如环丝氨酸、乙硫异烟胺;②干扰结核杆菌代谢的药物,如对氨基水杨酸钠;③抑制 RNA 合成药,如利福平;④抑制结核杆菌蛋白合成药,如链霉素和紫霉素等;⑤多种机制共存或机制未明的药物,如异烟肼、乙胺丁醇。

2. 异烟肼

(1) 药动学特点:口服吸收快而完全。主要在肝内代谢为乙酰化异烟肼和异烟酸,代谢产物与少量原形药物由肾脏排出。

(2) 应用:各种类型结核病的首选药 2018。

(3) 不良反应:①神经系统反应——常见周围神经炎,大剂量可见中枢神经系统反应。同服维生素 B_6 可防治 2019。②肝脏毒性——肝功能不良者慎用。③胃肠反应,过敏反应。

3. 利福平

(1) 抗菌作用:①广谱抗菌 2011;②对结核杆菌、麻风杆菌有强大抗菌作用;③对革兰阴性菌、沙眼衣原体和某些病毒也有抑制作用;④抗菌作用机制是阻碍 mRNA 合成。

(2) 应用:用于治疗各种结核病及重症患者;耐药金黄色葡萄球菌及其他敏感细菌所致的感染;麻风病;局部用药可用于沙眼、急性结膜炎及病毒性角膜炎的治疗。

4. 乙胺丁醇

(1) 应用:与异烟肼或利福平合用治疗各型结核病。

(2) 不良反应:可导致球后视神经炎 2015,表现为弱视、视野缩小、红绿色盲。

5. 合理应用 早期、适量、联合、规律及全程用药。

第三十单元 抗恶性肿瘤药

重点提示

本单元注意对概念的掌握。

一、分类及常用药

1. 根据化学结构和来源分 ①烷化剂,直接破坏 DNA 并阻止其复制,属周期非特异性,如氮芥类、乙烯亚胺类、亚硝脲类等;②抗代谢药,阻止核酸代谢,属周期特异性,如二氢叶酸还原酶抑制药、嘧啶类核苷酸拮抗药、嘌呤类核苷酸拮抗药;③抗肿瘤抗生素,干扰转录过程及阻止 RNA 合成,属周期非特异性,如蒽环类抗生素、普卡霉素类、放线菌素类;④抗肿瘤植物药,影响蛋白质的合成,属周期特异性,如鬼臼毒素类、长春碱类、喜树碱类;⑤激素,如肾上腺皮质激素、雌激素及其拮抗药、雄激素等;⑥铂类配合物,阻止核酸代谢,属周期非特异性,如顺铂及卡铂等。

2. 根据细胞增殖周期分 ①细胞周期非特异性药物,主要杀灭增殖期细胞,如烷化剂、抗肿瘤抗生素等;②细胞周期特异性药物,仅杀灭某一增殖周期细胞,对静止期细胞不敏感,如抗代谢药物主要作用于 S 期,长春碱类主要作用于 M 期。

3. 根据抗恶性肿瘤药作用机制分

(1) 干扰核酸生物合成:根据药物主要干扰的生化步骤可分为:①二氢叶酸还原酶抑制剂(抗叶酸药),如甲氨蝶呤;②胸苷酸合成酶抑制药,如氟尿嘧啶;③嘌呤核苷酸互变抑制药,如巯基嘌呤;④核苷酸还原酶抑制剂,如羟基脲;⑤DNA 多聚酶抑制剂,如阿糖胞苷。

（2）破坏 DNA 结构与功能：①烷化剂，如环磷酰胺；②铂类配合物，如顺铂；③丝裂霉素和博来霉素依托泊苷，抑制拓扑异构酶，使 DNA 不能修复，如喜树碱类。

（3）干扰转录过程和阻止 RNA 合成：如柔红霉素、阿霉素、表阿霉素、吡喃阿霉素等蒽环类抗生素。

（4）干扰蛋白质合成与功能：①影响纺锤丝形成和功能，如长春碱类、紫杉醇等；②干扰核蛋白体功能，如三尖杉生物碱类；③影响氨基酸供应，如门冬酰胺酶。

（5）影响激素平衡的药物：①如糖皮质激素、雌激素、雄激素等激素类或其拮抗药；②通过与芳香化酶结合，并阻断其将雄激素转化为雌激素，抑制肿瘤生长，如氨鲁米特、弗隆。

二、不良反应

①骨髓抑制——通常先见白细胞减少，后出现血小板减少。②消化道反应，恶心、呕吐最常见，系药物直接刺激胃肠道、作用于延脑呕吐中枢以及刺激呕吐化学感受区所致。③脱发。④重要器官及神经系统损害——心脏毒性以阿霉素常见；博来霉素长期大量应用可引起肺纤维化；门冬酰胺酶、环磷酰胺等可引起肝损害；大剂量环磷酰胺可引起出血性膀胱炎；铂损害肾小管；长春碱类、顺铂有神经毒性。⑤过敏反应，如门冬酰胺酶、博来霉素等静脉注射后容易引起过敏反应。⑥烷化剂等抗恶性肿瘤药物具有致癌性、致突变性及免疫抑制作用，产生与化学治疗相关的第二原发恶性肿瘤。⑦不育和致畸。

第十二篇　传染病学

第一单元　传染病学总论

> **重点提示**
> 本单元重点掌握感染过程的表现、传染病的特征，其余内容熟悉即可。

一、感染与免疫
1. 感染的概念　病原体与人体相互作用的过程。
2. 感染过程的表现
（1）隐性感染：又称亚临床感染。只能通过免疫学检查才能发现，最常见。
（2）显性感染 2011：感染后不但引起机体免疫应答，还导致组织损伤，引起病理改变和临床表现。
（3）病原携带状态：人体不出现临床症状，较常见 2011。
（4）潜伏感染：由于机体免疫功能足以将病原体局限化而不引起显性感染，成为携带者，待机体免疫功能下降时，才引起显性感染 2010。
（5）病原体被清除：病原体在入侵部位即被消灭，不出现病理损害和临床表现。
3. 感染过程中病原体的作用　毒力，侵袭力，数量，变异性 2016　2017。
4. 感染过程中的免疫应答作用
（1）保护性免疫：①非特异性免疫。②特异性免疫。
（2）变态反应：病原体在侵入人体过程中，可引起机体出现异常免疫应答，表现出对人体不利的一面。

二、传染病流行过程
1. 传染病流行过程三环节
（1）传染源：①患者；②隐性感染者；③病原携带者及受感染的动物。
（2）传播途径：①呼吸道传播（非典、结核病等）；②消化道传播（霍乱、痢疾等）；③血液和体液传播（乙肝、丙肝等）；④母婴垂直传播（艾滋、梅毒等）；⑤虫媒传播（乙脑、出血热等）；⑥接触传播（性病、狂犬病等）；⑦土壤传播（破伤风、炭疽等）；⑧医源性感染。
（3）易感人群：主要是指免疫力低下或没有特异性免疫保护的人群。
2. 影响流行过程的环境因素
（1）自然因素：地理因素（地方性）、气候因素（季节性）和生态环境（自然源性传染病）。
（2）社会因素：社会制度、经济和生活条件、文化水平对流行过程有决定性影响。
（3）个人行为因素：人类不文明、不科学的行为和生活习惯也可能造成传染病发生与传播。

三、传染病的特征

1. 基本特征 有病原体、有传染性、有流行病学特征（流行性、季节性、地方性）、有感染后免疫 2004 2006 。

2. 临床特征

（1）病程发展的阶段性：潜伏期、前驱期、症状明显期、恢复期、复发与再燃和后遗症期。

（2）常见的症状与体征：发热、发疹、毒血症状、单核-巨噬细胞系统反应。

四、传染病的诊断

1. 临床资料

（1）病史及症状。

（2）体格检查：麻疹的科氏斑、破伤风的牙关紧闭、狂犬病的恐水怕风、流脑的脑膜刺激征和瘀点瘀斑、出血热的酒醉貌和鞭击样出血点。

2. 流行病学资料 ①传染病的地区分布。②传染病的时间分布。③传染病的人群分布。④了解传染病的接触史、预防接种史，也有助于建立诊断。

3. 实验室检查及其他检查。

五、传染病的治疗

1. 治疗原则 综合治疗的原则：治疗、护理与隔离、消毒并重，一般治疗、对症治疗与特效治疗结合。中医中药的治疗原则：积极参与。

2. 治疗方法 ①一般及支持疗法；②病原或特效疗法；③对症治疗；④康复疗法；⑤中医治疗。

六、传染病的预防 2017

1. 管理传染源 早发现、早诊断、早报告、早隔离、早治疗。发现甲类传染病后2小时内通过传染病疫情监测信息系统上报，乙类传染病24小时内上报。

（1）甲类（强制管理）传染病：鼠疫、霍乱。

（2）乙类（严格管理）传染病：传染性非典型肺炎、艾滋病、病毒性肝炎、禽流感、流行性出血热、狂犬病等。

（3）丙类（监测管理）传染病：流行性感冒、流行性腮腺炎、风疹等。

2. 切断传播途径

（1）隔离：①严密隔离。②呼吸道隔离。③消化道隔离。④血液-体液隔离。⑤接触隔离。⑥昆虫隔离。⑦保护性隔离。

（2）消毒：①分类（疫源地消毒及预防性消毒）。②消毒方法（物理消毒法和化学消毒法）。

3. 保护易感人群 ①提高人群的非特异性免疫力；②增强特异性免疫力。

第二单元 病毒感染

☆重点提示

本考点是出题的重点和热点，其重点范围仍在临床表现和诊断，各种题型都可能出现，记住可以区分的特征以期用于解题，万变不离其宗，答题时需仔细加以甄别。

一、病毒性肝炎

（一）病原学

1. 甲型肝炎病毒　小RNA病毒科2008。
2. 乙型肝炎病毒　嗜肝DNA病毒2010。
3. 丙型肝炎病毒　单链RNA病毒2010。
4. 丁型肝炎病毒　是一种单负链RNA缺陷病毒，需要乙肝病毒作为衣壳2008。
5. 戊型肝炎病毒　单正链RNA病毒。

（二）流行病学

1. 传染源
甲、戊型：急性期患者和亚临床感染者。
乙型：急性、慢性患者或无症状HBsAg携带者。
2. 传播途径 2005 2007 2008 2010 2011 2016 2017 2018
（1）甲、戊型：粪－口传播。
（2）乙、丙、丁型：①输血及血制品以及使用污染的注射器或针刺器具等传播。②母婴传播。③性接触传播。④日常生活密切接触传播。
3. 易感人群　人类对各型肝炎普遍易感，各年龄组均可发病。
4. 流行特征　分布遍及全世界，不同地区各型肝炎感染率有很大差别。

（三）发病机制及病理

1. 发病机制
（1）甲型肝炎：HAV大量增殖，使肝细胞轻微破坏。随后细胞免疫起了重要作用。
（2）乙型肝炎：肝细胞病变主要取决于机体的免疫应答，尤其是细胞免疫应答。乙型肝炎的肝外损伤主要由免疫复合物引起。
（3）丙型肝炎：①HCV直接杀伤作用；②宿主免疫因素；③自身免疫；④细胞凋亡。
（4）丁型肝炎：HDV本身及其表达产物。
（5）戊型肝炎：细胞免疫。
2. 病理　肝细胞变性和坏死、炎症渗出反应、肝细胞再生、纤维组织增生。

（四）临床表现

各型肝炎的潜伏期长短不一，甲型肝炎为2~6周，乙型肝炎为4~24周，丙型肝炎为2~26周，丁型肝炎为4~20周，戊型肝炎为2~9周。

1. 急性肝炎
（1）黄疸前期：多以发热起病，热型多为弛张热，可有恶寒。突出的症状是全身乏力及食欲不振、恶心呕吐、上腹不适、腹胀便溏等消化系统症状。期末尿色逐渐加深，似浓茶色。
（2）黄疸期：巩膜、皮肤出现黄染，黄疸日益加深，皮肤瘙痒，大便色浅，肝多肿大，质地充实有压痛、叩击痛。约10%的病人脾大。肝功能检查有明显异常。
（3）恢复期：黄疸等症状渐消退，精神食欲明显好转，肝逐渐回缩，肝功能渐趋正常。
2. 慢性肝炎
（1）轻度：临床症状、体征轻微或缺如，肝功能指标仅1或2项轻度异常。
（2）中度：症状、体征、实验室检查居于轻度和重度之间。
（3）重度：有明显或持续的肝炎症状，如乏力、食欲不振、腹胀、尿黄、便溏等，有肝病面容、肝掌、蜘蛛痣、脾大等体征，且无门脉高压表现者。ALT、AST反复或持续升高、白蛋白降低或A/G比值异常，丙种球蛋白明显升高如发生ALT和AST大幅升高，胆红素超出正常值，提示重症化倾向，可迅速向肝衰竭发展。

3. 重型肝炎　极度乏力，严重消化道症状，神经、精神症状，有明显出血现象，凝血酶原时间显著延长及凝血酶原活动度（PTA）<40%。黄疸进行性加深，胆红素上升大于正常值10倍。可出现中毒性鼓肠、肝臭、肝肾综合征等。可见扑翼样震颤及病理反射，肝浊音界进行性缩小，胆酶分离，血氨升高等。

4. 淤胆型肝炎 2006 2007 2017　临床上以梗阻性黄疸为主要表现，有乏力、皮肤瘙痒、肝大、大便呈灰白色，但消化道症状较轻。肝功能示直接胆红素、ALP、γ-GT、胆固醇增高，黄疸持续3周以上。

5. 肝炎肝硬化　门静脉高压（典型表现：腹水、脾大和侧支循环的建立），预后差。

（五）实验室检查及其他检查

1. 血常规　急性肝炎早期血白细胞正常或略高，黄疸期至恢复期白细胞正常或略低。急性重型肝炎白细胞和多个核细胞均可增加。慢性重型肝炎、肝炎肝硬化、脾大及脾功能亢进时可有不同程度的血小板、白细胞及红细胞减少。

2. 尿常规　出现黄疸的患者尿胆素及尿胆原常阳性，且有助于黄疸的鉴别。

3. 肝生化指标　胆红素和转氨酶不同程度升高，白蛋白降低，凝血时间延长。

4. 甲胎蛋白（AFP）　AFP明显升高或进行性升高提示有肝细胞癌发生。重型肝炎有大量肝细胞坏死后的肝细胞再生，AFP也常升高，则与预后相关。

5. 病原学检查　直接法：检测血清及肝组织中的病原体DNA/RNA。间接法：检测血清中的特异性抗体。

6. 肝活检　对病毒性肝炎的诊断和分型十分重要。

7. 影像学检查　①超声波检查：急性肝炎时可排除肝脏的其他病变。②CT及MRI检查。

（六）诊断与鉴别诊断

1. 诊断

（1）急性肝炎：起病较急，常有畏寒、发热、乏力、食欲缺乏、恶心、呕吐等急性感染症状。肝大，质偏软，ALT显著升高，病程不超过6个月。

（2）慢性肝炎：病程超过半年或发病日期不明确而有慢性肝炎症状者，常有乏力、厌油、肝区不适等症状，可有肝病面容、肝掌、蜘蛛痣、胸前毛细血管扩张，肝大质偏硬，脾大等体征。

（3）重型肝炎（肝衰竭）：急性黄疸型肝炎病情迅速恶化，2周内出现Ⅱ度以上肝性脑病或其他重型肝炎表现者，为急性肝衰竭；15天至26周出现上述表现者为亚急性肝衰竭；在慢性肝病基础上出现的急性肝功能失代偿为慢加急性（亚急性）肝衰竭。在肝硬化基础上出现的重型肝炎为慢性肝衰竭。

（4）淤胆型肝炎：起病类似急性黄疸型肝炎，黄疸持续时间长，症状轻，有肝内梗阻的表现。

（5）肝炎肝硬化：多有慢性肝炎病史。有乏力，腹胀，尿少，肝掌，蜘蛛痣，脾大，腹水，双下肢水肿，胃底食管下段静脉曲张，白蛋白下降，A/G倒置等肝功能受损和门脉高压表现。

2. 鉴别诊断

（1）各型病毒性肝炎之间的鉴别：①甲、戊型肝炎为急性，黄疸型较多见；乙、丙、丁型肝炎可演变为慢性，无黄疸型多见。②确诊有赖于病原学检查结果。

（2）药物性或中毒性肝炎：有服用损害肝脏药物或接触有毒物质史，病原学检查阴性。

（3）酒精性肝炎：有长期嗜酒史，病毒性肝炎病原学检查常阴性。

（4）非酒精性脂肪性肝炎：形体肥胖，甘油三酯增高，肝炎病原学检查阴性。

（七）治疗

1. 急性肝炎　休息、营养、保肝退黄等支持对症处理。但急性丙型肝炎若发现 HCV RNA 阳性，尽快开始抗病毒治疗，可治愈。

2. 慢性肝炎　在一般营养支持治疗的基础上，应用抗病毒药物、调整机体免疫功能及改善肝细胞功能的药物治疗。

3. 重型肝炎　一般营养支持治疗，病因治疗，促进肝细胞再生，抗内毒素血症，人工肝支持，肝移植。

（八）预防

1. 管理传染源　急性期应隔离，积极治疗。

2. 切断传播途径　血液透析病房应加强卫生管理，尽量用一次性注射输液用品。

3. 保护易感人群　目前已经成功研制的疫苗有甲肝疫苗和乙肝疫苗 2011。

二、流行性感冒

（一）病原学

1. 流感病毒属正黏病毒科，直径 80~120nm，呈球形或丝状，由核心和包膜组成。

2. 流感病毒的变异，最常发生于甲型，主要形式有两种：①抗原漂移，变异幅度小，属于量变，不会引起流感的大规模流行，出现频率较高，且有逐渐积累效应；②抗原转换，变异幅度大，属于质变，形成新的病毒亚型，会引起流感的全球性大流行，发生频率较低，且缓慢。

3. 流感病毒不耐热，100℃ 1 分钟或 56℃ 30 分钟灭活，对常用消毒剂及紫外线敏感，耐低温和干燥，真空干燥或 -20℃ 以下仍可存活。

（二）流行病学

1. 传染源　主要为流感患者和隐性感染者。潜伏期即有传染性，发病 3 日内传染性最强。

2. 传播途径　主要经呼吸道-空气飞沫传播。

3. 易感人群　普遍易感。

4. 流行特征　一般散发，多发于冬春季 2021。根据世界上已发生的 4 次大流行情况分析，一般 10~15 年发生一次大流行。流感在流行病学上最显著的特点为：突然暴发，迅速蔓延，波及面广，具有一定的季节性，一般流行 6~8 周后会自然停止。甲型流感常引起暴发流行，乙型流感呈局部流行或散发，亦可大流行，丙型以散发为主。

（三）发病机制与病理

1. 发病机制　流感病毒经呼吸道吸入后，通过血凝素与呼吸道表面纤毛柱状上皮细胞的唾液酸受体结合而进入细胞，在细胞内进行复制，引起上呼吸道症状，并在上皮细胞变性坏死后排出较多量的病毒，随呼吸道分泌物排出引起传播，上皮细胞变性、坏死、溶解或脱落后，产生炎症反应。

2. 病理　单纯型流感病变主要发生在上、中呼吸道，表现为纤毛柱状上皮细胞的变性、坏死和脱落，黏膜充血、水肿和单核细胞浸润。流感病毒性肺炎的病理特征为肺充血、水肿，支气管黏膜坏死，气道内有血性分泌物，黏膜下层灶性出血，肺泡内含有渗出液，严重时有肺透明膜形成。

（四）临床表现

潜伏期通常为 1~3 日，最短数小时。起病多急骤，主要以全身中毒症状为主，呼吸道症状轻微或不明显。发热通常持续 3~4 日。

1. 单纯型流感　最常见，骤起畏寒、发热，体温可达39～40℃，头痛、全身酸痛、咽干、乏力及食欲减退等全身症状明显；咳嗽、流涕、鼻塞、咽痛等呼吸道症状较轻。

2. 肺炎型流感　较少见，可以由单纯型转为肺炎型，或直接表现为肺炎型，多发生在2岁以下的小儿、老人、孕妇，或原有慢性基础疾病者 2017 。特点是在发病后24小时内出现高热、烦躁、呼吸困难、咳血痰和明显发绀，可进行性加重，抗菌治疗无效，可因呼吸循环衰竭在5～10日内死亡。两肺可有呼吸音减低、湿啰音或哮鸣音，但无肺实变体征。X线胸片可见双肺广泛小结节性浸润，近肺门较多。

3. 其他类型　包括中毒型、胃肠型、脑炎型等少见类型。

4. 并发症

(1) 呼吸道并发症：细菌性气管炎、细菌性支气管炎、细菌性肺炎。

(2) 肺外并发症：雷耶（Reye）综合征、中毒性休克、骨骼肌溶解、心肌炎、心包炎。

(五) 实验室检查与其他检查

1. 血液检查　白细胞总数正常或降低，淋巴细胞相对增加。

2. 病毒分离　灵敏度高。

3. 血清学检查　急性期（发病后7日内采集）和恢复期（间隔2～3周采集）双份血清进行补体结合试验或血凝抑制试验，后者抗体滴度与前者相比有4倍或以上升高，有助于确诊（回顾性诊断）。灵敏度、特异性均较差。

4. 病毒特异抗原及其核酸检查　取患者呼吸道标本或肺标本，采用免疫荧光或酶联免疫法检测甲、乙型流感病毒型特异的核蛋白（NP）或基质蛋白（M1）及亚型特异的血凝素蛋白。

5. 快速诊断法　取患者鼻黏膜压片染色找到包涵体，免疫荧光检测抗原。

6. 胸部影像学检查　重症患者胸部X线检查可显示单侧或双侧肺炎。

(六) 诊断与鉴别诊断

1. 诊断　在同一地区，流行季节，短时间之内出现大量流感样病例，应考虑流感。诊断分为疑似病例与确诊病例。

2. 鉴别诊断

(1) 普通感冒：多为散发，起病较慢，可由多种呼吸道病毒感染引起。

(2) 传染性非典型肺炎（SARS）：临床以发热、乏力、头痛、肌肉关节疼痛等全身症状和干咳、胸闷、呼吸困难等呼吸道症状为主，SARS病原学检测阳性。

(七) 治疗

1. 治疗原则 2015 　①隔离患者。②起病1～2日内应用抗流感病毒药物治疗。③加强支持治疗和防治并发症。④合理应用对症治疗药物。儿童忌用阿司匹林制剂，以免诱发致命的雷耶综合征。

2. 抗流感病毒药物治疗

(1) 离子通道M_2阻滞剂。

(2) 神经氨酸酶抑制剂：奥司他韦是目前较为理想的抗病毒药物，发病初期使用。扎那米韦适用于成年患者和12岁以上的青少年患者，治疗甲型和乙型流感，每日20mg，间隔12小时，分两次吸入，连用5日。

(八) 预防

早发现、早报告、早隔离、早治疗。尽量少去公共场所，注意通风。接种流感疫苗，应用抗流感病毒药物预防。

三、人感染高致病性禽流感

（一）病原学

1. 该病是由甲型禽流感病毒引起 2015 。
2. 禽流感病毒属于正黏病毒科，属甲型流感病毒，包括其全部亚型。根据其致病性，禽流感病毒可分为高致病性、低致病性和非致病性三大类，其中 H5 和 H7 亚型为高致病性，又以 H5N1 致病性最强。

（二）流行病学 2015

1. 传染源　主要为病禽、带毒的禽。野禽在自然传播中发挥了重要作用，特别是感染 H5N1 亚型病毒的鸡、鸭。
2. 传播途径　主要经呼吸道传播，通过密切接触感染的禽类及其分泌物、排泄物、受污染的水及直接接触病毒株被感染。目前尚无人与人之间直接传播的确切证据。
3. 易感人群　偶可感染人。发病与年龄、性别无关，12 岁以下的儿童病情较重。
4. 发病季节　禽流感一年四季均可发生。

（三）发病机制与病理

1. 发病机制

（1）禽流感病毒的致病性：①大多流感暴发与病毒株亚型 H5 和 H7 有关。目前仅发现 H5N1、H9N2 和 H7N7 能直接感染人，H5N1、H7N9 禽流感具有高致病性；②家禽体内一些酶类也可增加流感病毒的毒力。

（2）致病性的分子生物学基础：①病毒的基因及其产物，如血凝素、神经氨酸酶和多聚酶是决定毒力的关键；②血凝素蛋白重链和轻链连接肽及附近糖基化的位点也影响其毒力。

（3）禽流感病毒可触发免疫"风暴"：人一旦感染了 H5N1、H7N9 流感病毒，其支气管和肺泡上皮的促炎细胞因子和趋化因子水平明显增高，可引起反应性嗜血细胞综合征，导致各器官严重的病理损伤。

2. 病理　病理改变以肺部最明显，可见到肺泡和支气管黏膜损伤严重，肺实质出血和坏死，肺泡内大量淋巴细胞浸润，肺泡内有透明膜形成，有严重的弥漫性损伤，并伴有间隔纤维形成。

（四）临床表现

潜伏期一般为 1～7 日，通常为 2～4 日。急性起病，早期表现类似流感。主要为发热，体温大多持续在 39℃ 以上，热程 1～7 日，一般为 3～4 日，可伴有眼结膜炎、流涕、鼻塞、咳嗽、咽痛、头痛和全身不适。部分患者可有消化道症状。体征可见眼结膜轻度充血，咽部充血，肺部有干啰音等，半数患者有肺部实变体征。H7N9 患者常快速进展为急性呼吸窘迫综合征、感染性休克和多器官功能障碍综合征，H7 亚型感染者症状较轻，H9N2 和 H10N7 感染者仅出现一过性流感症状。

（五）实验室检查与其他检查

1. 血常规检查　多数患者外周血白细胞、淋巴细胞和血小板不同程度减少。
2. 骨髓穿刺检查　细胞增生活跃，见反应性组织细胞增生伴出血性吞噬现象。
3. 血生化检查　部分患者肝功能异常，表现为 ALT、AST 升高，亦可出现 BUN 的升高。
4. 病原及血清学检查

（1）病毒抗原及基因检测：取患者呼吸道标本，采用免疫荧光法（或酶联免疫法）检测甲型流感病毒核蛋白抗原（NP）及禽流感病毒 H 亚型抗原。

（2）病毒分离：从患者呼吸道标本（如鼻咽分泌物、口腔含漱液、气管吸出物或呼吸道上皮细胞）中分离禽流感病毒。

(3) 血清学检查。

5. 其他检查 重症患者胸部X线检查可显示单侧或双侧肺炎，严重者呈"白肺"。

（六）诊断与鉴别诊断

1. 诊断 根据流行病学资料、临床症状和病原分离而确诊 2017。

2. 鉴别诊断 注意与流感、普通感冒、细菌性肺炎、SARS、传染性单核细胞增多症、巨细胞病毒感染、衣原体肺炎、支原体肺炎等疾病相鉴别，确诊需依据实验室检查，如病原体分离、血清学检查和核酸检测。

（七）治疗

1. 一般治疗 对疑似和确诊患者应进行隔离治疗。加强支持治疗，预防并发症。

2. 对症治疗 可应用解热药、缓解鼻黏膜充血药、止咳祛痰药等。儿童忌用阿司匹林制剂，以防发生雷耶综合征。

3. 抗流感病毒治疗 应在发病48小时内试用抗流感病毒药物。

(1) 神经氨酸酶抑制剂：奥司他韦对禽流感病毒H5N1和H9N2有抑制作用。成人每日150mg，儿童每日3mg/kg，分2次口服，5日为一疗程。扎那米韦是第一个新型抗流感病毒的神经氨酸酶抑制剂，对病毒的各种变异株均有作用，是一种雾化吸入剂，每次10mg，每日2次，现已批准用于治疗无并发症的、年龄满7岁的急性流感患者。

(2) 离子通道M_2阻滞剂：金刚烷胺和金刚乙胺可抑制禽流感病毒株的复制，早期应用可阻止病情发展。金刚烷胺成人每日100~200mg，儿童每日5mg/kg，分2次口服，5日为一疗程。治疗过程中应注意中枢神经系统和胃肠道副作用，有癫痫病史者忌用。

4. 重症患者的治疗 对出现呼吸障碍者给予吸氧及其他呼吸支持，防治继发细菌感染，必要时进行免疫调节治疗。

5. 抗生素治疗 在明确或有充分证据提示继发细菌感染时使用，可选用氟喹诺酮类或大环内酯类抗生素。

四、艾滋病

（一）病原学

1. 形态结构 单链RNA病毒，属于反转录病毒科。

2. 生物学特性 对热敏感；酒精、漂白粉、次氯酸钠均能灭活。

（二）流行病学

1. 传染源 艾滋病患者和无症状HIV感染者。

2. 传播途径 ①性接触传播。②输血注射传播。③母婴传播。④其他传播途径：器官移植、人工授精 2005 2006 2008 2010 2011。

3. 易感人群

(1) 易感人群：普遍易感。

(2) 高危人群：①同性恋者；②性乱交者；③静脉注射吸毒者；④血友病和多次输血者。

4. 流行特征 联合国艾滋病规划署估计，截至2017年底，全球现存活HIV/AIDS患者3690万例，当年新发HIV感染者180万例，有2170万例正在接受高效联合抗反转录病毒治疗，俗称"鸡尾酒疗法"，现在又称抗反转录病毒治疗。

（三）发病机制与病理

1. 发病机制 $CD4^+T$淋巴细胞在HIV直接和间接作用下，细胞功能受损和大量破坏，导致细胞免疫缺陷 2013 2017。且同时侵犯其他类型免疫细胞：单核吞噬细胞、B淋巴细胞、

NK 细胞损伤 2011。

2. 病理

（1）淋巴结病变：滤泡增生性淋巴结肿。

（2）胸腺病变：萎缩性、退行性、炎性病变。

（3）中枢神经系统病变：神经胶质细胞的灶性坏死，血管周围炎性浸润和脱髓鞘改变。

（四）临床表现

1. 急性感染期　少数急性感染者有临床症状，通常持续数日到数周后自然消失，平均为 1~2 周 2017，以发热最为常见，可伴有头痛、咽痛、恶心、呕吐、腹泻、皮疹、关节痛、淋巴结肿大以及神经系统症状。

2. 无症状感染期　持续时间一般为 6~8 年，短可数月，长可达 15 年 2017。临床无明显症状，但血中可检出病毒及抗体，有传染性。

3. 艾滋病期　持续 1 个月以上的发热、盗汗、腹泻、体重减轻。部分患者可表现为神经精神症状，如记忆力减退、精神淡漠、性格改变、头痛、癫痫及痴呆等，还可出现持续性全身性淋巴结肿大。

4. 并发症

（1）呼吸系统：肺孢子菌肺炎最为常见，干咳，气短，活动后加重。

（2）中枢神经系统：各种病毒性脑膜脑炎。

（3）消化系统：肠道隐孢子虫感染常见，表现为慢性持续性腹泻，水样便可达数月。

（4）口腔：可见鹅口疮、舌毛状白斑、复发性口腔溃疡、牙龈炎等。

（5）皮肤：可见带状疱疹、传染性软疣、尖锐湿疣、真菌性皮炎和甲癣。

（6）眼部：可见巨细胞病毒性和弓形体性视网膜炎，表现为快速视力下降，眼底絮状白斑。

（7）肿瘤：可见恶性淋巴瘤、卡波西肉瘤（艾滋病患者最常见）等。

（五）实验室检查

1. 常规检查　不同程度贫血、白细胞计数降低。尿常规发现尿蛋白。血清转氨酶、肌酐、尿素氮可升高。

2. 免疫学检查　T 淋巴细胞绝对计数下降，$CD_4^+/CD_8^+ < 1.0$。链激酶、植物血凝素等迟发型变态反应性皮试常阴性。

3. 病原学检查

（1）抗体检查：感染诊断的金标准。HIV 抗体筛查检测方法包括酶联免疫试验（ELISA）、快速检测等，确认试验常用的方法是免疫印迹法。

（2）抗原检查：ELISA 法检测 p24 抗原。

（3）病毒载量测定和蛋白质芯片。

（六）诊断标准与鉴别诊断

1. 诊断标准

（1）急性期：近期有流行病学史和临床表现，结合实验室 HIV 抗体由阴性转为阳性 2008，或仅实验室检查 HIV 抗体由阴性转为阳性即可诊断。

（2）无症状期：有流行病学史，HIV 抗体阳性，或仅实验室检查 HIV 抗体阳性即可诊断。

（3）艾滋病期：有流行病学史，HIV 抗体阳性，有 HIV 呼吸系统、消化系统等相应表现可诊断，CD_4^+ T 淋巴细胞数 $< 200\mu L$ 也可诊断。

2. 鉴别诊断　除流行病学史外，病原学检查是鉴别艾滋病与其他疾病的主要鉴别方法。

五、流行性出血热

（一）病原学

1. 病原体　为流行性出血热病毒，属汉坦病毒属，为单股负链RNA病毒。
2. 生物学特性　对乙醚、氯仿、丙酮等脂溶剂和去氧胆酸盐敏感，不耐热和不耐酸，高于37℃及pH5.0以下易被灭活。对紫外线、乙醇和碘酒等消毒剂敏感。

（二）流行病学

1. 传染源　黑线姬鼠和褐家鼠 2006 2010 是主要的传染源，人传染罕见。
2. 传播途径 2007
   （1）接触传播。
   （2）呼吸道传播。
   （3）消化道传播。
   （4）垂直传播。
   （5）虫媒传播。
3. 易感人群　人群普遍易感。感染后免疫力较持久，罕见有二次感染发病者。
4. 流行特征　①地区性；②季节性和周期性；③人群分布（青壮年男性农民多见）。

（三）发病机制与病理

1. 发病机制　病毒感染是发病的始动环节。
2. 病理　全身小血管和毛细血管变性、坏死，肾脏最明显 2010 2011 2014 2016。周围组织水肿和出血，引起重要脏器实质损害和功能障碍，以肾髓质、右心房内膜、脑垂体和肾上腺皮质最明显。

（四）临床表现

1. 发热期　一般为3~7天，主要为感染中毒症状、毛细血管损伤和肾损害 2010 2011。起病较急骤，突发畏寒、发热，1~2天内体温可达39~40℃，热型多为弛张热或稽留热。
   （1）全身中毒症状：高度乏力，周身酸痛，典型的"三痛"（头痛、腰痛、眼眶痛）2017，常伴较突出的胃肠道症状。
   （2）毛细血管损伤"三红"征：颜面、颈部及上胸部呈弥漫性潮红，酒醉貌。
   （3）肾脏损害：表现为蛋白尿、血尿和少尿倾向，有时尿中可见膜状物。
2. 低血压休克期　主要为低血容量休克的表现，热退后病情反而加重是本期特点。
3. 少尿期　24小时尿量少于400mL为少尿，少于50mL为无尿。可引起尿毒症、水电解质紊乱等，重者可出现高血容量综合征和肺水肿。可并发内脏出血或原有出血加重、感染等。
4. 多尿期　①移行期：每天尿量由400mL增至2000mL，血尿素氮和肌酐升高，症状加重。②多尿早期：每天尿量超过2000mL，氮质血症未见改善，症状仍重。③多尿后期：尿量每天超过3000mL，并逐日增加，氮质血症逐步下降，精神食欲逐日好转，若水和电解质补充不足或继发感染，可发生继发性休克，亦可发生低血钠、低血钾等。
5. 恢复期　24小时尿量恢复到2000mL以下。上述各型症状逐渐恢复好转，体力恢复。
6. 临床分型　轻型、中型、重型、危重型、非典型。

（五）实验室检查

1. 血常规
   （1）早期白细胞增高，一般达（15~30）×10⁹/L，少数重症患者白细胞达（50~200）×10⁹/L。
   （2）早期外周血中性粒细胞可略高，重者可见幼稚细胞，呈类白血病反应。出现异常淋巴细胞有早期诊断意义，第 1～2 病日即可出现。

（3）第 2 病日起开始减少，一般在（50～80）×10^9/L 左右。

2. 尿常规　蛋白尿多出现在第 2 病日，1 日之内尿蛋白迅速增加，少尿期还可出现膜状物和絮状物。有明显的早期诊断意义。

3. 血液生化检查　尿素氮及肌酐，血酸碱度，电解质，肝功能。

4. 凝血功能检查　一般血小板均减少。

5. 血清学检查　特异性血清、特异性抗体、特异性抗原检测。

6. 病原学检查　病原体 RNA 检测。

7. 其他检查　心电图、眼压和眼底、胸部 X 线。

（六）诊断与鉴别诊断

1. 诊断

（1）临床诊断：流行病学资料，问病史时应重视询问鼠类接触史（居住环境）。典型的三主症为发热、出血、肾脏受损表现 2005 。"三红""三痛"，热退病情反而加重。典型的五期经过。

（2）实验室诊断：外周血 WBC 增多，异型淋巴细胞、大量尿蛋白、血小板减少。血清特异性抗体 IgM 阳性，血或尿标本病毒抗原或病毒 RNA 阳性可确诊。

2. 鉴别诊断

（1）发热期：上呼吸道感染、败血症等。

（2）休克期：其他感染性休克。

（3）少尿期：急性肾炎、其他原因引起的急性肾衰竭。

（七）治疗

1. 发热期治疗 2016 2018 　①抗病毒；②减轻外渗；③改善中毒症状；④预防 DIC。

2. 低血压休克期治疗 2009 2011 　①补充血容量；②强心；③纠正酸中毒；④血管活性药物与糖皮质激素应用。

3. 少尿期治疗 2010 2016 2018 　①稳定内环境；②促进利尿；③导泻和放血疗法；④透析疗法。

4. 多尿期治疗

（1）多尿期应积极补充水、电解质，尤其是补钾。以口服补液为主 2005 。

（2）防治继发感染。

5. 恢复期治疗　加强营养，休息 1～2 个月，逐步恢复工作。

6. 积极防治并发症。

（八）预防

1. 控制传染源　灭鼠、防鼠。

2. 切断传播途径　加强食品和环境卫生管理。注意个人防护。

3. 保护易感人群　注射减毒活疫苗主动免疫。

六、狂犬病

（一）病原学

狂犬病毒属弹状病毒科拉沙病毒属。

（二）流行病学

1. 传染源　带狂犬病毒的动物是主要传染源，我国由病犬传播的狂犬病占 80%～90%。

2. 传播途径 2016 　本病主要通过被患病动物咬伤传播。

3. 易感人群 人群普遍易感。被病兽咬伤后是否发病与下列因素有关：①咬伤部位：头、面、颈、手指处被咬伤后发病机会多。②咬伤的严重性：创口深而大者发病率高。③局部处理情况：咬伤后迅速彻底清洗者发病机会少。④及时、全程、足量注射狂犬疫苗和免疫球蛋白者发病率低。⑤被咬伤者免疫功能低下或免疫缺陷者发病机会多。

（三）发病机制与病理

1. 发病机制 发病机制分为三个阶段：①局部组织内小量繁殖期；②侵入中枢神经期；③从中枢神经向各器官扩散期。

2. 病理 病理变化主要为急性弥漫性脑脊髓炎，脑膜多正常，脑实质和脊髓充血、水肿及微小出血灶，咬伤部位相应的背根神经节、脊髓段病变一般比较严重，延髓、海马、脑桥、小脑等处受损也较显著。

（四）临床表现

1. 前驱期 常有发热、头痛、乏力、纳差、恶心、周身不适等症状。对痛、声、风、光等刺激开始敏感，并有咽喉紧缩感。50%～80%患者伤口部位及其附近有麻木、发痒、刺痛或虫爬、蚁走感，由于病毒刺激周围神经元引起 2017。本期持续2～4日。

2. 兴奋期 患者高度兴奋，表现为极度恐惧、恐水、恐风。恐水是本病的特殊症状，但不一定每例都出现，在饮水、见水、听流水声或谈及饮水时，可引起严重咽喉肌痉挛。患者渴极而怕饮水，饮而不能下咽，常伴有声嘶和脱水。因声带痉挛，吐字不清，声音嘶哑，甚至失音。怕风亦是本病常见的症状，微风、吹风均可引起咽肌痉挛。由于自主神经功能亢进，患者出现大汗流涎，体温可达40℃以上，心率快，血压升高，瞳孔扩大，但患者神志大多清醒，部分患者可出现精神失常、定向力障碍、幻觉、谵妄等。病程进展很快，多在发作中死于呼吸或循环衰竭。本期持续1～3日。

3. 麻痹期 痉挛减少或停止，患者逐渐安静，出现弛缓性瘫痪，尤以肢体软瘫为多见 2016。呼吸变慢及不整，心搏微弱，神志不清，最终因呼吸麻痹和循环衰竭而死亡。本期持续6～18小时。

本病全程一般不超过6日。

（五）实验室检查

1. 血、尿常规和脑脊液检查 白细胞总数（10～20）×10^9/L不等，中性粒细胞多在80%以上。

2. 病原学检查 检测抗原；分离病毒。

3. 病毒抗体检测 可采用间接免疫荧光法进行检测，缺少早期诊断价值，主要用于流行病学调查或证实狂犬病诊断。

（六）诊断

根据患者过去被病兽或可疑病兽咬伤、抓伤史及典型的临床症状，如恐水、恐风、咽喉肌痉挛等，即可做出临床诊断。

（七）预防

目前狂犬病尚无有效的治疗方法，病死率接近100% 2017。

1. 控制传染源 家养的犬，应定期进行预防接种。发现病犬立即捕杀，尸体应深埋，不准食用。对疑似狂犬者，应设法捕获，并隔离观察10日。如死亡或出现症状，应取脑组织检查，深埋或焚毁。

2. 伤口的处理 2017 被咬伤者要及时处理伤口。在咬伤的当时，先局部挤压、针刺使其尽量出血，再用20%肥皂水充分冲洗创口，后用5%碘酊反复涂拭。如有抗狂犬病免疫球蛋白或免疫血清，则在伤口底部和周围行局部浸润注射。

3. 预防接种

(1) 疫苗接种：可用于暴露后预防，也可用于暴露前预防。国内主要采用VERO细胞疫苗和地鼠肾细胞疫苗。

(2) 免疫球蛋白注射：常用马或人源性抗狂犬病毒免疫球蛋白和免疫血清，以人狂犬免疫球蛋白（HRIG）为佳。

七、流行性乙型脑炎

(一) 病原学

1. 乙型脑炎病毒属虫媒病毒乙组的黄病毒科，直径40～50nm，球形，核心为单股正链RNA。

2. E蛋白是病毒的主要抗原成分，可诱导机体产生中和抗体和血凝抑制抗体。

3. 乙脑病毒对热、乙醚和酸等常用消毒剂敏感，100℃2分钟、56℃30分钟即可灭活，但耐低温和干燥。在蚊虫体内繁殖的适宜温度为25～30℃。

(二) 流行病学 2017

1. 传染源　人不是主要的传染源，猪是本病主要的传染源。蝙蝠可作为本病的长期寄存宿主。检测猪的乙脑病毒感染率可预测当年在人群中的流行趋势。

2. 传播途径　乙脑主要通过蚊虫叮咬而传播。在我国三带喙库蚊是主要的传播媒介，其次是东方伊蚊和中华按蚊。

3. 易感人群　人群对乙脑病毒普遍易感。感染乙脑病毒后多为隐性感染，显性极少。感染后可获得持久的免疫力。母亲传递的抗体对婴儿具有保护作用。

4. 流行特征　东南亚和西太平洋地区是乙脑的主要流行区。主要与蚊虫繁殖、气温、雨量及人口流动（如大学新生入学、新兵入伍）、交通状况、卫生措施（防蚊灭蚊）等因素有关。发病人群以10岁以下儿童为主，尤以2～6岁儿童发病率为高。

(三) 发病机制与病理

1. 发病机制　乙脑患者脑组织损伤主要与乙脑病毒对神经组织的直接侵袭有关，可致神经细胞坏死、胶质细胞增生及炎性细胞浸润。

2. 病理　本病为全身性感染，但主要病变在中枢神经系统，脑组织病变范围广，以大脑皮质、间脑和中脑病变最为严重，可累及脊髓。主要病理变化包括神经细胞肿胀、变性及坏死，可液化形成镂空筛网状软化灶；脑实质淋巴细胞和大单核细胞浸润，胶质细胞弥漫性增生；脑实质及脑膜血管充血扩张，大量浆液渗出，形成脑水肿。

(四) 临床表现

乙脑潜伏期为4～21日，一般为10～14日。

1. 初期　病程的1～2日。起病急骤，发热，体温在1～3日内达到39～40℃，伴头痛、食欲不振、呕吐，多有嗜睡和精神倦怠。少数患者可有颈项强直。头痛是乙脑最常见和最早出现的症状。

2. 极期　病程的4～10日，此期多为脑实质损害的表现。

(1) 高热：此期发热达顶点，可达40℃以上，一般持续7～10日，重者可达3周。发热越高，持续时间越长，病情越重。

(2) 意识障碍：表现可轻可重，可见嗜睡、谵妄、昏迷或定向力障碍等。意识障碍最早可见于病程的1～2日，以3～8日多见，一般持续1周左右，重者可长达1个月以上。

(3) 惊厥或抽搐：多于病程第2～5日出现，是病情严重的表现。可由脑实质炎症、脑缺氧、脑水肿及高热等原因引起。

(4) **呼吸衰竭**：多见于深度昏迷的患者。主要为中枢性呼吸衰竭。

(5) **颅内高压及脑膜刺激征**。

(6) 其他神经系统症状和体征：常有浅反射先减弱后消失，深反射先亢进后消失，锥体束征阳性。昏迷者可有肢体强直性瘫痪、偏瘫或全瘫，伴肌张力增高，还可伴膀胱和直肠麻痹（大、小便失禁或尿潴留）。

3. 恢复期　病程的 8～12 日，患者体温逐渐下降，于 2～5 日内降至正常，神经系统症状和体征逐日好转，一般于 2 周左右可完全恢复。重症患者可留有神志迟钝、痴呆、失语、多汗、吞咽困难、颜面瘫痪、四肢强直性瘫痪或扭转痉挛等。

4. 后遗症期　发病半年后，5%～20% 重症患者仍有意识障碍、痴呆、失语、肢体瘫痪、扭转痉挛和精神失常等，称为后遗症。

5. 并发症　以支气管肺炎最常见，重型患者可因应激性溃疡致上消化道大出血。

6. **分型** 2017

(1) **轻型**：体温 39℃ 以下，神志始终清楚，有轻度头痛、恶心呕吐、嗜睡等，无抽搐，脑膜刺激征不明显。病程 5～7 日。

(2) **普通型**：体温 39～40℃，嗜睡或浅昏迷，偶有抽搐及病理反射阳性，脑膜刺激征明显。病程 7～14 日，多无后遗症。

(3) **重型**：体温 40℃ 以上，昏迷，反复或持续性抽搐，病理反射阳性，深反射先亢进后消失。可有肢体瘫痪或呼吸衰竭。病程多在 2 周以上，恢复期常有精神异常、瘫痪、失语等，部分患者留有不同程度的后遗症。

(4) **极重型（暴发型）**：起病急骤，体温于 1～2 日内升至 40℃ 以上，常反复或持续性抽搐，深度昏迷，迅速出现脑疝及中枢性呼吸衰竭等。多于 3～5 日内死亡。

(五) 实验室检查

1. 血象　白细胞总数常增高，多为 $(10～20)×10^9/L$，中性粒细胞 80% 上，嗜酸性粒细胞常减少。

2. 脑脊液　脑脊液压力增高，外观清或微混，白细胞计数多为 $(50～500)×10^9/L$，分类早期以中性粒细胞稍多，以后以单核细胞为主，糖及氯化物正常，蛋白质轻度升高。

3. 血清学检查

(1) 特异性 IgM 抗体测定：目前多用此法进行早期诊断。

(2) 血凝抑制试验：血凝抑制抗体出现较早，一般在病后 4～5 天出现，2 周达高峰，抗体水平维持数年，可用于临床诊断及流行病学调查。

(3) 补体结合试验：为 IgG 抗体，多在发病后 2 周出现，5～6 周达高峰，1 年后消失。

4. 病原学检查

(1) 病毒分离：病程第 1 周内死亡病例的脑组织中可分离到病毒，但脑脊液和血中不易分离到病毒。

(2) 病毒抗原或核酸检测：在组织、血液或其他体液中采用直接免疫荧光或 RT-PCR 检测。

(六) 诊断与鉴别诊断

1. 诊断

(1) 流行病学资料：**严格的季节性（7～9 月）**，10 岁以下儿童多见。但近年来成年人病例有增加趋势。

(2) **临床特征**：起病急、高热、头痛、呕吐、意识障碍、抽搐、病理征及脑膜刺激征阳性等。

（3）**实验室检查**：外周血白细胞及中性粒细胞均增高；脑脊液压力高，细胞数轻度增高，蛋白稍高，糖及氯化物正常；血清特异性IgM或脑脊液抗原检测阳性可做出早期诊断。

2. 鉴别诊断

（1）中毒型菌痢：本病与乙脑均多发生于夏秋季，10岁以下儿童多见，但起病较乙脑更急，常在发病24小时内迅速出现高热、抽搐、意识障碍和循环衰竭。脑膜刺激征常阴性。肛拭子取便或生理盐水灌肠镜检，可见大量白细胞或脓细胞(2017)。

（2）结核性脑膜炎：无季节性，多有结核病史或接触史。起病缓慢，病程长，脑膜刺激征明显。脑脊液呈毛玻璃样。

（3）化脓性脑膜炎：患者脑膜刺激征显著，脑脊液外观混浊，脑脊液及血液细菌学检查可找到相应的病原菌。脑膜炎球菌所致者，多发生于冬春季，皮肤黏膜常有瘀点、瘀斑。

（七）治疗

1. 一般治疗　患者应住院隔离于有防蚊设施的病室，控制室温在30℃以下。注意水及电解质平衡。

2. 对症治疗

（1）降温：物理降温，药物降温，亚冬眠疗法。

（2）止痉：包括去除病因及镇静解痉。①高热所致者以降温为主。②脑水肿所致者以脱水降低颅内压为主，可用20%甘露醇快速静脉滴注或推注（20~30分钟内）。③因脑实质病变引起的抽搐，可使用镇静剂，首选地西泮(2016)；水合氯醛鼻饲或灌肠。巴比妥钠可用于预防抽搐。

（3）防治呼吸衰竭：①氧疗；②由脑水肿所致者应用脱水剂；③中枢性呼吸衰竭可用呼吸兴奋剂，首选山梗菜碱。若缺氧明显时，可经鼻导管使用高频呼吸器治疗。必要时可行气管插管或气管切开，人工辅助呼吸；④呼吸道分泌物梗阻所致者，吸痰和加强翻身引流；⑤改善微循环，减轻脑水肿，可用血管扩张剂，如东莨菪碱，也可用酚妥拉明、山莨菪碱等。

3. 糖皮质激素的应用。

4. 恢复期及后遗症处理。

（八）预防

以防蚊、灭蚊及预防接种为预防乙脑的关键(2016)。

第三单元　细菌感染

☆重点提示

重点掌握流行性脑脊髓膜炎。细菌感染疾病比较常见，近几年考题明显增多，出题的题点还是非常多的，复习的重点应该放在临床表现和鉴别诊断，考生平时都要善于总结这些特征性的知识点。

一、流行性脑脊髓膜炎

（一）病原学

1. 生物学特性(2005)　脑膜炎奈瑟菌、革兰阴性双球菌、内毒素是致病重要因素。

2. 主要流行菌群　A群（大流行，我国主要流行株）、B群、C群（散发和小流行），但目前B、C群的感染率有上升趋势。

(二) 流行病学

1. 传染源　带菌者和患者 2017 。
2. 传播途径　呼吸道飞沫直接传播 2007 2010 。
3. 易感人群　普遍易感，但以6个月至2岁的儿童常见。
4. 流行特征　高发期，11月至次年5月（3~4月为高峰）；我国流行菌株以A群为主。

(三) 发病机制及病理

1. 发病机制　主要的致病物质：内毒素 2006 。
2. 病理
（1）败血症期：血管内皮损害、血管壁炎症、坏死和血栓形成及血管周围出血。
（2）脑膜炎期：软脑膜和蛛网膜。
（3）暴发型脑膜脑炎期：脑实质病变。

(四) 临床表现

1. 普通型
（1）前驱期：多数无症状，少数表现为低热，咽痛，轻咳。此期传染性最强。
（2）败血症期：①突发寒战、高热、头痛、呕吐、精神萎靡等；②瘀点、瘀斑（最重要的体征）。
（3）脑膜炎期：剧烈头痛，喷射性呕吐，烦躁不安，血压增高，脑膜刺激征阳性，严重者可出现呼吸或循环衰竭。
（4）恢复期：体温下降，瘀点、瘀斑消失，症状好转，神经系统检查正常。
2. 暴发型　分为三型。
（1）休克型：循环衰竭为主要特征。
（2）脑膜脑炎型：中枢神经系统症状为特征。
（3）混合型：以上两型同时存在，病死率高。
3. 轻型　多发生于本病流行后期，病变轻微，热势不高，轻度头痛、咽痛等，皮肤黏膜可见少数出血点。
4. 慢性型　极少见，以间歇发热、皮疹及关节疼痛为特征。

(五) 实验室检查

1. 血象　白细胞升高一般都在 $20 \times 10^9/L$ 以上，以中性为主 2010 。
2. 脑脊液检查 2006 2008 2010 　明确诊断的重要方法。压力上升，外观混浊，白细胞上升，蛋白质上升，糖下降，氯化物下降。
3. 细菌学检查　涂片（脑脊液沉淀涂片染色后查找病原体，阳性率可达80%~90%，为早期诊断的主要方法）2016 。
4. 血清学检查　特异性抗原，特异性抗体。
5. 分子生物学检查　PCR技术检测。

(六) 诊断与鉴别诊断

1. 诊断　根据流行病学资料、临床表现、实验室检查可确诊。
2. 鉴别诊断　应与其他各种类型脑膜炎、脑膜脑炎等鉴别。鉴别要点如下：
（1）其他细菌引起的化脓性脑膜炎：①无季节性，多散发；②无瘀点、瘀斑；③多伴原发灶；④病原学检查。
（2）结核性脑膜炎：①TB病史或TB接触史。②起病慢，病程长，TB中毒症状。③无瘀点、瘀斑。④CSF：磨玻璃改变。⑤CSF涂片查抗酸杆菌。

（3）流行性乙型脑炎：①夏秋季；②无瘀点、瘀斑；③脑实质损伤为主；④CSF外观清亮。

（4）虚性脑膜炎：脑脊液除压力增高外，其余一般正常。

（5）中毒型细菌性痢疾：夏秋季高发，脑脊液检查阴性，粪便常规检查及细菌培养可鉴别。

（七）治疗

1. 一般治疗 保证液体量、热量供应，监测生命体征，降温，营养支持治疗。

2. 病原治疗 2004 2010 2016 青霉素（首选）、头孢菌素类、氯霉素、磺胺类。

3. 对症治疗 脱水降颅压，高热用物理及药物降温，惊厥用地西泮等处理。

4. 暴发型的救治 2017 在住院治疗的同时，抗休克（扩充血容量，纠正酸中毒，使用血管活性药），DIC治疗（肝素），肾上腺皮质激素，保护重要脏器功能。

（八）预防

1. 控制传染源 患者隔离时间为症状消失后3天，密切接触者医学观察7日。

2. 切断传播途径 必要时空气消毒，及时有效地处理污染物。

3. 保护易感人群 注射脑膜炎球菌A群多糖菌苗。药物预防：复方磺胺甲噁唑。头孢曲松、氧氟沙星也可选用。

二、伤寒

（一）病原学

1. 形态结构 有周身鞭毛及菌毛，革兰阴性杆菌，无芽孢，无荚膜。伤寒杆菌可产生内毒素。

2. 生物学特性 具有菌体（O）抗原、鞭毛（H）抗原、表面（Vi）抗原。生活能力较强，在水中存活2~3周。对热抵抗力不强，60℃15分钟即可杀死。对一般化学药品敏感。

（二）流行病学

1. 传染源 患者及带菌者。

2. 传播途径 主要经粪-口途径传播。

3. 易感人群 人群普遍易感。病后可获持久免疫力。

4. 流行特征 夏秋季高发，以学龄儿童和青年多见。

（三）发病机制及病理

1. 发病机制 2017 回肠下段→黏膜上皮屏障→单核-吞噬细胞，初发病灶→肠系膜淋巴结→胸导管→血液循环，第一次菌血症（潜伏期）→单核-巨噬细胞系统→血液循环，第二次菌血症→肝、脾、胆、骨髓、肾和皮肤→肠壁淋巴结髓样肿胀、增生、坏死→随胆汁排到肠道，一部分随粪便排出体外→使原先致敏的淋巴组织发生更严重的炎症反应→肠出血、肠穿孔。

2. 病理 主要病理特点是全身单核巨噬细胞系统的增生性反应 2011，可见"伤寒细胞"，尤以回肠末段的集合淋巴结和孤立淋巴滤泡最为显著 2010 2016。

（四）临床表现

1. 潜伏期 3~60日，通常1~2周。

2. 临床分期

（1）初期：起病缓慢。发热是最早症状，伴头痛、乏力等。

(2) 极期 2005：①高热；②消化系统症状（右下腹可有轻压痛）；③神经系统症状；④循环系统症状；⑤皮疹（玫瑰疹）；⑥肝脾大。

(3) 缓解期。

(4) 恢复期。

3. 不典型伤寒

(1) 轻型：全身毒血症状轻，病程短，1~2周痊愈。多见于发病前曾接受伤寒菌苗注射或发病初期已应用过有效抗菌药物治疗者，在儿童病例中亦非少见。

(2) 暴发型：起病急，毒血症状严重，有畏寒，高热，血压下降，中毒性脑病，心肌炎，肝炎，肠麻痹，休克。

(3) 迁延型：起病与典型伤寒相似，发热持续不退，可达5周以上。伴有慢性血吸虫病的伤寒患者常属此型。

(4) 小儿伤寒：年龄越小，临床表现越不典型。

(5) 老年伤寒：体温多不高，症状多不典型，虚弱现象明显。易并发支气管肺炎与心功能不全，常有持续的肠功能紊乱和记忆力减退，病程迁延，恢复不易，病死率较高。

4. 复发与再燃　传染病患者进入恢复期后，有些传染病患者体温恢复正常，稳定一段时间以后，发热等初发病症状再度出现，称为复发；有些患者体温开始降低但尚未降至正常时，体温再度升高，初发病的症状再度出现，称为再燃。复发或再燃都是由于潜伏于血液或组织中的病原体再次繁殖所致，可见于伤寒、疟疾等传染病。

5. 常见并发症　肠出血、肠穿孔、中毒性肝炎、中毒性心肌炎、肺炎、胆囊炎、骨髓炎、肾盂肾炎等。

（五）实验室检查

1. 常规检查　白细胞计数减少或正常，伴中性粒细胞减少和嗜酸性粒细胞消失 2010 2015。高热时可有轻度蛋白尿。大便潜血试验阳性。

2. 病原学培养

(1) 血培养是确诊的证据，第1周阳性率最高，可达80%~90%，以后阳性率逐渐下降，第四周时常转为阴性。

(2) 骨髓培养阳性率较血培养高，可达90%。尤其适合于已用抗生素药物治疗，血培养阴性者 2011。

(3) 粪便培养，从潜伏期起便可获阳性，第3~4周可高达75% 2016。

(4) 尿培养：病程3~4周阳性率可达25%，但应避免粪便污染 2010 2011。

3. 血清学检查　伤寒血清凝集试验又称为肥达反应，菌体抗原"O"效价≥1∶80，"H"效价≥1∶160，或者"O"抗体效价有4倍以上升高，才有诊断价值。

（六）诊断

1. 流行病学资料　流行季节、当地有伤寒流行，与伤寒患者有密切接触史等。

2. 临床表现　持续性发热1周以上、特殊中毒面容、相对缓脉、玫瑰疹、肝脾大等典型表现，出现肠出血和肠穿孔等并发症，均高度提示伤寒的可能。

3. 实验室检查　外周血白细胞减少、嗜酸粒细胞减少或消失，肥达反应阳性。确诊有赖于血或骨髓培养检出伤寒杆菌。

（七）治疗

1. 一般治疗及对症治疗　消化道隔离，营养支持治疗，以高热量、高维生素、易消化、低糖、低脂肪的食物为主。便秘患者禁用泻剂和高压灌肠；毒血症症状明显和高热患者，如无禁忌，可在足量有效抗菌治疗下短期使用糖皮质激素。

2. 抗菌治疗 氟喹诺酮类药物为首选。第三代头孢菌素更适用于孕妇、儿童、哺乳期妇女及氯霉素耐药菌所致伤寒者。还有氯霉素、氨苄西林和SMZ等均有效。

3. 常见并发症的治疗

（1）肠出血：绝对卧床休息，严密观察生命体征及便血情况；禁食；注意电解质平衡，并加用止血药；根据出血情况，酌量输血；如病人烦躁不安，可注射镇静药，禁用泻剂及灌肠；经积极治疗仍出血不止者，应考虑手术治疗。

（2）肠穿孔：禁食，胃肠减压，静脉补充液体。加强抗菌特别是抗革兰阴性菌及厌氧菌的抗菌药。必要时可考虑外科手术治疗。

（3）中毒性心肌炎：必要时应用糖皮质激素。有心衰者，可酌情使用强心剂。

（八）预防

1. 控制传染源 病人和带菌者按肠道传染病隔离，至培养连续2次阴性为止。
2. 切断传播途径 加强饮食、饮用水和粪便的卫生管理，消灭苍蝇。
3. 保护易感人群 提高人群免疫力，也可口服死菌疫苗主动免疫，但效果不理想。

三、细菌性痢疾

（一）病原学

1. 分型分群 2009 痢疾杆菌属肠杆菌科志贺菌属，痢疾志贺菌感染病情较重，福氏志贺菌感染易转为慢性 2015，宋内志贺菌感染病情轻。宋内志贺菌抵抗力最强，福氏志贺菌次之，痢疾志贺菌最弱。志贺菌可产生内毒素及外毒素。痢疾志贺菌产生外毒素的能力最强 2010 2011 2015。

2. 生物学特性 志贺菌抵抗力弱，加热60℃10分钟可被杀死，对酸和一般消毒剂敏感。

（二）流行病学

1. 传染源 急、慢性菌痢患者及带菌者。
2. 传播途径 粪-口途径。
3. 易感人群 普遍易感，免疫力不持久，无交叉免疫。
4. 流行特征 主要在发展中国家，我国发病率仍显著高于发达国家，但发病率有逐年下降的趋势。有明显季节性。

（三）发病机制及病理

1. 发病机制 2017 志贺菌进入机体后是否发病，取决于三个要素：细菌数量、致病力和人体抵抗力。主要致病物质是内毒素。外毒素具有细胞毒性。
2. 病理 急性菌痢的基本病理变化为急性弥漫纤维蛋白渗出炎症 2011，重者有浅表溃疡形成。病变部位以乙状结肠和直肠为主 2010 2016，严重者可累及整个结肠。

（四）临床表现

潜伏期一般为1～4日。

1. 急性菌痢 2011

（1）典型菌痢：①高热，寒战；②腹痛，腹泻，里急后重；③黏液脓血便；④左下腹压痛，肠鸣音亢进。

（2）轻型菌痢：①毒血症状轻，低热或不发热；②肠道症状轻，腹泻次数少，无脓血；③轻度腹痛，无明显里急后重。

（3）重型菌痢：①急起发热，腹泻每天30次以上，为稀水脓血便，偶尔排出片状假膜，甚至大便失禁，腹痛、里急后重明显。②后期可出现严重腹胀及中毒性肠麻痹，常伴呕吐，严重失水可引起外周循环衰竭。

（4）中毒型菌痢：分为休克型、脑型和混合型。

2. 慢性菌痢　为病程超过2个月者 2006 2011。大便间歇或经常带黏液及脓血，伴有不同程度的腹痛、腹胀。

（1）主要原因：①治疗不当；②耐药，福氏志贺菌感染；③免疫力低；④基础疾病。

（2）分型：慢性迁延型（最多见）、急性发作型、慢性隐匿型。

（五）实验室检查及其他检查

1. 粪便常规　黏液脓血便，WBC≥15个/高倍视野 2010 2016 2017。

2. 细菌培养　确诊菌痢的金标准。应取早期、新鲜、未与尿液混合、含黏液脓血的粪便或肠拭子，多次送检，可提高检出阳性率。

3. 特异性核酸检测　灵敏度高、特异性强、对标本要求低。

4. 血常规　血常规白细胞升高，中性粒细胞升高，慢性者伴有贫血。

5. 其他　特异性核酸检测、X线钡灌肠、结肠镜检查。

（六）诊断与鉴别诊断

1. 诊断

（1）流行病学资料：夏秋季有不洁饮食或与菌痢患者有接触史。

（2）临床表现：急性期有发热、腹痛腹泻、黏液或脓血便、里急后重。慢性菌痢病程常超过两个月。中毒型菌痢儿童多见，有高热、惊厥、意识障碍及呼吸循环衰竭。

（3）实验室检查：大便镜检有大量白细胞或脓细胞，可见红细胞；确诊需便培养志贺菌阳性。

2. 鉴别诊断

（1）急性细菌性痢疾与阿米巴痢疾的鉴别 2022

鉴别要点	急性细菌性痢疾	阿米巴痢疾
病原	志贺菌	溶组织内阿米巴原虫
流行方式	散发或流行或暴发	散发
全身症状	起病急，中毒症状重，多有发热	起病缓，中毒症状轻或无，多无发热
腹部表现	腹痛、腹泻明显，便次频繁	腹痛轻，便次少
里急后重	明显	不明显
粪便检查	量少，黏液或脓血便，镜检可见大量白细胞、少量红细胞及吞噬细胞，粪便培养志贺菌阳性	量多，呈暗红色果酱样，有腥臭味，红细胞多于白细胞，可找到溶组织内阿米巴滋养体或包囊

（2）细菌性食物中毒：有共同进食者集体发病，大便镜检白细胞常不超过5个/高倍视野。

（七）治疗

1. 急性菌痢的治疗

（1）一般治疗：隔离休息、易消化高能量饮食、保证足够水分、电解质及酸碱平衡。

（2）病因治疗 2010：氟喹诺酮类（首选，儿童、孕妇及哺乳期患者慎用）、三代头孢菌素（匹美西林、头孢曲松、头孢哌酮、阿奇霉素）、小檗碱。

2. 中毒型菌痢的治疗　在对症治疗的基础上结合以下治疗。

（1）休克型的治疗：①扩充血容量及纠正酸中毒。②血管活性药。③保护重要脏器功能（心脏，肾脏）。④短期应用糖皮质激素。⑤防止DIC。

(2)脑型的治疗：①减轻脑水肿。②防治呼吸衰竭。

3. 慢性菌痢的治疗

(1)一般治疗：生活规律、进食易消化食物，积极治疗并存的慢性疾病。

(2)病原治疗：根据药敏选择有效抗生素。需要联合用药。药物保留灌肠疗法。

(3)对症治疗：①解痉药物；②应用微生态制剂。

四、霍乱

(一)病原学

1. 分类 O_1群霍乱弧菌（主要致病菌）、不典型O_1群霍乱弧菌、非O_1群霍乱弧菌。

2. 毒素 内毒素是制作菌苗产生抗菌免疫的主要成分。外毒素即霍乱肠毒素，是主要致病物质。

3. 抵抗力 对热、干燥、日光、化学消毒剂和酸等均敏感，耐低温，耐碱。湿热55℃15分钟，100℃即刻，水中加0.5ppm氯15分钟可被杀死。在正常胃酸中能存活4分钟。

(二)流行病学

1. 传染源 患者和带菌者为主要传染源。

2. 传播途径 粪-口途径传播。经水传播是最主要途径 2009 2011，常引起暴发流行。日常生活中经接触可传播，苍蝇也可传播。

3. 易感人群 人群普遍易感，且感染后免疫时间短，可再次感染。

4. 流行特征 ①季节性：夏秋季为流行季节，高峰期7~10月。②地区性：沿江沿海地区发病较多。

5. O_{139}群霍乱的流行特征 ①以成人为主，男多于女。②主要经水和食物传播。③O_{139}群是首次发现的新流行株，人群普遍易感。④现有的霍乱菌苗对O_{139}群霍乱无保护作用。

(三)发病机制及病理

1. 发病机制 2005 2007 2011 2016 霍乱弧菌突破胃酸屏障，进入小肠→穿过肠黏膜的黏液层→在小肠的碱性环境下大量繁殖，并产生霍乱肠毒素→隐窝细胞和杯状细胞分泌并抑制绒毛膜细胞吸收→米泔水样大便。

2. 病理 严重脱水引起的病变，而组织器官器质性损害轻微。

(四)临床表现

1. 潜伏期 1~3天（数小时至7天）。大多急起，少数有前驱症状。

2. 典型表现

(1)泻吐期：①腹泻——无痛性剧烈腹泻，不伴里急后重 2016。黄色水样、米泔水样便 2022 或洗肉水样血便 2006 2011，无粪臭。大便量多次频。②呕吐——先泻后吐，喷射状 2006。呕吐物初为胃内容物，继之为水样或米泔水样。③O_{139}血清型霍乱发热、腹痛比较常见，并发菌血症。

(2)脱水期：因频繁的腹泻和呕吐，迅速出现脱水和循环衰竭。声音嘶哑、眼窝凹陷、口唇干燥、皮肤弹性差或消失，血压低甚至休克，少尿或无尿。酸中毒者呼吸增快，甚至呈深大呼吸。低钠可引起肌肉痉挛。低血钾可致肌张力减弱，腱反射减弱或消失，心律失常等。

(3)恢复及反应期：症状逐渐消失。反应性低热因循环改善后肠毒素吸收增加造成。

3. 临床类型 主要分三型——轻型、中型（典型）、重型。

表现	轻型	中型	重型
大便次数	10 次以下	10～20 次	20 次以上
脱水（体重%）	5% 以下	5%～10%	10% 以上
神志	清	不安或呆滞	烦躁，昏迷
声音	正常	轻度嘶哑	嘶哑或失声
皮肤	正常或稍干，弹性稍差	弹性差，干燥	弹性消失，干皱
口唇	正常或稍干	干燥	极干
前囟、眼窝	无或稍陷	明显下凹	深凹，目不可闭
肌肉痉挛	无	有	严重
脉搏	正常	稍细、快	微弱而速或无
收缩压	正常	70～90mmHg	<70mmHg 或测不到
尿量	正常或稍减少	<500mL	<50mL
血浆比重	1.025～1.030	1.030～1.040	>1.040

除上述三种临床类型外，尚有一种罕见的暴发型或称中毒型，又称"干性霍乱"。本型起病急骤，尚未出现腹泻和呕吐症状，病人即因循环衰竭而死亡。

4. 并发症　①肾衰竭：是最常见的严重并发症，也是常见死因。②急性肺水肿。③其他。

（五）实验室检查 2011

1. 一般检查

（1）血液检查：脱水致血液浓缩，血红细胞、白细胞和血红蛋白均增高 2010 2015；血清尿素氮、肌酐升高；钠、氯化物和碳酸氢盐降低，血 pH 下降。酸中毒纠正后，血清钾降低。

（2）尿液检查：部分患者尿中可有少量蛋白、红白细胞及管型。

（3）粪便常规：可见黏液或少许红、白细胞 2017。

2. 血清学检查　双份血清抗凝集素抗体滴度增长 4 倍以上，有诊断意义。

3. 病原学检查

（1）粪便涂片染色：可见革兰阴性、稍弯曲的弧菌 2010。

（2）悬滴检查：可见运动活泼呈穿梭状的弧菌，此为动力试验阳性 2010。加入 O_1 群抗血清后，若运动停止，或凝集成块，为制动试验阳性，表示标本中含有 O_1 群霍乱弧菌。

（3）其他：增菌培养、PCR、快速辅助检测。

（六）诊断

1. 诊断标准　有下列三项之一者可诊断为霍乱。

（1）有腹泻症状，粪便培养霍乱弧菌阳性。

（2）霍乱流行期间，在疫区内有典型的霍乱腹泻症状，做双份血清凝集素试验，滴度 4 倍上升或杀弧菌抗体呈 8 倍以上增长者可诊断。

（3）疫源检索中发现粪便培养阳性前后 5 天内有腹泻症状者。

2. 疑似病例诊断标准　具有下列两项之一者诊断为疑似霍乱。

（1）具有典型霍乱症状的首发病例病原学检查尚未肯定前。

（2）霍乱流行期间与霍乱患者有明确接触史，并发生泻吐症状，而无其他原因可查者。疑似病例未确诊前按霍乱处理，并每天做粪便培养，若连续 2 次粪便培养阴性，可做否定诊断。

（七）治疗

1. 补液疗法 2007 2015

（1）补液原则：①早期、迅速、足量 2004。②先盐后糖，先快后慢。③纠酸补钙，见尿补钾。

（2）补液种类：①静脉补液——5∶4∶1溶液。补液量与速度应根据患者的失水程度、血压、脉搏、尿量和血浆比重等决定，最初24小时总入量按临床分型的轻、中、重分别给3000～4000mL、4000～8000mL、8000～12000mL。②口服补液——补液盐。成人轻、中型脱水在最初6小时内每小时服750mL，体重不足20kg的儿童每小时服250mL。

2. 抗菌治疗　抗菌药：减少腹泻量，缩短泻吐期和排菌期；不能替代补液措施。

3. 对症治疗

（1）中毒性休克：糖皮质激素及血管活性药物。

（2）急性肺水肿及心力衰竭：调整输液速度，镇静，强心，利尿。

（3）低钾血症：口服或静滴氯化钾。

（4）急性肾衰竭：纠正酸中毒和电解质紊乱，透析治疗。

（5）小檗碱临床应用可减轻腹泻。

（八）预防

1. 控制传染源

（1）按甲类传染病管理，建立健全腹泻门诊，病人登记，采便培养。

（2）停用抗菌药后大便培养每日一次，连续3次阴性，可解除隔离。

（3）接触者检疫5天，服药预防 2006 2011。

2. 切断传播途径　做好"三管一灭"，养成良好的卫生习惯。

3. 保护易感人群　口服霍乱疫苗。

五、结核病

（一）病原学

结核分枝杆菌在分类学上属于放线菌目、分枝杆菌科、分枝杆菌属。

（二）流行病学

1. 传染源　开放性肺结核患者。

2. 传播途径　①呼吸道传播。②消化道传播。③垂直传播。⑤其他途径传播（经皮肤伤口感染和上呼吸道直接接种）。

3. 易感人群　生活贫困、居住拥挤、营养不良等因素是结核病高发的原因。免疫抑制状态患者尤其好发结核病。

4. 流行特征　目前我国结核病年发患者约为90万，仅次于印度和印度尼西亚，居世界第三。

（三）发病机制与病理

1. 发病机制　结核感染的发病机制中，由T组胞介导的细胞免疫对结核病发病、演变及转归产生决定性影响。迟发性变态反应则是宿主对结核分枝杆菌形成免疫应答的标志。

2. 病理　①渗出型病变。②增生型病变。③干酪样坏死。

（四）临床表现

1. 肺结核的症状和体征

（1）多数为长期午后或傍晚低热，可伴有倦怠、乏力、夜间盗汗。

（2）浸润性病灶咳嗽轻微，干咳或仅有少量黏液痰。有空洞形成时痰量增加，若伴继发感染，痰呈脓性。合并支气管结核则咳嗽加剧，可出现刺激性呛咳，伴局限性哮鸣或喘鸣。

（3）体征取决于病变性质、部位、范围或程度。

2. 肺外结核的临床类型和表现　肺结核是结核病的主要类型，此外，其他如淋巴结结核、骨关节结核，消化系统结核、泌尿系统结核病、生殖系统结核以及中枢神经系统结核构成整个结核病的疾病谱。

（五）实验室检查

1. 细菌学检查　是确诊肺结核最特异性的方法。
2. 影像学检查。
3. 免疫学检查　结核分枝杆菌素（简称结素）试验；特异性结核抗原。

（六）诊断

1. 病史和临床表现　①反复发作或迁延不愈的咳嗽咳痰，或呼吸道感染经抗炎治疗3~4周仍无改善。②痰中带血或咯血。③长期低热或所谓"发热待查"。④体检肩胛间区有湿啰音或局限性哮鸣音。⑤有结核病诱因或好发因素。⑥关节疼痛和皮肤结节性红斑等变态反应性表现。⑦有渗出性胸膜炎、肛瘘、长期淋巴结肿大、既往史以及有家庭开放性肺结核密切接触史者。

2. 潜伏性结核感染的诊断　以皮肤结素试验或γ-干扰素释放试验阳性而无活动性结核的临床表现和影像学改变为特征。

3. 活动性结核的诊断　①确诊病例。②临床诊断病例。③疑似病例。

4. 肺外结核的诊断　结合病史、临床表现、实验室及其他检查、诊断性抗结核治疗效果综合诊断。

5. 结核病的诊断分类　原发性肺结核（代号：Ⅰ型）、血行播散型肺结核（代号：Ⅱ型）、继发型肺结核（代号：Ⅲ型）、气管、支气管结核（代号：Ⅳ型）、结核性胸膜炎（代号：Ⅴ型）。

（七）预防

1. 建立防治系统。
2. 早期发现和彻底治疗患者。
3. 疫苗　卡介苗。

六、布鲁菌病

（一）病原学

布鲁菌属是一组革兰阴性短小杆菌，兼性细胞内寄生。脂多糖在致病中起重要作用。

（二）流行病学

1. 传染源　与人类有关的传染源主要是羊、牛及猪，其次是犬、鹿、马、骆驼等。
2. 传播途径　经皮肤及黏膜接触传染、经消化道传染、经呼吸道传染、苍蝇携带、蜱虫叮咬等。
3. 易感人群　人群普遍易感，病后可获较强免疫力。
4. 流行特征　我国以牛种菌和羊种菌为主要的病原体，主要流行于西北、内蒙古等牧区。

（三）发病机制与病理

1. 发病机制　皮肤或黏膜→淋巴结，局部原发病灶，菌血症→肝、脾、淋巴结、骨髓，多发性病灶，菌血症、毒血症和败血症。

2. 病理变化　在急性期常有弥漫性细胞增生，慢性期则可出现由上皮细胞、巨噬细胞、浆细胞及淋巴细胞组成的肉芽肿。

（四）临床表现

1. 急性感染　缓慢起病，主要症状为发热、多汗、乏力、肌肉和关节疼痛、睾丸肿痛等。发热多为不规则热，仅部分患者出现典型波状热。

2. 慢性感染　①全身性非特异性症状：类似神经症和慢性疲劳综合征。②器质性损害：以骨骼-肌肉系统最为常见，如大关节损害、肌腱挛缩等。

3. 并发症和后遗症

（1）血液系统：贫血、白细胞和血小板减少、血小板减少性紫癜、再生障碍性贫血等。

（2）眼睛：葡萄膜炎、视神经炎、视神经盘水肿及角膜损害等。

（3）神经及精神系统：脑膜炎、脊髓炎等神经系统并发症。

（4）心血管系统：主要为心内膜炎，病死率较高。

（5）运动系统：关节疼痛、畸形和功能障碍等。

（五）实验室检查及其他检查

1. 外周血象　淋巴细胞相对或绝对增加，可出现少数异型淋巴细胞。

2. 病原学检查　急性期培养阳性率高。

3. 免疫学检查　①平板凝集试验阳性。②试管凝集试验阳性。③补体结合试验阳性。④抗人球蛋白试验阳性。⑤酶联免疫吸附试验阳性。

（六）诊断

流行病学接触史+临床症状和体征+病原分离、试管凝集试验、ELISA等检查阳性+排除其他。

（七）治疗

1. 急性感染

（1）对症和一般治疗：注意休息，在补充营养的基础上，给予对症治疗。

（2）病原治疗：成人及8岁以上儿童首选多西环素 2020。孕妇可采用利福平联合复方新诺明。如果发生在妊娠2周内，选用三代头孢菌素类药物联合复方新诺明。

2. 慢性感染　病原治疗（与急性感染的治疗相同）、脱敏治疗（少量多次注射布鲁菌抗原）、对症治疗。

第四单元　消毒与隔离

重点提示

本单元内容较为次要，对基础概念内容了解即可。

一、消毒

1. 消毒的概念　指用物理、化学、生物学的方法清除或杀灭体外环境中的病原微生物，达到无害化程度的过程。

2. 消毒的目的　防止传染病的传播，避免患者被其他病原体感染，防止并发症，发生交叉感染，保护医护等人员免受感染。

3. 消毒的种类

（1）预防性消毒。

（2）疫源地消毒：对目前或曾经存在的传染源地区进行消毒。①随时消毒。②终末消毒。

4. 消毒方法

（1）消毒方法的分类：①灭菌法，杀灭一切微生物。②高效消毒法，杀灭一切细菌繁殖体、病毒、真菌及其孢子，并对细菌芽孢有显著杀灭作用。③中效消毒法，杀灭细菌芽孢以外的各种微生物。④低效消毒法，只能消灭细菌繁殖体、部分真菌和亲脂性病毒。

（2）物理消毒法：热力消毒法（最早、效果可靠）、光照消毒法、电离辐射灭菌法、微波消毒灭菌法、过滤除菌。

（3）化学消毒法：含氯消毒剂（对金属有腐蚀）、氧化消毒剂、醛类消毒剂、杂环类气体消毒剂、碘类消毒剂、醇类消毒剂等。

二、隔离

1. 隔离的概念 2005 将传染期内的患者或病原携带者置于不能传染给他人的条件之下，暂时避免与周围人群接触，防止病原体扩散，便于管理和消毒，同时也使患者得到及时治疗。

2. 隔离的种类 ①严密隔离。②呼吸道隔离。③肠道隔离。④接触隔离。⑤血液-体液隔离。⑥虫媒隔离。⑦保护性隔离。

3. 隔离的期限 根据传染病的最长传染期而确定。

三、医院感染

1. 医院感染的概念 2021 患者在医院获得的不同于入院病因的感染。这种感染在入院时不存在，也不处于潜伏期，而是发生在医院或其他医疗保健机构内，入院48小时后发生的感染。在医院获得而出院后才发病的感染及医疗保健机构工作人员的职业性感染也属于医院感染。

2. 医院感染的防护原则

（1）标准预防：所有的患者均被视为具有潜在传染的患者。

（2）具体措施：接触隔离、飞沫隔离、空气隔离。

医学人文

第十三篇 医学伦理学

第一单元 医学伦理学与医学目的、医学模式

> **重点提示**
> 本单元不是考试的出题重点，基本掌握即可。

一、医学伦理学

1. 伦理学、医学伦理学、医学道德

（1）伦理学：亦称道德哲学，是关于道德现象及其理论的学科。道德是人们在社会生活实践中形成，由经济基础决定，用善恶标准评价，以社会舆论、内心信念和传统习俗来调节的人与人、人与社会、人与自然之间关系的原则和规范的总和。

（2）医学伦理学：是伦理学与医学相互交融的一门学科，是应用伦理学的理论、方法研究医学活动中的道德的科学。主要目的是为医疗实践及其相关领域的活动，提供价值标准和行为规范。

（3）医学道德：简称医德，是医务人员处理与患者、与社会关系的原则和规范，医务人员的道德品质对人民健康和医疗质量具有保障作用，对医疗卫生事业具有促进作用，对社会文明具有推动作用。

2. 医学伦理学的研究对象、研究内容

（1）研究对象：①医学活动中的道德现象，包括医德意识现象、医德规范现象和医德活动现象。②道德关系，包括医务人员与患者及其家属之间的关系、医务人员相互之间的关系、医务人员与社会之间的关系、医务人员与医学科学发展之间的关系。

（2）研究内容：医学道德理论、医学道德规范体系、医学道德实践。

二、医学模式与医学目的

1. 医学目的 是医学在一定历史条件下为满足特定的人类群体或个体对医学的需求而形成的目标。这种需求影响到了医学的技术模式和医务人员的行为模式，实际上体现了人们对医学实现的理想和愿望。

2. 生物-心理-社会医学模式 此为现行的医学模式，1977年由美国罗彻斯特大学精神病学和内科学教授恩格尔提出。这种模式认为人的心理与生理、精神与躯体、机体内外环境是一个完整的统一体，心理、社会因素与疾病的发生、发展、转化有着密切的联系。强调生物、心理、社会三因素是相互联系、不可分割的。

第二单元　中国医学的道德传统

> **重点提示**
>
> 本单元需熟记孙思邈"论大医精诚"、屠呦呦探索出了青蒿素药物新的适应证，其余内容考题不多。

一、中国古代医学家的道德境界

1. 张仲景　反对"孜孜汲汲，惟名利是务"。救治病人不分贵贱贫富，"上以疗君亲之疾，下以救贫贱之厄"。
2. 孙思邈　《备急千金要方》中如"论大医习业""论大医精诚"提出的医德原则和医德规范成为中国传统医德的重要内容。

二、中国现代医学家的道德境界

1. 张孝骞　重视搜集、分析临床第一手资料，有用记录本记录疑难病例的习惯。"每一个病例都是一个研究课题""和病人在一起"。
2. 林巧稚　不论患者是高级干部还是贫苦农民，都同样认真，同样负责，一丝不苟；"万婴之母"。

三、中国当代医学家的道德境界

1. 屠呦呦　60多年潜心中医药科技创新，勇于克服困难，近90岁高龄探索出了青蒿素药物新的适应证。
2. 钟南山　"公共卫生事件应急体系建设的重要推动者"，率先摸索出有效防治"非典"的方案。如今的钟南山院士仍坚守在临床一线，参与门诊、会诊、查房的工作。2020年，在抗击新型冠状病毒肺炎的战斗中，钟南山院士是国家专家组组长，从疫情发生到中国防控疫情取得重大战略性成果，始终奔波在防控疫情前线。

第三单元　医学伦理学的理论基础

> **重点提示**
>
> 本单元重点在生命质量论、人道论。

一、生命论

1. 生命神圣论　人的生命至高无上，神圣不可侵犯。
2. 生命质量论

（1）标准 2006：①主要质量，指人体的身体和智力状态；②根本质量，指生命的目的、意义及与其他人在社会、道德上的相互作用；③操作质量，如利用智商、测量智能方面的质量。

（2）伦理意义：有利于提高人口素质、控制人口增长、人类自我认识的飞跃。为医务人员对某些不同生命质量的病人，采取相应的治疗原则、方法和手段提供理论依据，对于合理、公正地分配卫生资源也有十分重要的意义。

3. 生命价值论

(1) 标准：①生命的内在价值，即生命本身的质量（体力和智力）是生命价值判断的前提和基础；②生命的外在价值，即某一生命对他人、社会的贡献，是生命价值的目的和归宿。

(2) 伦理意义：将生命的内在价值和外在价值统一起来，并以此来评价生命的价值，可以避免就个体生命的某一阶段或某个时期来判断生命的价值。

二、人道论

1. 医学人道主义的含义　在关于人的价值标准问题上，认为人的生命是宝贵的，人的生命和尊严具有最高的价值，应当受到尊重。在如何行动的问题上，医学人道主义要求医务人员应当同情、关心、尊重和爱护患者，努力为他们免除疾病的痛苦，维护他们的身体健康。

2. 医学人道主义的核心内容 2011 2016　尊重病人生命，尊重病人的人格，尊重病人的权利。

三、美德论

1. 美德论　研究和探讨人应该具有什么样的美德和品格，什么是有意义的生活。

2. 医德品质的含义　指医务人员在长期的职业行为中形成和表现出来的稳定的医学道德气质、习惯和特征。医德品质是医德认识、医德情感和医德意志的统一。

3. 医德品质的内容　仁爱、严谨、诚挚、公正、奉献。

四、功利论

1. 功利论的含义　以"功利"作为道德标准的学说，认为追求利益就是道德的标准。

2. 医德功利的特征

(1) 功利是指对有感受力的存在者而言的利益、好处、快乐、善或幸福。

(2) "最大多数人的最大幸福"原则。

五、道义论

1. 道义论的含义　强调人的责任、义务。人与人之间的相互尊重、关心、帮助成为社会道义。

2. 医学道义论　强调医务人员的责任和义务。尊重患者，理解患者的疾苦，为患者提供及时有效的诊治是医务人员应承担的社会道义。

第四单元　医学道德的规范体系

☆重点提示

本单元是出题的重点和热点，几乎每年都会有题。各种题型出题都有可能，根据现行的大纲，内容变化较多，考生应熟读教材。

一、医学道德原则

1. 尊重 2006　在医疗活动中，同情、关心、体贴患者。尊重患者的人格；尊重患者的自主决定权；尊重患者的隐私；尊重患者家属。

2. 无伤 2006　从患者的利益出发；为患者提供最佳的诊治、护理，努力避免对患者造成不应有的伤害；不做过度检查，不做过度治疗。

3. 公正 2006　在医疗服务中一视同仁，公平、正直地对待每一位患者；公正分配医疗卫生资源；公正对待患者。

二、医学道德规范

1. 医学道德规范的含义　是医务人员在各种医学活动中应遵守的行为准则，是医学道德基本原则的具体体现。

2. 医学道德规范的内容　救死扶伤，忠于医业；钻研医术，精益求精；一视同仁，平等待患；慎言守密，礼貌待人；廉洁奉公，遵纪守法；互学互尊，团结协作。

三、医学道德范畴

1. 权利与义务

（1）患者权利：①平等享有医疗的权利。②获得自己所患疾病真实情况、共同参与诊断和医疗方案的制订和实施等知情同意的权利。③监督医疗过程的权利。④有要求对个人隐私保密的权利。⑤拒绝治疗、拒绝参加临床试验的权利。

（2）医务人员权利：医务人员的权利具有一定的自主性，自主性包括：①有权对患者的疾病做出判断，采取必要的治疗措施。②有权根据病情的需要开具诊断证明。③有权要求患者或患者家属配合诊治。④在特殊情况下，医师还享有干涉权，如患者的自主选择意向违背社会利益、他人利益、其自身根本利益时，医师可干涉患者的权利，使患者的自主选择无效。

（3）医务人员的义务：①为患者诊治疾病，尽最大的努力为患者服务。②为患者解除躯体痛苦和精神上的痛苦。③向患者、患者家属说明病情、诊断、治疗和预后。④面对疫情和重大自然灾害，进入疫区、灾区抢救伤员，保护群众健康。

2. 情感与良心

（1）情感：医务人员对患者、对医疗卫生工作的职业态度和内心体验。内容——①同情感。②责任感。③事业感。

（2）良心：是医务人员道德情感的深化，是医务人员在履行义务的过程中形成的道德责任感和自我评价能力。作用——①医疗行为前的选择作用。②医疗行为中的监督作用。③医疗行为后的评价作用。

3. 审慎与保密

（1）审慎：医务人员在医疗实践的各个环节，应自觉地做到认真负责、谨慎小心、兢兢业业、一丝不苟，不断提高业务水平，在技术上做到精益求精。

（2）保密：道德要求：询问病史、查体从诊断疾病的需要出发，对在诊疗中知晓的患者隐私，为患者保守秘密，对于某些可能给患者带来沉重精神打击的诊断和预后，积极与患者家属、亲友配合，避免泄露患者的危重病情。

4. 荣誉与幸福

（1）荣誉：是个人荣誉与集体荣誉的统一。

（2）幸福：是物质生活和精神生活的统一。医务人员只有为患者精心治疗，使患者恢复健康，才能获得幸福感。

第五单元　处理与患者关系的道德要求

☆重点提示

本单元出题频率呈增长趋势，出题的题点还是非常多的，需要对各个考点都有所了解，重点在医患关系的基本内容及其模式，考试题型基本都是 A1 型题。

一、医患关系的特点

1. **医患关系**　是医疗活动中最大量、首要的关系，是医学伦理学的核心问题和主要研究对象。狭义的医患关系指行医者与患者的关系。广义的医患关系指以医务人员为一方的群体与以患者及其家属等为一方的群体之间的医疗人际关系。

2. 医患关系的内容　可分为技术方面和非技术方面两部分。
(1) 技术方面的关系：医患间因诊疗方案、措施的制定和实施而产生的关系。
(2) 非技术方面的关系：医患交往过程中在社会、法律、道德、心理、经济等方面建立起来的人际关系。如医患间的道德关系、经济关系、价值关系、法律关系等。
3. 医患关系的模式 2016 2017　主动－被动型、指导－合作型、共同参与型。
4. 影响医患关系的主要因素
(1) 医生方面：医生的医疗观、道德修养、服务态度和责任感等。
(2) 病人方面：是否遵守就医道德、对医务人员是否信任等。
(3) 管理、社会方面：医院管理制度是否科学完备、卫生法规是否健全、社会风气的影响。
5. 处理与患者关系的道德原则　①以患者利益为本。②尊重患者权利。③一视同仁。

二、与患者沟通的道德要求
1. 与患者沟通的原则、方法
(1) 与患者沟通的原则：①尊重原则。②自律原则。③科学原则。
(2) 与患者沟通的方法：①认真、仔细地倾听。②有针对性地说明。③在沟通中深入分析、及时判断。
2. 医患冲突的防范　①理解患者、患者家属的紧张焦虑心情，避免误解。②发现矛盾，及时沟通化解。③出现纠纷，尽快向上级和有关部门报告，有效处置。

第六单元　处理医务人员之间关系的道德要求

重点提示

本单元不是考试的重点内容，了解正确处理医务人员之间关系的道德原则即可。

一、正确处理医务人员之间关系的意义
1. 有利于提高医疗服务水平。
2. 有利于医务人员成才。

二、正确处理医务人员之间关系的道德原则
1. 互相尊重。
2. 互相支持。
3. 互相监督。
4. 互相学习。

第七单元　临床诊疗的道德要求

☆重点提示

本单元是出题的热点，A1、B1两种题型都可能出现，重点在临床诊疗的道德原则。

一、临床诊疗的道德原则
1. 临床诊疗的道德内涵　临床诊疗道德是指医务人员在诊疗过程中处理好各种关系的行

为准则和特殊道德要求，是医德原则、规范在临床医疗实践中的具体运用。

2. 临床诊疗的**道德原则** 2016 2017 **最优化**原则、**知情同意**原则、**保密**原则、**生命价值**原则。

二、临床诊断的道德要求

1. **中医四诊** 2006 安神定志、实事求是。
2. **体格检查** 全面系统，认真细致；关心体贴，减少痛苦；尊重病人，公正无私。
3. **辅助检查** 目的明确，诊治需要；知情同意，尽职尽责；综合分析，切忌片面；密切联系，加强协作。

三、临床诊疗的道德要求

1. 诊治急症病人的道德要求 ①随机性强，时间性强，协作性强。②争分夺秒，全力抢救，及时与家属沟通。③敢于承担风险，与相关科室医务人员密切配合。
2. 中医治疗的道德要求 ①帮助患者建立对中医治疗的认知。②中医治疗大多是一位医生为一位患者服务，医生要尊重患者的隐私。③尽量减轻患者痛苦。④确保安全。
3. 药物治疗的道德要求 ①对症下药，剂量安全。②合理配伍，细致观察。③节约费用，公正分配。
4. 手术治疗的道德要求 ①手术前：严格掌握手术指征，动机正确，必须做到知情同意，必须认真做好术前准备。②手术中：要关心病人，体贴入微，态度严肃，作风严谨，精诚团结，密切协作。③手术后：要严密观察，勤于护理，减轻患者痛苦，加速患者康复。
5. **心理治疗的道德要求** 2020 ①掌握和运用心理治疗的知识、技巧，给患者以心理支持。②以健康、稳定的心理状态去影响和帮助患者。③为患者的隐私保密。
6. **康复治疗的道德要求** 2020 ①理解患者，热爱康复工作。②躯体康复与心理康复并重。③密切合作。
7. 临终关怀的道德要求 ①尊重患者的人格、权利。②照护为主，缓解患者的疼痛。③给患者以心理支持。④给患者家属以安慰。

四、新技术临床应用的道德要求

1. 实施人类辅助生殖技术的伦理原则 ①有利于患者的原则。②夫妻双方自愿和知情同意的原则。③确保后代健康的原则。④维护社会公益的原则。⑤互盲和保密的原则。⑥严防精子、卵子商品化的原则。⑦伦理监督原则。
2. 人体器官移植的伦理原则 ①知情同意原则。②尊重原则。③效用原则。④禁止商业化原则。⑤保密原则。⑥伦理审查原则。
3. 人类胚胎干细胞研究和应用的伦理原则 ①尊重原则。②知情同意原则。③安全和有效原则。④防止商品化原则。
4. 基因诊断和基因治疗的伦理 ①尊重与平等的原则。②知情同意的原则。③保护隐私原则。④以治疗为目的原则。

第八单元 医学研究的道德要求

> **重点提示**
>
> 本单元的重点在人体试验的道德原则。

一、医学科研工作的基本道德要求

1. 道德准则 实事求是，真诚协作。

2. 工作作风　严肃的治学态度，严格的工作作风，严密的科学手段。
二、人体试验的道德要求
人体试验的道德原则 2016　知情同意、维护病人利益、医学目的、伦理审查与科学审查统一原则。

第九单元　医学道德的评价与良好医德的养成

☆重点提示

本单元是出题的重点和热点，几乎每年都会有题。其范围多在医学道德评价的方式。考试题型基本都是 A1 型题。

一、医学道德评价
1. 医德评价的标准
（1）疗效标准：有利于疾病的缓解、痊愈和生命的安全。
（2）社会标准：有利于人类生存环境的保护和改善 2017。
（3）科学标准：有利于医学科学的发展和社会的进步。
2. 医德评价的依据　动机与效果的辩证统一；目的和手段的辩证统一。
3. 医德评价的方式　社会舆论、内心信念和传统习俗。

二、医学道德教育的方法
1. 医德教育的意义　有助于医务人员内在品质的形成；是形成良好医风的重要环节；是促进卫生健康事业发展的重要措施。
2. 医德教育的方法 2006　提高医德认识、培养医德情感、养成医德行为和习惯。

三、医学道德修养
医德修养是指医务人员按照一定的医德原则和规范进行自我改造、自我锻炼、自我培养的医德实践过程，以及在此基础上所要达到的医德境界。包括在医疗实践中所形成的情操、举止、仪表、品行等。

第十单元　医学伦理学文献

重点提示

本单元复习重点为《赫尔辛基宣言》所涉及内容，需重点掌握。

1. 国外文献　《赫尔辛基宣言》（涉及人类受试者医学研究的伦理准则）：①必须保护受试者准则。②必须符合医学目的准则。③必须经受试者知情同意准则。④必须接受伦理审查准则。
2. 国内文献　《人类辅助生殖技术和人类精子库伦理原则》：①有利于患者的原则。②知情同意的原则。③保护后代的原则。④社会公益原则。⑤保密原则。⑥严防商业化的原则。⑦伦理监督的原则。

第十四篇　卫生法规

> ☆重点提示
>
> 本篇内容在历年考试中所占份额很小，且大多为对概念的考查。不建议考生通读教材，故将历年真题以及相对重点的内容进行整理，以期提高应试效率。

【历年考点及重点辑要】

- 卫生行政法规：国务院根据宪法和法律制定行政法规，由总理签署国务院令公布。
- 卫生法的基本原则：卫生保护原则；预防为主原则；公平原则；保护社会健康原则 2004 2008 2011；患者自主原则 2006 2008。
- 承担民事责任的方式包括停止侵害；排除妨碍；消除危险；返还财产；恢复原状；修理、重做、更换；继续履行；赔偿损失；支付违约金；消除影响、恢复名誉、赔礼道歉 2005。卫生法所涉及的民事责任以"赔偿损失"为主要形式 2008。
- 行政处罚主要有警告、罚款、没收非法财物、没收违法所得、责令停产停业、暂扣或吊销有关许可证等。
- 行政处分主要有警告、记过、记大过、降级、撤职、开除6种。
- 刑罚，分为主刑和附加刑两种。主刑是指对犯罪分子独立适用的主要刑罚方法，只能独立适用，不能附加适用，种类有管制、拘役、有期徒刑、无期徒刑和死刑5种。附加刑是指补充主刑适用的刑罚方法，可以附加于主刑适用，也可以独立适用，种类有罚金、剥夺政治权利和没收财产3种 2006。
- 医师注册后被吊销医师执业证书，所在医疗卫生机构应当在三十日内报告准予注册的卫生健康主管部门，准予注册的卫生健康主管部门应当及时注销注册 2005。
- 被吊销医师执业证书不满二年，不予注册。
- 执业医师的义务：①树立敬业精神，恪守职业道德，履行医师职责，尽职尽责救治患者，执行疫情防控等公共卫生措施。②遵循临床诊疗指南，遵守临床技术操作规范和医学伦理规范等。③尊重、关心、爱护患者，依法保护患者隐私和个人信息。④努力钻研业务，更新知识，提高医学专业技术能力和水平，提升医疗卫生服务质量。⑤宣传推广与岗位相适应的健康科普知识，对患者及公众进行健康教育和健康指导。⑥法律、法规规定的其他义务。
- 医师在执业活动中违反法律、法规、规章或者执业规范，造成医疗事故或者其他严重后果，由县级以上人民政府卫生健康主管部门责令改正，给予警告；情节严重的，责令暂停六个月以上一年以下执业活动直至吊销医师执业证书。
- 非医师行医的，由县级以上人民政府卫生健康主管部门责令停止非法执业活动，没收违法所得和药品、医疗器械，并处违法所得二倍以上十倍以下的罚款，违法所得不足一万元的，按一万元计算。
- 药品管理法的立法目的是为加强药品管理，保证药品质量，增进药品疗效，保障公众

- 用药安全和合法权益，保护和促进公众健康 2004 。
- 有下列情形之一的，为假药：①药品所含成分与国家药品标准规定的成分不符；②以非药品冒充药品或者以他种药品冒充此种药品；③变质的药品；④药品所标明的适应证或者功能主治超出规定范围 2004 2020 。
- 有下列情形之一的，为劣药：①药品成分的含量不符合国家药品标准；②被污染的药品；③未标明或者更改有效期的药品；④未注明或者更改产品批号的药品；⑤超过有效期的药品；⑥擅自添加防腐剂、辅料的药品；⑦其他不符合药品标准的药品 2005 2020 。
- 特殊药品有麻醉药品、精神药品、医疗用毒性药品、放射性药品。
- 为门（急）诊患者开具的麻醉药品注射剂，每张处方为一次常用量；控缓释制剂，每张处方不得超过 7 日常用量；其他剂型，每张处方不得超过 3 日常用量。
- 第一类精神药品注射剂，每张处方为一次常用量；控缓释制剂，每张处方不得超过 7 日常用量；其他剂型，每张处方不得超过 3 日常用量。哌甲酯用于治疗儿童多动症时，每张处方不得超过 15 日常用量 2005 。
- 普通处方、急诊处方、儿科处方保存期限为 1 年；医疗用毒性药品、第二类精神药品处方保存期限为 2 年；麻醉药品和第一类精神药品处方保存期限为 3 年 2020 。
- 医疗单位供应和调配毒性药品，凭医师签名的正式处方。每次处方剂量不得超过 2 日极量。
- 处方一般不超过 7 日用量，急诊处方不超过 3 日用量 2004 2005 2017 2020 。
- 药师调剂处方时必须做到"四查十对"：查处方，对科别、姓名、年龄；查药品，对药名、剂型、规格、数量；查配伍禁忌，对药品性状、用法用量；查用药合理性，对临床诊断 2008 。
- 生产、销售假药的，没收违法生产、销售的药品和违法所得，责令停产停业整顿，吊销药品批准证明文件，并处违法生产、销售的药品货值金额十五倍以上三十倍以下的罚款。
- 生产、销售劣药的，没收违法生产、销售的药品和违法所得，并处违法生产、销售的药品货值金额十倍以上二十倍以下的罚款 2004 。
- 生产、销售的中药饮片不符合药品标准，尚不影响安全性、有效性的，责令限期改正，给予警告；可以处十万元以上五十万元以下的罚款。
- 传染病防治实行预防为主的方针，防治结合、分类管理、依靠科学、依靠群众 2004 。
- 甲类传染病包括鼠疫、霍乱 2005 2016 2021 。
- 乙类传染病是指：传染性非典型肺炎、艾滋病、病毒性肝炎、脊髓灰质炎、人感染 H7N9 禽流感、人感染高致病性禽流感、麻疹、流行性出血热、狂犬病、流行性乙型脑炎、登革热、炭疽、细菌性和阿米巴性痢疾、肺结核、伤寒和副伤寒、流行性脑脊髓膜炎、百日咳、白喉、新生儿破伤风、猩红热、布鲁菌病、淋病、梅毒、钩端螺旋体病、血吸虫病、疟疾、新型冠状病毒肺炎 2005 2014 2021 。
- 丙类传染病是指：流行性感冒（甲型 H1N1 流感）、流行性腮腺炎、风疹、急性出血性结膜炎、麻风病、流行性和地方性斑疹伤寒、黑热病、包虫病、丝虫病、除霍乱、细菌性和阿米巴性痢疾、伤寒和副伤寒以外的感染性腹泻病、手足口病 2003 2016 。
- 对乙类传染病中传染性非典型肺炎、炭疽中的肺炭疽、新型冠状病毒肺炎，采取本法所称甲类传染病的预防、控制措施 2015 2020 。

- 医疗机构发现甲类传染病时，对病人、病原携带者予以隔离治疗，隔离期限根据医学检查结果确定；对疑似病人，确诊前在指定场所单独隔离治疗 2016。
- 医疗机构对本单位内被传染病病原体污染的场所、物品以及医疗废物，必须依照法律、法规的规定实施消毒和无害化处置。
- 省、自治区、直辖市人民政府可以决定对本行政区域内的甲类传染病疫区实施封锁。
- 医疗机构及其执行职务的人员发现传染病疫情或突发不明原因的传染病时，应遵循疫情报告属地管理原则。
- 医疗机构应对传染病病人或疑似传染病病人提供医疗救护、现场救援和接诊治疗，实行传染病预检、分诊制度。
- 国家对儿童实行预防接种证制度。国家免疫规划项目的预防接种实行免费。医疗机构、疾病预防控制机构与儿童的监护人应当相互配合，保证儿童及时接受预防接种。具体办法由国务院制定 2008。
- 突发事件应急工作，应当遵循预防为主、常备不懈的方针，贯彻统一领导、分级负责、反应及时、措施果断、依靠科学、加强合作的原则。
- 发生或者发现不明原因的群体性疾病的，医疗卫生机构应当在 2 小时内向所在地县级人民政府卫生行政主管部门报告。
- 发生医疗纠纷，医患双方可以通过下列途径解决：双方自愿协商；申请人民调解；申请行政调解；向人民法院提起诉讼；法律、法规规定的其他途径。
- 医患双方对死因有异议的，应当在患者死亡后 48 小时内进行尸检，具备尸体冻存条件的，可以延长至 7 日 2015。
- 医疗机构篡改、伪造、隐匿、毁灭病历资料的，对直接负责的主管人员和其他直接责任人员，由县级以上人民政府卫生主管部门给予或者责令给予降低岗位等级或者撤职的处分，对有关医务人员责令暂停 6 个月以上 1 年以下执业活动。
- 尸检机构出具虚假尸检报告的，由县级以上人民政府卫生、司法行政部门依据职责没收违法所得，并处 5 万元以上 10 万元以下罚款。
- 国家大力发展中医药事业，实行中西医并重的方针，鼓励中西医相互学习、相互补充、共同提高，推动中医、西医两种医学体系的有机结合，全面发展我国中医药事业 2004 2005。
- 中医药教育应当遵循中医药人才成长规律，以中医药内容为主，体现中医药文化特色，注重中医药经典理论和中医药临床实践、现代教育方式和传统教育方式相结合。
- 医疗卫生与健康事业应当坚持以人民为中心，为人民健康服务。医疗卫生事业应当坚持公益性原则。